中医经典名著临证精解丛书（疫病篇）

总主编 杨 进 魏凯峰

『温热经纬』临证精解

魏凯峰 耿义红 主编

中国健康传媒集团

中国医药科技出版社

内 容 提 要

《温热经纬》为温病通论类著作，具有很高的学术价值和实践意义，是后人学习温病学的重要参考书。全书共 5 卷，卷一选取《内经》有关伏气温热的条文；卷二选取《伤寒杂病论》有关温热病的论述；卷三为叶天士《外感温热篇》及《三时伏气外感篇》；卷四为陈平伯《外感温病篇》、薛生白《湿热病篇》及余师愚《疫病篇》；卷五为方论。本次整理选取底本版本精良，对书中条文进行注释、提要和精解，并加入重点方剂的临床运用医案，附有按语解读。本书有助于临床医生更好地学习中医温病理论，对指导临床治疗温病、提高临床疗效具有重要意义。

图书在版编目（CIP）数据

《温热经纬》临证精解 / 魏凯峰，耿义红主编 . —北京：中国医药科技出版社，2024.9

（中医经典名著临证精解丛书）

ISBN 978-7-5214-4719-4

Ⅰ . R254.2

中国国家版本馆 CIP 数据核字第 2024LP6120 号

美术编辑　陈君杞
版式设计　也　在

出版　**中国健康传媒集团** | 中国医药科技出版社
地址　北京市海淀区文慧园北路甲 22 号
邮编　100082
电话　发行：010-62227427　邮购：010-62236938
网址　www.cmstp.com
规格　710×1000mm $^1/_{16}$
印张　23 $^1/_2$
字数　566 千字
版次　2024 年 9 月第 1 版
印次　2024 年 9 月第 1 次印刷
印刷　河北环京美印刷有限公司
经销　全国各地新华书店
书号　ISBN 978-7-5214-4719-4
定价　**69.00 元**

获取新书信息、投稿、为图书纠错，请扫码联系我们。

丛书编委会

总主编 杨　进　魏凯峰

编　者（按姓氏笔画排序）

马晓北（中国中医科学院）

付丽媛（南京中医药大学）

朱　平（南京中医药大学）

朱　虹（扬州大学医学院）

刘　涛（南京中医药大学）

刘兰林（安徽中医药大学）

杨　进（南京中医药大学）

赵岩松（北京中医药大学）

龚婕宁（南京中医药大学）

魏凯峰（南京中医药大学）

本书编委会

主　编　魏凯峰　耿义红

副主编　宋雨菲　王北斗

编　委　（按姓氏笔画排序）

　　　　王宋子晗　邓永幸　朱义娟

　　　　孙天慧　芮宇慧　陆欢诗

　　　　章健婧

序

　　中医学是伟大宝库，是中华民族优秀文化代表之一，历经 2000 余年的发展，经久不衰。在其发展过程中，经历了数百次的瘟疫病的流行，在与这些疾病作斗争的过程中，积累了丰富的临床经验，形成了独特的理论体系，编写了大量专著，能有效指导临床防治疫病，为中华民族的繁衍生息做出了卓越贡献。特别是在近十几年来传染性非典型肺炎（SARS）、甲型流感病毒感染、新冠病毒感染等疫病肆虐时，中医药在防治方面发挥了重要作用。

　　为了更好地传承中医药，防治疫病，我们组织编写了《中医经典名著临证精解丛书》(疫病篇)，选取中医疫病经典名著，加以注释、精解。同时选取古今临床医案，结合按语评注，示人以法，使读者在学习理论的同时，掌握常用方剂的辨证运用方法，学会理论的临床运用方法，提升读者临床辨治思维。本套丛书的出版有助于系统整理中医学辨治疫病的理论与治法方药，对于中医疫病学辨治理论体系的完善、提高临床防治疫病的水平具有重要指导作用。

　　丛书编写组成员来自南京中医药大学、中国

中医科学院、北京中医药大学、安徽中医药大学、扬州大学医学院等单位。江苏省苏南地区为中医温病、疫病理论发源地，南京中医药大学温病学教研室已故温病学名家孟澍江教授为现代温病学奠基人，编写了高等中医药教育最早的一批温病学教材，长期以来编写出版了大量的温病、疫病专著，具有深厚的学术积淀及丰富的编写经验。中国中医科学院、北京中医药大学温病学名家辈出，如赵绍琴教授、方药中教授、孔光一教授等，都在我国温病学理论形成、教学及人才培养中做出了巨大贡献。安徽中医药大学、扬州大学医学院受新安医派、孟河医派、山阳医派等中医学术流派的影响，形成了独到的中医温病、疫病理论，积累了丰富的临床经验。本丛书编写人员为各单位学科带头人及专业负责人，具有较高的学术水平及深厚的临床功底，确保了丛书的编写质量及学术水平。

本套丛书选取明清时期部分经典中医疫病名著及专著，结合临床实践进行校勘、分析、点评，具有版本精良、校勘细致、内容实用、点评精深的特点。多年来编写组成员已经点校出版了一批中医药古籍，积累了一定的编写经验，在本套丛书的编写过程中亦反复斟酌，但难免有不足之处，亟盼中医同行专家及广大读者给予批评指正。

首批国家级教学名师

全国名老中医药专家传承工作室指导老师　杨　进

全国名老中医药专家学术经验继承工作指导老师

2024 年 2 月

前　言

　　《温热经纬》由清代著名医家、温病学大家王孟英编著，约成书于1852年。王孟英，名士雄，晚年改字梦隐，自号半痴山人。王孟英生于1808年，卒于1866年（一说1868年）。王氏为医学世家，自幼立志习医，对温病学说研究深有心得，故收集整理19世纪60年代以前与温病学相关的文献论述及著作，收录文献上起《内经》《伤寒杂病论》有关条文，下至叶天士《外感温热篇》《三时伏气外感篇》、陈平伯《外感温病篇》、薛生白《湿热病篇》、余师愚《疫病篇》等著作编写而成。本书"以轩岐仲景之文为经，叶薛诸家之辩为纬"，是当时温病学的集大成之作。本书除收集文献原文外，还选取了前人对这些原文的注释，并参以王氏的个人见解，对温病的理论进行了系统、深入的论述。本书问世后，成为研习温病学理论的必读著作，故王氏也与叶天士、薛生白、吴鞠通并称为"温病四大家"。

　　《温热经纬》共五卷，卷一选取《内经》有关伏气温热的条文；卷二选取《伤寒杂病论》有关温热病的论述；卷三为叶天士《外感温热篇》及《三时伏气外感篇》；卷四为陈平伯《外感温病篇》、薛生白《湿热病篇》及余师愚《疫病篇》；卷五为方论。王氏对前人论述加以评述，并提出自己见解，对于温病学理论及临床证治有许多独到论述。在书中王氏强调温病治疗应遵循叶天士卫气营血理论进行辨证治疗，并对各阶段的治疗要点进行了详细阐述。治疗中重视因势利导，注重邪有出路，擅长顾护津液，并善用饮食食材如梨汁、萝卜汁、甘蔗汁等代替药物以养阴生津。王氏还详细论述了新感温病与伏邪温病，完善了温病学新感与伏邪学说。书中王氏明确了暑邪、湿邪的区别，指出不可将暑、湿混为一谈，厘清了暑温、湿温概念之不同；王氏指出暑邪性质属热，并指出阴暑实质为感受寒湿而致。

本书以同治二年（1863）《温热经纬》版为蓝本，各卷名称和顺序按原书不变，对原书条文及注释内容进行了校注。原著条文下包括【注释】【提要】【精解】及【医案举隅】等内容，对重点、难点内容进行阐释，对常用方剂选取典型医案并加以评述，以供读者学习相关方剂临床用法。凡方药中涉及现代禁用药物（如虎骨、犀角等）之外，为保持内容原貌，未予改动。但在临床应用时，应使用相关代用品。

近年来，属于中医温病、疫病范畴的新冠病毒感染等新发传染病、再发传染病不断出现，中医药理论在指导这些疾病的治疗中发挥了不可替代的作用。希望《温热经纬临证精解》的编写出版能帮助读者系统掌握《内经》《伤寒杂病论》有关温病理论，以及叶天士、薛生白、陈平伯、余师愚、王孟英等医家的温病学理论与临床证治，加深对温病学理论的理解，同时提高温热病临床诊治水平。

编者

2024 年 5 月

目　录

自　序

【原文】《内经》云：天有四时五行，以生长收藏，以生寒、暑、燥、湿、风。夫此五气，原以化生万物，而人或感之为病者，非天气有偶偏，即人气有未和也。《难经》云：伤寒有五，有中风，有伤寒，有湿温，有热病，有温病。此五气感人，古人皆谓之伤寒。故仲圣著论，亦以伤寒统之，而条分中风、伤寒、温病、湿、暍五者之证治，与《内经》《难经》渊源一辙，法虽未尽，名已备焉。《阴符经》云：天有五贼，见之者昌。后贤不见，遂至议论愈多，至理愈晦，或以伤寒为温热，或以温热为伤寒，或并疫于风温，或并风温于疫，或不知有伏气为病，或不知有外感之温，甚至并暑暍二字而不识，良可慨已！我曾王父《随笔》中，首为剖论。兹雄不揣愚昧，以轩岐仲景之文为经，叶薛诸家之辩为纬，纂为《温热经纬》五卷。其中注释，择昔贤之善者而从之，间附管窥，必加"雄按"二字以别之。俾读者先将温、暑、湿、热诸病名，了然于胸中，然后博览群书，庶不为其所眩惑，而知所取舍矣。非敢妄逞意见，欲盖前贤，用质通方，毋嗤荒陋。

咸丰二年壬子春二月海宁王士雄书于潜斋

【提要】本条为本书自序，交代本书编写的背景及目的。

【精解】《内经》提出，五气化生万物，若气见偏颇，或正气不和，则为六淫而致外感病。《难经》提出，五气感人，有中风、伤寒、湿温、热病及温病，总属广义伤寒范畴。张仲景也以伤寒统论外感病，证治有中风、伤寒、温病、湿、暍等。后世医家多有混淆诸概念，王氏"以轩岐仲景之文为经，叶薛诸家之辩为纬"，收集整理古代经典著作《内经》《伤寒杂病论》中有关温病、疫病的条文，及其时之前著名温病学家如叶天士、薛生白、陈平伯、余师愚等的著作加以阐释，条分缕析，对相关概念进行了辨析，阐述温病临床辨治，并对常用方剂加以总结整理。

《内经》伏气温热篇

【原文】《素问·生气通天论》曰：冬伤于寒，春必温病。

张仲景曰：冬时严寒，万类深藏，君子固密，则不伤于寒。雄按：伤而即病者为伤寒，不即病者为温热。

章虚谷曰：冬寒伏于少阴，郁而化热，乘春阳上升而外发者，为实证。

【提要】本条所论述的是春季发生温病的原因，为后世伏气学说中"伏寒化温"理论的最早依据。

【精解】"冬伤于寒，春必温病"，是指冬令严寒季节，若起居不调、摄生不慎，则会影响到人的体质，导致抗邪能力降低，到春季就不能适应气候的变化，易患温热病。

后世很多医家据此认为，冬令受寒而即病者为伤寒；不即病者，邪伏体内，郁久化热，至春天阳气开泄，或因风寒触动致在里的伏热外发而为春温。这也是后世"伏邪学说"的起源。但现代也有认为春温就是感受了春季的温热之邪而发病的，不再把其作为伏气温病。这个问题还有待进一步探讨。

【原文】《金匮真言论》曰：夫精者，身之本也。故藏于精者，春不病温。

王启元曰：精气伏藏，则阳不妄升，故春无温病。

尤拙吾曰：冬伤于寒者，春月温病之由；而冬不藏精者，又冬时受寒之源也。

吴鞠通曰：不藏精非专主房劳说，一切人事[1]之能动摇其精者皆是。即冬时天气应寒，而阳不潜藏，如春日之发泄，甚至桃李反花[2]之类亦是也。

章虚谷曰：经论温病，有内伏而发外者，有外感随时而成者。其由内伏发外者，又有虚实二证，上条为实证，此条为虚证也。

【注释】

[1] 人事：指人世间的事。

[2] 桃李反花：比喻之词，以人体类比时令。如冬应寒而阳不潜藏，反若春之温暖而发泄，非其时而有其气，冬天的非时之暖，导致桃李开花的反常现象。

【提要】本条论述春季发生温病的内在原因，提出肾精不足是发生温病的内因。后世注家对"不藏精"的含义有所阐发。

【精解】此条接上条，上条讨论起居不慎导致抗邪能力下降，至春易感受外邪而发生温病；本条提出"藏于精者，春不病温"，同时也指出了春温发生的内在根据。若能藏精，则正气存内，邪不可干；若不能藏精，则至春易发生温病。

【原文】《热论篇》曰：凡病伤寒而成温者，先夏至日者为病温，后夏至日者为病暑。暑当与汗出，勿止。

王启元曰：此以热之微甚为义也。阳热未盛，故曰温；阳热大盛，故曰暑。

杨上善曰：冬伤于寒，轻者夏至以前发为温病，重者夏至以后发为暑病。

林观子曰：少阴真气既亏，邪必深入，郁久化热，自内而出。《伤寒序例》云：暑病者热极重于温，是暑病者其实热病也。

沈尧封曰：伤寒有五，热病乃其一耳，余论俱散失矣。

章虚谷曰：此言凡病伤寒，则不独指冬时之寒也。盖寒邪化热，随时皆有也。

雄按：《脉要精微论》曰：彼春之暖，为夏之暑。夫暖即温也，热之渐也。然夏未至则不热，故病发犹曰温。其首先犯肺者，乃外感温邪。若夏至后则渐热，故病发名曰暑。盖六月节曰小暑，六月中曰大暑，与冬至后之小寒、大寒相对待。是病暑即病热也，乃仲圣以夏月外感热病名曰暍者，别于伏气之热病而言也。《说文》云：暍[1]，伤暑也。《汉书·武帝纪》云：夏大旱，民多暍死。故暑也、热也、暍也，皆夏令一气之名也。后人不察，妄腾口说[2]，甚至讲太极，推先天[3]，非不辨也，其实与病情无涉，而于医理反混淆也。

淦按：此言其常也，然春时亦有热病，夏日亦有温病。温，热之轻者也；热，温之重者也。故古人往往互称。

【注释】

[1] 暍：指伤于暑邪的病。

[2] 妄腾口说：腾口，指张口放言。妄腾口说，指荒谬不合理的说法盛行。

[3] 先天：这里指伏羲所作之《易经》。

【提要】论述温病的病因及其发病与季节的关系。

【精解】本条原文提出春季的温病和夏季的暑病都是由于冬季感受了寒邪而发病，属于伏气温病，只是发病季节不同。此处所论"伤寒"应从广义的概念理解，即感受外邪形成的一切外感疾病，其病因既包括寒邪，也应包括温热之邪。温病的病因是温邪，温邪是指风热、暑热、湿热、燥热、疠气、温毒等病邪。寒邪虽不是温病的主要致病因素，但其可作为诱因或兼夹因素而导致温病的发生。

"病温""病暑"只是举例而言，说明温病的发病与季节有一定的关系。各种温病的发生由不同的病因所致。季节气候条件变化和人体适应性的差异，对不同温病的产生也有较大的影响。在《内经》之后，许多医家逐步把暑病的病因归于感受夏季的暑邪，而不再把暑病作为冬感寒邪而引起的伏气温病。以夏至作为两类温热病的时间界限，反映了温热病的发生与季节的关系。

另外，据此条及以上二条，《内经》时期所言"温病"，应多指春季发生里热盛者，即今之所述"春温"，此说可供学者参考。

【原文】《刺热篇》曰：肝热病者，小便先黄[1]，腹痛，多卧，身热。热争[2]则狂言及惊，胁满痛，手足躁[3]，不得安卧。庚辛甚，甲乙大汗[4]，气逆[5]则庚辛日死[6]。刺足厥阴、少阳，其逆则头痛员员[7]，脉引冲头也[8]。

吴鞠通曰：肝病小便先黄者，肝脉络阴器。又肝主疏泄，肝病则失其疏泄之职，故小便先黄也。腹痛多卧，木病克脾土也。热争，邪热盛而与正气相争也。狂言及惊，手厥阴心包病也。两厥阴同气，热争则手厥阴亦病也。胁满痛，肝脉行身之两旁，胁，其要路也。手足躁，不得安卧，肝主风，风淫四末；又木病克土，脾主四肢，木病热必吸少阴肾中真阴，阴伤故骚扰不得安卧也。庚辛金日克木，故甚；甲乙肝木旺时，故汗出而愈。气逆，谓病重而不顺，其可愈之理[9]，故逢其不胜之日而死也。厥阴、少阳并刺者，病在脏兼泻其腑也。逆则头痛以下[10]，肝主升，病极而上升之故。自庚辛日甚以下之理，余脏仿此。

【注释】

［1］小便先黄：据下文文例，当作"先小便黄"。丹波元简曰："据下文四脏之例，先字当在小便上。"

［2］热争：指热邪与正气相争。张景岳曰："热入于脏，则邪正相争，故曰争。"下同。

［3］躁：躁扰不宁。

［4］庚辛甚，甲乙大汗：指肝热病逢庚辛日病重，逢甲乙日大汗出而热退。因肝属木，庚辛为金，金克木，故病加重。甲乙为木，肝气旺时，故大汗出。吴昆："汗则阴阳和矣。"张志聪曰："大汗者，正胜邪而外出也。"此以五行理论推测疾病的转归。以下论其余四脏热病仿此。

［5］气逆：这里指邪气盛之意。下同。

［6］气逆则庚辛日死：指因病甚而肝气逆乱，又逢庚辛日，故死。其余四脏亦皆仿此。

［7］员员：即眩晕。张志聪曰："员员，周转也。"

［8］脉引冲头也：指热邪循肝脉上冲于头。

［9］理：指五行生克之理。

［10］以下：指"头痛员员，脉引冲头也"之省文。

【提要】 自本条以下五条论述五脏热病的证候、诊断、治法。精解见第五条。

【原文】 心热病者，先不乐[1]，数日乃热。热争则卒心痛，烦闷善呕，头痛面赤，无汗。壬癸甚，丙丁大汗，气逆则壬癸死。刺手少阴、太阳。

吴鞠通曰：心病先不乐者，心包名膻中，居心下，代君用事，经谓：膻中为臣使之官，喜乐出焉。心病，故不乐也。卒心痛，凡实痛皆邪正相争，热争，故卒然心痛也。烦闷：心主火，故烦；膻中气不舒，故闷。呕：肝病也，木火同气，热甚而肝病亦见也，且邪居膈上，多善呕也。头痛：火升也。面赤：火色也。无汗：汗为心液，热闭液干，汗不得通也。

章虚谷曰：人身生阳之气，根于肾脏，始发于肝木，木生火、火生土、土生金、金生水、水又生木，如是生生不息，则安和无患也。邪伏血气之中，必随生阳之气而动，动甚则病发。然其发也，随气所注而无定处，故《难经》言：温病之脉，行在诸经，不知何经之动也。如仲景所论，或发于阴经，或发于阳经，正合《难经》之言也。今《内经》按生气之序，首列肝，次以心、脾、肺、肾，以明邪随生气而动，其于不定之中，自有一定之理，足以印证《难经》仲景之言。而轩[2]岐[3]、越人[4]、仲景之一脉相承，更可见矣。

【注释】

［1］不乐：心中郁闷不悦。

［2］轩：指轩辕黄帝。

［3］岐：指岐伯。

［4］越人：秦越人，即扁鹊。

【原文】脾热病者，先头重，颊痛，烦心，颜[1]青，欲呕，身热。热争则腰痛，不可用俯仰，腹满泄，而颔痛。甲乙甚，戊己大汗，气逆则甲乙死。刺足太阴、阳明。

吴鞠通曰：脾病，头先重者，脾属湿，土性重。经谓：湿之中人也，首如裹。故脾病头先重也。颊，少阳部也。土之与木，此负则彼胜，土病而木病亦见也。烦心，脾脉注心也。颜青、欲呕，亦木病也。腰痛不可用俯仰，脾病则胃不能独治，阳明主约束[2]而利机关[3]，故痛而至于不可俯仰也。腹满泄，脾经本病。颔痛，亦木病也。

【注释】

［1］颜：指额部。

［2］约束：指约束联缀的意思。

［3］机关：指关节。

【原文】肺热病者，先淅然[1]厥[2]，起毫毛，恶风寒，舌上黄，身热。热争则喘咳，痛走胸膺、背，不得太息[3]，头痛不堪，汗出而寒。丙丁甚，庚辛大汗，气逆则丙丁死。刺手太阴、阳明，出血如大豆，立已。

吴鞠通曰：肺病，先恶风寒者，肺主气，又主皮毛。肺病则气贲郁[4]，不得捍卫皮毛也。舌上黄者，肺气不化，则湿热聚而为黄苔也。章虚谷曰：若外邪初感而非内热，其苔必白。喘，气郁极也。咳，火克金也。胸膺，背之腑也。皆天气主之。肺主天气，肺气郁极故痛也。走者，不定之词。不得太息，热闭肺脏也。头痛不堪，亦天气贲郁，热不得泄，直上冲脑也。郁热而膝开汗出，其热暂泄则寒也。略参章氏。

【注释】

[1]淅然：身感寒冷之貌。

[2]厥：寒冷。

[3]太息：深呼吸。

[4]贲郁：贲，同愤，指气愤懑。郁，郁结，不得发泄。

【原文】肾热病者，先腰痛胻[1]酸，苦渴数饮，身热。热争则项痛而强，胻寒且酸，足下热，不欲言，其逆则项痛员员澹澹[2]然。戊己甚，壬癸大汗，气逆则戊己死。刺足少阴、太阳。

吴鞠通曰：肾病，腰先痛者，腰为肾之府，又肾脉贯脊，会于督之长强穴。胻，肾脉入跟中以上腨[3]内，太阳之脉，亦下贯腨内，腨即胻也。酸，热铄液也。苦渴数饮，肾主五液[4]而恶燥，病热则液伤而燥，故苦渴而饮水求救也。项，太阳之脉，从颠入络脑，还出别下项。肾病至于热争，脏病甚而移之腑，故项痛而强也。胻寒，热极为寒也。足下热，肾脉从小指之下，邪趋足心涌泉穴，病甚而热也。不欲言，有无可奈何之苦也。邪气上逆，则项更痛，员员澹澹，一身不能自主，难以形状之病也。略参章氏。

【注释】

[1]胻（héng 横）：胫、腓骨的总称，泛指足胫部。

[2]员员澹澹：此处指头晕目眩，摇晃不定。"员员"指头目眩晕，似周旋状；"澹澹"是指水波动荡之貌。

[3]腨（shuàn 涮）：指小腿肚子。

[4]五液：是指汗、涕、泪、涎、唾。

【提要】以上五条论述五脏热病的证候、诊断、治法。

【精解】五脏热是指温邪侵犯肝、心、脾、肺、肾五脏所出现的病证，主要根据经脉循行、藏象、五行生克等来阐述症状的产生、病情的变化和临床治疗方法。

肝热病者以小便黄为先兆，除发热以外，可见腹痛、胁满痛、多卧而不安、手足躁扰、头痛而晕，甚至志乱狂言、惊骇等；可采取循经取穴，刺足厥阴、少阳。

心热病者先有情志忧郁的表现，数日后才见发热，由于邪正相争激烈可出现卒心痛、烦闷、善呕、头痛、面赤、无汗等症状；治疗可取手少阴心经、手太阳小肠经的俞穴刺之。

脾热病者有头重的先兆，兼有颊痛、心烦、面色青、欲呕，由于邪正相争激烈，脾土克肾水可出现腰痛、不可俯仰、腹满泄、阳明经所循行的两颔疼痛等症状；治疗当取脾胃表里经脉的穴位刺之。

肺热病者可出现发热恶寒、喘咳、胸痛、头痛、舌红苔黄等症状；治疗可取手太阴肺和手阳明大肠经的俞穴刺之。

肾热病者可先出现腰痛、小腿胫前酸痛、口渴、发热等症状，病情较重则项痛而强硬、胫前寒冷而酸痛、足心发热、不欲言语。若肾气上逆，则项痛加重，全身不安而抖动，不能自主。治疗当取足少阴肾经和足太阳膀胱经的俞穴刺之。

【原文】肝热病者，左颊先赤。心热病者，颜先赤。脾热病者，鼻先赤。肺热病者，右颊先赤。肾热病者，颐[1]先赤。病虽未发，见赤色者刺之，名曰治未病[2]。

章虚谷曰：此更详五脏热邪未发，而必先见于色之可辨也。左颊、颜、鼻、右颊、颐，是肝、心、脾、肺、肾脏之气，应于面之部位也。病虽未发，其色先见，可见邪本伏于气血之中，随气血流行而不觉，更可印证《难经》所云：温病之脉，行在诸经，不知何经之动也。故其发也，必随生气而动。则先见色于面，良工望而知其邪动之处，乘其始动，即刺而泄之，使邪势杀而病自轻，即《难经》所云：随其经之所在而取之者，是为上工治未病也。用药之法，亦可类推矣。

【注释】

[1]颐：腮部。

[2]治未病：有两个含义，即未病先防和既病防变，这里取后者。

【提要】本条论述五脏热病的临床表现、预后和针刺治疗方法，并提出了"治未病"的重要思想。

【精解】五脏热病均有一些先兆表现，由于温病以发热为主要症状，所以文中只言面色赤，并按五脏在面部所属的部位作出判断，临证尚需结合舌诊、脉象等症状进行辨证。

治未病是《内经》提出的治疗思想，主要包括两方面的内容，一为未病先防，未病前预防发病。二为早期治疗，既病后防止传变，可分为针对先兆症的治疗和"先安未受邪之地"，根据疾病发展的趋势对于病邪将要传入的或素有亏损病邪易于深入的脏腑部位，预先采取治疗措施以固其本，防止病邪的侵入。

【原文】治诸热病，以[1]饮之寒水，乃刺之。必寒衣之，居此寒处，身寒而止[2]。

章虚谷曰：以其久伏之邪，热从内发，故治之必先饮寒水，从里逐热，然后刺之，从外而泄。再衣以寒，居处以寒，身寒热除而后止。

雄按：今人不读《内经》，虽温、热、暑、疫诸病，一概治同伤寒，禁其凉饮，厚其衣被，闭其户牖，因而致殆者，我见实多。然饮冷亦须有节，过度则有停饮、肿满、呕利等患，更有愈后手指、足缝出水。速投米仁三两，茯苓三两，白术一两，车前五钱，桂心一钱，名驱湿保脱汤。连服十剂，可免脚趾脱落。此即谚所谓"脱脚伤寒也"，亦不可不知。若饮冷虽多，而汗出亦多，必无后患。

【注释】

[1] 以：《针灸甲乙经》作"先"。

[2] 身寒而止：热退身凉而病愈。

【提要】本条论述了治疗热病主以寒的原则。

【精解】本条论述治疗热病当热者寒之，先饮寒水，再分别用相应刺法。王氏强调饮冷须有节，过度饮冷则有停饮、肿满、呕利等阳伤水停和中焦气机升降失常等病变，应予以重视。驱湿保脱汤可温阳化气行水，针对阳虚水湿内停、内泛，确有疗效。

【原文】太阳之脉，色荣颧骨[1]，热病也。荣未交[2]，曰今且得汗，待时[3]而已。与厥阴脉争见[4]者，死期不过三日，其热病内连肾。

章虚谷曰：此明外感与伏邪互病之证也，与《热论篇》之两感[5]，同中有异。彼则内外同时受邪，内外俱病，故不免于死。此则外感先发，伏邪后发者可生。若同发则死期不过三日也。云太阳之脉者，邪受太阳经脉，即一日巨阳受之，头项痛、腰脊强者是也。色荣颧骨者，鲜荣色赤见于颧骨也。盖颧者骨之本，骨者肾所主，肾脏伏热之邪已动，循荣血见色于颧也。荣未交，今且得汗，待时而已者，言太阳经脉外受之邪，与荣血中伏热之邪，尚未相交，今且使其得汗，先解外邪，所谓未满三日可汗之是也。其内伏之邪后发，待脏气旺时可已。如肾热病待壬癸日得大汗而已也。又如所云见赤色者刺之，名治未病亦可也。倘与厥阴经脉病证争见，则肾肝皆有邪热内发，其势必与太阳外邪连合而不可解，故比之两感，死期更速，不过三日也。盖两感病起于经，必待胃气尽六日方死。此则其热病内连肾脏，本元即绝，故死速也。

【注释】

[1] 色荣颧骨：指赤色现于颧骨部。色，指赤色。荣，表现之意。

[2] 荣未交：指色泽尚未枯槁不泽。《新校正》："按《针灸甲乙经》《太素》作'荣未夭'，下文的'荣未交'亦作'夭'。"也可指未与营中伏热相交。

[3] 待时：指待其当旺之时。

[4] 争见：并见。

[5] 两感：表里阴阳两经同时感邪发病，如太阳少阴两感，阳明太阴两感，少阳厥阴两感。

【提要】论述外感与伏邪并见的表现及预后。

【精解】所言"太阳之脉"，指一日巨阳受之之脉证。骨者为肾所主，颧者骨之本，故"色荣颧骨"为肾脏受热的征象。所言"荣未交"，指太阳外受之邪与营卫中之伏邪尚未相交，如使其得汗，则可因汗出而病邪外解。其内伏之邪后发者，则待脏气旺盛之时而获自愈。倘若太阳之脉证与厥阴之脉证争见，肾中邪热内发，与太阳外邪交合不解，则较两感为病死亡更速，因为热病内连肾脏，本元耗绝，故死期不出三日之外。

【原文】少阳之脉，色荣颊前，热病也。荣未交，曰今且得汗，待时而已。与少阴脉争见者，死期不过三日。

章虚谷曰：上言肝热病者，左颊先赤，肝为厥阴，胆为少阳，相表里者也。外邪受于少阳经脉，而肝脏伏热之色，荣于颊前。若外内之邪尚未相交，今且使其得汗以解外，其内发之热，可待脏气旺时而已。若与少阴经脉病证争见，则肝连肾热，而内外邪势，必交合难解，死期不过三日也。大抵外内之邪，发有先后而不交合，尚可解救，故要紧在"荣未交"一句，下文病名"阴阳交"，亦即荣已交之义也。经文止举太阳、少阳两证，不及阳明、太阴合病者，余窃度之，以阳明之腑，可用攻泻之法，不至必死。非同太阳、少阳、厥阴，其邪连合而无出路，则必死也。

【提要】本条论述外邪侵袭少阳经脉的表现及与少阴伏邪并见之预后。

【精解】少阳经脉之病，面颊前红赤，是少阳经脉热病。若少阳之邪与营分之伏邪尚未相交，如使其得汗，则可因汗出而病邪外解。如果同时又见少阴脉色现于颊部，是母胜其子的死证，其死期不过三日。

【原文】《评热病篇》帝曰：有病温者，汗出辄[1]复热，而脉躁疾[2]，不为汗衰，狂言不能食，病名为何？岐伯曰：名阴阳交[3]，交者死也。

叶香岩曰：交者，阴液外泄，阳邪内陷也。

尤拙吾曰：交，非交通之谓，乃错乱之谓也。阴阳错乱而不可复理，攻其阴则阳扞之不得入，攻其阳则阴持之不得通，故曰交者死也。郭氏谓即是两感病，然两感是阴阳齐病，而非阴阳交病也。

章虚谷曰：阴阳之气，本来相交而相生者，今因邪势弥漫，外感阳分之邪，与内发阴分之邪，交合为一，而本元正气绝矣，故病名阴阳交，交者死，非阴阳正气之相交也。下文明其所以然之理。

【注释】

[1] 辄：即刻之意。

[2] 躁疾：躁，与"静"相对而言，脉"静"指脉来和缓之意；躁疾则相反。躁，盛也；疾，速也。

[3] 阴阳交：指阳热之邪交结于阴分，阴精被劫，邪盛正衰的一种危重病症。

【提要】本条论述温病"阴阳交"的临床表现及转归。

【精解】阴阳交是温病中的危重证候，原文从汗出、发热与脉象的变化，分析了邪正斗争阴阳消长的机制，以判断热病的预后吉凶，并强调饮食胃气在治疗热病过程中的重要性。阴阳交，为邪胜，阴精受劫，邪盛正衰的表现，其预后不良。这些认识对临床实践和后世温病学的发展均有重要的指导意义。

【原文】人之所以汗出者，皆生于谷，谷生于精[1]。今邪气交争于骨肉而得汗者，是邪却而精胜也。精胜，则当能食而不复热。复热者，邪气也。汗出者，精气也。今汗出而辄复热，是邪胜也。不能食者，精无俾[2]也。病而留者，其寿可立而倾[3]也。且夫《热论》[4]曰：汗出而脉尚躁盛者死。今脉不与汗相应，此不胜其病也，其死明矣。狂言者，是失志，失志者死。今见三死[5]，不见一生，虽愈必死也。

章虚谷曰：汗生于谷，谷生于精者，谓由本元精气化水谷以生津液，发而为汗。邪随汗泄，则邪却而精胜也。精气胜则当能食以化水谷，其邪已泄，则不复热矣。乃复热者，邪气未去也。其所出之汗，精气徒泄也。故汗出而辄复热，是精却而邪胜也。所以不能食，精无俾也。俾者，倚借之谓。其病虽留连，其寿可立待而倾也。古论云：汗出而脉躁盛者死，正谓其精却而邪不去也。若邪去而精气存，脉必静矣。今脉与汗不相应，则精气不胜邪气也，其死明矣。且狂言是失志，失志者死，一也；汗出复热，精却邪胜，二也；汗与脉不相应，三也。今见三死证，不见一生证，虽似愈必死也。

雄按：温证误作伤寒治，而妄发其汗，多有此候。

汪按：此条为温证不可妄表之训，梦隐一语，可谓要言不烦。盖温病误表，纵不成死候，亦必不易愈矣。麻黄、桂枝，人犹胆馁，最误人者，陶节庵之柴葛解肌汤也。

【注释】

[1] 谷生于精：指谷生精。张景岳："谷气内盛则生精，精气外达则为汗"。即汗源于水谷所化之精气。

[2] 俾：补益。《说文解字》："俾，益也。"《针灸甲乙经》作"裨"。

[3] 倾：指死、丧。

[4]《热论》：指《灵枢·热病》，其云："热病已得汗出，而脉尚躁、喘，且复热，勿庸刺，喘甚者死。"又云："热病已得汗出而脉尚躁盛，此阴脉之极也，死。"另说，指上古《热论》。

[5] 三死：三种死的征象，即不能食、脉躁盛、狂言失志。杨上善："汗出而热不衰，死有三候：一不能食，二犹脉躁，三者失志。"

【提要】本条进一步阐述"阴阳交"的发生机制与预后。

【精解】汗为水谷所化之精气，精胜邪却则得汗，当能食而不再发热；汗出而随即发热，是邪胜精竭，汗出而随即发热，狂言不能食，为精竭之象。本条与上条一起论述了"阴阳交"的表现、预后及其发生机制。

【原文】《阳明脉解篇》曰：足阳明之脉病，恶[1]人与火，闻木音则惕然而惊，钟鼓不为动。闻木音而惊，何也？岐伯曰：阳明者，胃脉也。胃者，土也。故闻木音而惊者，土恶木也。帝曰：其恶火何也？岐伯曰：阳明主肉，其脉血气盛，邪客之则热，热甚则恶火。帝曰：其恶人何也？岐伯曰：阳明厥[2]则喘而惋[3]，惋则恶人。

　　章虚谷曰：土被邪困，更畏木克，故闻木音而惊也。钟鼓之音属金，土故不为动也。热甚，故恶火。仲景所云"不恶寒，反恶热也"。邪结而气厥逆，则喘而惋。惋者懊恼[4]，故恶人也。

【注释】

［1］恶：厌恶。

［2］厥：气逆。

［3］惋：心中郁闷不舒。《针灸甲乙经》作"闷"。

［4］懊恼：烦恼的意思。

【提要】本条以下三条论述阳明经脉病变的临床表现及其预后。

【精解】本条讨论了邪入足阳明胃，患者症见喜静而恶热，听闻木音则易惊，闻钟鼓之音则静。其原因是阳明胃属土，木克土，故恶木音；阳明主肌肉，多气多血，正气旺盛之所，邪入则邪正相争甚至剧争，则可见发热，热甚则恶火；恶人，阳明邪热内盛，气逆作喘，心中懊恼，郁闷不舒，故不喜被外人所扰。

【原文】帝曰：或喘而死者，或喘而生者，何也？岐伯曰：厥逆连[1]脏则死，连经则生。

　　章虚谷曰：邪结在腑，则气阻而喘，不能循经达于四肢，而又厥逆，盖四肢禀气于脾胃也。邪内入则连脏，故死。外出则连经，故生。

【注释】

［1］连：牵连、波及之意。

【提要】论述喘证不同预后。

【精解】气逆作喘，或生或死，其预后有所不同。其邪气深入脏腑则病深，预后不良；邪气外出，则病轻预后较好。

【原文】帝曰：病甚则弃衣而走，登高而歌，或至不食数日，逾垣[1]上屋，所上之处，皆非其素所能也，病反能者何也？岐伯曰：四肢者，诸阳之本也。阳盛则四肢实，实则能登高也。帝曰：其弃衣而走者何也？岐伯曰：热盛于身，故弃衣欲走也。帝曰：其妄言骂詈[2]，不避亲疏而不欲食，不欲食，故妄走也。

　　章虚谷曰：四肢禀气于脾胃，胃为脏腑之海，而阳明行气于三阳，故四肢为诸阳之本也。邪盛于胃，气实于四肢，则能登高也。热盛于身，故弃衣欲走，邪乱神明，怒气冲动，故妄言骂詈。胃中邪实，不欲饮食，四肢多力，则妄走也，是大承气汤之证。其邪连经，脉必滑大，下之可生。其邪连脏，脉必沉细。仲景云：阳病见阴脉者死，则虽有下证，不可用下法矣。

雄按：温证，误投热药、补剂，亦有此候。经证，亦有可用白虎汤者。沉细之脉，亦有因热邪闭塞使然。形证实者，下之可生，未可概以阴脉见而断其必死。凡热邪壅遏，脉多细软迟涩，按证清解，自形滑数，不比内伤病服凉药而脉加数者，为虚也。

汪按：大承气证，仲圣谓脉弦者生，涩者死。洄溪则云弦则尚有可生之机，未必尽生，涩则断无不死者也。余所见滑大者，固下之不必顾忌，亦有弦而兼涩，下之而愈者。若大汗淋漓者，可用白虎也。

【注释】

[1] 逾垣：越墙之意。逾，越也；垣，墙也。

[2] 詈：骂也。

【提要】 本条讨论热病见狂证病机。

【精解】 热病发狂，患者可登高，因为脾胃主四肢，邪热盛于阳明胃，则气实于四肢，故能登高；邪热炽盛于内，故弃衣欲走；邪热扰乱神明，故妄言骂詈；邪盛于阳明胃，胃阴耗竭则不受纳，故不能食。王氏提出温病误用温热或补益，也可见此种证候。

【原文】《生气通天论》曰：因于暑，汗[1]，烦则喘喝[2]，静[3]则多言。

吴鞠通曰：暑为火邪，与心同气，心受邪迫，汗出而烦。烦从火、从页[4]，谓心气不安，而面若火铄[5]也。喘喝者，火克金故喘。遏[6]郁胸中清廓之气，故欲喝而伸[7]之。其或邪不外张，而内藏于心则静。心主言，暑邪在心，虽静亦欲自言不休也。略参拙意。

【注释】

[1] 汗：此指汗出不止。

[2] 喘喝（hè 贺）：喘，呼吸困难；喝，形声字，指因喘促而发出的声音。

[3] 静：此指神昏嗜睡。

[4] 页：象形，小篆字形，上面是"首"，下面是"人""头"的本字，本读 xié。"页"是汉字的一个部首。从"页"的字都与头面有关，本义指人头，引申义指书页。

[5] 铄：同"烁"，指热、烫、烤灼。

［6］遏：抑制。

［7］伸：伸直，舒展。

【提要】本条论述暑病的临床表现。

【精解】暑邪因其所具有的火热之性，故致病后表现出的热象非常显著。暑热炽盛，迫津外泄，则发热较甚，体若燔炭，大汗出；暑热壅肺，热壅气滞，则大喘有声；暑邪扰乱心神，则可见神昏谵语。

【原文】《刺志论》曰：气盛身寒，得之伤寒[1]；气虚身热，得之伤暑[2]。

林观子曰：虽云身寒，实指身发热言也。要以意得之。雄按：虽发热而仍恶寒，不似伤暑之恶热，故曰身寒。

吴鞠通曰：此伤寒、暑之辨也，经语分明如此，奈何世人悉以治寒法治温暑哉！

雄按：不但寒伤形，暑伤气，截然分明，而寒为阴邪，虽有红炉暖阁、羔酒狐裘而患火病者，不可谓寒是阳邪，寒必兼[3]火也。暑为阳邪，虽有袭凉饮冷夹杂阴寒之证，亦人事之兼[4]伤，非天气之本然也。亦如水火之不相射。经云：天寒地冻，天暑地热。又云：阴阳之升降，寒暑彰其兆。理极明显，奈后贤道[5]在迩[6]而求诸远，遂[7]不觉其立言之失，而用药之非也。

淦按：云得之者，推原受病之始，分清证因也。伤寒、伤暑，为《内经》两大纲，是从对待[8]说。若春伤于风，夏生飧泄[9]云云，则从四序说。喻氏于《内经》中又补伤燥，可见诸气感人，皆能为病，先圣后贤，论极昭析。何今人治感，不论何证，但以伤寒药治之，而不知有温、暑、燥、湿之病，陋[10]矣！

【注释】

［1］气盛身寒，得之伤寒：指伤于外寒，身虽寒而气不衰。王冰："伤，即触冒也。寒伤形，故气盛身寒。"

［2］气虚身热，得之伤暑：指伤暑汗出阳越，身虽热而气衰。王冰："热伤气，故而虚身热。"

［3］兼：合并的意思。

［4］兼：这里是"又"的意思。

［5］道：道理，事物的规律，此处指医学的道理。

［6］迩：作"近"字解。

［7］遂：完全。

［8］对待：指对立或可以抗衡的事物。

［9］飧泄：完谷不化的泄泻。

［10］陋：见识小。

【提要】本条论述伤寒与伤暑病因及症状辨别。

【精解】发热恶寒，由外寒侵袭；发热兼见气虚，为暑邪所伤导致。在临床上对伤寒与伤暑的鉴别，还要参考全身的表现，尚不能局限于气之盛虚、身之寒热上。从本条论述可以看出，《内经》中并非把温暑都混于伤寒之中，而是从临床表现上把伤寒与伤暑作了区别。

【原文】《热论篇》帝曰：热病已愈，时有所遗[1]者，何也？岐伯曰：诸病遗者，热甚而强食[2]之，故有所遗也。若此者，皆病已衰而热有所藏，因其谷气相薄[3]，两热[4]相合，故有所遗也。帝曰：治遗奈何？岐伯曰：视其虚实，调其逆从[5]，可使必已也。帝曰：病热当何禁之？岐伯曰：病热少愈[6]，食肉则复[7]，多食则遗，此其禁也。

叶香岩曰：因食复、劳复、女劳复而发汗，必致亡阳而死。

章虚谷曰：此言病初愈，余热留藏于经络血气中而未净，因食助气，则两热相合而复炽，故食肉病必复发，多食谷则邪遗留，必淹[8]缠难愈。故当戒口，清淡稀粥渐[9]为调养也。

【注释】

［1］遗：可作大便失禁；也可如章氏所谓，余热遗留不去。

［2］强食：勉强多食。

［3］薄：通"搏"，搏结之义。

［4］两热：指病之余热与谷食之热。

［5］逆从：偏义复词，指逆。

［6］少愈：少，稍也。指发热稍退。

［7］复：复发，反复。

［8］淹：滞，久留。

［9］渐：慢慢地，一点一点地。

【提要】本条讨论热病发生食复证的原因及有关的禁忌。

【精解】温病愈后有大便失禁（或有余热内留）是临床常见的现象，其原因与病后强食特别是肉食有关。病后胃气未醒，余热与谷气相合，以致病邪复聚，热势再起，邪热下迫，则有大便不禁。治疗应遵循辨证论治的原则，即"视其虚实，调其逆从"，同时提示热病后应注意饮食禁忌，食肉则易复发；多食则致遗。

【原文】《论疾诊尺篇》曰：尺肤[1]热甚，脉盛躁者，病温也。其脉盛而滑者，病且[2]出也。

吴鞠通曰：经之辨温病，分明如是，何世人悉谓伤寒，而悉以伤寒足三阴经温法治之哉！张会卿作《类经》，割裂经文，蒙混成章，由[3]未细心细绎[4]也。尺肤热甚，火烁精也。脉盛躁，精被火煎沸也。脉盛而滑，邪机向外也。

此节以下诊温病之法。

【注释】

[1]尺肤：指前臂内侧自肘至腕的皮肤。

[2]且：将要。

[3]由：同"犹"，尚且，还。

[4]细绎：理出头绪来，也作"抽绎"。

【提要】本条论述温病的有关诊断方法，讨论温病的脉诊和尺肤诊。

【精解】温病的切诊应注意脉诊和尺肤诊的结合。尺肤属阴，主里，尺肤热盛可知里热较甚，脉盛燥是阳热亢盛的具体表现，脉滑利，可知正气强盛，邪有向外透散之机。总之，脉盛大而滑数、尺肤高热是温病的重要体征，说明温病表里俱热，里热有向外透达之势。

从原文所论可见，诊尺肤对辨别外感风寒与病发于里的温热病有一定的临床意义。外感风寒者，身热而尺肤不甚热，而病发于里的温热病则由于里热伤阴而尺肤较热。在临床上，诊尺肤应与脉象等其他临床症状相互参合，相互印证。如尺肤热甚，脉象盛大而数疾，是热邪亢盛之象，所以说此为"病温"；如尺肤热，其脉盛大而滑，为邪热虽盛而气血亦充，正气足以驱邪外出，所以说"病且出也"。

【原文】《平人气象论》曰：人一呼脉三动，一吸脉三动而躁[1]，尺热[2]曰病温，尺不热脉滑曰病风，脉涩曰痹。

吴鞠通曰：呼吸俱三动，是六七至脉矣，而气象[3]又急躁，若尺部肌肤热，则为病温。盖温病必伤金水二脏之津液，尺之脉属肾，尺之穴[4]属肺也。此处肌肉热，故知为病温。其不热而脉兼滑者，则为病风。风之伤人也，阳先受之。尺为阴，故不热也。如脉动躁而兼涩，是气有余而血不足，病则为痹矣。

【注释】

[1]躁：一般指手足躁扰不宁，此处指脉象躁扰不宁。

［2］尺热：指尺肤发热。

［3］气象：指事物的情状和态势。

［4］穴：这里指寸口。

【提要】本条讨论病温、病风和痹证脉象的区别。

【精解】本条所说的温病是病发于里的一种里热亢盛病证，即后世所说的伏气温病。其脉表现为脉一息六七至，脉数疾，兼尺肤发热。这与尺肤不热而脉滑的外感风邪及脉涩之痹证有所不同。温病与风邪、痹证除了在脉象上不同外，在自觉症状上也有明显的区别：温病发热而渴，不恶寒；外感风邪多发热恶寒；痹证多有肢节酸疼、屈伸不利。临床辨证时必须脉证合参，才能全面准确地进行诊断。

【原文】《玉版论要》曰：病温虚甚死。

吴鞠通曰：病温之人，精血虚甚，则无阴以胜温热，故死。

【提要】本条讨论温病预后与正气亏虚的关系。

【精解】在温病过程中，正气对病变的发生和发展有重要的影响。正气充足，机体的抵抗力强则不易患病，既病后因正气充足，抗邪有力，温邪容易解除，病情较轻；若正气亏损，机体抵抗力低下，则温邪易侵袭人体致病，患病后因正气不足，无力抗邪，病邪容易传变深入，病情较重。

【原文】《热病篇》曰：热病三日，而气口静、人迎躁[1]者，取之诸阳，五十九刺[2]，以泻其热而出其汗，实其阴[3]以补其不足者。

吴鞠通曰：人迎躁，邪在上焦，故取之诸阳，以泄其阳邪，阳气通则汗随之；实其阴，以补其不足者，阳盛则阴衰，泻阳则阴得安其位，故曰实其阴。泻阳之有余，即所以[4]补阴之不足，故曰补其不足也。雄按：用药之道亦如此。

又曰：实其阴以补其不足，此一句实治温热之吃紧[5]大纲。盖热病未有不耗阴者，其耗之未尽则生，尽则阳无留恋，必脱而死也。真能体味斯言，思过半矣。雄按：耗之未尽者，尚有一线之生机可望；若耗尽而阴竭，如旱苗之根已枯矣。沛然[6]下雨，亦曷[7]济[8]耶？

汪按：叶氏必以保津液为要。细考经文此条，可知其理。奈何恣用升提温燥，重伤其津耶？

【注释】

［1］气口静、人迎躁：气口，即寸口；人迎，指喉结两旁颈总动脉搏动

处。气口主阴，人迎主阳。气口静而人迎躁是指邪在阳分而未入阴分。

　　[2] 五十九刺：即治疗热病的五十九个腧穴。

　　[3] 实其阴：即补三阴经。

　　[4] 所以：用以，用来。

　　[5] 吃紧：严重，重要，紧要。

　　[6] 沛然：充盛貌；盛大貌。

　　[7] 曷：同"何"。

　　[8] 济：补益。

　　【提要】本条及以下16条都是讨论热病的针刺方法、禁忌、预后判断等。

　　【精解】患热病三日，患者气口脉象静，人迎脉象躁乱的，邪在阳分，未入阴分，治疗可取各阳经，刺法治疗热病五十九穴以泄热，使患者出汗，热泻则阴液得固，或通过刺法来泄热坚阴，补阴液之不足。本条强调邪热内盛于阳分，治疗当取阳经，泄热坚阴。

　　【原文】身热甚，阴阳皆静[1]者，勿刺也。其可刺者，急取之，不汗出则泄[2]。所谓勿刺者，有死征[3]也。

　　吴鞠通曰：阳证阴脉，故曰勿刺。

　　【注释】

　　[1] 身热甚，阴阳皆静：指病人身发高热，而阴阳之脉却出现沉静，是阳证得阴脉的现象。

　　[2] 不汗出则泄：指立即针刺，虽不发汗，仍然可以泄其病邪。

　　[3] 死征：指上文提到的脉证不符的征象。

　　【提要】本条讨论脉证不符，阳证得阴脉治禁。

　　【精解】身热但阴阳上下之脉沉静，阳证得阴脉，脉证不符，不可刺，从上文可知，意为不可用泻法。对于可以用刺法的患者，急用上文所述取穴刺法治疗，即使不发汗也可以使邪热外泄。所谓不可刺，是因为有脉证不符的征象。吴鞠通说：阳证而出现阴脉，所以不可用针刺治疗。

　　【原文】热病七日八日，脉口[1]动，喘而弦[2]者，急刺之，汗且自出，浅刺手大指间[3]。

　　吴鞠通曰：喘为肺气实，弦为风火鼓荡，故浅刺手大指间，以泄肺热。肺之热痹开则汗出。大指间，肺之少商穴也。

【注释】

［1］脉口：据《灵枢》补入，指寸口。原文为"动喘而弦者"。

［2］喘而弦："弦"字，《灵枢》本为"短"。喘而弦，指气喘而呼吸迫促。

［3］手大指间：指大拇指指甲根外侧的少商穴。

【提要】本条论述热病见喘促脉治疗。热病七八日后，寸口脉动数，呼吸喘促，汗出，治疗宜浅刺少商穴。

【原文】热病七日八日，脉微小，病者溲血[1]，口中干，一日半而死，脉代[2]者，一日死。

吴鞠通曰：邪气深入下焦，逼血从小便出，故溲血。肾精告竭，阴液不得上潮，故口中干。脉至微小，不惟阴精竭，阳气亦从而竭矣，死象自明。倘脉实者可治。

【注释】

［1］溲血：小便下血。

［2］脉代：指脉象有遏止的现象，即在脉数次跳动中出现一止歇，且要停顿一下才能恢复跳动。

【提要】本条论述热病见死证脉象。

【精解】患热病七八日后，脉微细，小便下血，口干，为真阴真阳耗竭，预后不良；如出现代脉，为脏气衰微，其病危重。

【原文】热病已得汗出，而脉尚躁，喘且复热，勿刺肤[1]，喘甚者死。

吴鞠通曰：热不为汗衰，金受火克，喘而化源欲绝，故死。然间[2]有可治者。

【注释】

［1］刺肤：指浅刺或络刺。勿刺肤，指不要再针刺肤表了，因为身热脉躁的症状没有随汗而解，如再刺肤表，徒伤阳气，所以说"勿刺肤"。

［2］间：夹杂，参杂。

【提要】本条论述化源欲绝死候。

【精解】热病发汗后，热不退，伴喘、脉躁，不可以再用发表法治疗，如果喘促剧烈，则病情危重。

【原文】热病不知所痛，耳聋，不能自收[1]，口干，阳热甚，阴颇有寒[2]者，热在骨髓，死，不可治。

吴鞠通曰：不知所痛，正衰不与邪争也。耳聋，阴伤精欲脱也。不能自收，正气惫[3]也。口干、热甚，阳邪独盛也。阴颇有寒，热邪深入阴分，外虽似寒，而热在骨髓也。故曰死不治。其有阴精未至涸竭者，间可侥幸得生。略参拙意。

【注释】

[1] 不能自收：指四肢弛缓不收。

[2] 阴颇有寒：指阴气偏胜，有发冷症状。

[3] 惫：衰竭；危殆。

【提要】本条论述邪热深入骨髓则病情危重。

【精解】患热病，周身疼痛，耳聋，四肢弛缓不收，为邪热传入下焦，深入骨髓，肝肾阴竭之候，病情危重。

【原文】热病已得汗，而脉尚躁甚，此阴脉之极[1]也，死；其得汗而脉静[2]者，生。

吴鞠通曰：汗后脉躁，阴虚之极，故曰死。然虽不可刺，能以甘凉药沃[3]之得法，亦有得生者。

【注释】

[1] 阴脉之极：出汗后，脉仍躁盛，阴脉虚弱至极，属有阳无阴之候。

[2] 脉静：出汗后，脉象平静，为邪气已去，正气渐复之候。

[3] 沃：灌溉，浇，这里指滋养阴液。

【提要】本条论述发汗后从脉象判断预后。

【精解】如脉仍躁盛，为阳热炽盛，阴竭无以制阳，病情危重；若脉平和安静，则为邪气去，正气渐复之象，预后较好。

【原文】热病者，脉尚躁盛而不得汗者，此阳脉之极[1]也，死；脉盛躁，得汗静者，生。

吴鞠通曰：脉躁无汗，阳盛之极。阳盛而至于极，阴无容留之地，故亦曰死。虽然较前阴阳俱静有差。此证犹可大剂急急救阴，亦有活者。即已得汗而阳脉躁盛，邪强正弱，正尚能与邪争，若留得一分津液，便有一分生理，贵在留之得法耳！至阴阳俱静，邪气深入下焦阴分，正无扞邪之意，直听邪之所为，不死何待？

【注释】

[1] 阳脉之极：指阳脉亢盛至极。

【提要】本条论述热病死证。

【精解】患者病热病，脉躁盛，汗不出，为阳热炽盛，阴液耗竭之象，病情危重。若脉躁盛，发汗后脉静，则预后较好。

【原文】热病不可刺者有九：一曰：汗不出，大颧发赤，<small>杨按：阴虚劳损，两颧必赤，可与此比类[1]而观。</small>哕[2]者，死。

雄按：汗不出，大颧赤，似属阳盛。哕者，呃忒[3]也。肺胃之气不降，<small>杨按：此是实证，必颜赤，不仅两颧赤。</small>则呃，呃而上逆也。治以轻清肃化之剂，病似可瘳[4]，何以经文即断为不可刺之死候？殆[5]谓热邪方炽，而肾阳欲匮[6]，阳已无根，病深声哕之证欤[7]！<small>杨按：大颧属肾。发赤是伏藏之阳上脱也，加以哕，则证与色[8]合，顷刻而脱，故不治。</small>则其哕必自下焦而升，病由冬不藏精所致。更察其脉，亦必与上焦阳盛之病有别也。

【注释】

［1］比类：仿效；效法。

［2］哕：俗名"呃忒"，又称"呃逆"，其病因，有虚，有实。实者：有因胃火上冲，或因肝气郁结，或因腑气闭塞，或因痰阻清阳；虚者：或因中气虚寒，或因下焦阳虚，或因阴虚冲逆。有声无物为哕，有物无声为吐，有声有物为呕，后文中的"病深声哕"，指此证。

［3］忒（tè特）：方言，呃逆之俗称。

［4］瘳：指病愈。

［5］殆：表示推测，相当于"大概""几乎"。

［6］匮：缺乏，空乏。

［7］欤：文言助词，表示疑问、感叹、反诘等语气。

［8］色：外表，脸色。

【提要】以下数条论述热病不可刺的9种情况。

【精解】本条论述热病见汗不出、颧赤则不可以用针刺。汗不出、颧赤，为真阴耗竭，戴阳证见；病重见哕者，可由胃气衰败所致，也可阴竭而肾阳上逆所致，故见死证。

【原文】二曰：泄而腹满甚者，死。

雄按：腹满者，当泄之。既泄而满甚，是邪尚踞而阴下脱，犹之乎热不为汗衰也，故死。又陈远公云：喘满、直视、谵语、下利，一齐同见者不治；若有一证未见者，或[1]可望生。宜用人参、麦冬、白芍各一两，石膏五钱、竹茹三钱，名挽脱汤，欲脱未脱时亟[2]服之，庶几[3]可挽。

【注释】

[1]或：也许，有时。

[2]亟：急切。

[3]庶几：差不多，近似。

【精解】泄后而腹胀满，为邪气盘踞下焦，气机痹阻，病情危重。

【原文】三曰：目不明，热不已者，死。

吴鞠通曰：目不明，精散而气脱也。经曰：精散视歧[1]。又曰：气脱者目不明。热犹未已，仍铄其精而伤其气，不死得乎！

汪按：此目不明，乃《难经》所谓：脱阴者目盲也。阴竭而热犹不已，安得不死？

【注释】

[1]视歧：证名，指视一物为二物的证候，出自《灵枢·大惑论》，相当于今之复视。

【精解】患者热不退，视物不明，为肝肾阴精耗竭、正气将脱之象。

【原文】四曰：老人、婴儿，热而腹满者，死。

雄按：腹满者宜泄之，老人、婴儿，不任[1]大泄，既不任泄，热无出路，老弱阴液不充之体，涸可立待，故曰死。

【注释】

[1]任：负担，担当。

【精解】老幼患者，热势炽盛，腹部胀满，则病情危重。

【原文】五曰：汗不出，呕，下血者，死。

雄按：汗不出，热内逼，上乾[1]清道[2]以为呕，迫铄于营而下血，阴液两夺，是为死征。

【注释】

[1]乾：干系，涉及。

[2]清道：指气道。

【精解】发汗而汗不出，伴呕吐、大便出血，为邪热炽盛上下、阴液耗竭之象。故病情危重。

【原文】六曰：舌烂，热不已者，死。

吴鞠通曰：阳邪深入，则一阴一阳之火[1]结于血分，肾水不得上济，故舌本烂。热退犹可生，热仍不止，故曰死也。

汪按：此舌烂乃由肾中虚阳，故断为死候，与肺胃热炽、大热、口舌糜腐者大异。

【注释】

[1]一阴一阳之火：关于阴火的说法不一致，有认为是阴火是阴虚火旺之火，也有认为阴火就是相火，还有认为阴火是心火的，本书取阴虚火旺的说法。

【精解】舌烂而热不退，为邪热炽盛，耗竭肾阴，肾水竭而不能上济，火毒炽盛。

【原文】七曰：咳而衄，汗不出，出不至足者，死。

吴鞠通曰：咳而衄，邪闭肺络，上行清道，汗出邪泄可生，不然，则化源绝矣。

雄按：汗出不至足者，肺气不能下及，亦是化源欲绝之征也。

【精解】咳伴清窍出血，或吐粉红血水，多为化源欲绝之候，为温病危重症。吴鞠通在《温病条辨》中也指出，化源竭绝者死。

【原文】八曰：髓热者，死。九曰：热而痉者，死。腰折[1]、瘛疭[2]、齿噤龄[3]也。

吴鞠通曰：髓热者，邪入至深，至于肾部也。热而痉，邪入至深，至于肝部也。此节历叙热病之死征，以禁人之刺，为刺则必死也。然刺固不可，亦有可药而愈者，盖刺法能泄能通，开热邪之闭结最速。至于益阴以存津，杨云：二语乃治温要领。实刺法之所短，而汤药之所长也。

汪按：统观死候九条，大抵由于阴竭者为多，吴氏语破的。

【注释】

[1]腰折：指脊背反张。

[2]瘛疭：指手足搐挛。

[3]齿噤龄（xiè 械）：指牙关不开，咬牙切齿。

【提要】本条讨论最后两种不宜用针刺治疗的死证。

【精解】邪热深入髓部，及发热伴痉厥、角弓反张、手足搐挛、牙关紧闭者，都属危重证候，前者为邪热深入下焦少阴，热盛而真阴耗竭，后者为热入足厥阴肝致动风之候，病情皆属危重。

卷二

仲景伏气温病篇

【原文】《伤寒论》：师曰：伏气之病，以意候之，今月之内，欲有伏气。假令旧有伏气，当须脉之。若脉微弱者，当喉中痛似伤，非喉痹[1]也。病人云：实咽中痛，虽尔，今复欲下利。

张路玉曰：冬月感寒，伏藏于经，至春当发，故曰以意候之。今月之内，言春分候也。若脉微弱者，其人真元素亏，必不发于阳而发于阴，以少阴之脉循喉咙，伏邪始发，热必上升，故必喉中痛似伤。肾司开阖，经之热邪不能外发，势必内攻，其后下利也。

章虚谷曰：此条仲景教人辨冬伏寒邪、春发之温病，当以心意测候之也。如今月之内，欲有发伏气之病者，必无其气而有其病。病与时气不合，即知其病因旧有伏气而发。假令旧有伏气者，须审其脉，知其邪从何处而出也。若脉微弱，知其邪虽化热，未离少阴，循经脉而上灼，当喉中痛似伤者，却非外邪入内之喉痹，是内热欲出之喉痛也。何也？若春时外感风邪，脉浮而弦数，先见发热恶寒之外证，今脉微弱，则非外感，而反喉痛，则确知为内发之伏热，是无其气而有其病也。伏热上行，不得外散，势必又从下走，故曰实咽中痛，虽尔，今复欲下利也。然亦有兼外感者，即审其脉证，皆可照此辨之也。观仲景标[2]中风、伤寒、暑、热等病之脉，与《难经》同。惟《难经》言温病之脉，行在诸经，不知何经之动也，各随其经所在而取之。是言温病初由伏邪，随气血流行在诸经中，及其邪之发也，不知从何经而动。既发之后，各随其邪所在之经而治之。其发无定处，故无一定之脉象可示也。今仲景又教人审脉以辨邪发之经，如脉微弱，即知其邪未离少阴，必当有咽痛、下利等证，正与《难经》互相发明[3]者也。故如下文云邪出三阳，热势大盛，其脉浮大，上关上[4]，则是脉随证变，证随脉见。其发也，既无定处，则无定证，既无定证，则无定脉，故《难经》不标脉象也。由是观之，其与外感之邪而有定证、定脉者，迥不同矣，故仲景与《难经》无异也。

【注释】

[1] 喉痹：咽喉闭塞而痛的病证。

[2] 标：用文字或其他事物表明。

[3] 发明：说明，证明，表明。

[4] 上关上：指脉象浮大而长，从关部上至寸口。

【提要】本条讨论伏气温病的证候特点。

【精解】文中提出伏气温病欲作之时，当以意候之。此处以意候之，当基于伏气理论，如"冬伤于寒，春必温病"，春季须防伏气温病。患者脉象特点为脉微弱，并有喉中痛的表现。章注指出，伏气"必无其气而有其病"，即致病病因与时令主气不符。脉微弱，为邪伏少阴，故兼见咽喉痛、下利等症。

【原文】少阴病，脉微细，但欲寐也。二三日，咽痛者，可与甘草汤。不差[1]者，与桔梗汤。

张路玉曰：阴邪为病，其发必暴[2]，所以伏气发于少阴，必咽痛，仲景遂以缓法治之。甘草味甘，其性最缓，因取以治少阴伏气发温之最急者。盖甘先入脾，脾缓[3]则阴火之势亦缓，且生用力能泻火，故不兼别味，独用以取专功也。设不差，必是伏邪所发势盛，缓不足以济急，更加桔梗升载其邪，使发[4]于阳分之阴邪[5]，尽从阳分而散，不致仍复下陷，入于阴分也。倘治稍失宜，阴津为热邪所耗，即用祛热救阴之药，恐无及也。

叶香岩曰：春夏温热之病，必自内而及外。汪按：此专指伏气之病。

尤拙吾曰：少阴为阴，寒邪亦为阴，以阴遇[6]阴，故得藏而不发。是以伤寒之邪，自太阳递入三阴；温病之邪，自少阴传出三阳。

章虚谷曰：风寒外闭少阴而咽痛者，仲景用半夏散辛温开泄之法矣。

此少阴伏热内发，循经上灼而咽痛，虽不合用辛温开泄，亦不可用凉药以遏其外出之势。故用甘草甘平和中，导邪外达。如不差，更加桔梗上通其气。杨云：据此则桔梗分两宜轻。盖火郁不得外出故痛，通其气使火外达，则痛自止矣。伤寒之邪，自表入里，故先太阳而后至少阴。温病之邪，自里出表，故先少阴而后出太阳。历来不辨源流，故各条次序亦紊，而伤寒、温病，搀混不清也。

淦按：伏气为病，皆自内而之外，不止春温一病。盖四时之气，皆有伏久而发者，不可不知也。

【注释】

［1］差：同"瘥"，病愈。

［2］暴：强大而突然来的，又猛又急的。

［3］脾缓：这里指脾气得以补益。

［4］发：这里指伏邪从少阴经透发到阳分。

［5］阴邪：这里指藏于少阴经的伏邪。

［6］遇：遇合，投合。

【提要】本条论述少阴病咽痛的治疗。

【精解】"脉微细，但欲寐"为伤寒少阴病提纲证。发病二三日咽痛者，伏气发于少阴。咽者，少阴经脉所过之地也，热邪攻之则咽痛。治疗可用甘草汤，以生甘草甘平和中，清热解毒；如果不愈，可用桔梗汤，加桔梗以宣肺利咽。

【医案举隅】

甘草汤

甘草汤首见汉代张仲景《伤寒杂病论》，具有清热解毒的功效，临床多用于治疗咽喉肿痛。

一、脘腹痛案（十二指肠溃疡）

王某，男，25岁，1956年10月4日入院。

［病史］经常空腹时或晚间上腹部疼痛，饭后感到舒适。经钡餐检查，诊断为十二指肠球部溃疡。曾住某医院，采用西皮疗法并配合食饵疗法、普鲁卡因内服等治疗70余天后，仅上腹部疼痛且吐酸、吐饭减轻而后出院。出院3个月，又因胃痛、吐酸、吐饭逐渐加重而再次入院。检查结果如下：发育正常，营养中等，右上腹部有较明显的压痛，肝脾未扪及。

［诊断］十二指肠球部溃疡。

［方药］采用甘草汤180ml，饭前空腹时服，每日3次，并用2%普鲁卡因20ml，每日3次，内服。

治疗40天后，钡餐复查显示溃疡愈合，患者于11月24日出院。

陈明，张印生．伤寒名医验案精选［M］．北京：学苑出版社，2000：479-480.

按语：《素问·至真要大论》曰："急者缓之。"患者见脘腹痛，故治疗采用甘草汤，用甘草甘缓之性以止痛。溃疡疼痛类似咽喉肿痛，皆有火毒郁而不发，可以甘草解毒。经治而病得缓解。

二、毒蕈中毒案

苏某，男，42岁。

［病史］因炒食自采野蕈约250克。5小时后出现腹痛、恶心头晕、出冷汗、全身无力、呕吐症状，于发病后2小时就诊。

［诊断］毒蕈中毒。

［方药］取甘草150克，浓煎。服第一次药后约10分钟呕吐一次；30分钟后服第二次药，2小时后腹痛、恶心逐渐减轻，再服第2煎药液100ml，2小时后腹痛、恶心消失，但仍感全身乏力、头晕，4小时后腹泻一次，为黄褐色烂便；再服余下的药液100ml。6小时后诸症逐渐消失而痊愈。治疗过程中未用其他疗法。

陈明，张印生．伤寒名医验案精选［M］．北京：学苑出版社，2000：480.

按语：《名医别录》谓甘草"解百药毒"。患者因毒蕈中毒，见腹痛，治以甘草浓煎，甘缓止痛并解蕈毒。

桔梗汤

桔梗汤出自张仲景《伤寒杂病论》，主治风邪热毒客于少阴，热毒上攻咽喉，导致咽痛喉痹，或风热郁肺，致成肺痈，症见咳嗽，时出浊沫，伴胸满振寒，咽干不渴，气息腥臭，久则吐脓者。

一、少阴客热咳嗽案

李某，男，6岁。

［病史］咳嗽一月，痰少黏黄，舌红无苔，脉细弱数。

［诊断］病机为肺阴不足，虚火上扰。

［治法］滋阴润肺，兼清虚热。

［方药］桔梗汤加味。桔梗3克，生甘草5克，麦冬4克，玉竹3克。5剂，代茶饮。

患者服用后自诉临床症状基本消失。

王广磊．桔梗汤治疗咳嗽的研究与探索［J］．医学食疗与健康，2020，18（23）：178-179.

按语：本案是少阴客热证，治以加味桔梗汤。药用桔梗汤加麦冬、玉竹，标本兼治，疗效显著。

二、痰热咳嗽案

王某，男，69岁。

〔病史〕咳嗽两周，痰多黄臭，舌象黄腻，脉浮数。

〔诊断〕病机为痰热郁肺，肺气上逆。

〔治法〕清肺化痰，宣肺止咳。

〔方药〕桔梗汤加味。桔梗5克、生甘草5克、芦根4克、茯苓6克、桑叶5克；5剂，代茶饮。

患者服用后自诉临床症状减轻，继服5剂后，临床症状基本消失。

王广磊. 桔梗汤治疗咳嗽的研究与探索[J]. 医学食疗与健康，2020，18（23）：178-179.

按语：本案乃是痰热壅肺证，由痰热互结，壅闭于肺，肺气上逆所致。治以清热解毒、消肿排脓的桔梗汤，疗效较好。药用轻清，以代茶饮，服用方便，易于施行。

【原文】少阴病，下利咽痛，胸满心烦者，猪肤汤主之。

张路玉曰：下利咽痛，胸满心烦，少阴之伏邪，虽发阴经，实为热证。邪热充斥，上下中间，无所不到，寒下之药，不可用矣。又立猪肤汤以润少阴之燥，与用黑驴皮之意颇同。阳微者，用附子温经；阴竭者，用猪肤润燥。同具散邪之意，比而观之，思过半矣。

【提要】本条论述少阴病下利咽痛、胸满心烦的治疗。

【精解】少阴病，下利为邪热下注，热迫大肠，兼有阴伤病机；下焦阴伤，虚火上炎，则致咽痛、胸满、心烦等症。治疗以猪肤汤滋阴润燥和中。

【医案举隅】

猪肤汤

猪肤滋肾阴、清热润燥；白蜜甘寒润肺，清虚火、利咽；白粉甘缓和中，扶土止利。三药配伍合用，具有滋阴清热、滋肾润肺功效，主治少阴虚火、咽痛、心烦等火热上炎证。临床可用于治疗阴虚虚火上炎所致咽痛。现代研究显示，猪肤汤具有养阴润燥、和中扶脾等功效，用于治疗吐血、妇女血枯、月经不调等疾病。

一、咽痛案

徐君育，素禀阴虚多火，且有脾约便血证。十月间患冬温发热，咽痛。里医用麻仁、杏仁、半夏、枳橘之属，遂喘逆倚息不得卧，声飒如哑，头面赤热，手足逆冷，右手寸关虚大微数。此热伤手太阴气分也，与葳蕤、甘草、芍药不应。为制猪肤汤一瓯，令隔汤顿热，不时挑服，三日声清，终剂而痛如失。

张璐. 张氏医通［M］. 北京：人民卫生出版社，2007.

按语：患者素禀阴虚多火，阴虚为本；患冬温发热咽痛，客热为标。里医以苦温燥烈之品伤阴助火，更伤阴分，故致喘逆倚息不得卧，声飒如哑。治以猪肤汤养阴清热润燥，经治而缓解。

二、慢性咽炎案

患者，女，30 岁。

［病史］患慢性咽炎，证属阴虚火旺，肺燥金伤。症见咽干灼痛，出现慢性充血、无脓溃之征，忙碌忘之，劳作之余，或傍晚时分感觉明显，咽食似有异物感，镜窥无占位，心绪繁乱，夜难入寐，手足心热，梦多健忘，舌质红，苔花剥，脉细数。

［方药］治宜猪肤汤加生地黄 30 克、龟甲 20 克、黄柏 12 克、知母 15 克、麦冬 30 克、青果 12 克，水煎服，1 剂／日，连服数日后痊愈。

本刊编辑部. 猪肤汤临床新用［J］. 中国社区医师，2010，26（30）：14.

按语：此慢性咽炎辨证属于阴虚型，阴虚火旺伤及肺卫。治以猪肤汤加生地黄、龟甲等药，意在加强滋阴降火功效。

三、失音案

患者，男，12 岁。

［病史］患者于秋季觉咽部干燥不适，时有疼痛干咳，以后逐渐声音低沉，甚至嘶哑。慢性喉炎，经中西药物屡治无效，声音嘶哑由间歇性转为持续性。形体消瘦，五心烦热，咽干口燥，舌红无苔，脉细数，失音已达四月。

［方药］拟猪肤汤常服。

逾半年而愈。

顾介山. 猪肤汤治疗失音［J］. 天津中医，1986（5）：40.

按语：本案患者同样一派阴虚证候，火热上攻于喉部，故咽部先表现为疼痛干咳，阴愈伤则火愈大，渐渐转为失音，本案符合猪肤汤证，故用其滋阴降火，润肺止咳。

【原文】少阴病，得之二三日以上，心中烦，不得卧，黄连阿胶汤主之。

周禹载曰：伏邪未发，津液先已暗耗。今得之二三日以上，虽阴火不升，未见咽痛等证，而心烦不得卧，已知阴液消耗，故以芩、连祛热，胶、芍滋阴，两得之矣。

【提要】本条论述少阴病心烦不得卧的证治。

【精解】少阴病得之二三日以上，见心中烦，不得卧，为阴虚于下，邪火或心火亢盛于上，故治疗当用黄连阿胶汤滋下焦真阴，清上焦邪火，交通心肾。

【医案举隅】

黄连阿胶汤

黄连阿胶汤，具有养阴清热之功效，为交通心肾剂。主治少阴病，心中烦，不得卧；邪火内攻，热伤阴血，下利脓血。现代临床常用于治疗失眠、焦虑症、抑郁症、糖尿病等。

一、妊娠失眠案

金某，女，35岁。

［病史］主因停经19周，夜间烦躁难入睡2周，于2016年7月10日就诊。患者末次月经为2016年3月1日，4月2日自查尿妊娠试验阳性。孕期无腹痛无阴道出血。停经12周时在当地妇幼保健院建档，定期产检，未见异常。两周前进食辛辣食物后出现夜间烦躁，难入睡，甚至彻夜不眠，白天神疲乏力，精神欠佳，产科医生建议其就诊于心理门诊，患者及家属拒绝，遂寻求中医治疗。刻下症：夜间心烦燥热，辗转难眠，入睡后多梦，每晚入睡3~4小时，偶有心悸，手心汗多，喜叹气，食欲好，咽干口渴，喜饮水，腰酸腰坠，夜尿1~2次，大便规律，每日1次。既往体健，个人史：平素脾气急躁，喜食辛辣食物。婚育月经史：孕1产0，月经规律，周期为28~30天，经期为4~5天，量中，无痛经。查体：听诊心肺正常，腹软，无压痛反跳痛，宫底位于脐下一横指。胎心140次/分。舌体瘦，舌淡红，尖红，苔薄白，脉细滑。辅助检查：2016年7月8日当地妇幼保健院B超提示：宫内妊娠，单活胎，19周。

［诊断］中医诊断：不寐。辨证为阴血亏虚、肝肾不足。西医诊断：①失眠症；②孕1产0宫内妊娠19周单活胎。

［治法］滋肾养血、清热宁心。

［方药］阿胶9克（烊化），白芍12克，黄芩10克，黄连2克，鸡子黄2枚（冲），生龙骨30克（先煎），生牡蛎30克（先煎），百合10克，麦冬10克，北沙参10克，五味子6克，桑寄生15克，当归6克，炙甘草6克。5剂，浓煎100ml，睡前半小时口服，1剂分2天服完。

复诊（2016年7月24日）：患者入睡困难明显缓解，每晚睡眠时间5~6

小时，燥热、心烦、心悸等症状均减轻。效不更方，原方继服5剂，症状基本消失。

谭钟. 黄连阿胶汤临证验案举隅［J］. 国医论坛，2021，36（2）：9–11.

按语： 本案以黄连阿胶汤加减治疗不寐阴血亏虚、肝肾不足证。该患者阴血素亏，虚火上扰，心火上炎。症见咽干口渴，心烦燥热，失眠多梦，性情急躁、腰酸腰坠。治以黄连阿胶汤加味，诸药合用，共奏补阴养血、交通心肾、宁心神、助睡眠、安胎元之效。

二、精囊腺炎案

赵某，32岁，于2017年5月22日初诊。

［病史］血精3年，加重2天。患者于4年前结婚，婚后性生活无节制，婚后1年发现精液带血，色红，量多，伴有射精疼痛，会阴部坠胀。曾在多家医院就诊，被诊断为精囊腺炎，予西医对症治疗，症状有所减轻，但劳累、饮酒或食辛辣之物后，症状反复加重，后自行服用归脾丸、知柏地黄丸等中成药，效果均不理想。现患者自觉心烦，急躁易怒，眠差梦多，入睡困难，腰膝酸软，小便灼热。查舌暗红，苔薄黄而干，脉细数。

［诊断］辨证为阴虚火旺，热入血室。

［治法］治以清热凉血止血、滋阴潜阳、交通心肾。

［方药］黄连10克，阿胶珠10克（烊化），黄芩10克，白芍15克，赤芍6克，生地黄30克，栀子碳12克，鸡子黄2枚（兑服），续断30克，乌贼骨15克，茜草炭12克，黄芪30克，甘草10克。7剂，每日1剂，水煎分早晚温服。嘱患者3周内禁欲，清淡饮食，调畅情志。

二诊： 服药后诸症好转，现便溏，心烦易怒，入睡困难，仍有腰酸。

［方药］上方加大枣30克、炒白术15克、狗脊15克，继服10剂。

三诊： 服药后诸症明显改善，服药期间有一次性生活，前段精液中夹杂少许暗红色血块，后段精液夹杂少量鲜红色血液。

［方药］上方黄连、黄芩改为6克，加三七粉3克（冲服），继服10剂。

四诊： 无明显不适，偶有性生活后精液夹带血丝。守原方继服2月余，症状消除。随访半年，症状无反复。

张云山，何鑫. 黄连阿胶汤治疗精囊腺炎刍议［J］. 国医论坛，2018，33（6）：60–61.

按语： 精囊腺炎是指精液里混有不同程度的血液，或精液外观无异常但显微镜下可见少量红细胞，并伴射精疼痛的病症，属于中医学"血精""赤浊""赤白浊"的范畴。本病在临床上可反复出现血精，迁延不愈。本证患者治以黄连阿胶汤，重用黄连，配以黄芩，意在苦寒直清上焦心火之毒，以安血室；芍药性酸，既可以滋敛真阴又可以泻血热；阿胶性甘，善滋阴血，色黑入肾，最能补肾之阴精；鸡子黄性甘，入心肾二经，填肾阴以济心火，又可潜心火使心肾水火相济。诸药相配，清热毒以凉血止血，扶肾阴以交通心肾。

【原文】少阴病，下利六七日，咳而呕、渴，心烦不得眠者，猪苓汤主之。杨云：此当兼有停饮，故方治如此。

章虚谷曰：此不咽痛，其邪由肺直走肠胃而下利，六七日不止，因而热从下陷，不得外透，故逆于肺则咳而呕，乘心则烦、渴、不得眠，以心肺皆通少阴之脉故也。主以猪苓汤，利小便而滋阴，滋其阴则热随利去，利其小便则泻止，而烦渴亦解矣。

【提要】本条论述少阴病下利、咳呕、口渴、心烦不得卧的治疗。

【精解】下利为饮走肠间，咳而呕，饮邪逆肺；水热互结，热扰心神不安，故心烦不得眠。治疗用猪苓汤滋阴清热利水。

【医案举隅】

猪苓汤

猪苓汤具有滋阴、清热、利水功效，主治水热互结证。现代研究显示，本方具有利尿、抗菌、改善肾脏局部炎症、改善肾功能、抑制肾结石形成等作用。临床常用本方治疗泌尿系感染、膀胱炎、慢性肾盂肾炎、肾病综合征、肾结石、慢性肾小球肾炎、糖尿病肾病、IgA肾病、肾癌、产后尿潴留、癌性水肿等属水热互结兼阴虚者。

小便淋痛案

王某，女，29岁。

[病史] 小便淋痛反复发作已二年余，服龙胆泻肝丸、呋喃妥因时效时不效。昨又犯病，尿频急，色黄赤，艰涩难溺，灼痛难忍。询知素腰脊酸痛，体倦乏力，头晕耳鸣，五心烦热，胃纳可，大便调，月经正常，带下色黄，量多稠秽。望其痛苦容貌，愁思百结，舌淡红，苔薄白。切其脉，沉而细数。诊其腹，腹软不痛。

[方药] 拟猪苓汤加味。猪苓10克，茯苓10克，泽泻10克，滑石15克，阿胶10克，赤小豆30克，白芍15克，甘草10克，3剂。

闫云科编著，闫峻整理. 临证实验录[M]. 北京：中国中医药出版社，2012：143.

按语：本案患者小便淋痛反复发作二年余，时发时止。本次又发作，观其证为邪传入里化热，水热互结，证属肾阴亏虚，湿热下注。治以养阴清热利水之猪苓汤，邪热清，水湿除，则病可去。

【原文】少阴病，得之二三日，口燥咽干者，急下之，宜大承气汤。

张路玉曰：伏气之发于少阴，其势最急，与伤寒之传经热证不同。得病才二三日，即口燥咽干，延至五六日始下，必枯槁难为矣。故宜急下以救肾水之燔灼也。按少阴急下三证：一属传经热邪亢极；一属热邪转入胃腑；一属温热发自少阴。皆刻不容缓之证，故当急救欲绝之肾水，与阳明急下三法，同源异派。

章虚谷曰：上五条皆邪不离少阴，其病之轻重变化、证之虚实不同有如此者。况又传于他经，而其变证殆无穷尽。观仲景随证设方，辨别施治，其义理[1]精微[2]，有难言喻矣。

【注释】

[1]义理：言辞、文章的含义和观点。

[2]精微：精深微妙，也指精微之处。

【提要】本条论述阳明腑实证耗及少阴肾水而口燥咽干的治疗。

【精解】条文症状见口燥咽干，治疗以大承气汤急下之，可知证属阳明腑实，兼少阴真阴耗竭，故治以急下存阴。临床表现除口燥咽干外，还应有潮热、便秘、腹满胀痛拒按等阳明腑实表现，方可用大承气汤急下。

【医案举隅】

大承气汤

大承气汤为寒下剂，用于热病阳明腑实证候，具有峻下热结、清热攻下、泄下攻积之效。现代研究显示，该方可以增强、调整胃肠功能，改善血液循环，增加腹腔器官血流量，改善胃肠道缺血；抗菌消炎，减少毒素产生及对机体的损害，具有良好的免疫调理功能。临床常用于治疗脑卒中、急性单纯性肠梗阻、急性胆囊炎、呼吸窘迫综合征、挤压综合征、急性阑尾炎等。

一、发热案

杨某，男，45岁，体素甚健。

[病史]前5日伤于寒，头痛发热，自服止痛片4片，致汗大出，热不解反盛，日晡益剧。夜间谵语龂齿，如见鬼状，全家惊恐不安，请余出诊。入室秽气袭人，患者卧炕，面赤汗垢，被半遮，手足外露。似此不恶风、恶寒者，显示表证已过。察舌苔，黄腻厚浊，尖有芒刺。诊其脉，沉滑有力。触胸腹，体若燔炭，烙手异常，脐左坚硬，疼痛拒压，皆系实热内盛之候。询知三日未

得更衣。

［诊断］观其脉症，知为汗法不当，致邪传经入里，阳明腑实证已成，如火燎原，其势造极。

［治法］急宜釜底抽薪，谨防热极生风。

［方药］拟大承气汤。川军10克，芒硝6克，枳实10克，厚朴6克，1剂。服用大承气汤当晚即便通痛止，热退神清。遂按兵束甲，嘱饮食养息。

闫云科，闫峻. 临证实验录［M］. 北京：中国中医药出版社，2005：13.

按语： 大承气汤证，为燥实证，患者见发热盛，日晡益剧。谵语，如见鬼状，伴腹痛拒按，证属阳明腑实证，治以大承气汤，经治即热退神清，便通痛止。

二、出血性中风头痛

患者，男。

［病史］以"双下肢无力1天"为主诉入院。症见：神志清，精神尚可，双下肢无力，行走拖地伴头痛，恶心呕吐，颈项僵硬，无口干口苦，纳食可，睡眠多梦，大便秘结，小便可。舌暗红，苔黄厚腻，脉弦滑。颅脑计算机断层扫描（Computed Tomography，CT）：脑室系统出血。

［诊断］西医诊断：脑出血；中医诊断：中风，风痰阻络证。

治疗上嘱：绝对卧床休息，脱水降颅压、补充电解质及对症支持治疗。血肿未再发展，双下肢无力症状逐渐缓解，但头痛始终不减，连续几次查房皆言头痛之苦，遂留而细问，始知腹胀，大便5日未解，无腹痛拒按、痞、燥、坚之症，舌红有芒刺无苔。结合患者症状及舌脉，考虑为痰热腑实证。

［方药］给予加味大承气汤颗粒以通腑泄热，具体药物如下：枳实10克，大黄6克，芒硝9克，厚朴12克，胆南星6克，水冲服，每日2次。

患者服用2次后，大便先硬后溏，头痛消失。

唐小笛，李相儒，金杰. 大承气汤加减治疗脑病医案3则［J］. 中医临床研究，2020，12（6），1-2.

按语： 本例患者为出血性中风伴便秘。出血性中风急性期多应用甘露醇等脱水降颅压治疗，加重津液亏损，更加重便秘。热邪熏蒸，故见满头剧痛。治以通腑泄热，药用加味大承气汤颗粒，大便得排，腑气得通，陈腐去而肠胃洁，头痛愈。

【原文】太阳病，发热而渴，不恶寒者，为温病。

郭白云曰：冬伤于寒，至春发为温病；冬不伤寒，而春自感风温之气而病者，亦谓之温。雄按：自感温病，仲圣未论，详于叶氏，列第三卷。

王安道曰：温病如此，则知热病亦如此。是则不渴而恶寒者，非温热病矣。温热病而有恶风恶寒之证者，重有风寒新中[1]也。

周禹载曰：温病由伏邪自内发出，一达于外，表里俱热，热势既壮，郁邪耗液，故发而即渴。其表本无邪郁，内方[2]喜寒，故不恶寒。延至三五日间，或腹满、或下利者，即此证也，与伤寒之先表后里者大异。然犹系太阳，以未显他经之证，明自少阴发出为表里也。

叶香岩曰：发热而渴者，温病热邪自内达外。若误汗之，祸不可言。

沈尧封曰：此条虽不言脉，以后条参之，其尺部必浮也。

章虚谷曰：温病之发而无定处。少阴之表为太阳，热邪从里出表，即有发热、头痛之太阳病也。不恶寒，其非外感之邪可知；渴者，热从内发之证也。仲景恐人错认为太阳伤风寒，故特标是伏热内发之温病也。其少阴温病反不标者，因伏气条内已申明咽痛、下利为少阴初发之温病也。

雄按：汪谢城孝廉[3]云：吴氏《温病条辨·上焦篇》首引《伤寒论》云：太阳病，但恶热，不恶寒而渴者，名曰温病，桂枝汤主之。今检[4]《伤寒论》，却未见此数语，使[5]此语真出仲景耶？亦当辨其简误[6]。若系吴氏误记，尤不可不为之辨正。余谓非误记也。因喻氏尝云：仲景治温证，凡用表药，皆以桂枝汤，以示微发于不发之意。尤在泾《读书记》云：此喻氏之臆说[7]，非仲景之旧章[8]。鞠通自问跳出伤寒圈子，而不觉已入嘉言套中，又不甘为人下，遂肆改原文，捏[9]为圣训，以窃附于宫墙，而不自知其诬圣误世之罪，亦可慨已。

汪按：鞠通发愤著书，力辟升散温燥之弊，功已不细，然可议处尚多。梦隐此书，去其瑕而存其瑜，乃鞠通之诤友[10]也。

【注释】

[1] 中：伤也。

[2] 方：又。

[3] 孝廉：明清时对举人的称呼。

[4] 检：查阅。

[5] 使：假如，如果。

[6] 简误：简，书简。误，错误。

[7] 臆（yì臆）说：指主观推测的说法。

[8] 旧章：昔日的典章。

[9] 捏：捏造，虚构。

［10］诤友：以直言规劝人的朋友。

【提要】本条指出太阳病温病的临床特点。

【精解】太阳病温病，见发热而渴，不恶寒，区别于太阳伤寒恶寒、无汗，及太阳中风之恶寒，时有汗出。叶天士指出，发热而渴，为温病热邪自内达外，治疗不可误用汗法，当清里热。王孟英指出吴鞠通治以桂枝汤为误用，此说供参考。

【原文】若发汗已，身灼热者，名曰风温。风温为病，脉阴阳俱浮，自汗出，身重，多眠睡，鼻息必鼾[1]，语言难出。若被下者，小便不利，直视失溲。若被火[2]者，微发黄色，剧则如惊痫，时瘛疭[3]。若火熏之，一逆[4]尚引日[5]，再逆促命期。

张隐庵曰：名曰温者，积寒成热而发也，宜辛凉发散，杨云：此语误矣！非治此证之法。条内无"太阳病"三字，是无表邪也，何必辛凉发散。微汗出而解。若误用辛温之药，发汗已，身反灼然热发者，名曰风温。盖发汗则阴液外泄，风热之邪更甚，而身如烧灼也。脉阴阳俱浮者，风热之邪，自里出表，故浮也。风热伤气，故汗出而身重多眠也。杨云：此证最易出汗，故条中有自汗之文，不必以辛温误散然也。肺气通于鼻而主皮毛，风热在表，而睡息必鼾也。夫心主言，肺主声，肺热受伤，故语言难出，此因风热过甚，而阴气消沮[6]，故为病如是焉。若被妄下，则愈亡阴液于后，而小便不利于前矣。津液伤，则州都之官失守，不能约束而失溲矣。足太阳之脉，入目系而出项，津液内亡，则目系不能转而直视矣。若加以火攻，风火交炽，脾土转病，身必发黄。火攻之甚剧，则神志散越，如惊如痫，时瘛时疭矣。是以[7]一逆尚可苟延时日，如再以火熏之，是再逆促命期矣。杨云：注家皆以此条承上文而来，故所注如此。其实，上条乃温病提纲，此条并不与上条连贯也。汪按：杨评极精，然病名风温而脉浮，参[8]以辛凉，未为过也。自汗固不必由于误表，然误表致成此候者亦有之，后文白虎加人参汤，石膏亦辛甘之味。

沈尧封曰：温热二病，古人往往互称，医者只须认定脉证，拟何方治，不必拘于名式。《难经》云：热病之脉，阴阳俱浮。本条云：风温为病，脉阴阳俱浮。两证脉相同也。三阳合病，但欲眠睡，身重难以转侧。本条身重多眠，两证病相似也。热病合病，俱主以白虎汤，则此条虽无主治，似可从白虎汤拟法。

章虚谷曰：太阳外感之邪，若发汗已，必热退身凉矣。今热邪从少阴而发，既经外发，当清其热，乃误发其汗，反伤津气，助其邪势，故身更灼热。因而勾起其肝风，鼓荡其温邪，故名曰风温。其为病也，虚阳外浮，热邪漫溢，故脉阴阳俱浮。津液外泄，自汗不止，气乏神昏，则身重多眠睡。内风上鼓，而机窍窒塞，故鼻息必鼾，语言难出，其非外受风邪之证可见矣。若被下者，谓未经误汗，非谓汗后又下也。盖邪伏少阴，热灼水枯，咽干口燥，法当急下。此热已发出太阳，而少阴空虚，若下之伤阴，则小便不利，而直视失溲，则气亦脱矣。如被汗下而被火攻者，外火助内热，熏蒸而发黄，剧则火邪扰心如惊痫，肝风炽盛而瘛疭，皆败坏之象也。若止火熏之，一逆尚可引日苟延，若既汗又下而再逆之，更促其命期也。

雄按：彼冬温春温之先犯手太阴者，皆曰风温，乃吸受之温风也。此伏邪内发，误汗致逆者，亦曰风温，乃内动之虚风也。然风温在肺，只宜清解。若误以辛热之药汗之，亦有自汗多眠、鼻鼾难语之变。余治梁宜人一案可质[9]也。案载续编。

淦按：鼻鼾是肺肾相关，子母同病。自汗出，乃阴不内守，心液外越也。未必尽是少阴一经之证。

【注释】

[1] 鼾（hān 酣）：指鼻息声。

[2] 被火：指误用火法治疗。

[3] 瘛疭：手足抽搐痉挛。

[4] 逆：指治疗上的错误。

[5] 引日：拖延时日。

[6] 消沮：削减，减弱。

[7] 是以：所以，因此。

[8] 参：加入在内。

[9] 质：验证，证明。

【提要】本条讨论《伤寒论》所述的风温证候及治疗禁忌。

【精解】本条提出风温的临床特点和治疗禁忌，不可误用攻下、火法、火熏等治法，但应注意，《伤寒论》中所说的风温系对热病误用发汗法导致热盛阴伤后的一种变证，与温病学家所说的感受风热病邪而引起的风温病并不相同。

【原文】服桂枝汤，大汗出后，大烦渴不解，脉洪大者，白虎加人参汤主之。

张路玉曰：此本温热病，误认风伤卫，服桂枝汤也。若风伤卫，服汤后必微汗而解矣。不知此本温热，误服桂枝汤，遂至脉洪大，大汗，烦渴不解。若误用麻黄，必变如上条之危殆[1]。盖桂枝治自外入之风邪，石膏治自内发之热邪，故白虎汤为热邪中暍[2]之的方，专解内蒸之热，非治在经之热也。大汗伤津，故加人参以救液，则烦渴自解矣。

尤拙吾曰：温邪非发散可愈，即有表证，亦岂辛温可发。桂枝汤为伤寒表病而里和者设，温证邪从里发，而表且未病，误用桂枝，适足以助邪而耗液。盖伏寒化热，少阴之精已被劫夺，更用辛热，是绝其本而资之脱也。若曰少阴本寒标热，邪入其界，非温不散，然温病之发，寒已变热，其欲出之势，有不待引之而自出者，其不能出者，必皆阴精已涸者也，不然，宁有不出者耶？

雄按：先[3]曾祖云：风寒为病，可以桂枝汤发汗而愈。若发汗而热反灼者，乃风温病，温即热之谓也。后人不为详玩[4]，谓风温为汗后坏病，抑何固[5]耶？夫病本热也，加以桂枝之辛热，故液为热迫而汗大出，液去则热愈灼，故大烦渴而脉洪大，连上条似论一证，主以白虎加人参，正《内经》风淫热淫，治以甘寒之旨也。又《医林改错》谓：发热有汗之证，从未见桂枝汤治愈一人，是亦温病也。

【注释】

［1］危殆：危险，危急。

［2］中暍：指伤于暑热的病证。

［3］先：对死去的人的尊称。

［4］详玩：揣摩，玩味。

［5］固：鄙陋（见识浅少）。

【提要】本条讨论误用桂枝汤后引起阳明热盛兼津气受伤证的治疗。

【精解】温病、风温误用桂枝汤，大汗出，致邪热炽盛于阳明，见大渴，脉洪大。阳明热炽，津气耗伤，故治以白虎加人参汤，益气生津，清泄阳明。诸家指出温病不可误用桂枝汤发汗，否则以温治温，必致病重。

【医案举隅】

白虎加人参汤

白虎加人参汤出于《伤寒论》，具有清热泻火、益气生津之效，主治伤寒、温病、暑病气分热盛，津气两伤，身热而渴，汗出恶寒，脉虚大无力；火热迫肺，上消多饮者。现代临床常用于治疗热病发热口渴、糖尿病、肿瘤发热等。

一、中暑作厥案

林某，女，38岁。

[病史] 夏月午睡后，昏不知人，身热肢厥，汗多，气粗如喘，不声不语，牙关微紧。舌苔黄燥，脉象洪大而芤。征属暑厥。暑为大热之邪，燔灼阳明，故见身热炽盛；暑热内蒸，迫津外泄，则多汗而气粗如喘；热郁气机，所以四肢反见厥冷；邪热内迫，扰于心神，正又不能胜邪，故神昏不语，脉见洪大而芤。

[治法] 治以清暑泄热，益气生津。

[方药] 投白虎加人参汤。朝鲜白参、知母、粳米各15克，石膏30克，甘草9克。

服一剂后，脉静汗止，手足转温，神识清爽，频呼口渴，且欲冷饮，再投一剂而愈。

高德. 伤寒论方案选编[M]. 长沙：湖南科学技术出版社，1981：60-61.

按语：患者夏月发病，见身热肢厥，脉见洪大而芤，证属阳明气分热盛，兼气津两伤，肢厥为热郁于内，阳气不得达于四肢。故治疗以白虎加人参汤，清暑泄热，益气生津，二剂得愈。

二、消渴（糖尿病）案

王某，女，51岁。2005年5月7日初诊。

[病史] 平素操持家务，劳心劳力，于1月前出现口渴能饮，多食善饥，小便较前稍多，体重减轻，遂到本市某医院检查，血糖9.3mmol/L，尿糖（+++），诊为糖尿病。服西药格列本脲等药，疗效不明显。现症：主症如上，面目红赤，口舌干燥，气短，疲惫，大便自调。舌质红，苔黄少津，脉洪大，久按空豁。

[诊断] 诊为消渴，辨证为肺胃热盛，津气不足。

[治法] 治宜辛寒重剂清肺胃之热，益气生津。

[方药] 拟白虎加人参汤加味。生石膏48克，知母18克，炙甘草6克，太子参30克，粳米30克，生山药30克，麦冬15克。水煎服。服5剂，口渴大减，其他症状亦减轻。

继用前药，生石膏减至30克，又服6剂，诸症消失。复查血糖6.0mmol/L，尿糖转阴。为巩固疗效，嘱服中成药消渴丸3个月，同时每日用1具猪胰腺，煎煮，喝汤吃肉。半年后追访，告以无临床表现，血尿糖正常。然而此病顽固，尚须继续临床观察。

刘含堂. 经方治病经验录[M]. 北京：学苑出版社，2008：179-180.

　　按语：患者见口渴喜凉饮，口舌干燥，为肺热津伤；多食善饥属胃火；伴见气短、脉洪大而空，为气津不足之象，病机当属肺胃热盛，气津不足，属上、中消，治以白虎加人参汤，药后症减。

　　【原文】太阳与少阳合病，自下利者，与黄芩汤。若呕者，黄芩加半夏生姜汤主之。

　　张路玉曰：黄芩汤乃温病之主方，即桂枝汤以黄芩易桂枝而去生姜也。盖桂枝主在表风寒，黄芩主在里风热，不易之定法也。其生姜辛散，非温热所宜，故去之。

　　温病始发，即当用黄芩汤去热为主。伤寒传至少阳，热邪渐次入里，方可用黄芩佐柴胡解之。此表里寒热之次第也。

　　周禹载曰：明言太少二阳，何不用二经药？非伤寒也。伤寒由表入里，此则自内发外，无表何以知太少二阳？或胁满，或头痛，或口苦引饮，或不恶寒而即热，故不得谓之表也。如伤寒合病，皆表病也。今不但无表，且有下利里证，伤寒协热利，必自传经而入，不若此之即利也。温何以即利？外发未久，内郁已深，其人中气本虚，岂能一时尽泄于外，势必下走作利矣。

　　雄按：少阳胆木，挟火披猖[1]，呕是上冲，利由下迫，何必中虚始利，饮聚而呕乎？半夏、生姜专开饮结，如其热炽，宜易连、茹。杨云：此注精当，非前注所及。

　　【注释】
　　[1]披猖：亦作"披昌"，是指猖獗、飞扬。
　　【提要】本条讨论太阳少阳合病而致下利的证治。
　　【精解】太阳少阳合病，下利，为邪热内发，少阳横逆干肠，故治以黄芩汤清少阳胆热。呕者加半夏、生姜，王孟英指出二药专开饮结，如里热炽盛，宜用黄连、竹茹，清胃热止呕。此论精当。
　　【医案举隅】

黄芩汤

　　黄芩汤用于太阳、少阳合病下利者，具有清热止痢、和中止痛之功效。现代临床常加减用于治疗细菌性痢疾、急性胃肠炎、溃疡性结肠炎及各种疼痛等。

　　一、热痹案
　　李某，男，36岁，2019年7月12日初诊。

［病史］患者双膝关节痛 1 年余，曾针灸及口服中西药物，疼痛时轻时重，近 1 个月来疼痛加重，行走困难，经朋友介绍前来就诊。患者双膝关节红肿热痛，行走下蹲困难，患者肤白唇红，口干口苦，眼睑充血，有痔疮，舌质红苔薄黄，脉沉滑。实验室检查：抗链球菌溶血素（ASO）320U，C 反应蛋白 49mg/L，血沉 135mm/h。

［诊断］诊为痹证，属热痹。

［方药］处以黄芩汤加味。黄芩 15 克，白芍 40 克，生甘草 10 克，大枣 20 克，黄柏 10 克。7 剂，水煎服，日 1 剂，饭后分 3 次服。

二诊（2019 年 7 月 19 日）：药后关节肿痛明显减轻，唇舌眼睑红色稍减，脉沉滑。上方继服 10 剂，5/2 服法（即服 5 天停 2 天）。

三诊（2019 年 8 月 5 日）：患者双膝关节肿痛基本消失，走路时关节仍稍有不利，舌质微红苔薄，脉沉。

［方药］处以黄芩汤加味。黄芩 10 克，白芍 20 克，生甘草 10 克，大枣 20 克，石斛 15 克，10 剂。

孟彪，高立珍. 黄芩汤的临床应用医案四则［J］. 中国中医药现代远程教育，2021，19（2）：100-101.

按语：患者肤白唇红、眼睑充血，关节红肿热痛，舌红，为邪热郁而致痹，故治疗以黄芩汤加减而愈。

二、慢性腹泻案

杭某，男，13 岁。

［病史］病泄泻已一个多月，日泻 2~8 次，肛门灼热，便溏而臭，苔黄腻，脉数。

［方药］治以黄芩汤加减：黄芩、芍药、枳实各 9 克，黄连 3 克，木香、甘草各 4.5 克。3 剂，服药后腹泻止。

戴克敏. 姜春华治疗慢性腹泻的经验［J］. 山西中医，1994，10（6）：3-4.

按语：患者腹泻 1 月，肛门灼热，便溏而臭，苔黄腻，脉数，病机属湿热积滞下焦，治疗当清化湿热，药用黄芩汤加减，3 剂而泻止。

黄芩加半夏生姜汤

黄芩加半夏生姜汤具有调和胆胃、清热止利的功效，出自《伤寒论》，用于治疗太阳与少阳合病，自下利而兼呕者。现代临床多用于治疗胆囊炎、胃窦炎、抑郁等。

一、胃窦炎案

患者，女，30 岁。

［病史］患胃窦炎，伴口苦干呕，胃痛胃胀，吞酸嗳气，胁肋胀满，舌红苔黄，脉弦滑且数。

［方药］治以黄芩加半夏生姜汤，配黄连10克、吴茱萸6克、青木香15克、川楝子15克、陈皮15克，5剂症消。

陈锐. 黄芩加半夏生姜汤临床新用［J］. 中国社区医师，2011，27（38）：13.

按语： 本案患者口苦干呕，吞酸嗳气，胸胁胀满，乃肝胃不和之征，故用黄芩加半夏生姜汤和胃止呕，辛开苦降，调和胃肠。

二、抑郁案

患者，女，31岁。

［病史］自幼孤僻，厌见于人，婚后婆媳不睦，忧郁烦闷，彻夜不眠。夜卧惊恐，白日欲悲，喜呵欠，背冷肢麻，头皮发作。刻诊：面痴寡言，心情忧郁，容悲沉默，喃喃呓语，舌红苔薄，脉左弦右涩，忽大忽小，节律不稳。辨证：忧郁伤肝，胆热扰心，神不守舍，虚烦不宁。

［治法］疏肝解郁，温胆除烦，安神定志，甘以缓急。

［方药］黄芩加半夏生姜汤加味。黄芩15克，白芍15克，甘草30克，大枣10枚，淮小麦40克（先煎30分钟），竹茹30克，枳实15克，半夏12克，茯苓30克，龙骨30克，牡蛎30克，石菖蒲12克，郁金15克。每日1剂，分早晚2次煎服。

复诊： 药服7剂，呵欠消失，惊恐神安，夜寝入寐，梦少，面见悦色，背寒肢麻消失，继服上方10剂，病痛若失。后服逍遥丸、天王补心丹调治而安。

王英奎. 黄芩汤与黄芩加半夏生姜汤临床新用解析［J］. 中国社区医师，2009，25（12）：19.

按语： 本案患者因内心郁郁寡欢，郁而伤肝，肝气瘀滞，胆热上扰心神，心主神明，故神明不安。治则疏肝解郁、清胆除烦、安神定志，治宜黄芩加半夏生姜汤加镇心安神、疏肝解郁药。

【原文】三阳合病，脉浮大，上关上，但欲眠睡，目合则汗。

周禹载曰：温气发出，乃至三阳皆病，其邪热涸[1]实，不言可知，故其脉浮大也。意[2]邪伏少阴时，则尺脉亦已大矣。今因由内发外，由下达上，而浮大见于关以上，故曰"上关上"也。邪虽上见阳位，少阴之源未靖[3]，则欲眠，尚显本证。而目合则汗，即为盗汗，又显少阳本证。何以独见少阳？因母虚子亦虚，而少阴邪火与少阳相火同升燔灼也。所以稍异热病者，但目合则汗，不似热病之大汗不止也。然何以不言太阳、阳明二经证？以浮为太阳经脉，大为阳明经脉也。

雄按：御纂[4]《医宗金鉴·正误篇》云：浮大上之"上"字，当是"弦"字，始合三阳合病之脉。至治法，缪仲淳拟用百合一两，麦冬五钱，知母、栝楼根、白芍药各二钱，鳖甲三钱，炙甘草一钱，竹叶五十片。

杨云：此条与"发汗已，身灼热之风温"正是一串。初起为此病，汗后则为风温证。徐亚枝云：杨侯尝语余曰：《伤寒论》当逐条分读，不必固求连缀次序。其意以[5]洄溪《伤寒类方》"但当因证以论方，不必循经而论证"为直截了当。盖逐条分读，则其间脉络贯通处自见，若泥次序求连缀，不免凿矣。及读此评，益服其读书另具只眼。

【注释】

[1]溷：肮脏，混浊。

[2]意：意料，料想。

[3]靖：安定，未靖指不安定。

[4]御纂：指皇帝诏命编纂。

[5]以：按照，顺着。

【提要】本条讨论三阳合病的临床表现。

【精解】三阳合病，脉象浮大而长，从关部上至寸口，脉浮为太阳，大为阳明经脉。热盛耗气伤阴，故见欲眠睡；目合则汗，为邪将入于阴分之象。

【原文】《金匮》曰：温疟者，其脉如平，身无寒但热，骨节疼烦，时呕，白虎加桂枝汤主之。

尤拙吾曰：此与《内经》论疟文不同，《内经》言其因，此详其脉与证也。瘅疟、温疟俱无寒，但热，俱呕，而其因不同。瘅[1]疟者，肺素有热，而加外感，为表寒里热之证，缘阴气内虚，不能与阳相争，故不作寒也；温疟者，邪气内藏少阴，至春夏而始发，为伏气外出之证，寒蓄久而变热，故亦不作寒也。脉如平者，病非外感，故脉如其平时也。骨节疼烦、时呕者，热从少阴出外，舍于肾之所合[2]，而上并于阳明也。白虎甘寒除热，桂枝则因势而达之耳！

雄按：喻氏谓仲景论疟，既云弦数者多热矣。而复申一义曰弦数者风发。见多热不已，必至于极热，极热则生风，风生则肝木侮土，而传其热于胃，坐[3]耗津液，此非可徒[4]求之药，须以饮食消息[5]，止其炽热，即梨汁、蔗浆生津止渴之属，正《内经》"风淫于内，治以甘寒"之旨也。

【注释】

[1] 瘅（dàn 疸）：热气盛。

[2] 肾之所合：指骨。《素问·五脏生成篇》载："肾之合骨也。"

[3] 坐：徒然。

[4] 徒：只，仅仅。

[5] 消息：消灭，熄灭。

【提要】 本条讨论温疟的证治。

【精解】 温疟临床见脉象不弦数，如平脉，谓其不浮，非邪从外感；不恶寒，但发热，热自内发，骨节疼烦，有注家解释此为有表，若有表邪，则与脉象不符，实为邪自内发所致，为有火象，当属热自内发，从肾而出。呕为邪热动胃气，治以白虎加桂枝汤，此处用桂枝，非为发表。

【医案举隅】

白虎加桂枝汤

白虎加桂枝汤为清泄里热、兼解表寒之剂，具有清热、通络、止痛功效。主治温疟"其脉如平，身无寒但热，骨节疼烦，时呕"等症。现代研究显示，该方具有清热、抗炎、消肿及止痛作用。临床多用于治疗热痹、外感发热等病证。

一、痛风性关节炎案

韩某，男，35 岁。2017 年 5 月 9 日初诊。

[病史] 患者因"左跖趾关节肿胀，疼痛，行走加剧 1 天"而就诊。患者有高尿酸血症史 3 年，平时服用秋水仙碱治疗，血尿酸波动于 350~550 μmol/L 之间，此次因朋友相聚饮酒而诱发来就诊。观察患者左跖趾关节红肿，局部灼热，压之痛甚，行走则剧。口苦而干，喜冷饮，大便秘结，小便短黄，舌红苔黄而干，脉弦滑。实验室检查：骨关节试验（−），血尿酸 526μmol/L，白细胞 1.25×10^9/L，中性粒细胞 0.876。关节滑液检查：尿酸盐结晶（＋）。左跖趾关节 X 线片示：左跖趾关节无异常。

[诊断] 热痹（痛风性关节炎）。病机：邪热下注，经络阻滞。

[治法] 清热解毒，消肿止痛。

[方药] ①口服中药：方用白虎加桂枝汤加减。药取石膏 30 克，桂枝、桑枝、知母、白芍、忍冬藤、鸡血藤、威灵仙、黄柏、秦艽、虎杖、蛇舌草各 10 克，龙胆草、木通、甘草各 5 克，水煎服，1 剂 / 天。②药浴：取上药渣水煎取汁足浴，1 次 / 天，20 分钟 / 次。③外敷：足浴后取三黄散（大黄粉、蒲黄粉、硫磺粉各等量研细即成）适量，用消炎膏调匀，外敷患处，包扎固定，

每天换 1 次。

二诊：患者内服外用药物 1 天后疼痛减轻，能下地行走，用药 3 天后局部红肿疼痛消失，惟行走时仍觉局部疼痛，大便顺畅。

［方药］上方去龙胆草、木通，加牛膝 10 克，3 剂。

三诊：患者用药后局部皮肤恢复正常，行走自如。

［方药］取绞股蓝茶（绞股蓝、枳椇子、水飞蓟、草决明等量，研细，制成袋泡茶）20 克 / 次，泡饮，1 次 / 天，以降低血尿酸，巩固疗效。随访至今，患者血尿酸正常，未诉疼痛。

谭小红. 痛风性关节炎的中医治疗体会［J］. 北方药学，2017，14（12）：184.

按语：痛风性关节炎是由于尿酸盐沉积在关节囊、滑囊、软骨、骨质和其他组织中而引起病损及炎性反应，好发于 40 岁以上的男性，多见于拇趾的跖趾关节。本案患者因饮酒诱发，酒性辛热，热毒下注，阻滞经络关节，故见跖趾关节红肿疼痛。热邪熏灼，损阴耗液，故口苦而干，喜冷饮，大便秘结，小便短黄。舌红苔黄而干，脉弦滑，亦为热邪蕴结之状。治以白虎加桂枝汤，清热解毒，消肿止痛。配以局部外洗及外敷，增强口服药物治疗作用。内服外用，合奏清热解毒、活血通络、消肿止痛之功。

二、湿热痹阻案

患者，女，53 岁，2014 年 2 月 22 日初诊。

［病史］患者右手关节肿痛双膝关节疼痛 1 个月余，伴发热，查红细胞的降率（ESR）50mm/h，类风湿因子（RF）356IU/ml，抗"O"（－），双手 X 线未见异常，在外院确诊为类风湿性关节炎（RA），现服正清风痛宁胶囊、美洛昔康片等药物，近 1 周左手关节出现肿痛，局部发热，双肩、膝痛，晨僵，口干，纳可，寐欠安，二便调。苔黄腻，脉弦。查体见双手 1~3 近端指间关节压痛。

［诊断］四诊合参，诊断为痹证（湿热闭阻证）。

［治法］治宜清热除湿、通络止痛。

［方药］药用石膏 30 克，知母 10 克，桂枝 10 克，白芍 30 克，防风 10 克，麻黄 6 克，秦艽 15 克，生地黄 30 克，片姜黄 10 克，生薏苡仁 30 克，苍术 15 克，土茯苓 30 克，清风藤 15 克，全蝎 3 克，炙甘草 3 克。14 剂，水煎服，每日 1 剂。

二诊（2014 年 3 月 15 日）：患者药后疼痛改善，关节肿胀有所减轻，局部烫感消失，现偶有胃脘部不适，双腕及掌指关节游走性疼痛，纳寐可，大便偶不成形，查 ESR 35mm/h，RF 273IU/ml。

［方药］原方石膏改为 20 克，加白术 10g。14 剂，水煎服，每日 1 剂。

马顾全，刘晏，汪悦. 汪悦教授运用经方治疗类风湿关节炎经验撷萃［J］. 风湿病与关节炎，2016，5（7）：30–33.

按语： 湿热痹阻证患者以关节的红、肿、热、痛为主要临床表现，可兼有体温升高，不恶寒，肢体自觉重着，舌红苔黄腻，热象较为明显，以石膏清解湿热；同时患者也有关节的疼痛，所以选用桂枝温经通脉，此方虽加桂枝，但凉性仍大，中病即止，非久服之方。

三、头痛案

燕某，男，39 岁，2019 年 11 月 19 日来诊。

［病史］发热恶寒，头痛（以左前额角一鸡卵大范围为显），口渴多饮 7 天，曾在当地大队医疗站治疗无效，并疑为脑部肿瘤。症见面赤气粗，以手按左前额，身有微汗，渴欲饮水，尿黄，舌质红苔薄黄而干，脉洪大而数。查体温 39.5℃。

［诊断］证属外感风寒，入里化热伤津而表邪未尽。

［治法］清热生津兼解表邪。

［方药］予白虎加桂枝汤加味。麦冬、生石膏、知母各 30 克，炙甘草 10 克，粳米 20 克（大米代），桂枝 5 克。水煎服。

1 剂而热退，头痛消失，饮食如常，病告痊愈。

肖霞. 白虎加桂枝汤临床应用体会［J］. 实用中医药杂志，2020，36（8）：1098.

按语： 本案患者外感风寒，入里化热伤津而表邪未尽。应予白虎加桂枝汤清热生津兼解表邪。白虎加桂枝汤为清泄里热，兼解表寒之剂。外感风寒，邪热入里，里热炽盛，化燥伤津，而表邪未尽，头身疼痛者可用其加减治疗。本方以清泄里热为主，若表寒较重或里热未盛者，则非所宜。

四、温疟案

谭某，男，31 岁。

［病史］患温疟，发病时微恶寒，继发高热，头痛面赤，身疼，呕吐，持续约 8 小时之久，然后大汗自出，高热始退，口渴喜冷饮，小便短赤，舌红无苔，脉弦大而数。前医曾用清脾饮，未效。此阳气独盛，阴气偏虚。

［治法］抑阳扶阴，清热抗疟。

［方药］用白虎加桂枝汤。生石膏 15 克，知母 10 克，粳米 10 克，甘草 5 克，桂枝 5 克，加瓜蒌 15 克、生牡蛎 30 克。

服 3 剂，病势减轻，但仍发作，后用清中驱疟饮（首乌、党参、柴胡、黄芩、花粉、知母、贝母、醋炒常山、甘草）连服 5 剂，其疟遂止。

谭日强. 金匮要略浅述［M］. 北京：人民卫生出版社，1981：70.

按语： 本案温疟患者，症见高热伴身疼，渴喜凉饮，治以白虎加桂枝汤清热生津抗疟。

仲景伏气热病篇

【原文】《伤寒论》曰：阳明病，脉浮而紧，咽燥口苦，腹满而喘，发热汗出，不恶寒，反恶热，身重。若发汗则躁，心愦愦[1]，反谵语。若加烧针，必怵惕[2]，烦躁不得眠。若下之，则胃中空虚，客气动膈，心下懊恼[3]，舌上苔者，栀子豉汤主之。若渴欲饮水，口干舌燥者，白虎加人参汤主之。若脉浮，发热，渴欲饮水，小便不利者，猪苓汤主之。

周禹载曰：浮紧，伤寒脉也。何以为热病？以其发于夏，不恶寒，反恶热也。又何以独言阳明？以夏时湿热上蒸，邪从胃发，且腹满而喘，种种皆阳明证也。然咽燥非少阴证耶？不知阳明为从出之途，少阴其伏藏之地也。夫既阳明热病，曷又为脉反浮紧？正以夏时肌腠本开，人本多汗，风邪袭入，致腠理反闭而无汗，故夏之风脉，每似冬之寒脉也。今云汗出而脉亦浮紧者，正因浮甚有力，热邪盛而致也。若不知者，以辛热汗之，耗其精液，必至躁妄昏昧。火劫温针，燥其阴血，必至惊扰无寐。下之，必亡其阴，必至胃虚邪陷，心中懊恼。此皆误治，将何以救之乎？观舌上苔滑者，则外邪尚在，以栀子解热，香豉祛邪，是为合法。若渴饮浆水，口干舌燥，知其外邪亦入，总以白虎汤为治，加人参者，以误治而精液大伤也。设使紧脉去而浮在，发热引水，小便不利，则其浮为虚，而热已入膀胱，入膀胱者，曷不饮以四苓，而主以猪苓耶？伤寒之小便不利，结于气分；热病之小便不利，由于血分者也。因邪郁既深，耗液日久，故必以阿胶补虚，滑石祛热，而无取乎白术也。

沈尧封曰：未经误治之时，本是白虎汤主治。

【注释】

［1］心愦愦：心中烦乱不安。

［2］怵惕：恐惧不安。

［3］懊恼：心中烦闷不舒。

【提要】本条讨论阳明病误治表现，及热郁胸膈、津气受伤、水热互结于膀胱而阴伤等证的证治。

【精解】阳明病，脉象浮紧非为太阳，为脉实有力之象；热盛伤津则咽中干燥，邪热炽盛化火故口苦，热壅则见腹部胀满、气喘，发热出汗，不恶寒，反倒恶热，身体沉重。误用发汗，邪热化火，心中烦乱，言语谵妄；误用温针治疗，助火扰及心神，见怵惕烦躁不能安眠。误用攻下，则损伤胃气，邪热上扰胸膈，引起心中烦闷懊侬不舒，如果舌上有黄白薄腻苔的，治以栀子豉汤轻清宣透郁热；热炽津伤，见口渴欲饮，口干舌燥，治以白虎加人参汤。脉浮，发热，口渴想要喝水，为水热互结，治以猪苓汤育阴清热利水。沈尧封注指出本证本为阳明热炽证，治以白虎汤。

【医案举隅】

栀子豉汤

栀子豉汤具有轻清宣透，清透胸膈郁热之功效，主治热郁胸膈证。现代临床常用于治疗热郁胸膈诸证如失眠、抑郁、心肌炎、肺炎、食道炎、慢性胃炎、神经官能症等。

一、不寐案

方某，男，46岁。1998年5月16日初诊。

［病史］患者自述：1年来出现夜不能寐、胸闷、心烦、懊侬，曾在市内多所医院诊治，一直无效。现症：主症如上，面赤，口渴，口苦，喜凉饮。舌红而干，少苔，脉细。

［诊断］辨证为心肾阴液不足，心有郁火。

［治法］治宜滋阴清火，解郁安神。

［方药］拟百合地黄汤合栀子豉汤加味。生地15克，炙百合30克，麦冬15克，生栀子10克，豆豉30克，炒枣仁30克。水煎服。

二诊：上药服4剂，懊侬心烦、胸闷等症缓解，睡眠改善，继以前药加减，又服20剂，患者安然入寐，能熟睡6~7小时，其他症状均消失。

刘含堂. 经方治病经验录［M］. 北京：学苑出版社，2008：104.

按：本例患者不寐1年，症见夜不能寐、胸闷、心烦、懊侬，证属心肾阴虚，胸膈郁火扰心。治以百合地黄汤滋心肾之阴，栀子豉汤清心解郁，加麦冬以助滋心肺之阴，炒枣仁养心安神。

二、抑郁案

吴某，女，37岁，工人。2003年4月3日初诊。

［病史］半月前因与爱人为家务事而争吵，渐出现胸闷、心烦懊侬等症，曾服西药镇静剂，仅能临时缓解症状。现症：懊侬，烦躁不宁，胸膈闷胀，嗳

气，口苦，尿黄，舌红，苔薄黄，脉弦。

［诊断］辨证为肝郁化火，引动心火，神气不宁。

［治法］治宜疏肝解郁，清心宁神。

［方药］治以四逆散合栀子豉汤加味。柴胡 12 克，生白芍 10 克，枳实 10 克，炙甘草 5 克，生栀子 10 克，香豉 30 克，郁金 10 克，琥珀 3 克（冲服）。水煎服。服 4 剂，告愈。

刘含堂. 经方治病经验录［M］. 北京：学苑出版社，2008：103-104.

按：本例患者病郁证半月，症见胸闷、心烦懊憹等，证属肝气郁结，气郁化火。郁热扰心致心神不宁，心烦懊憹。治以四逆散合栀子豉汤加味，以四逆散加郁金疏肝解郁，栀子豉汤清心肝之火，清宣胸膈郁热，加琥珀以安定心神。

【原文】阳明病，汗出多而渴者，不可与猪苓汤。以汗多胃中燥，猪苓汤复利其小便故也。

周禹载曰：渴而小便不利，本当用猪苓汤，然汗多在所禁也。此与"伤寒入腑，不令溲数"同意。盖邪出阳明，已劫其津，汗出复多，更耗其液，津液曾几[1]，更可下夺耶。当以白虎加人参去其热，则小便之不利者，津回而自利矣。

沈尧封曰：谷食在胃，全赖津液充足，方能滑润达下，若津液一枯，谷食即燥结难下，故阳明非燥不病。然燥者五气之一，而五气中风与热，亦能致燥。《易》曰：燥万物者，莫熯[2]乎火。又曰：风自火出。此三义皆因乎天者。若人之致燥有二：汗与小便是也。苟过多则亦未有不燥者矣。

【注释】

［1］津液曾几：意思是津液还能有多少呢。

［2］熯（hàn 汗）：烧，烘烤。

【提要】本条讨论阳明病使用猪苓汤的禁忌。

【精解】阳明病见汗出多、口渴，治疗当禁用猪苓汤，因证属热炽津伤，故不可利水更伤阴津，当用白虎加人参汤。

【原文】三阳合病，腹满身重，难以转侧，口不仁[1]而面垢[2]，谵语遗溺。发汗则谵语。下之则额上生汗，手足逆冷。若自汗出者，白虎汤主之。雄按："发汗则谵语"下，似脱一"甚"字。

马元仪曰：此证发汗则偏于阳而津液伤，攻下则偏于阴而真气损，惟有白虎一法，主解热而不碍表里。但三阳病脉当浮大，而亦有微弱不起者，以邪热抑遏，不得外达，待清其壅则脉自起，勿谓阳衰故脉微也。雄按：更不可误以为阳证见阴脉。

章虚谷曰：此条邪热更重，弥漫三阳，而致腹满身重，难以转侧。口不仁者，不知味也。由胃中浊壅熏蒸，故又面垢也。热甚神昏，则谵语遗溺。若未经误治而自汗出者，主以白虎汤。雄按：仲淳云：宜加百合。此倒装文法，谓非误发其汗之汗，故名自汗出。雄按：尤在泾注云："若自汗出"句，顶"腹满身重"四句来。若误发其汗而致谵语。雄按：白虎加人参汤或可救也。或下之，额上生汗者，是绝汗[3]也。手足逆冷，阳气将亡，即所谓再逆促命期，非白虎所可治也。

【注释】

[1] 口不仁：言语不利，食不知味。

[2] 面垢：面部油垢污浊。

[3] 绝汗：阳气欲脱之时，额上汗出如油珠，是阳气将绝的征象。

【提要】本条讨论阳明病邪热弥漫三阳经的证治和治法禁忌。

【精解】三阳合病，邪热炽盛于三阳经，治疗当以白虎汤。若发汗则邪热内陷而见窍闭，再用攻下，更伤阳气，致阳气外脱，见手足逆冷。

【医案举隅】

白虎汤

白虎汤具有清气无热、清热生津之功效。主治气分无形邪热炽盛证，症见壮热面赤，烦渴引饮，汗出恶热，脉洪大有力。现代临床常用于治疗感染性疾病伴高热不退者，如流行性乙型脑炎、大叶性肺炎、流行性出血热、牙龈炎、小儿夏季热、牙龈炎等属气分热盛者。

一、流行性乙型脑炎案

韦某，男，16岁。

[病史] 时在七月，前日身热头痛，脘闷呕恶，便秘尿短；体温41℃，肢体强直，昏迷抽搐，鼾声重浊，呼之不醒。

[诊断] 入院诊为流行性乙型脑炎。脉象沉弦而滑，重按有力，舌色绛，苔白燥。系阳明过燥、伤及神明、津伤木旺、肝风内动。

[治法] 清热息风，解毒清窍。

[方药] 乃投白虎汤去粳米，加犀角、钩藤、蝉蜕、蝎尾之属，石膏用至150克，一日5次分服；另予紫雪丹一瓶，一日3次分服。

当夜抽搐停止，翌晨神智已清，热退至39.2℃，脉仍弦滑。

续投原方，去蝎尾加银花、连翘、黄芩、川连、菖蒲，连服 2 剂，紫雪丹间服如前。

三诊时已能起床进食，肢体活动如常，尚略烦渴，故投原方去芩、连、钩藤、蝉蜕，加生地、麦冬、花粉、生山药等品，石膏减为 60 克，每日 3 次分服，连服 3 剂，诸症悉退告痊。

蒋其学. 黄汝绍运用石膏及白虎汤的经验[J]. 广东中医，1963（3）：30.

按语： 本例乙脑重症患者，发于夏暑，起病急、传变快、迅速由身热头痛的卫分证发展成为高热、抽搐、舌色绛、苔白燥的气营证。治以白虎汤重用生石膏至 150 克，并加入犀角、钩藤以清热解毒、开窍安神。

二、高热昏迷案

史某，女，38 岁。

[病史] 1963 年 8 月 7 日请出急诊，至则患者已陷入昏迷 3 小时，发热已 2 天，急性热病容，体质营养均良好，全身多汗，皮肤湿润，体温 40.5℃，手足微冷，心跳急速，口腔干燥，白色薄苔，脉滑而有力，腹诊：腹部紧张度良好，无抵抗，压痛。告以病重，须住院。

[方药] 来院后静脉注射 25% 葡萄糖 100ml，并治以白虎汤原方。

6 小时后患者诉口渴，饮凉水少量、频给，次日神志清楚，诉头痛乏力，体温 38.5℃，续服前方，病情续有好转。第 3 日恢复常温，能下床大小便，继予前方 5 日量，住院 1 周，痊愈出院。

雷声. 白虎汤及白虎加人参汤临床运用体会[J]. 中医杂志，1964（11）：22.

按语： 患者高热，昏迷，多汗，腹诊无压痛，脉滑有力，证属无形邪热炽盛于阳明气分。治疗当以辛寒清泄阳明之法，治以白虎汤，次日神清，3 日恢复正常，邪去正安。

仲景外感热病篇

【原文】太阳中热者，暍是也。其人汗出恶寒，身热而渴也。

王安道曰：暑热者，夏之令也。大行[1]于天地之间，人受伤而为病，名曰中暑，亦曰中热，一也。叶香岩曰：热地如炉，伤人最速。

赵以德曰：汗出恶寒，身热而不渴者，中风也。渴者，中暍也。

周禹载曰：冬月有寒，则能伤人，名中寒；夏月有热，亦能伤人，名中热。此是外来之热，故曰中，非即伏寒发出，夏必病热之热也。然而同用白虎者，总以所伤在气，则所主在金，所病在热。生金者土，金生者水，金病则我母我子俱病，故与伏气之在少阴，发出之由[2]阳明者无异。要[3]皆并主一汤，全不因冬月之伏，与夏月之中为二义也。又全不以伏气之渴，与今病之渴为稍异也。呜呼！圣人于此，有意立方，无心表异，以千古之前，自有此理，万世之下，自有此悟也。雄按：古人但以寒为肃杀之气，而于暑热甚略，是阙文[4]也。

徐洄溪曰：凡汗出多之病，无不恶寒者，以其恶寒汗出而误认为寒，妄用热剂，则立危矣。

何报之曰：汗大泄，不止亡阳，且令肾水竭绝，津液内枯，是谓亡阴，急当滋水之上源。三伏之义，为金受囚也。金遇丙丁[5]，失其清肃，而壬水[6]绝于巳，癸水[6]绝于午，西北之寒[7]清绝矣。前人有谓夏月宜补者，乃补天元之真气，非补热火也，令人夏食寒是也。

沈尧封曰：此是热病证据，《素问》在天为热，在地为火。热者火之气也，故热乃五气之一。而热病即伤寒有五之一。《伤寒论》以《难经》"热"字，恐与下文"温"字相混，故特指出曰："暍"是也。感烈日之气而病，即《素问》寒、暑、燥、湿、风之暑病。或曰：暍是阳邪，暑是阴邪，土润溽暑[8]，热兼湿言也，似与暍有异。曰：寒往则暑来，与寒对待[9]，非专言热而何[10]？古人称"暑、暍、热"，一也。若湿热并至之病，《难经》名曰湿温，不名暑。迨[11]至隋唐后皆指湿热为暑，于是真暑之名失，而暍之名更不知为何病矣？雄按：《北齐书·后主纪》：六月游南苑，从官暍死者六十人。《千金须知》云：热死曰暍，是唐时尚知暑、暍之为热也。

雄按：《内经》云：在天为热，在地为火，其性为暑。又云：岁火[12]太过，炎暑流行。盖暑为日气，其字从日，曰炎暑，曰酷暑，皆指烈日之气而言也。夏至后有小暑、大暑；冬至后有小寒、大寒。是暑即热也，寒即冷也。暑为阳气，寒为阴气，乃天地间显然易知之事，并无深微难测之理，而从来歧说偏多，岂不可笑！更有调停[13]其说者，强分动得、静得为阴阳。夫动静惟人，岂能使天上之暑气，随人而判别乎？况《内经》有阴居避暑之文，武王有樾荫[14]暍人之事，仲景以白虎汤为热病主方，同条共贯[15]，理益彰彰[16]。何后贤之不察，而好为聚讼[17]以紊道，深文[18]以晦道耶！若谓暑必兼湿，则亢旱之年，湿难必得，况兼湿者，何独暑哉？盖湿无定位，分旺四季，风湿寒湿，无不可兼，惟夏季之土为独盛，故热湿多于寒湿。然暑字从日，日为天气。湿字从土，土为地气。霄壤不同，虽可合而为病，究不可谓暑中原有湿也。

【注释】

［1］大行：普遍流行。

［2］由：经过，经历。

［3］要：应该，必须。

［4］阙文：原指有疑暂缺的字。后亦指有意存疑而未写出的文句。

［5］丙丁：古代以十干配五行，丙丁属火，因称火为"丙丁"。

［6］壬水……癸水：十天干中，壬癸五行属水。五方中属水的是北方，天干中甲乙属木，丙丁属火，戊己属土，庚辛属金，壬癸属水，所以北方壬癸就归属于水了。壬水是癸水的发源，为昆仑之水，癸水是壬水的归宿，为扶桑之水。

［7］西北之寒：肺金在方位上对应西方，肾水在方位上对应北方，所以西北之寒指的就是肺金和肾水的寒气。

［8］土润溽暑：土壤浸润，空气湿热，这是指降雨多，土壤、空气湿度大，是季夏的物候。

［9］对待：双方面相比较而存在，处于相对的情况。

［10］而何：怎样，怎么。

［11］迨：等到，达到。

［12］岁火：吴中习俗，除夕每家在门口烧柴满盆以取暖，叫岁火。

［13］调停：居间调解，平息争端。

［14］樾荫：林荫。

［15］同条共贯：事理相通，脉络连贯。

［16］彰彰：清楚地显露出来，易于识别。

［17］聚讼：众说纷纭，久无定论。

［18］深文：这里指故意写些含义深的文辞。

【提要】 本条论述夏季暍病的主要临床表现。

【精解】 本条所述中热、暍，为暑热病。热盛津伤，故身热口渴。暑热蒸迫，热迫津液外泄，则可见汗大出。汗出腠理疏松而见恶寒，此处恶寒与外感病初起表证恶寒不同。徐洄溪指出治疗不可误认为寒，妄用辛温发汗，则致病情加重。

【原文】 伤寒，脉浮滑，此表有热，里有寒，白虎汤主之。

王三阳曰：经文"寒"字，当作"邪"字解，亦热也。

方中行曰：世本作"表有热，里有寒"，必系传写之误。夫白虎本为治热病、暑病之药，其性大寒，安得里有寒者可服之理？详本文脉浮滑，不但无紧，且复多滑，乃阳气甚而郁蒸，此里有热也。里热甚必格寒于外，多厥逆身凉而为亢害[1]之证，此表有寒也。《厥阴篇》中"脉滑而厥者，里有热也，白虎汤主之"。则知此"表里"二字为错误可知，当为上下[2]更易。

魏念庭曰：此"里"尚为经络之里，非脏腑之里也。

沈尧封曰：里有寒之"寒"字，乃"暍"字之误。如果里有寒，何以反用石膏、知母乎？表有热，即身热也。上节止言病名，不言脉证，此节详言脉证，出方主治，两节本是相承，叔和校订时，此节幸有"寒"字之误，不被摘出。若见"暍"字，早已摘置别论中矣。程郊倩云：暍病脉不浮。不思《伤寒论》之暍，即《难经》之热病也。《难经》云：热病之脉，阴阳俱浮。浮之而滑，沉之散涩。此是紧要处，岂可模糊读过。本条脉浮滑，与《难经》热病脉合，则白虎的是热病主方，而"寒"字的是"暍"字之误。

雄按：杨素园大令[3]云：此条"寒"字，诸家所辩，未能妥贴。徐君亚枝谓当作"痰"字解，于义较协。余谓徐君此解，可称千古只眼。夫本论无"痰"字，如湿家胸中有寒之"寒"字，亦作"痰"字解。盖痰本作淡，会意二火抟水成痰也。彼湿家火微湿盛，虽渴而不能饮，是为湿痰。此暍病火盛铄液，脉既滑矣，主以白虎汤，则渴欲饮水，可知是为热痰。凡痰因火动，脉至滑实而口渴欲饮者，即可以白虎治之，况暍家乎？

汪按：《灵》《素》两经，亦但曰水曰寒无一痰字。

【注释】

[1]亢害："亢害承制"源于《素问·六微旨大论》。原文为："亢则害，承乃制，制则生化，外列盛衰，害则败乱，生化大病。"原属运气学说的内容，说明六气相承制约，是万物生化的重要保证，如失于相承则无所制约，必致过亢为害。

[2]上下：古书是直排本，所以说是"上下"更换。

[3]大令：县官尊称。战国至宋以前，县官都称令，故称。秦汉以后县官一般称令，后来用作对县官的尊称。

【提要】本条讨论阳明热盛证的脉象特点。

【精解】伤寒见脉浮滑，为正邪剧争，表里俱热，故治疗当以白虎汤辛寒清泄阳明实热。对原文中所说的"里有寒"，诸注家基本都认为是误写。如王三阳"寒"作"邪"字解；沈尧封主张"寒"当作"暍"字解；王孟英提出

"寒"为"痰",皆有一定道理。

【原文】伤寒,脉滑而厥者,里有热也,白虎汤主之。

张路玉曰:滑,阳脉也,故其厥为阳厥。里热郁炽,所以其外反恶寒、厥逆,往往有唇面爪甲俱青者,故宜白虎以清里而除热也。

【提要】本条讨论阳明热盛证出现肢厥的脉象特点及治法。

【精解】本条论述的厥为阳厥,四肢逆冷,其特点为膝以下冷,脉滑,表明正邪相争,里有实热,热盛于内,阴阳格拒,故治疗当以白虎汤清泄阳明。

【原文】伤寒,无大热,口燥渴,心烦,背微恶寒者,白虎加人参汤主之。

张兼善曰:白虎专治大烦、大渴、大燥、大热之证,惟恐表证未罢而早用之。若背微恶寒及时时恶风二条,因其中烦、渴、燥、热已甚,非白虎不能遏也。

沈尧封曰:背为阳,背微恶寒者,阳虚证也。但阳有不同,真水、真火,是肾中之阴阳也;气血,是营卫之阴阳也。此条口燥渴、心烦,则暍热内炽,仍是白虎证。惟暍热伤其卫气,致背微恶寒,故加人参补其卫也。至若[1]少阴病,口中和,其背恶寒者,则卫阳与肾阳并伤,故人参与附子并用,以两补之也。

雄按:吴鹤皋云:背微恶寒者,但觉微寒而不甚也。既有燥渴,则白虎加参,用可无疑。若背恶寒而不燥渴者,不可用也。余谓以下条参之,必有汗,故可用也。

【注释】

[1]至若:至于。

【提要】本条讨论阳明热盛证热势已减而津气受伤的证治。

【精解】口燥渴,为热甚津伤;背微恶寒,为汗出腠理开泄。沈尧封提出暍热伤卫气,故加人参补卫,治以白虎加人参汤。

【原文】伤寒,脉浮,发热无汗,其表不解者,不可与白虎汤。渴欲饮水,无表证者,白虎加人参汤主之。

沈尧封曰:此承上文,言烦渴、背恶寒,固当用白虎加人参汤,但亦有中暍而外复伤风寒,亦能令恶寒、发热、脉浮,更当于有汗、无汗上,辨表证解不解,以定此方之可用不可用耳!

【提要】本条讨论白虎汤的使用禁忌及白虎加人参的适应证。

【精解】脉浮，有表证者，不可以用白虎汤清泄阳明。如见渴欲饮水，此处应为欲凉饮，无表证如恶寒等症状者，治以白虎加人参汤。

【原文】伤寒病，若吐、下后，七八日不解，热结在里，表里俱热，时时恶风，大渴，舌上干燥而烦，欲饮水数升者，白虎加人参汤主之。

张路玉曰：详此条表证，比前较重，何以亦用白虎加参耶？本文"热结在里，表里俱热"二句，已自酌量[1]。惟热结在里，所以表热不除。邪火内伏，所以恶风、大渴，舌燥而烦，欲饮水不止，安得不以生津解热为急耶！

雄按：御纂《医宗金鉴·正误篇》，"时时恶风"，作"时汗恶风"，当遵之。又沈亮宸云：舌干且燥，谓视之无液也。然则[2]温热之审舌苔以察津液，仲师已逗其倪[3]矣。

【注释】

[1]酌量：反复斟酌考虑，估量。

[2]然则：连词，用在句子开头，表示"既然这样，那么"。

[3]已逗其倪：指已经引出一个端倪了。逗，引。倪，端倪。

【提要】本条也是讨论白虎加人参汤的适应证。

【精解】本条为吐、下后，病仍不解，表里俱热，口大渴欲多饮，舌燥烦，为热盛津伤之候；时时恶风，热伤卫气，故治疗以白虎加人参汤。

【原文】太阳中暍者，身热疼重，而脉微弱，此以夏月伤冷水，水行皮中所致也。一物瓜蒂汤主之。

皇甫士安曰：脉盛身寒，得之伤寒；脉虚身热，得之伤暑。盖寒伤形而不伤气，所以脉盛；热伤气而不伤形，所以脉虚。雄按：所云身寒者，虽发热而仍恶寒，不似暑热病之喜凉恶热也。

朱奉议曰：夏月发热，恶寒，头痛，身体肢节痛重，其脉洪盛者，热病也。夏月自汗恶寒，身热而渴，其脉微弱者，中暑也。雄按：此注之热病，乃夏至后所发之伏邪也。《内经》亦谓之暑病。中暑者，夏月外感之热病，亦曰中暍。病有内外之殊，脉有洪微之别，是微弱本暍脉，惟身重为湿候，后条虽亦身重，而口开齿燥，暑热内炽已极，似宜急与甘寒救液也。

方中行曰：夏日则饮水，人之常事，而曰伤，何哉？良[1]由暑迫，饮之过多，或得之冷水澡洗，暑反入内也。

张路玉曰：此条言因热伤冷之病，乃中暍之变证。喻氏谓无形之热，伤其肺金，则用白虎加人参汤以救之；有形之湿，伤于肺金，则用瓜蒂汤救之。各有所主也。

【注释】

[1] 良：诚然，的确。

【提要】本条讨论瓜蒂汤的适应证。

【精解】夏季饮冷水，寒湿兼暑邪侵袭，见发热身体重、痛，治以一物瓜蒂汤，瓜蒂苦寒，清热解暑，行水散湿。

【原文】太阳中暍者，发热恶寒，身重而疼痛，其脉弦细芤迟；小便已，洒洒然毛耸[1]，手足逆冷，小有劳身即热，口开，前板齿[2]燥。若发汗，则恶寒甚。加温针，则发热甚。数下之，则淋甚。

成聊摄[3]曰：病有在表者，有在里者，有表里俱病者，此则表里俱病者也。发热恶寒，身重疼痛者，表中暍也；脉弦细芤迟者，中暑脉虚也；小便已洒洒然毛耸，手足逆冷者，太阳经气不足也。小有劳，身即热者，谓劳动其阳，而暍即发也。口开，前板齿燥者，里有热也。雄按：即此一端，可见其为热炽津枯之候。虽身重恶寒，岂可再投清暑益气汤、五苓散、藿香正气丸等辛温燥烈以重劫其阴液乎？东垣、虚谷之言贻误后人不浅。《内经》云：因于暑，汗，烦则喘喝。口开，谓喘喝也，以喘喝[4]不止，故前板齿燥。若发汗以去表邪，则阳气外虚，故恶寒甚。若以温针助阳，则火热内攻，故发热甚。若下之以除里热，则内虚而膀胱燥，故淋甚。雄按：观此治法之三禁，则仲景虽未立方，而甘凉撤热存津之当用，已可不言而喻矣。赵氏、方氏主用白虎加人参汤，殆从三阳合病比例而出，似亦近理。

沈尧封曰：此言精气素亏而中暍者。

【注释】

[1] 洒洒然毛耸：小便后洒淅恶寒颤抖貌。

[2] 前板尺：前门牙。

[3] 成聊摄：指成无己，宋代聊摄（今山东阳谷县）人，靖康（1126）后，聊摄地入于金，遂为金人，金代伤寒学家。

[4] 喘喝：张口出气的样子。

【提要】本条讨论太阳中暍的临床表现及治疗禁忌。

【精解】暑邪外袭，见发热恶寒，身重而疼痛，为暑热内盛、热伤津气之候，故见脉弦细芤迟。治疗禁忌：不可发汗伤阳，也不可温针助热；若攻下，则致淋证，小便涩痛。

【原文】伤寒，脉结代，心动悸者，炙甘草汤主之。一名复脉汤。脉按之来而缓，时一止复来者，名曰结。又脉来，动而中止，更来小数中有还者反动，名曰结阴也。脉来动而中止，不能自还，因而复动者，名曰代阴也。得此脉者必难治。

方中行曰：脉结代而心动悸者，虚多实少，譬如寇欲退散，主弱不能遣发，而反自彷徨也。复脉乃核[1]实义之名，然则是汤也，必欲使虚者加进，而驯至于实，则实者自退散，而还复于元之义也。

喻嘉言曰：脉者，气血之先，仲景于津液内亡之脉，名之曰结阴、代阴，又名无阳。原有至理[2]，何可不知？聊[3]为四言俚句[4]，以明其义：胃藏津液，水谷之海，内充脏腑，外灌形骸。津多脉盛，津少脉衰，津结病至，津竭祸来。脉见微弱，宜先建中，汗则津越，下则津空。津耗脉细，不可妄攻，小便渐减，大便自通。阳明内实，急下救焚，少缓须臾[5]，津液无存。阳明似实，稍用调承[6]，驱热存津，此法若神。肾中真阳，阴精所裁；胃中真阳，津液所胎。阴枯津盛，冽泉[7]可溉，阴精衰薄，瓶罄罍哀[8]。何谓结阴？无阳脉阖；何谓代阴？无阳脉夺。经揭无阳，津液欲竭，较彼亡阳，天地悬阔。

沈尧封曰：此论精气素亏而感微邪之治。前节有脉证而无方治，此未必即是前节主方。然观方中药，又宁[9]必不可以治前证。

【注释】

［1］核：详实正确。

［2］至理：最正确或最根本的道理。

［3］聊：姑且，勉强。

［4］俚句：通俗的语句。

［5］须臾：片刻。

［6］调承：调胃承气汤。

［7］冽泉：冰冷的泉水。

［8］瓶罄罍（léi 雷）哀：意思是瓶子里的酒喝完了，酒樽只有悲哀。罄，尽的意思。罍，古代刻着云雷花纹的饮酒樽。

［9］宁：岂，难道。

【提要】本条讨论炙甘草汤的适应证。

【精解】热病后，见脉结代，心动悸，为热伤心之气阴，治疗当用炙甘草汤，方中重用炙甘草，补益心之气阴。条文辨析了结脉、结阴、代阴之脉象不同。脉来缓时一止，止后复来，为结脉；脉来动而中止，再来稍数，中有还者，为结阴；脉来动而中止，不能自还，然后再动，为代阴。见此三种脉象则难治。

【医案举隅】

炙甘草汤（复脉汤）

本方具有养血温阳、复脉定悸的功效，用于治疗阴血不足、阳气虚弱证及虚劳肺痿等。现代研究表明其具有抗心律失常、防治心肌缺血再灌注损伤、补血、抗衰老等作用，临床上常用于心血管疾病（如心律失常、早搏、病毒性心肌炎）以及其他系统疾病的治疗。

一、心脏病案

患者，男，91岁。

［病史］患者于8年前出现心慌、胸闷，被诊为"冠心病、完全性左束支传导阻滞、阵发性房颤"。2天前，患者胸闷、心慌加重，伴头晕、眼前灰矇。刻下：心慌、胸闷反复发作，每日白天发作约2次，10分钟后可自行缓解，夜间发作3~4次，服用硝酸甘油1~2片后可缓解，气短，胸前似有物压，全身怕冷，以头部为重、头顶尤甚，不敢脱帽，偶吐涎沫，偶有咽痒、咳嗽、咳白黏痰，纳食无味，多梦易醒，尿频、淋漓不尽，每夜尿4次，大便调。查体：形体消瘦，舌淡红、布满裂纹，苔薄黄、前有剥脱，脉弦细结代。既往有高血压病史10年、慢性咽炎5年、慢性肾功能衰竭（CKD 3期）1年。

［诊断］中医诊断：心悸。证属气血阴阳两虚、寒犯厥阴、痰热犯肺。

［治法］治宜补益气血阴阳、暖肝降逆、开咽利肺。

［方药］投以炙甘草汤合吴茱萸汤、桔梗汤。炙甘草60克，生地黄18克，大枣20克，太子参30克，阿胶珠12克，麦冬18克，火麻仁15克，桂枝18克，生姜30克，吴茱萸15克，桔梗15克。每日1剂，水煎服、分早晚2次服。

4剂后，患者心慌好转，每日白天发作0~1次，夜间发作2~3次，气短、胸前似有物压感减轻大半，头部怕冷减轻，可脱帽，咽痒、咳嗽稍减。守方继服6剂，白天夜间均无心慌发作，咽痒、咳嗽好转大半。守方继服4剂后，无心慌发作，咽痒咳嗽似无，全身怕冷减轻，头部无明显怕冷，余症若失。随访1月，患者无心慌、胸闷发作，头部亦无明显怕冷。

周光春，赵桂芳，龚记叶等. 何庆勇运用炙甘草汤治疗心悸经验［J］. 中国中医药信息杂志，2015，22（5）：107-109.

按语： 患者表现为心悸、胸闷、头晕、脉结代、苔前剥脱，符合炙甘草汤证；全身怕冷、头顶尤甚，偶吐涎沫，属吴茱萸汤证；加之咽痒、咳白黏痰，属桔梗汤证，故方以炙甘草汤合用吴茱萸汤、桔梗汤，以暖肝降逆、开咽利肺止咳，三方合用，方证对应，疗效甚佳。

二、心悸案

杨某，男，73岁。

［病史］因心慌间作1年就诊，患者近1年来反复出现心慌，多在夜间出现，发作时伴有轻度胸闷，多次查心电图显示室性早搏，发病时无胸痛，平素自感乏力，饮食正常，口干喜饮，大便两日1次，夜眠不佳，多梦易醒，每晚睡眠时间约为5~6小时。患者有既往高血压病史4年，口服缬沙坦或氨氯地平降压，血压控制在125/85mmHg左右，无糖尿病、高脂血症病史。就诊时测心率85次/分，心律不齐，可闻及早搏，每分钟约1~2次，各瓣膜听诊区未闻及病理性杂音，舌尖红有紫气，苔少，脉弦结代。查心电图：左心室肥厚，室性早搏。1个月前在我院查24小时心电图显示：频发室性早搏，部分呈室性二联律。心脏彩超：二、三尖瓣少量返流，左室舒张功能减退。

［方药］方以炙甘草汤去桂枝。炙甘草30克，太子参10克，生地黄20克，阿胶珠（烊化冲服）9克，麦冬12克，麻仁10克，酸枣仁30克，甘松15克，生姜3片，大枣3枚。

14剂后症状有所改善，原方再投14剂后患者心悸基本消失。

邹冲，蒋卫民，方祝元. 炙甘草汤治疗心悸的实验研究与临床应用［J］. 光明中医，2016，31（13）：1879–1882.

按语： 患者心慌，夜间尤甚，平素自感乏力，脉结代，可辨气虚；舌红少苔、睡眠不佳是阴血不足的表现，可辨阴虚。患者气阴两虚，治则滋补气阴、温阳定悸，宜炙甘草汤。

三、浅表性胃炎消瘦贫血案

谢某，女，64岁。

［病史］患者近3年来体重下降达15千克，某院诊断为慢性浅表性胃炎。刻诊：形体瘦小、贫血貌，皮肤干燥而萎黄。胃中凉感明显、多食后胃胀，周身疲乏、手足冷，眠浅而小腿抽筋频繁，大便3~5天一次、干结多年。舌暗淡苔薄，有胆囊切除（胆结石）手术史。

［方药］党参10克，北沙参10克，麦冬10克，天冬10克，生地黄10克，阿胶12克，肉桂5克，炙甘草5克，枸杞15克，龙骨12克，山药15克，干姜5克，红枣20克。

服药半月后复诊，胃脘不适感明显好转，大便畅。坚持服用5个月，患者气色好转，食欲佳，大便通畅，体重增加2千克。

李小荣，薛蓓云，黄煌. 黄煌教授运用炙甘草汤经验［J］. 上海中医药大

按语： 患者形体瘦小，贫血貌，证属阴血、阳气不足，治以炙甘草汤加减。药后症减而逐渐向愈。

【原文】 脉浮而芤，浮为阳，芤为阴。浮芤相搏，胃气生热，其阳则绝。

方中行曰：浮为气上行，故曰阳；芤为血内损，故曰阴。胃中生热者，阴不足以和阳，津液干而成枯燥也。<small>雄按：沈氏云：浮为邪，芤为阴血虚。以余论之，凡见浮芤相搏之脉，多是暑热伤津。</small>

沈尧封曰：卫气为阳，人之所知也；津液为阳，人之所未知也。经云：上焦出气，宣五谷味，熏肤，充身，泽毛，若雾露之溉，是谓气。卫气，即津液也。故在外之津液少，则曰无阳，不能作汗。在内亡津液，则曰阳绝于里。要[1]之言阳也，即言卫气也，即言津液也。

【注释】

[1] 要：如果，倘若。

【提要】 本条讨论浮芤脉的产生机制及预后。

【精解】 脉浮而芤，如王士雄所言，多是暑热伤津；芤脉在暑病中多见于暑热耗伤津气之候。

仲景湿温篇

【原文】 太阳病，关节疼痛而烦[1]，脉沉而细者，此名湿痹[2]。其候小便不利，大便反快，但当利其小便。

沈尧封曰：《伤寒论·原序》云：撰用《素》《难》，当即以《素》《难》释之。《难经》伤寒有五，即《素问》寒、暑、燥、湿、风之五气为病也，故仲景于太阳论中，五证并列，挨次剖析。此论湿痹，即《难经》之湿温证也。《素问》：在天为湿，在地为土，湿乃土之气也。故湿为五气之一，湿温乃伤寒有五之一。编《伤寒》者，以湿、暍为非伤寒，置之别论，然则中风亦非伤寒，何以独存卷首耶？《难经》云：湿温之脉，阳[3]濡而弱，阴[4]小而急。与此稍异。

又曰：伤寒既以头痛、胃实等项分六经。即以"汗"字判"风寒"，"渴"字认"燥热"，"小便不利"认"湿气"。纵横辨别，邪无遁形矣。读者当于此等著实[5]处留心。

【注释】

［1］烦：指疼痛剧烈。

［2］湿痹：指由湿邪引起的痹证，表现为肢体困重疼痛。

［3］阳：指的是关半之前的寸口部的脉象，轻按即得。

［4］阴：指关半以后至尺部的脉象。

［5］著实：指着实，切实，实在。

【提要】本条讨论湿痹的临床表现。

【精解】条文首言太阳病，当见有发热恶寒伴关节疼痛，脉沉而细，为寒湿阻滞经脉，不通则痛。湿痹症见小便不利、湿阻下焦、膀胱气化失司、大便反快者，为湿濡大肠，治疗应利小便。沈尧封指出，伤寒以"头痛""胃实"区分六经，"汗"字判"风寒"，"渴"字认"燥热"，"小便不利"认"湿气"，对于临床辨证有一定意义。

【原文】湿家之为病，一身尽疼，发热，身色如熏黄。

倪冲之《伤寒汇言》：此湿家为病之总纲也。《金锦》盖体气素以湿为事者，是为湿家。《条辨》其痛与痹痛不同，湿在关节而疼，故曰痹。今一身尽疼，而表有热，故聊摄称曰在经。熏黄与橘子黄，同是湿热，彼以热胜者黄而明，此以湿胜者黄而晦，宜茵陈五苓散主之。海藏以熏黄为阴黄。盖既湿胜，则次传寒中，小便自利者有之。雄按：此由但清其热，不治其湿，故次传寒中[1]。术附汤主之。折衷。

沈尧封曰：丹溪云：如造曲[2]然，湿热郁久，则发黄也。

雄按：湿热发黄，名曰黄疸，皆是暴病。故仲景以十八日为期。其余所因甚多，有谷疸、酒疸、女劳疸，黄汗及冷汗便溏气虚之阴黄；身面浮肿，睛白能餐，劳倦之弱黄；神志不足，猝受恐吓，胆气外泄之惊黄；肝木横肆，脾胃伤残，土败而色外越之痿黄。皆与暴病不同，不可概目为湿热病矣。

【注释】

［1］寒中：寒在里中。

［2］曲：酿酒或制酱时引起发酵的东西。

【提要】本条虽然有医家称为湿家为病的总纲，但主要是讨论湿邪引起的黄疸。

【精解】湿邪侵袭，湿阻经则一身尽疼；湿郁则发热，初起可见身热不扬；湿热熏蒸，故见发黄。本条主要讨论湿邪致病提纲，表现为身痛、发热、黄疸等表现，临床当见胸闷脘痞、苔腻、脉濡等。

【原文】湿家，其人但头汗出，背强，欲得被覆向火[1]。若下之早则哕[2]，胸满、小便不利，舌上如苔[3]者，以丹田[4]有热，胸中有寒，渴欲得水而不能饮，则口燥烦也。

尤在泾曰：寒湿居表，阳气不得外通，而但上越，为头汗出，为背强，欲得被覆向火，是宜用温药以通阳，不可与攻法以逐湿。乃反下之，则阳更被抑而哕乃作矣。或上焦之阳不布而胸中满，或下焦之阳不化而小便不利，随其所伤之处而为病也。舌上如苔者，本非胃热，而舌上津液燥聚，如苔之状，实非苔也。盖下后，阳气反陷于下，而寒湿仍聚于上，于是丹田有热，而渴欲得水，胸中有寒，而复不能饮，则口舌燥烦，而津液乃聚耳！

雄按：胸中有寒之"寒"字，当作"痰"字解。胸中有痰，故舌上如苔。其津液为痰所阻，故口燥烦。而痰饮乃水之凝结，故虽渴而不能饮也。杨云：此注极明确，凡《伤寒论》言"胸中有寒者"，俱作痰解。

【注释】

［1］被覆向火：因为感觉冷而想盖被子，靠近火以取暖。

［2］哕：呃逆。

［3］舌上如苔：舌上湿润白滑，似苔非苔。

［4］丹田：这里泛指下焦，与胸中相对。

【提要】本条讨论湿邪，特别是寒湿为病的部分临床表现及治疗的一些禁忌。

【精解】湿邪侵袭，湿郁则阳为湿遏，但从上越，故见头汗出、背强、恶寒怕冷。不可用攻下法，如果误用攻下，损伤脾胃阳气，胃气上逆则呃逆；湿痰阻滞，胸阳不振则见胸满，苔白，渴欲饮水，饮水则呕；下焦湿热阻滞，膀胱气化不利，则见小便不利。

【原文】湿家，下之，额上汗出，微喘，小便利者，死。若下利不止者，亦死。

尤在泾曰：湿病在表者，宜汗；在里者，宜利小便。苟非湿热蕴积成实，未可遽[1]用下法。杨云：湿证不可妄下。额汗出，微喘，阳已离而上行；小便利，下利不止，阴复决而下走。阴阳离决，故死。一作小便不利者，死。谓阳上浮而阴不下济也。亦通。

雄按：张石顽云：自此而推之，虽额汗出，微喘，若大小便不利者，是阴气未脱，而阳之根犹在也。下虽大小便利，若额上无汗不喘，是阳气不越，而阴之根犹在也。则非离决，可以随其虚实而救之。至于下利不止，虽无头汗喘逆，阳气上脱之候，亦死。亦有下利不止，小便反闭，而额上汗出者，谓之关。经云：关格不通，头无汗者，可活；有汗者，死。

【注释】

［1］遽（jù据）：就，竟。

【提要】 本条讨论对湿邪为病者误用下法的后果及预后的判断。

【精解】 湿病患者，误用攻下，额上汗出，微喘，小便利及下利不止，为正气外脱，阴阳离决之象，预后不良。王孟英指出额上汗出，伴有微喘，若无大小便利，则为阴气未脱；攻下后虽有大小便利，但额上无汗，不喘，则阳气不越，阴气未脱。同时，若下利不止，虽无头汗喘逆，也是阳气外脱之证，为死证。其论可参。

【原文】 问曰：风湿相搏，一身尽疼痛，法当汗出而解。值天阴雨不止，医云此可发汗，汗之病不愈者何也？答曰：发其汗，汗大出者，但风气去，湿气在，是故不愈也。若治风湿者，发其汗，但微微似欲汗出者，风湿俱去也。汪按：古人即表汗，亦须有节度如此，奈何近人必令其汗，又欲令其多耶？此与《伤寒论》桂枝汤下语，亦可互参。

倪冲之《伤寒汇言》：湿家不惟不可误下，亦不可误汗。惟风湿相搏一证郊倩，风从前来，湿伤卑下[1]，两至[2]搏击，一身尽为疼痛。子縠。此是微挟表邪，法当汗出而病方解。郊倩。然时值淫雨，隐庵，不免湿气盛行，纯一。医云此可发汗。若发大汗而病不愈，不惟风湿之邪不解，而且伤真气矣。郊倩。况风之乘罅[3]也速，湿之侵人也渐。子縠。然风在外而湿在内，且大汗出而渍衣被，汗转为湿，风气虽去，而湿气仍隐伏而存留，是故不愈也。纯一。使之微微似欲汗出，则正气宣发，充身，泽毛，若雾露之灌溉，与病相应。斯正气行而邪气却，营卫和而风湿并解矣。忠可。

章虚谷曰：治风湿者，必通其阳气，调其营卫，和其经络，使阴阳表里之气周流，则其内湿随三焦气化，由小便而去，表湿随营卫流行，化微汗而解。阴湿之邪既解，风邪未有不去者。若大发其汗，阳气奔腾。风为阳邪，随气而泄，湿邪阴滞，故反遗留而病不愈也。此治风湿与治风寒不同者。虽寒湿同为阴邪，而寒清湿浊，清者易散，浊者黏滞，故汗法大有区别也。

【注释】

[1] 卑下：低洼处。

[2] 至：最，极。

[3] 乘罅（xià 下）：指利用机会，钻空子，乘机。

【提要】本条论述风湿的汗解原则。

【精解】风邪夹湿侵袭，见全身疼痛，治疗当用汗法。发汗当微微汗出，若发汗太过，湿性黏滞，则湿邪留而病不解。

【原文】湿家病，身疼痛，发热，面黄而喘，头痛鼻塞而烦，其脉大，自能饮食，腹中和无病。病在头中寒湿，故鼻塞。内[1]药鼻中则愈。

章虚谷曰：此所谓雾露清邪中于上也。三阳经脉，上头而行于身表，头中寒湿，则表气不宣，故身疼发热。肺开窍于鼻，而行气于皮毛，邪从鼻入，湿过其阳而上蒸，则面黄。气闭则喘，气壅则头痛鼻塞而烦，皆肺气窒塞，不得下降，故脉反大。其与湿中于下，而在阴之脉沉细者，迥不同也。肺通喉，胃通咽，邪在肺不在胃，故自能饮食，腹中和无病。止[2]头中寒湿，故鼻塞。当用辛香苦泄之药纳鼻中，如近世之痧药[3]。雄按：鼻烟亦可用。古人惟用瓜蒂散，使肺气通达，其湿邪化水，从鼻中出则愈。汪按：瓜蒂末嗅，则水从鼻出，若汤饮则吐。

【注释】

[1] 内：即"纳"，义同。

[2] 止：又。

[3] 痧药：泛指搐鼻法所用的通关散之类。痧，泛指霍乱、吐泻、中暑等急性病，俗称发痧，也有痧气、痧胀之称。

【提要】本条讨论风湿痹证的临床表现。

【精解】风湿痹证，见发热身痛，头痛鼻塞而烦，脉大。患者饮食如常，为邪不在中下焦，寒湿在头中，故鼻塞头痛。条文提出治部用药物塞鼻，王孟英指出可用瓜蒂散，对临床有启发意义。

【医案举隅】

瓜蒂散

瓜蒂散具有涌吐痰涎宿食之功效，主治痰涎、宿食壅滞胸脘证。现临床上多用于治疗头痛、慢性乙肝、肝硬化、中毒等。

一、梅核气案

于某，28岁。

［病史］该患者素有神经衰弱史。一年前与邻舍发生纠纷后，心烦少眠，噩梦纷纭，胸闷不舒，烦躁易怒，善太息。吞咽中如有物梗塞，咯之不出，吞之不下，饮食减少。诊为神经官能症，反复治疗无效。症见：表情淡漠，郁郁寡欢，饮食不佳，胸闷欲呕，舌边尖红，舌苔白腻，脉见弦滑。

［诊断］证属痰气郁结，肝气不舒。

［方药］治宜瓜蒂散 3 克涌吐之。

服药后吐顽痰约 300ml，夜间大便排出达 500 克左右。自觉咽中异物顿时消失，胸闷大减。随改半夏厚朴汤加菖蒲、柴胡、白芍，平肝开郁、化痰理气，继进 4 剂而愈。

王长江. 瓜蒂散临床应用体会[J]. 中医函授通讯，1983（3）：32.

按语： 梅核气因肝气郁结，上逆咽喉，使津液输布不畅，运化失司，痰气交阻于咽喉所引起。医者使用涌吐法化痰散结，后用半夏厚朴汤化痰理气，不失为妙法。

【原文】伤寒，瘀热在里，身必发黄，麻黄连翘赤小豆汤主之。

章虚谷曰：表邪未解，湿热内瘀，身必发黄，故以麻黄解表，连翘、赤豆等味利肺气以清湿热，其邪在经络，故从表解之。

雄按：余治夏月湿热发黄，而表有风寒者，本方以香薷易麻黄辄效。

杨云：夏月用香薷，与冬月用麻黄，其理正同。

【提要】以下四条都是讨论瘀热发黄的证治，其中有麻黄连翘赤小豆汤、栀子柏皮汤和茵陈蒿汤三个方剂，所治的病证各有不同。

【精解】本条论述伤寒，表邪未解，湿热内蕴，见身黄，治疗当用麻黄连翘赤小豆汤，外散表邪，内清利湿热。王孟英提出夏季湿热发黄，伴有表邪，可用香薷代替麻黄，临床可供参考。

【医案举隅】

麻黄连翘赤小豆汤

麻黄连翘赤小豆汤，又作麻黄连轺赤小豆汤，具有解表清热、利水渗湿之功效，用于治疗湿热发黄兼表证。现代临床多用于急性传染性黄疸型肝炎、重型病毒性肝炎、肝硬化腹水、胰头癌、妊娠期黄疸、急慢性肾小球肾炎、肾盂肾炎、尿毒症、非淋球菌性尿道炎、淋病、膀胱炎、荨麻疹、急性湿疹、过敏性皮炎、红皮病、脂溢性皮炎、病毒性疱疹、寻常性痤疮、水痘、玫瑰糠疹、汗腺闭塞证、皮肤瘙痒症和咳嗽等。

一、周身瘙痒案

高某，男，20岁。

[病史]周身泛起皮疹，色红成片，奇痒难忍，用手搔之而画缕成痕高出皮面。举凡疏风清热利湿之药尝之殆遍而不效。微恶风寒，小便短赤不利，舌苔白而略腻，切其脉浮弦。

[诊断]辨证为风湿客表，阳气拂郁而有郁热成痦之机。

[方药]麻黄9克，连翘9克，杏仁9克，桑白皮9克，赤小豆30克，生姜12克，炙甘草3克，大枣7枚。

仅服2剂，微见汗出而瘥。

陈明. 刘渡舟临证验案精选[M]. 北京：学苑出版社，1996：183.

按语：皮肤瘙痒，见脉浮、苔腻，病机为风湿客表，兼湿热内郁，故治以麻黄连翘赤小豆汤疏风清热利湿，两剂而效。

二、咳嗽案

患者，男，5岁，2017年5月15日初诊。

[病史]因反反复复咳嗽近半年就诊。生病期间服用过多种止咳平喘西药及中成药，西药雾化治疗多次。就诊时患儿面色萎黄，眼睑浮越，时而咳嗽，声音深沉重浊，未见其咯出痰。孩子清晨起床及夜间咳嗽明显，偶尔咳嗽一次持续近3分钟，清晨伴有喷嚏、鼻塞。患儿食欲不佳，二便尚可。查见舌尖红赤无苔，舌中根部舌苔白厚腻泛黄，脉浮滑数。

[诊断]证属风寒束表，内蕴湿热。

[治法]治以清利湿热中，宣降肺气，化痰止咳。

[方药]方用麻黄连轺赤小豆汤合三子养亲汤加减。蜜麻黄6克，连翘15克，赤小豆22克，苦杏仁12克，炙甘草6克，法半夏9克，桑白皮12克，紫苏子12克，葶苈子8克，莱菔子12克，冬瓜子15克，橘络15克，姜厚朴15克。4剂，水煎服，1剂/天，分3次，饭后温服，忌海鲜、辛辣、寒凉之品。

二诊（2017年5月16日）：药后咳嗽明显减少，偶可闻见少许痰音。食欲尚未恢复正常，无鼻塞喷嚏，舌质淡红，舌中根苔仍稍厚。

[诊断]证属痰湿内郁，肺失宣降。

[治法]治当化痰除湿，宣肺降气。

[方药]方用麻杏苡甘汤合二陈汤加减。蜜麻黄6克、桑白皮5克、苦杏仁5克，炙甘草6克，法半夏9克，薏苡仁22克，苏子5克，莱菔子5克，冬瓜子5克，陈皮5克，姜厚朴5克。4剂，水煎服，1剂/天，分3次饭后

温服，忌海鲜、辛辣、寒凉之品。

5 周后随访，诸症悉除。

鲁法庭，李建保，徐姗姗，等．论麻黄连轺赤小豆汤治疗湿热咳嗽［J］．成都中医药大学学报，2021，44（1）：32-34，46.

按语：此案是外感诱发湿热引起的咳嗽，病机为外感风寒兼湿热内郁，治以麻黄连轺赤小豆汤为主；咳声重，闻及痰音，合以三子养亲汤，加理气宽胸的橘络、厚朴等。治疗侧重清利湿热化痰，兼以辛散解表宣肺降气，止咳效果较好。

【原文】伤寒，身黄，发热者，栀子柏皮汤主之。

尤在泾曰：此热瘀而未实之证。热瘀故身黄，热未实故发热而腹不满。栀子彻热于上，柏皮清热于下，而中未及实，故须甘草以和之耳。

沈尧封曰：栀柏汤清热利小便，治湿热之主方也。程扶生以麻连小豆汤为湿热主方，不思麻连小豆汤发汗之方，惟外兼风寒者宜之。栀柏汤，利小便之方也。杨云：分析极清。若以麻连小豆汤为主方，不惟栀柏汤无著落[1]，即论内"但当利小便"句，亦无着落。

【注释】

［1］著落：指着落。

【精解】湿热蕴结，见发热身黄，未见腹满，故无里实内结者，治疗以栀子柏皮汤，清利湿热。本条与上条比较，上条有表邪，故有麻黄散表；本条以湿热内蕴为主，故治疗宜清利湿热。

【医案举隅】

栀子柏皮汤

本方功用清热利湿，主治黄疸，热重于湿证。现代研究显示本方具有清热解毒、利湿退黄等功效，用于治疗黄疸、病毒性肝炎、胆囊炎等。

一、化疗后胆红素升高案

患者，男，29 岁。

［病史］病理：直肠盘状隆起型高 - 中分化腺癌，淋巴结未见转移癌。经过化疗后，病情平稳，但胆红素指标偏高，无明显黄疸，便溏，纳眠可，舌质暗红，苔薄黄腻，脉弦滑。

［方药］予以栀子柏皮汤。栀子 15 克，黄柏 10 克，甘草 6 克，水煎，口服。

杨宏丽．栀子柏皮汤在恶性肿瘤治疗中的应用［J］．江西中医药大学学报，2018，30（1）：13–14.

按语：本案患者胆红素升高，便溏，舌质暗红，苔薄黄腻，脉弦滑，考虑湿热蕴结于内，阻碍胆汁运行而致，方用栀子柏皮汤清胆利湿。

二、痤疮案

陶某，女，21岁。

[病史]主诉：颜面散在丘疹3年，日渐加甚，或痒或痛。曾多方求治，中西药迭进，时有缓解，停药不久又复生。1月前因持续高热而滴注地塞米松，热退后1周，面部丘疹成簇显现，痛痒并作，治疗罔效，二便尚调，与月经无涉。诊见：颜面及颌下散在或簇生毛囊性丘疹，以右颧及两颊为甚，或如粟或似米，间有脓疱，或周围红晕，颌下淋巴结轻度肿大。舌红苔薄黄，脉滑数。

[诊断]寻常痤疮，证属相火亢盛，上越肌肤。

[治法]治宜平抑相火，凉血解毒。

[方药]方用加味栀子柏皮汤，7剂，每天1剂，水煎2次，分服。忌辛辣、腥膻。

上方随症出入调治40余天而瘥，随访1年未见复发。

汪寅青. 加味栀子柏皮汤治疗痤疮[J]. 新中医，2009，41（2）：95.

按语：本案患者痤疮复发，辨为火亢，尚需弄清何处之火亢盛，才可对症治疗。青年人，相火多亢，而黄柏擅清相火，栀子擅清三焦火，故使用加减栀子柏皮汤用于面部痤疮的治疗，不失为良法。

三、细菌性痢疾案

陈某，男，24岁。

[病史]患者腹痛，左下腹部乙状结肠处压痛明显，腹泻先是黄色稀便，后转为脓血性黏液便，量少，日约18次，伴有里急后重，畏寒，头痛，恶心，四肢无力。

[方药]即以栀子柏皮汤治疗，当晚全部症状消失。

陈石兴. 栀子柏皮汤治疗菌痢21例[J]. 福建中医药，1964（4）：45.

按语：细菌性痢疾为夏秋季多发的胃肠道传染病，本案患者应为劳累而正气虚弱，时邪疫毒入侵肠道，与体内湿热相结，治当清热利湿、补气调血。栀子清热利湿、泻火凉血解毒，黄柏燥湿泻火，甘草温中补虚，三味药清补结合，故治疗此般痢疾疗效甚佳。

【原文】伤寒，七八日，身黄如橘子色，小便不利，腹微满者，茵陈蒿汤主之。

尤在泾曰：此则热结在里之证也。身黄如橘子色者，色黄而明，为热黄也；若阴黄则色黄而晦矣。热结在里，为小便不利、腹满，故宜茵陈蒿汤下热通瘀为主也。

【精解】伤寒七八日，身黄如橘子色，为阳黄。证见小便不利，腹微满，伴热结在里，故治疗以茵陈蒿汤治疗。方用茵陈、栀子、大黄，泄热利湿，通利二便。本方与栀子柏皮汤临床均可用于治疗湿热阳黄。栀子柏皮汤以清利湿热为主，无表邪，亦无里结，多用于湿热黄疸，热重于湿者；而本方泄热利湿，临床多用于湿热俱盛之黄疸。

【医案举隅】

茵陈蒿汤

茵陈蒿汤可清热、利湿、退黄，现代临床多用于治疗急性黄疸性肝炎、胆囊炎、胆石症、钩端螺旋体病等所致黄疸属阳黄者。

一、黄疸型传染性肝炎案

袁某，男，23 岁。

［病史］因黄疸 8 天而入院。患者于入院前 12 天开始畏寒发热，伴有上呼吸道感染，疲乏，食欲不振。曾在联合诊所服消化药片，无任何缓解。4 天后热退，巩膜及皮肤随即出现黄疸，小便深黄，乃入院治疗。体检：体温 36.5℃，脉搏 72 次 / 分，呼吸 20 次 / 分，血压 110/60mmHg；巩膜及皮肤有轻度黄染，心肺未见异常，腹软、无压痛，肝脾未触及。实验室检查：黄疸指数 40 单位。

［诊断］黄疸型传染性肝炎。

［方药］患者入院后第二天开始服茵陈蒿汤，每日 1 剂。

服药 1 周后黄疸显著减退，一般情况亦见进步，黄疸指数降至 8 单位；服药第 3 周后，临床上黄疸已不可见，黄疸指数 10 单位。食欲增加，具体情况良好，于住院后第 25 天出院。

黄伟康，巢亚丰. 茵陈蒿汤加减治疗传染性肝炎 20 例初步观察［J］. 上海中医药杂志，1957（8）：19.

按语：本案患者湿热蕴蒸，肝胆疏泄不利，胆汁外溢，发为黄疸。治以茵陈蒿汤清热利湿退黄，其效甚佳。

二、口腔溃烂案

孙某，女，51 岁，1989 年 6 月初诊。

［病史］患者口腔广泛性溃烂 3 个月，灼热疼痛，尤以舌体为甚，屡经治

疗效果欠佳来诊。察其舌体紫暗、肿胀，患者尚有头胀痛，心烦易怒，咽干口燥，大便秘结，舌质暗，苔黄厚根部腻，脉滑。

[诊断] 证属湿热毒邪蕴结于里。

[治法] 治以泄热利湿为主。

[方药] 茵陈蒿汤加味。茵陈蒿15克，大黄6克，栀子12克，丹皮10克，生地10克，薏苡仁15克。水煎，每日3次，漱服。

3剂后患者舌体肿胀明显好转，溃疡面缩小，原方继服12剂痊愈。

于慧卿，尚广植. 茵陈蒿汤临床新用举隅[J]. 河北中医，1992（5）：16.

按语： 患者见口腔溃烂，病机为湿热邪毒，蕴结于里，上蒸于口而致口疮反复不愈，治疗用茵陈蒿汤清热利湿，加丹皮、生地、薏苡仁以凉血解毒，经治而愈。

【原文】阳明病，发热汗出，此为热越[1]，不能发黄也。但头汗出，身无汗，剂颈而还，小便不利，渴饮水浆者，此为瘀热在里，身必发黄，茵陈蒿汤主之。

尤在泾曰：热越，热随汗而外越也。热越则邪不蓄而散，安能发黄哉？若但头汗出而身无汗，剂颈而还[2]，则热不得外达。小便不利，则热不得下泄。而又渴饮水浆，则其热之蓄于内者方炽，而湿之引于外者无已。湿与热合，瘀郁不解，则必蒸发为黄矣。茵陈蒿汤，苦寒通泄，使病从小便出也。

【注释】

[1] 热越：里热发越于外。

[2] 剂颈而还：指汗出到颈部为止。剂，同"齐"。

【提要】本条及以下三条都是讨论阳明病发黄的病因和机制。

【精解】阳明病，若发热汗出，热邪有外越之势，不会出现黄疸。如果只有头汗出，伴小便不利，渴欲饮水，属湿热蕴结在里，湿热病邪不得外出，故见发黄。

【原文】阳明病，面合赤色[1]，不可攻之。攻之必发热，色黄，小便不利也。

沈尧封曰：此是寒邪外束之湿温证也，麻连小豆汤是其主方。除却恶寒，即是栀柏证。更加腹微满，即是茵陈蒿证。

章虚谷曰：上明发黄之证，此又明致黄之由也。面赤者，热郁在经，当以汗解。若攻之，伤其腑气，则在经之热，反从内走，与水谷之气郁蒸发黄，三焦闭塞，而小便不利也。

【注释】

［1］面合赤色：满面颜色通红。

【精解】阳明病见面合赤色，为无形邪热盛，无里实内结，治疗不可攻下。如果误用攻下，则可见发热，身黄，小便不利。章虚谷言"面赤者，热郁在经，当以汗解"，现代医家也多认为当用发汗，临床当分清病机，若见发黄有湿热内蕴，则当微发汗，芳化湿热；若见壮热面赤，则又当辛寒清气。切不可见阳明面赤皆用汗法。

【原文】阳明病，无汗，小便不利，心中懊恼者，身必发黄。

章虚谷曰：虽未误下，而无汗、小便不利，其邪热闭结，心中懊恼，与胃中水液郁蒸，而身必发黄也。

【精解】阳明病，无汗，小便不利，湿热病邪无去路，心中懊恼，为热郁在里，故见发黄。

【原文】阳明病，被火[1]，额上微汗出，小便不利者，必发黄。

喻嘉言曰：湿停热郁而误火之，则热邪愈炽，津液上奔，额虽微汗，而周身之汗与小便，愈不可得矣。发黄之变，安能免乎？

【注释】

［1］被火：误用火法，如烧针、火灸之类。

【精解】阳明病，误用火疗，见额上微汗出，小便不利，为湿热蕴结在里，故可见发黄。

以上数条讨论阳明病发黄的病因，此处阳明病当为阳明湿热。阳明湿热误用攻下、发汗、火疗等法，则致湿热内蕴而见发黄。

仲景疫病篇

【原文】寸口脉阴阳俱紧者，法当清邪[1]中于上焦，浊邪[2]中于下焦。清邪中上，名曰洁也；浊邪中下，名曰浑也。阴中于邪，必内栗[3]也。表气微虚，里气不守，故使邪中于阴也。阳中于邪，必发热头痛，项强颈挛，腰痛胫酸，所谓阳中雾露之气。故曰清邪中上，浊邪中下。阴气为慄,足膝逆冷,便溺妄出。表气微虚,里气微急,三焦相溷[4],内外不通,上焦怫郁,藏气相熏,口烂食龂[5]也。中焦不治,胃气上冲,脾气不转,胃中为浊,营卫不通,血凝不流。若卫气前通者,小便亦黄,与热相搏,因热作使,游于经络,出入脏腑,热气所过,则为痈脓。若阴气前通者,阳气厥微,阴无所使,客气入内,嚏而出之,声嗢[6]咽塞。寒厥相逐,为热所拥,血凝自下,状如豚肝。阴阳俱厥,脾气孤弱,五液[7]注下,下焦不阖,清便下重,令便数难,脐筑[8]湫痛[9],命将难全。

此一节言受疫之源。疫者,即寒、暑、燥、湿、风夹杂而成,清浊不分,三焦相溷。其曰中上、中下者,是就邪之清浊而言;曰阴中、阳中者,亦即邪之中上、中下而言。扼要全在中焦得治为主。中焦者,脾胃是也。脾胃之气有权,若卫气前通者,邪可从经而汗解。若营气前通者,邪可从腑而下解。倘脾胃之气不足,邪必内陷伤藏,五液注下,便难脐痛,命将难全矣。为痈脓下豚肝,指其重者而言,未必定当如是也。所以疫证最怕邪伏募原,内壅不溃,为难治。

【注释】

[1]清邪:指雾露之邪。

[2]浊邪:指水湿之邪。

[3]内慄:心中自觉惕惕然寒栗。

[4]溷(hùn混):混乱不分。

[5]食龂:食同"蚀",龂同"龈",齿根肉。食龂,指齿龈腐烂。

[6]声嗢(wū屋):指声音混浊短促难出。

[7]五液:五脏所化生的五种体液。

[8]脐筑:筑为一种竹制乐器,形容脐部悸动如筑。

[9]湫(jiǎo绞)痛:湫,气聚于底、停滞不散的意思。湫痛指拘急绞痛。

【提要】本条论述疫病及某些症状发生的原因,但其内容不尽全面,仅供参考。

【精解】文中提出雾露之邪侵袭上焦,称之为"清邪中上"。浊邪中下,则阴经受病,阴邪内盛就会惕然内慄,足膝厥冷,大小便失禁。表气虚,外邪得以乘虚而入,里气因邪侵而急迫,三焦混乱,表里内外不通。上焦怫郁不通,邪热熏蒸,引起口腔和牙龈腐烂。中焦运化失常,胃气上冲,脾气不能输转,胃中浊阴阻滞,荣卫不通,血脉凝涩不流。卫气与邪热相争,热邪熏蒸,导致痈脓。阴气先通，卫气衰微，外邪侵入，就会出现打喷嚏、声音混浊短促、咽部噎塞等症状。热迫血妄行而下，血色深如猪肝。若阴阳俱衰微，中气下脱，致下焦不合，体液尽下，大便里急后重，伴脐痛，病情危重。

本条讨论受疫之源。疫，即寒、暑、燥、湿、风夹杂而成，清浊不分，三焦相溷。所谓的中上、中下，是就邪之清浊而言；所谓的阴中、阳中，也是就邪之中上、中下而言。关键在于治疗中焦为主。中焦，也就是脾胃。脾胃之气有权，如果卫气先通畅，邪可从经而汗解。如果营气先通畅，邪可从腑而下解。如果脾胃之气不足，邪必内陷伤脏，体液尽下，下焦不合，大便里急后重，脐痛，病情危重。严重者发生痈脓，下豚肝样血。疫证邪壅于内，邪伏募原，为难治。

【原文】伤寒，脉阴阳俱紧，恶寒发热，则脉欲厥。厥者，脉初来大，渐渐小，更来渐渐大，是其候也。杨云：疫病乃秽邪弥漫，其脉恒模糊不清，此所云渐渐大，渐渐小，正其候也。如此者恶寒，甚者翕翕汗出，喉中痛。热多者，目赤脉多，睛不慧[1]。杨云：凡疫证，目睛必不了了[2]。医复发之，咽中则伤。若复下之，则两目闭，寒多者便清谷[3]，热多者便脓血。若熏之，则身发黄。若熨之，则咽燥。若小便利者，可救之；小便难者，为危殆。

此节言疫邪初起之证与脉也。阴阳俱紧，恶寒发热，与伤寒同。而渐小渐大之厥脉，是疫之所异也。因邪气深伏，正气不得宣通，所以先必恶寒，而甚则又形热状，汗出，喉痛目赤也。若因恶寒而发汗，则助热上蒸而咽伤。若因内热而下之，则阳气内陷而目闭。阴邪多则便清谷；阳邪多则便脓血。熏之，则湿热郁蒸而身黄。熨之，则热燥津液而咽燥。总因邪伏募原，故汗、下、熏、熨皆误也。其可救与不救，当于小便利不利验之也。杨云：温病小便利，则阴气未竭；疫证小便利，则腑气尚通。邪有出路，故俱可治。

【注释】

［1］睛不慧：视物不明了。

［2］目睛必不了了：眼睛视物不清。

［3］清谷：指泻下粪便如清水，伴有未消化的食物。

【提要】本条论述疫病初起的临床表现及治疗禁忌。

【精解】本条讨论了疫病初起脉证。脉象阴阳寸部和尺部脉皆紧，证见恶寒发热，脉象欲厥。恶寒，严重者见汗出，咽喉疼痛。热重者见眼球布满红血丝，视物不清。治疗禁用辛温发汗、攻下、熏、熨等法。医者反而发汗，因而咽伤疼痛，若再用攻下法，则两眼闭而懒开，寒多的下利清谷，热多的大便脓血。如果用火熏的方法，则全身发黄。如果用火熨的方法，则咽喉干燥。误治后若见小便利，尚可以救治，否则难治。

这一条论述的是疫邪初起之证与脉。但其内容较片面，并不代表所有的疫病初起时都出现这些症状。

【原文】伤寒，发热头痛，微汗出。发汗，则不识人。熏之，则喘，不得小便，心腹满。下之，则短气，小便难，头痛背强。加温针，则衄。

此节言清邪之中上者，故阳分之证居多。清邪中上，直入募原也。其发热、头痛、微汗，为邪热熏蒸，非在表也。故发汗则热盛而神昏；杨云：汗为心液，过汗则心虚，而邪蔽清阳。熏之，则热壅而作喘；杨云：熏之则以热益热，而伤水之上源。不得小便，心腹满者，气不通也，亦非在里。短气，小便难，头痛背强者，下伤津液也。衄者，温针伤络也。杨云：邪热入营，故衄。治当先达募原，不致此变。

【提要】本条讨论清邪中于上者，误用发汗、火熏、攻下、温针所引起的变证。

【精解】伤寒见发热头痛，微有汗出，为邪热内蕴，不可误用发汗、火熏、攻下、温针等法治疗，否则邪热熏蒸，阴液受损，致喘促、小便难、头痛背强、衄血等。

【原文】伤寒，发热，口中勃勃[1]气出，头痛，目黄，衄不可制。贪水者，必呕。杨云：水积而不运，故呕。恶水者，厥。杨云：热盛而无制，故厥。若下之，咽中生疮。杨云：热遗于上，故生疮。假令手足温者，必下重便脓血。杨云：四末属脾，温则邪热充斥脾胃，故下脓血。头痛目黄者，若下，则两目闭。杨云：温邪非荡涤所能驱，而反虚其正，故目闭。贪水者，脉必厥，其声嘤，咽喉塞。杨云：亦水积泛溢之象。若发汗，则战栗，阴阳俱虚。杨云：邪在里，不在表，汗之则徒虚其表。恶水者，若下之，则里冷不嗜食，大便完谷出。杨云：恶水则湿盛热微，下之则伤其中气。若发汗，则口中伤，舌上白苔。杨云：津液外竭，则秽邪上蒸。烦躁，脉数实。杨云：热盛于内。不大便，六七日后必便血。若发汗，则小便自利也。杨云：太阳膀胱主津液，汗之则正虚而不能约束。

此节言浊邪之中下者，故阴分之证居多。浊邪中下者，非下受也。仍从募原分布。谓[2]阴邪归阴也。邪并于阴，则阴实阳虚，故有勃勃气出，头痛目黄，衄不可制，贪水咽疮，下重便脓血诸证，此阴实也。其目闭脉厥，声嘤咽塞，战栗不嗜食，大便完谷，小便自利[3]者，此阳虚也。实

【注释】

［1］勃勃：旺盛之意。勃勃出气，形容呼吸很粗。

［2］谓：因为。

［3］小便自利：这里指小便失禁。

【提要】本条讨论浊邪中于下者的临床表现及误用攻下、发汗等法所引起的变证。

【精解】浊邪中下，症见发热、气粗、头痛、目黄、衄血不止，饮水多则呕。治疗如果误用攻下，则热邪上攻导致咽喉肿痛，下迫大肠则里急后重见脓血便。头痛目黄者，热毒炽盛，若用攻下则邪热内陷，目闭不开；误用发汗，导致表气虚，身战栗，阴阳俱虚。

不喜饮水者，属湿盛热轻，治疗当祛湿为主，如误用攻下，则伤及中阳，脾胃失于健运，致纳差，大便完谷不化；误用发汗，则邪热上攻，而见白苔，口舌生疮，烦躁，脉数而有力。不大便者，后见便血，为邪热下迫，肠络损伤。误用发汗，气随汗泄，膀胱失于约束而致小便不禁。

【原文】病人无表里证，发热七八日，虽脉浮数者，可下之。假令已下，脉数不解，合热^[1]则消谷善饥，至六七日不大便者，有瘀血也，宜抵当汤。若脉数不解，而下利不止，必协热而便脓血也。

此疫邪之分传者，病无表里证，邪在募原，此指初起而言。脉数者，热盛于内也；浮者，热蒸于外也。发热七八日而不从汗解，其内热已深，故曰可下，此指见在而言。假令已下，是指下后言也。若下后脉数不解，热传于阳，则消谷善饥，为卫气前通也；热传于阴，必伤血成瘀，为营气前通也。宜抵当汤，即下如豚肝之类。若脉数不解，而下利便脓血者，已成脾气孤绝，五液注下，为不治之证也，勿作寻常协热利看。

【注释】

［1］合热：指热邪合于血分。

【提要】本条讨论疫病无表里证的治法。

【精解】患者无表里证，发热七八日不解，脉象浮数，为邪蒸迫内外。七八日不解，热邪壅于内，所以说可以用下法。如攻下后脉象仍数，见消谷善饥，为邪热传腑，热入血分，有瘀热内阻于肠，故不大便，治疗用抵当汤攻下瘀血。下后脉数，下利不止，为热迫大肠，成协热利，热伤肠络则便脓血。

【医案举隅】

抵当汤

抵当汤具有破血化瘀之功效,《伤寒杂病论》用其治疗瘀血发狂、瘀血发黄、瘀血发热、瘀血善忘、妇人瘀血经行不利、虚劳等证。研究显示,抵当汤具有改善血液流变学指标、改善微循环、调节血脂代谢紊乱、抗氧化、清除氧化代谢产物、降低炎症细胞因子水平、减少炎症反应的发生等药理作用。现代临床常用本方治疗瘀血所致多种疾病,如脑出血和动脉粥样硬化、糖尿病及其并发症、恶性肿瘤、阿尔茨海默病、溃疡性结肠炎、前列腺增生、慢性前列腺炎等。

一、子宫内膜异位案

王某,女,43岁,已育一女。

[病史] 两年前手术切除右侧卵巢囊肿。术后半年发现左侧增生囊肿。B超报告:子宫在上方见一个 2.1cm×2.7cm 低回声区,似与子宫相连。

[诊断] 初诊:子宫内膜异位。症见口苦而臭,经前烦躁,乳胀痛,左腹下酸痛,前阴及肛门有下坠感。余诊:癥瘕(子宫内膜异位症)。

[方药] 治以抵当汤加味。生大黄(后下)3克,虻虫、川楝子、延胡索、五灵脂、萹蓄、瞿麦、香附、木通、车前子(布包煎)、桃仁、没药、北柴胡、王不留行、荔枝核各10克。每月经前服10剂共服上方60剂。另服大黄䗪虫丸,每日早晚各服3克。

10个月后,临床症状皆消失。妇检:未摸到包块。B超报告:附件(-)。2年后随访患者,未见复发。

刘渡舟,赵清理,党炳瑞. 当代名家论经方用经方[M]. 北京:中国中医药出版社,2012:218.

按语:子宫内膜异位症属中医"癥瘕",病机多属瘀血阻滞胞宫,治疗以抵当汤加味,活血祛瘀散结,经治后缓解而未见复发。

二、闭经案

患者穆某,女,36岁,于2019年8月初以"闭经3月余"为主诉就诊。

[病史] 患者两年前月经曾两月未至,后服用达英-35配合中成药治疗,月经来潮,1年后症状又有反复。经B超检查提示:多囊卵巢。刻诊:月经3月余未至,心烦,易怒,梦多,口渴欲饮水,舌质暗红、边有瘀斑、苔白,脉沉弦。

[诊断] 中医诊断:闭经,辨属胞宫瘀热证。

[治法] 治宜理气活血、清热通经。

[方药] 方选抵当汤加味。当归 15 克，生地黄 9 克，桃仁 9 克，酒大黄 9 克，水蛭 6 克，虻虫 9 克，茯苓 15 克，牡丹皮 15 克，三棱 9 克，莪术 9 克，白芍 9 克，醋郁金 9 克，桂枝 6 克，炙甘草 6 克。7 剂，每日 1 剂，水煎取汁 600ml，分早中晚 3 次温服。

患者照此方连续用药近 2 月，月经来潮，经 B 超复查，多囊卵巢基本消失。为巩固疗效，上方改汤为丸，继续治疗 6 月余，月经周期恢复正常，卵巢囊肿渐消。

樊赟，樊纪民，李俐. 抵当汤临床应用举隅 [J]. 国医论坛，2021，36（3）：5-6.

按语： 本案患者闭经 3 月余，伴心烦、易怒、渴欲饮水、舌质瘀斑，辨证为瘀热内阻。治以抵当汤加味，方用桃仁、水蛭、虻虫、三棱、莪术，破血逐瘀；大黄攻下泄热；牡丹皮凉血散瘀；醋郁金、桂枝行气散瘀；茯苓渗湿逐瘀；白芍养阴缓急；炙甘草益气和中。诸药同用，共奏清热活血、理气通经之效。

【原文】病在阳，应以汗解之，反以冷水渍[1]之，若灌之，其热被却不得去，弥更[2]益烦，肉上粟起[3]，意欲饮水，反不渴者，服文蛤散。杨云：此条温热俱有之，不独疫病。若不瘥者，与五苓散。寒实结胸，无热证者，与三物小陷胸汤，白散亦可服。

此疫邪之传表者。"却"字疑是"劫"字之误。徐亚枝云：却，不得前也，热被冷抑，不得外出，转而内攻，故弥更益烦。"却"字似非误。杨云：是。文蛤散当属文蛤汤。病在阳者，谓疫邪已传阳分也，传于阳当从汗解。渍，喷也；灌，溉也。疫邪热极，原可饮冷水得大汗而解者，乃以之渍灌皮毛，内热被冷水外劫，故内烦益甚，肉上粟起也；欲饮而不渴者，内热为外水所制也。文蛤，性寒气燥，合之麻杏石甘，去外水而清内热，五苓散亦具利水彻热之功。"小陷胸汤"及"亦可服"七字，疑衍。

【注释】

［1］渍：用水喷洗。

［2］弥更：更加。

［3］肉上粟起：因寒栗而起鸡皮疙瘩。

【提要】本条论述疫病初起邪在表时当用汗解之法，以及在误治后产生各种变证的治法。

【精解】疫病在阳，指在表，当用汗法，此处汗法当指疏散表邪，非辛温发汗。若用冷水外洗，或饮冷水，热邪被遏不得外泄，郁结于内，可见烦躁更甚，皮肤寒栗；欲饮水反不渴，则邪热为外水所遏。文蛤散性寒气燥，清热利水；不愈者服五苓散。寒实结胸，可用三物白散。文中小陷胸汤清热化痰开结，用于痰热结胸，与此处不符。

【医案举隅】

五苓散

五苓散具有利水渗湿、温阳化气之功效，主治膀胱蓄水证。现代临床常用于治疗心源性水肿、水肿、急慢性肾炎、尿潴留、肝硬化腹水、急性肠炎、脑积水等属水湿内停者。

一、腹痛案

李某，男性，47岁。

[病史]患者自感上腹有肿物已两月多，因无不适，未曾检查治疗，近一月来因感到左上腹疼痛而来门诊治疗。经内外科检查，怀疑是肿瘤而收住院治疗。体查：上腹左右均可触及拳头大实性肿物，表面不光滑，轻度压痛，部位深在与体位无关。尿常规：蛋白（±），红细胞15~20，白细胞3~5。血沉61毫米/小时。尿酚红排泄试验：一杯3%、二杯5%、三杯5%、四杯7%。静脉肾盂造影：左肾扩大，右肾未显影。临床诊断：双肾肿瘤？肾结核？因尚等待手术，要求服中药一试。依症所见：左腹胀痛，头晕心悸、汗出恶风，口渴思饮。饮后渴仍不止，而心下水响，尿频涩痛，苔白，脉浮数，心率100次/分。

[诊断]此属表虚心下停饮之证。

[方药]治以五苓散加减两解表里。猪苓10克，泽泻15克，苍术10克，茯苓12克，桂枝10克，滑石30克，阿胶10克（烊化），生大黄3克，生薏苡仁30克。

上药服2剂后，小便增多，尿中排出绿豆大结石。服3剂后，连续四五天排出细砂样结石，腹部肿物消失，其他症状也全消失。随访5年未见复发。

李惠治. 经方传真——胡希恕经方理论与实践[M]. 中国中医药出版社，1994：70.

按语：患者见腹胀痛，尿频涩痛，心下水响，证属表虚心下停饮，治以五苓散通阳化气利水，加生大黄通瘀，生薏苡仁健脾利水，苍术燥湿健脾。经治疗后患者诸症消失。

二、慢性荨麻疹案

杨某，女，13岁，2019年6月13日初诊。

[病史]主诉：遇冷风周身皮肤痒，风团样、伴淡红色凸起皮疹3个月余。

曾就诊于某医院，诊断为冷空气过敏，予激素类药膏外涂，效果欠佳。刻诊：周身瘙痒，阴天加重，恶风寒，无汗，疲倦，身重，纳欠佳，大便黏，每日1~2次，小便淡黄，舌暗红、苔白厚腻伴齿痕，脉浮紧。查体：皮疹为淡红色丘疹，摸之碍手，大小不等，最大直径5mm，成批出现，分布全身。过敏源检查：食入组（−），吸入组（−）。

［诊断］西医诊断：慢性荨麻疹。中医诊断：瘾疹，辨证为脾虚湿盛、风寒束表证。

［治法］治以祛风散寒、温阳化气、健脾养血。

［方药］予五苓散合桂枝麻黄各半汤加减。茯苓15克、白术15克、泽泻15克、猪苓10克、桂枝12克、白芍12克、生姜12克、甘草9克、麻黄6克、大枣3枚，4剂，每日1剂，水煎，分3次口服。

二诊（2019年6月17日）：皮疹面积缩小，颜色变淡，身痒缓解，恶风寒减轻，排便较前顺畅，舌淡红、苔薄白，齿痕减少，脉浮。

［方药］一诊方加白鲜皮15克、地肤子15克，4剂，用法同上。

三诊（2019年6月21日）：症状消失，无不适。继服二诊方4剂，用法同上。2个月后回访，未见复发。

赵洪刚，陈慧，李子明．五苓散治疗儿科杂病举隅［J］．中医儿科杂志，2020，16（6）：58-60.

按语：本案患儿病机为腠理闭塞，卫表不固，寒闭肌肤，开阖不利。治疗以五苓散合桂枝麻黄各半汤，五苓散通利在里之水湿，又兼发散表寒，两方合用发小汗而不伤津液，麻黄解表兼利水，增加利水之功。

白散

三物白散由桔梗、贝母、巴豆三味药物组成，用于治疗寒饮聚于胸中所致寒实结胸证。现代临床用于治疗肺脓肿、胸膜炎、胃癌、肾功能衰竭等。

一、肺脓肿案

患者，男，18岁，学生。1975年10月30日来诊。

［病史］主诉：20天前发冷发热，3天后右胸痛，咳嗽，咯黄色脓痰、无血丝。检查：右肺中下野叩浊，可闻及密集水泡音。胸透肺右下角有大片状阴影，其中有一圆形影，内有液平面。治疗经过：上午9时半服三物白散一剂，10分钟后患者自觉从喉至胸骨后，胃部有麻辣灼热感，2小时后首次排出黄色稀便，以后每10分钟一次，共5次，量多，有泡沫，至下午3点半共排10余次。翌晨起咯黄色脓痰，痰中带血，患者精神转佳，听诊右胸水泡音明显减少，胸透右下呈点片状影，未见空洞。第3天痰中带血较多，水泡音几乎听不到。

［方药］后拟服中药桔梗 25 克，冬瓜仁 30 克，银花 25 克，蒲公英 25 克，败酱草 25 克，鱼腥草 25 克，水煎服，每日 1 剂，早晚各 1 次。

经一个月治疗痊愈。

梁信. 三物白散治疗肺脓肿报告［J］. 新中医，1981（4）：45-46.

按语：患者肺脓肿，症见咳嗽、咯黄色脓痰，证属热毒蕴结、热壅血瘀、血腐成脓，治以三物白散排脓，配以中药清热解毒。通过排脓、托毒外出，加速空洞闭合。

二、肺癌胸水案

患者，男，57 岁。

［病史］主诉：铸工 10 余年，从无病恙。自感冒始，咳嗽少痰，胸闷气短，因既往身体健康，未加治疗。延续周余，自觉体倦乏力，咳嗽胸闷有增无减，求医诊治。听诊：肺有啰音，呼吸音低。诊断肺感染，治疗一段时间，见效不大。经胸部 X 片、CT 检查，最后诊断为中心性肺癌，当即化疗，休养半年，又觉胸闷，憋气，倚息难卧，顿咳胸痛，咳吐痰涎。胸片复查：肺有胸水，伴间质性肺炎。输液效不显，定时抽水可暂缓一时，配合中医治疗。刻诊：面色晦暗，精神萎靡，动则气短，咳吐稀痰，肢冷背寒，下肢发软，恶心，不思食，舌胖淡，苔白滑，脉沉滑无力。

［诊断］气虚阳衰，寒饮渍肺，癌毒性阴，聚而生水。

［治法］益气温阳，蠲饮降浊，杀癌解毒，开结逐水。

［方药］三物白散加生南星，配服中药汤剂。人参 15 克，黄芪 30 克，制附子 12 克，白术 15 克，白芥子 9 克，葶苈子 10 克，杏仁 12 克，麻黄 4 克，细辛 5 克，椒目 12 克，桑皮 30 克，蟾蜍 10 克。

药服旬余，病况见好，呼吸较为顺畅，背冷好转。又继服月余。胸透：肺胸水减少，肺野略见清晰。咳嗽减轻。先后共治疗 3 个月，面容有改变，精神转佳，肺癌胸水和间质肺炎，吸收大半，余症缓解。

本刊编辑部. 三物白散临床应用新解［J］. 中国社区医师，2009（21）：13.

按语：本案患者肺癌胸水，证属肺寒留饮。治疗以三物白散，桔梗、贝母与巴豆相合，温逐寒饮，涤痰散结。

三、急性肾功能衰竭

李某，男，25 岁。

［病史］因发热、寒战、头痛 5 天，伴面色潮红，球结膜充血，水肿。以"出血热"之诊断于 1989 年 11 月 10 日收入内科热病组。查：体温 39.8℃，

呼吸频率 18 次 / 分，脉搏 100 次 / 分，血压 100/70mmHg（13.3/9.3kPa），发育尚可，神志差，肌肤灼热，颜面、颈胸潮红，呈醉酒貌，腋下有散在出血点，全身浅表淋巴结不肿大，球结膜充血、水肿明显，咽红，扁桃体不大，颈软，甲状腺不大，气管居中，胸廓对称，呼吸动度一致，呼吸音清，未闻及干、湿鸣，心界不大，心尖搏动在锁中线第 6 肋间隙处，无猫喘，心率 90 次 / 分，律齐，未闻及病理性杂音，腹软，未触及包块，无明显压痛，肠鸣音存在，肝脾未触及，肾区叩击痛（＋），脊柱、四肢正常，活动自如，生理反射存在，病理反射未引出。实验室检查：白细胞 18.5×10^9/L，血小板 40×10^9/L，尿蛋白（+++），大便隐血（+++），二氧化碳结合力 35.2mmol/L，尿素氮 12.5mmol/L，肌酐 296mmol/L，心电图正常。经某传染病院确诊为流行性出血热，给予扩容、止血、利尿、纠酸、抗感染等对症治疗，3 天后患者由少尿进入尿闭，神识朦胧，颜面潮红，恶心呕逆，脘腹胀满、拒按，谵语，躁动不宁，舌质红燥、苔黄腻，脉滑数有力，尿素氮上升到 45.9mmol/L。肌酐上升到 960mmol/L。

[诊断] 辨其病机系湿热蕴结，阻滞三焦，上蒙清窍，腑气不通。

[方药] 先后用导赤承气汤、宣白承气汤鼻饲、灌肠，1 天 3 次，同时静脉推注呋塞米 800mg 仍无尿意，后用三物白散，每次 600mg，上午 10 点 30 分服第 1 次，下午 2 点服第 2 次。

药后 1.5 小时即有大便，为棕色或黄绿色黏液便，夹有褐色胶冻状物，24 小时内大便 10 余次，总排出量 3700ml，随之尿量增加，体温下降，颜面潮红，呕逆著减，神志转清。查二氧化碳结合力 28mmol/L，尿素氮 8mmol/L，白细胞 7.8×10^9/L，血小板 98×10^9/L。

继服滋肾通关、益气养阴的中药，加用 20% 甘露醇、呋塞米后，患者很快进入多尿期，经中药健脾益肾，佐以养血散瘀活络，配合西药补钾、加强营养等措施，患者于 1989 年 12 月 8 口痊愈出院。

王长有，黄小林. "三物白散" 抢救急性肾功衰竭 [J]. 陕西中医，2002，23（4）：340-341.

按语： 本案患者急性肾功能衰竭，症见尿闭、神识朦胧、颜面潮红、恶心呕逆、脘腹胀满拒按、谵语、躁动不宁，为三焦闭塞，决渎自废，治以三物白散，方中桔梗升提开肺，贝母清肺肃降，巴豆辛热猛悍，温下涤浊。三物合用共奏温下涤浊、开肺降逆之功，对湿温病或温热爽湿，因湿热蕴结三焦、气化不利、邪浊壅塞而致的 "关格" "癃闭"（包括出血热少尿期，急性肾衰重症）导泻效果显著。

【原文】伤寒，哕而腹满，视其前后，知何部不利，利之则愈。

此疫邪之传里者。哕，在伤寒多寒，在疫证为热。况见有腹满、前后不利可据，其为邪气壅蔽无疑。前后，二便也。利二便，即疏里法也。

【提要】本条论述疫病传里致哕而腹满的治法。

【精解】疫病见哕而腹满，为邪热内壅所致，治疗当审察何部不利，即二便情况。如大便不通，则通腑泄热；若小便不通，则当利小便。临床须注意，小便不利病机有不同情况，若湿热内蕴、气化失司者，可清热利尿。如是热盛津伤者，则须清热养阴生津。

【原文】得病六七日，脉迟浮弱，恶风寒，手足温，医二三下之，不能食而胁下满痛，面目及身黄，颈项强，小便难者，与柴胡汤，后必下重。本渴而饮水呕者，柴胡汤不中与也。食谷者哕。

此疫邪之越于三阳者。得病六七日，恶风寒而脉浮弱，非表虚也。手足温而脉迟，非里寒也。合之为疫邪内伏不溃之证，医者重于疏里，乃二三下之，不能食，小便难，不无伤中。而胁下满痛，少阳也；面目及身黄，阳明也；颈项强，太阳也。邪已越于三阳，斯[1]时但于清解热毒剂中，按经据证，略加引经达表之药足矣。若拘于胁痛为少阳，与柴胡汤，参、甘、姜、枣锢蔽疫邪，必下重作利也。若先渴后呕，为水饮内停，非少阳喜呕，柴胡汤必不可与。食谷者哕，亦属邪蔽使然，非内寒也。末句之义，似有脱简[2]。

【注释】

[1]斯：这，这个，这时。

[2]脱简：原指简片散失。后泛指书本有缺页或文字有脱漏。

【提要】本条讨论了疫邪内伏不溃证误用下法后的处理，主要是论述小柴胡汤的适应证与禁忌证。

【精解】伤寒六七日，病入三阳经，胁下满痛，为少阳；身黄，为入阳明；颈项强，为邪入太阳。邪踞三阳经，故治疗不可用小柴胡汤，汤中参、草、枣等碍邪，致疫邪锢蔽，导致下利后重。渴欲饮水，饮水则呕者，证属痰热结胸，或水热互结，也不可用柴胡汤。食谷者哕，文后似有脱漏。

【原文】太阳病未解，脉阴阳俱停，先必振栗汗出而解。但阳脉微者，先汗出而解；但阴脉微者，下之而解。若欲下之，宜调胃承气汤。

此疫邪之越于太阳者。太阳病不解，系疫邪浮越，非太阳经病也。

停，匀也。脉阴阳俱停，是尺寸、浮、沉、迟、速、大、小同等也。其正气有权，足以化邪，故从汗解。振栗者，战汗也。脉微，谓邪气衰也。阳邪先退，先从汗解。阴邪先退，先从下解。汗法不一，而下法宜调胃承气，以疫邪虽热，不必尽实也。

【提要】本条讨论疫病出现太阳病而脉阴阳俱停时的证治。

【精解】太阳病不解，是因为疫邪浮越，并非太阳经本病。脉阴阳俱停，注中指匀，此处当指脉伏不出。故下文指出必振栗汗出而解，为疫病战汗而解之意。阳脉微，邪在上在表，邪从汗解；阴脉微，邪在下，如腑实之沉者，可用下法，方用调胃承气汤。

【医案举隅】

调胃承气汤

调胃承气汤出自《伤寒论》，由大黄、芒硝、甘草组成。主治阳明邪热与燥屎结之阳明腑实证。现代临床多用于治疗热病伴阳明腑实、脑卒中、肠梗阻等。

一、头痛案

麻某，女，26岁，2007年6月10日初诊。

［病史］患者五六年前开始出现头痛，头昏沉，记忆力下降。开始症状轻，后逐渐加重。曾做过头颅CT未见明显异常，经西医对症处理和中医平肝潜阳、养血祛风等治疗都未有明显疗效。现症：头痛，以前额部为主，头昏沉，整日头目不爽，记忆力下降，口渴，纳食可，平素饮食偏于肉类，小便略黄，大便偏干，经常2~4天一行，呈羊屎状，无腹胀，睡眠稍差，梦多，月经大致正常，舌红，舌苔薄黄、中后部略厚，脉沉滑有力。

［诊断］辨证：阳明头痛，腑气上犯经脉。

［方药］调胃承气汤加味。生大黄（后入）10克，芒硝（冲）10克，炙甘草6克，葛根10克，黄连10克，山楂20克，石斛15克，5剂。并嘱其忌食辛辣，多吃蔬菜、水果，服药期间尽量少食鱼肉。

5天后复诊，自诉精神较前清爽，头痛明显减轻，大便通畅，睡眠香。此阳明浊气渐去，原法续进。生大黄15克，炙甘草6克，葛根10克，黄连10克，山楂20克，莱菔子15克，石斛15克，麦冬12克，6剂。

服药后痊愈，未见复发。

林士毅. 经方治验三则［J］. 江西中医药，2008，39（11）：2.

按语：本案患者乃是阳明病，胃肠燥热证。因阳明病，阳明经循行经过前额，故前额头痛。清阳不升，则头昏沉，头目不爽，记忆力下降。燥热伤津，故见小便偏黄、大便偏干等症。热扰心神，故睡眠稍差、多梦。使用调胃承气汤加味，缓下热结，邪去正安。

二、腹痛案

黄某，男，13岁，2002年10月10日初诊。

［病史］患儿于前日下午贪食5个柿子，夜间发热、腹痛，来本院急诊。经补液、加用头孢哌酮等治疗，仍高热不退。诊见：发热40.5℃，大便2天未解，腹痛拒按，面垢，舌红，苔黄，脉数。

［诊断］证属阳明食滞发热。

［治法］治以消食导滞。

［方药］方用调胃承气汤。大黄15克，芒硝（溶化）10克，甘草4克。水煎，每剂分2次服，

药后解臭大便3次，腹痛顿失，发热渐降至正常，嘱服稀粥调养。

丁培孙．经方治验3则［J］．新中医，2003（5）：66-67.

按语：本案乃是阳明病，胃肠燥热证。患者饮食不加以节制，邪传阳明腑，化热，燥屎结滞，腑气不通，故而表现为发热、大便不解、腹痛拒按等。治以调胃承气汤，效果显著。

【原文】太阳病，下之而不愈，因复发汗，以此表里俱虚，其人因致冒，冒家[1]汗出自愈。所以然者，汗出表和故也。得里未和，然后下之。

此言疫邪传表，先下后汗之误。疫邪达表，当从汗解，乃拘于疏里而先下之，徒虚其里，故不愈。因复发汗，是又虚其表，故汗出而作冒也。必俟[2]表气已和，再和里气。疫证汗后，往往有宜下者，有下后必汗出而始解者，总由邪气分传，而无一定之治法也。

【注释】

［1］冒家：头目昏蒙的患者。冒，头目昏蒙之意。

［2］俟：等到。

【提要】本条讨论太阳病表里俱虚证出现头目昏眩的预后和处理。

【精解】太阳病，攻下后不愈，再用发汗后，见头目昏蒙，当为湿热上蒸，蒙蔽清阳所致。微见汗出，邪从外解则愈。若仍有里未和，则里热内结，故用下法治疗。

文中提出表里俱虚，因致冒。若因表里俱虚，见昏冒，病属邪气内闭，当用开窍法方愈，非汗出可解。

【原文】太阳病下之，其脉促，不结胸者，此为欲解也。脉浮者，必结胸也；脉紧者，必咽痛；脉弦者，必两胁拘急；脉细数者，头痛未止；脉沉紧者，必欲呕；脉沉滑者，协热利；脉浮滑者，必下血。

此言疫邪误下之变。治疫虽宜疏里，但既越于太阳，自当从表，一误下之，其变有不可胜言者。促为阳盛，下之必致结胸也，为欲解。浮为在表，下之则内陷为结胸。紧为邪实，下之则邪上浮为咽痛。弦者挟风，下之则引风入肝，故两胁拘急。细数者，热郁于内也，下之则邪火上冲，故头痛未止。沉紧多饮，下之必动其饮，故欲呕。沉滑者，热为湿滞也，下之则湿热下流，故协热利。浮滑者，热盛于表也，下之则热邪内攻，故下血。

【提要】本条讨论对疫病太阳病误用下法后出现的各种变证。

【精解】疫病误用下法，见脉数，无结胸表现，为病欲外解；如出现脉浮，浮为在表，攻下则致邪气内陷，导致结胸。脉紧为邪实，攻下致邪气上浮导致咽痛；脉弦，为邪入厥阴，故见两胁拘急；脉细数，为热郁于内，攻下则致邪火上冲见头痛；脉沉紧，有饮邪内伏，攻下则引动饮邪，所以欲呕；脉象沉滑，为湿热积滞，攻下则湿热下流，所以见协热下利；脉象浮滑的，为热盛于表，攻下则热邪内攻，所以大便下血。

【原文】阳毒之为病，面赤斑斑如锦纹，咽喉痛，唾脓血。五日可治，七日不可治。升麻鳖甲汤主之。

阳毒者，疫邪犯于阳分也。阳邪上壅，故面赤。热极伤血，故遍体斑斑如锦纹也。咽喉痛，唾脓血，皆邪热铄津，有立时腐败之势。五日经气未周，毒犹未遍，故可治。七日则邪气遍而正气消矣，故曰不可治。方用升麻鳖甲者，所以解阳分之毒，即所以救阴分之血也。

【提要】本条讨论阳毒的证治。

【精解】阳毒者，阳邪上壅，见面赤。热入营血迫血妄行，所以遍体斑斑如锦纹。邪热化火成毒，故见咽喉痛，唾脓血。五日经气还未循环一周，毒还未传遍身体，故可治。如果超过七日则邪气传遍整个身体而正气溃败，为难治。方用升麻鳖甲汤，泻火解毒。

【医案举隅】

升麻鳖甲汤

升麻鳖甲汤出自《金匮要略》，主治阳毒，见面赤斑斑如锦纹者。现代临床常用于治疗颜面发斑、皮肌炎、银屑病等。

一、颜面发斑案

吴擢仙医案：一病人颜面发斑，前额、两颧特别明显。略显蝶形，其色鲜红。西医诊断为红斑狼疮。诊其舌红少苔，切其六脉滑数有力，问诊其患处奇痒难忍，有烧灼感，肢体疼痛，时有发寒热，乃诊断为《金匮要略》之"阳毒发斑"。治宜解毒发斑，用升麻鳖甲汤全方加金银花一味，5 剂而病减，后去蜀椒、雄黄，加生地黄、玄参，10 余剂而愈。阴阳毒皆当解毒活血，阳毒轻浅，利于达散，故用雄黄、蜀椒辛散之力，以引诸药透邪外出。观方后有云服"取汗"，就可见本方透解的功效了。

邹学熹. 怀念吴擢仙老师[J]. 成都中医学院学报，1982（增）：3.

按语：本案患者见颜面发斑，瘙痒、灼热感，证属阳毒发斑，治以解毒化斑，方用升麻鳖甲汤，加金银花辛凉清热解毒，透邪外出。

二、皮肌炎案

李某，女，49 岁。1997 年 8 月就诊。

[病史] 患者一年前鼻部发现一小皮疹，经某院诊断为皮肌炎，曾经中西医结合治疗，症状时好时作。诊见面部及胸颈皮损色红，突出皮肤，臂后部皮肤左右侧皮损不甚，但肤色紫暗成片，感觉上下肢近端肌无力，且轻度压痛。伴动则气喘，口甚干喜温饮，大便日行 2~3 次，初硬后溏。舌质红、苔中腻，脉细弱。实验室检查：抗核抗体（ANA）（+）。B 超提示膈两侧有少量积液。

[诊断] 证属血分瘀热，兼有脾虚湿滞。

[治法] 治宜清热解毒散瘀，兼健脾利湿。

[方药] 用升麻鳖甲汤加减。升麻、当归、蜀椒、紫草、赤芍、白芍、党参、炒白术、茯苓、车前子各 10 克，炙鳖甲 8 克，生黄芪、炙黄芪、水牛角各 30 克，炙甘草 3 克。加减：面部烘热合六味地黄丸；低热不净合青蒿鳖甲汤；多汗合牡蛎散；皮肤瘙痒加地肤子、白鲜皮各 10 克；肢节酸痛不适加海风藤、川牛膝、羌活、独活各 10 克；下肢浮肿加冬瓜皮 10 克。

服药后，肌无力、肌肉疼痛基本消失，皮疹、皮损消退，肤色接近正常。实验室检查：ANA（-）。为防反复，继续用上方调理。

严敏，刘淑杰. 沈继泽用升麻鳖甲汤治疗结缔组织疾病的经验[J]. 浙江中医杂志，1999（9）：371.

按语：患者发作皮肌炎，证属血分瘀热，兼有脾虚湿滞。治以长麻鳖甲汤加减。方用升麻、炙鳖甲、当归、蜀椒、水牛角、紫草、赤芍、白芍清热解毒、凉血活血散瘀，生炙黄芪大补正气，炒白术、茯苓、车前子健脾益气利湿，炙甘草调和诸药，配伍得当而收佳效。

三、银屑病案

姚某，男，42岁。1991年6月24日就诊。

[病史] 患银屑病10余年，曾用多种中西药物治疗，时愈时发。现见头面、四肢、躯干泛发斑块状红色皮疹，表面鳞屑白薄，易于剥离，剥离后基底鲜红，可见点状出血，伴剧烈痒感，口干溲赤。舌质红、苔薄黄，脉弦数。

[诊断] 辨证为风邪袭表，热毒炽盛。

[治法] 治宜疏风止痒，清热解毒。

[方药] 基本方（升麻、鳖甲各15克，当归10克，甘草8克，川椒、雄黄各6克）加赤芍9克，丹皮、地龙各6克，乌梢蛇12克。

服药1月后，瘙痒大减，皮疹亦消退大半。去地龙、乌梢蛇，雄黄改为3克，续进15剂，皮疹退尽。1年后随访，未见复发。

王景福，贾东强. 升麻鳖甲汤治疗寻常型银屑病[J]. 浙江中医杂志，1995（2）：67.

按语： 本例患者发作银屑病，见头面、四肢、躯干泛发斑块状红色皮疹，可见点状出血，伴剧烈痒感，证属风邪袭表，热毒炽盛。治以升麻鳖甲汤加减，方用升麻能升能散、祛肌肤风热，鳖甲咸寒入阴、引风邪外出，当归养血润燥则血行风灭，雄黄祛风解毒止痒，川椒辛散强烈，以助消除稽留不解之风邪，甘草消热解毒且能和中调药。药证一致，故而取效。

【原文】阴毒之为病，面目青，身痛如被杖，咽喉痛。五日可治，七日不可治。升麻鳖甲汤去雄黄蜀椒主之。

阴毒者，疫邪入于阴分也。阴中于邪，故面目青。邪闭经络，故身痛如被杖。咽喉痛者，阴分热毒上壅也。故其日数与阳经同，而治法原方去雄黄、蜀椒者，阴分已受热邪，不堪再用热药也。

雄按：王安道云：阴者，非阴寒之病，乃感天地恶毒异气，入于阴经，故曰阴毒耳！后人谓阴寒极盛，称为阴毒。引仲景所叙"面目青，身痛如被杖，咽喉痛"数语，却用附子散、正阳散等药。窃谓阴寒极盛之证，固可名为阴毒，然终非仲景所以立名之本意。后人所叙阴毒，与仲景所叙阴毒，自是两般，岂可混论？盖后人所叙阴毒，是内伤生冷，或暴寒所中，或过服寒凉药，或内外俱伤于寒而成，非天地恶毒异气所中也。

又赵养葵云：此阴阳二毒，是感天地疫疬非常之气，沿家传染，所谓时疫也。

又按：雄黄、蜀椒二物，用治阳毒，解者谓毒邪在阳分，以阳从阳，欲其速散也。余谓雄黄尚属解毒之品，用之治毒，理或有之。至蜀椒，岂面赤发斑、咽痛、唾血所可试乎？必有错简，未可曲为之说也。杨云：通人[1]之论，《伤寒论》中，此类甚多，俱不必强作解事也。

又按：倪冲之《伤寒汇言》附载袁云龙云：仲景之书，前叙六经诸条，其中文义，前后起止，多有阙失，历代医哲，并未深勘。至于阳毒、阴毒二条，更可诧异，俱用升麻鳖甲汤，阴毒但无雄黄、蜀椒，此坊刻[2]之伪本也。宋庞安常阴毒、阳毒概用全方，阴毒不去椒、黄，于理稍近。余于万历乙亥，得南阳旧本，其阴毒条，于去雄黄下作倍蜀椒加半主之，于理为是。盖阳毒、阴毒二证，良[3]由平素将息[4]失宜，耗疲精髓，逆乱气血，所以猝受山林、水泽、瘴厉恶气[5]所中，感而成疾。余当壮年北游燕邸[6]，以及辽阳之外，南游闽、广、黔、甸，以及交趾之区。大抵南方多阳毒，北方多阴毒。时医按法施治，曾无一验。中州[7]等处，有人患此，亦罕能救。细按二证，俱有"咽喉痛"三字，以余窃论，痬科书有锁喉风、缠喉风、铁蛾缠三证，其状相似。有面色赤如斑者，有面色青而凄惨者，有吐脓血者，有身痛如被杖者，有气喘急促者，有发谵语烦乱者。虽有兼证如此，总以咽喉闭痛为苦，猝发之间，三五日可治，至七日不减，即无生理，岂非阳毒、阴毒二证之类乎？再察其脉，缓大者生，细数紧促者死。余见此二证，不论阳毒、阴毒，概用喉科方，以硼砂二钱，火硝六分，米醋一盏，姜汁小半盏，用鹅翎探入喉中，吐痰碗许，活者百数。据袁公之论，则阳毒为阳邪，阴毒为阴邪矣。阴邪固宜倍蜀椒之半，而以蜀椒施之阳邪，终嫌未妥，改从喉科法引吐却稳当。以余度之，阳毒即后世之烂喉痧耳！叔和谓之温毒是已。治法忌用温散，宜用清化。陈继宣《疫痧草》专论此证。

【注释】

[1] 通人：学识渊博，贯通古今的人。

[2] 坊刻：坊间所刻，坊本。

[3] 良：诚然，的确。

[4] 将息：调养休息，保养。

[5] 瘴厉恶气：泛指具有强烈传染性的病邪。瘴厉，即山岚瘴气。恶气，即时行邪气。

[6] 邸：旧指旅馆。

[7] 中州：旧指居全国中心的今河南省一带，中原。

【提要】 本条讨论阴毒的证治。

【精解】阴毒，见面目青，身痛如被杖，为火毒极盛之象，治疗以升麻鳖甲汤去温热之雄黄、蜀椒。以上所论的阳毒和阴毒一般都认为是感受疫毒所致，故归于疫病之中，只是前者病在体表浅显部位，而后者在体表之里。其治主以清热、解毒、散瘀。

【原文】论曰：百合病者，百脉一宗[1]，悉致其病也。意欲食复不能食，常默默[2]，欲卧不能卧，欲行不能行，饮食或有美时，或有不用，得药则剧吐利，如有神灵者。身形如和，其脉微数。每溺时头痛者，六十日乃愈。若溺时头不痛淅淅然[3]者，四十日愈。若溺快然，但头眩者，二十日愈。其证或未病而预见，或病四五日而出，或二十日、或一月微见者，各随证治之。杨云：《金匮》中论此证，最为明显完善。

百合病者，皆缘时疫新愈，其三焦腠理荣卫之交，余热未清，正气困乏，不能流畅。如人在云雾之中，倏[4]清倏浑。如日月被蚀之后，或明或暗，故有种种不可名言之状。而其口苦、小便赤、脉微数，乃余热的证也。病不在经络脏腑，杨云：此句欠酌。治不能补泻温凉，惟以清气为主。气归于肺，而肺朝百脉，一宗者，统宗于一，即悉致其病之谓也。溺时头痛者，小便由于气化，水去则火上冲也，其病为重，六十日愈，月再周而阴必复也。溺时渐渐然者，膀胱腑气一空，表气亦因之失护也。但头眩者，阳气不能上达也。热渐衰，病渐轻，故愈日渐速也。曰其证，指溺时头痛诸证而言。曰未病预见，谓未成百合病，先见头痛等证也。百合清热养阴，专润肺气，治以百合，即以百合名病也。

雄按：此病仲景以百合主治，即以百合名其病。其实余热逗留肺经之证，凡温暑湿热诸病后皆有之，不必疫也。肺主魄，魄不安则如有神灵，肺失肃清，则小便赤，百合功专清肺，故以为君也。杨云：前注已平正通达[5]，读此更亲切[6]不易[7]，觉前注尚隔一层。余尝谓孟英学识，前无古人，试取其所注，与古人所注较论之，当知余言之非阿所好[8]也。忆辛丑暮春，于役[9]兰溪，在严州舟次[10]，见一女子患此证，其父母以为祟也。余询其起于时证之后，察其脉数，第[11]百合无觅处，遂以苇茎、麦冬、丝瓜子、冬瓜皮、知母为方。汪按：百合本治肺之品，从此悟入，可谓在人意中，出人意外矣。服之，一剂知，二剂已。

【注释】

[1]百脉一宗：指全身血脉，同出一源。

[2]默默：不说话，沉默。

[3]淅淅然：小便时打寒战的样子。

［4］倏（shū 书）：极快地，忽然。

［5］平正通达：公平正直，通情达理。

［6］亲切：贴切，确切。

［7］不易：不改变。

［8］非阿所好：并非迎合别人的喜爱。

［9］于役：行役。谓因兵役、劳役或公务奔走在外。

［10］舟次：指在乘船的路上，即今所说的"旅途"。

［11］第：但。

【提要】本条讨论百合病的临床表现，王氏提出本病不是疫病才有，并举一医案，甚是。

【精解】百合病证见种种不可名言之状，王氏提出其病机为余热稽留肺经，并不一定是疫病才会有。小便赤，为肺失清肃，治疗以百合清肺为君，究其病机实质，为阴液虚，兼有虚热、虚烦之象。医案里提出无百合时，也可用其他清肺之品代替而取效，对临床有指导意义。

【原文】百合病，见于阴者，以阳法救之；见于阳者，以阴法救之。见阳攻阴，复发其汗，此为逆；见阴攻阳，乃复下之，此亦为逆。

此推究致百合病之源。见于阴者，即阴中于邪也，阴既受邪，不即与阳气通调，则阴邪愈闭，法当攻阳以救其阴也；见于阳者，即阳中于邪也，阳既受邪，不即与阴气通调，则阳邪不化，法当攻阴以救其阳也。若不攻阴救阳，复发其汗，是为见阳攻阳；不知攻阳救阴，复下之，是为见阴攻阴。二者均之为逆，皆因治不如法，阴阳未能透解，所以致有百合之病。若于百合病中并无汗下之证，毋用汗下之法也。下之，汗、吐、下皆此意。此处"阴阳"二字，但就营卫讲，不说到气血脏腑上。

【提要】本条讨论百合病的治疗原则和禁忌。

【精解】百合病的病机为阴液不足有热，治疗当救阴液，清虚热。若误用攻下、发汗、涌吐等法，皆为误治。

【原文】百合病，发汗后者，百合知母汤主之。

得之汗后者，其阳分之津液必伤，余热留连而不去，和阳必以阴，百合同知母、泉水，以清其余热，而阳邪自化也。

按：初病邪重，故上节言救、言攻，此病后余邪，当用和法。

【提要】本条讨论百合病误用汗法而伤津液、余邪抹去的治法。

【精解】发汗后见百合病，为汗后阴伤，余热清，治疗以百合知母汤清热生津。

【医案举隅】

百合知母汤

百合知母汤出自《金匮要略》，具有清热养阴的功效，临床常用本方治疗长期低热、失眠、抑郁症、神经衰弱、更年期综合征、乳腺疾病、男科疾病以及哮喘等多种疾病。

乳癖案

严某，女，53 岁，2005 年 4 月 4 日就诊。

［病史］双乳胀痛 3 周，时有刺痛，心烦，急躁，浑身不适，夜寐欠安，腰酸，曾口服乳癖消、逍遥丸等中成药，效果不佳。体检发现双乳无明显肿块，触痛明显。苔少，舌尖红，脉细数。

［诊断］证属肝郁化火，阴虚内热。

［治法］治拟养阴疏肝。

［方药］百合 30 克，知母 12 克，甘草 6 克，淮小麦 30 克，红枣 20 克，郁金 12 克，香附 9 克，延胡索 12 克，莪术 30 克，三棱 12 克，巴戟肉 15 克，肉苁蓉 12 克，八月札 30 克，川楝子 9 克，杜仲 15 克。鼓励患者在生活、工作中放松自己，保持愉悦心情。

服 14 剂后，双乳胀痛明显改善，情绪较前稳定，夜寐转安。以后随证加减，服药 3 个月后，诸症渐消。

高秀飞，刘胜. 刘胜运用百合知母汤治疗乳腺病的经验［J］. 辽宁中医杂志，2006，33（9）：1068-1069.

按语：患者心烦急躁，情志不畅，肝气郁结，致乳络不通，不通则痛。治疗用百合知母汤以养阴清热、解郁除烦、宁心安神。配伍甘草、淮小麦、红枣（甘麦大枣汤）甘润平补、养心调肝，郁金、香附、延胡索、八月札、川楝子疏肝理气，合巴戟肉、肉苁蓉调摄冲任，杜仲补肾强腰，莪术、三棱活血通乳络。

【原文】百合病，吐之后者，百合鸡子黄汤主之。

其得之吐后者，吐从上逆，较发汗更伤元气，阴火得以上乘，清窍为之蒙蔽矣。故以鸡子黄之纯阴养血者，佐百合以调和心肺，是亦用阴和阳矣。

【提要】本条讨论百合病误用吐法而耗气伤阴的治法。

【精解】误用吐法，见百合病，治以百合鸡子黄汤。吐后邪从上逆，阴液伤而虚热上扰而不降，治疗以百合清心润肺、鸡子黄补精血而交通心肾，既济水火。

【医案举隅】

百合鸡子黄汤

百合鸡子黄汤具有养阴清热，调和心肺之功效。现代临床用于治疗神志错乱、鼻衄等。

一、鼻衄案

陈某，男，18 岁。

[病史]因间歇性鼻衄 5 年，常在清晨或午后流鼻血，每次出血量约 20~30ml，秋冬干燥季节出血量每次多达 50~100ml，经多方医治无效，患者面色苍白，重度贫血（血色素 5.6 克/升），形体消瘦，头昏眼花，四肢无力。

[诊断]检查结果证实为鼻黏膜干裂出血所致鼻衄。

[方药]后经本方治疗，服药川剂，一个月后流鼻血停止，贫血逐渐纠正，体重渐渐增加，其他症状全部消失，至今已五年多未再复发。

陶必贤. 古方百合地黄汤、百合鸡子汤加味治疗鼻衄的临床报告[J]. 贵阳中医学院学报，3（17）：38.

按语：本案是肺阴亏虚、虚火内扰所致，症见鼻衄、贫血、消瘦等。治以百合鸡子汤加味，养阴清肺、凉血止血，则患者久病鼻衄止，其他症渐消，药到病除。

二、肝昏迷案

王某，男，44 岁。

[病史]因肝炎后肝硬化合并克鲍二氏征，第二次出现腹水已 9 个月，于 1970 年 9 月 4 日入院。入院后经综合治疗，腹水消退，腹围减到 71cm，1971 年 1 月 15 日因冷餐引起急性胃炎，予禁食、输液治疗。1 月 21 日患者性格改变，一反平日谨慎寡言而为多言，渐渐哭啼不宁，不能辨认手指数目，精神错乱。考虑肝昏迷Ⅰ度。因心电图尚有 U 波出现，血钾 3.26mmol/L，补钾后心电图恢复正常，血钾升到 4.3mmol/L。同时用谷氨酸钠每日 23~46 克注射 12 天，并用清营开窍、清热镇静之方。患者症状无改变，清晨好转，午后狂乱，用安定剂常不起效，需耳尖放血，方能平静入睡，而精神错乱如故。

[诊断]考虑其舌红脉虚，神魂颠倒，乃从百合病论治。

[方药]从 2 月 1 日起加用百合鸡子黄汤，每日 1 剂，每剂百合 30 克，鸡

子黄 1 枚，煎服。

2 月 2 日患者意识有明显好转，因多次输入钠盐，出现腹水，加用氨苯蝶啶每日 200mg，继用百合鸡子黄汤。2 月 3 日患者神智完全恢复正常。

山西省中医药研究所肝病科. 中西医结合治疗肝硬化肝昏迷 40 例经验小结［J］. 新医药学杂志，1974（2）：10-14.

按语： 本方原为百合病误吐损伤肺胃之津，而出现肺胃阴虚火旺之症而设。也可用于热性病或久病之后阴津不足而见舌红苔少乏津、脉象虚数或细数者。本案患者为肝昏迷，见神志错乱，从百合病治疗以百合鸡子黄汤。

【原文】百合病，下之后者，百合滑石代赭汤主之。

其得之于下后者，下多伤阴，阴虚则阳往乘之，所以有下焦之热象，百合汤内加滑石、代赭，取其镇逆利窍以通阳也。是谓用阳和阴法。

【提要】本条讨论百合病误用下法后的治法。

【精解】攻下后见百合病者，下后伤阴，阴虚则阳往乘之。以药测证，当见小便不利、呕逆，故用滑石通利、代赭降逆。

【原文】百合病，不经吐、下、发汗，病形如初者，百合地黄汤主之。

不经吐、下、发汗，正虽未伤，而邪热之袭于阴阳者，未必透解，所以致有百合病之变也。病形如初，指百合病首节而言。地黄取汁，下血分之瘀热，故云大便当如漆，非取其补也。百合以清气分之余热，为阴阳和解法。

【提要】本条讨论百合病的一般治疗方法。

【精解】百合病，未经吐、下、发汗等法误治，病形如初，指首条所述诸症，如欲食不能食、默默不语、欲行不能行等症状。治疗以百合地黄汤清气凉营血、养阴生津。

【医案举隅】

百合地黄汤

百合地黄汤滋阴清热，补益心肺，主治百合病。现代研究表明其可增加脑内单胺类神经递质含量而起到抗抑郁的作用，也具有抑制肿瘤细胞增殖等作用。临床上常用于治疗抑郁症、失眠、围绝经期综合征、老年性皮肤瘙痒等疾病，临床应用广泛。

一、更年期综合征案

患者，女，51 岁。

［病史］停经 1 年来，心烦易怒，潮热汗出，手足心热，入睡困难，易醒，睡眠时间每天 1~2 小时，舌红，少苔，脉细。头颅 CT、心电图、胸片、甲状腺功能等检查均正常，性激素测定显示卵巢功能低、促性腺水平较高。

［诊断］更年期综合征合并失眠。

［方药］予百合地黄汤合二仙汤。百合 30 克，生地黄 15 克，黄柏 12 克，知母 12 克，仙茅 10 克，淫羊藿 10 克，龙骨 30 克，牡蛎 30 克，丹参 30 克，当归 10 克，淮小麦 30 克。每日 1 剂，水煎服，晚饭前 2 小时及睡前 1 小时服用。

1 周后，睡眠时间延长至 3~4 小时，心烦易怒、潮热汗出好转。

复诊，予原方加夜交藤 30 克，酸枣仁 15 克，服用 3 周后，睡眠时间达 6 小时以上，潮热、汗出症状消失，心情好转。

马铮. 张融碧用百合地黄汤临证经验［J］. 中国中医药信息杂志，2006（12）：81-102.

按语：更年期综合征是更年期妇女常见的症状。《黄帝内经·素问》云："（女子）七七，任脉虚，太冲脉衰少，天癸竭，地道不通。"女子绝经期前后肾气必虚，肾阴不足，故出现阴虚症状，治疗当以补肾为本，辅以滋阴养血，补益五脏。故使用百合地黄汤合二仙汤，标本兼治，平衡阴阳，调理冲任。

二、老年代谢综合征案

患者，女，67 岁，因血压控制不佳、时有波动就诊。

［病史］平素血压不稳，容易紧张，余无明显不适症状，舌淡红，苔白少津，脉弦滑小数。查血压：146/90mmHg，腰围 86cm，既往血脂异常，现口服立普妥 20mg，1 次 / 天。

［诊断］西医诊断：多发性硬化症（MS），中医辨证考虑阴虚阳亢为主。

［方药］生地黄 12 克，生百合 12 克，丹参 30 克，郁金 10 克，葛根 30 克，川牛膝 10 克，夏枯草 15 克，白芍 15 克，柴胡 5 克，炒枳壳 10 克。14 剂，水煎服，日 1 剂。

二诊：血压仍有波动，晨起明显升高，最高达 140/90mmHg。舌淡，苔白，脉弦细略有紧象。辨证同前，酌加制鳖甲以增滋阴潜阳之力。

［方药］地黄 15 克，百合 15 克，制鳖甲（先煎）30 克，川牛膝 15 克，夏枯草 15 克，白芍 15 克，柴胡 10 克，炒枳壳 10 克。14 剂，水煎服，日 1 剂。

三诊：血压整体下降，渐趋平稳，头目较前觉清亮，舌淡苔白，脉弦细。仍以滋水涵木、平肝潜阳为法。

［方药］生地黄 15 克，百合 15 克，生牡蛎 30 克，白芍 30 克，制鳖甲（先

煎）30克，川牛膝15克，夏枯草15克，柴胡10克，炒枳壳10克。7剂，水煎服，日半剂。

三诊后痊愈。

王宝，闫小光，黄飞，等. 金匮百合地黄汤在老年代谢综合征中的应用[J]. 中华中医药杂志，2019，34（2）：533–535.

按语：血压控制不住，高值偏高，中医首先考虑肝阳上亢。本案患者经辨证属于阴虚火旺、肝阳偏亢型，与所考虑不谋而合。故使用百合地黄汤加减治疗以滋阴降火、平抑肝阳。

三、咳嗽案

黎某，男，54岁。

［病史］患者多天前感冒，经用西药治疗，大部分症状已消失，唯余咳嗽一症，至今犹存。虽曾自服复方菠萝酶片、甘草片等止咳药，但咳嗽不减。时值深秋，气候转燥，更感咽干，时时作咳，干咳无痰，鼻干无涕。近烟酒则咳嗽更剧。食可，大便偏干，舌质红少津，脉细中带数。

［诊断］证属风邪化燥，郁肺伤津，致肺气不降，且久咳未愈使肺阴受损。

［治法］治宜滋阴济燥，润肺止咳。

［方药］百合30克，生地黄20克，知母15克，怀山药30克，麦冬20克，五味子10克，天花粉15克，紫菀10克，杏仁15克，桔梗10克，生甘草10克。

取上药嘱先泡，久煎取汁倒入保温杯中，再调生蜂蜜于其内，量少次频，时时呷之。忌食辛辣香燥之物。上法治疗后，2剂咳止近半，4剂咳嗽已平，守方继服4剂，以资巩固。

陈进，程远林. 百合地黄汤临床运用举隅[J]. 安徽中医临床杂志，2000（2）：122.

按语：大便干、舌红少津，脉细数，乃是阴虚阳亢，内热伤津，伤及肺津则表现为燥咳；秋燥伤肺，则更易咳嗽；咳嗽不止，则愈伤肺阴。治宜滋阴生津，润肺止咳，使用百合地黄汤加味。

【原文】百合病，一月不解，变成渴者，百合洗方主之。

百合病，至一月不解，缠绵日久，变成渴者，津液消耗，求水以自滋也。渴而不致下消，病犹在肺，肺主皮毛，故以百合汤洗之，使毛脉[1]合行精气于腑也。食煮饼[2]，假麦气以助津液。勿以盐豉[3]，恐夺津增渴也。

【注释】

［1］毛脉：毛细血管。

〔2〕煮饼：这里是指淡面条。饼，古代面食的通称。

〔3〕盐豉：腌制的豆豉，指调味品。

【提要】本条讨论百合病日久伤津者的外治法。

【精解】百合病缠绵一月不解，见口渴，为津液耗伤，病位在肺，肺主皮毛，故治以百合浸水外洗，同时食淡面条，以助津液。

【原文】百合病，渴不瘥者，栝楼牡蛎散主之。杨云：此条证比上条较重。

雄按：尤在泾曰：病变成渴，与百合洗方而不瘥者，热盛而津液伤也。栝楼根苦寒，生津止渴。牡蛎咸寒，引热下行，不使上铄也。此注已极该括[1]，陈注较逊，故从尤本。

【注释】

〔1〕该括：包罗，概括。

【提要】本条讨论百合病日久伤津者的服药治法。

【精解】百合病，变成渴而不愈，为热伤津液。与上条相比病情更重。治以栝楼牡蛎散，栝楼根苦寒，生津止渴。牡蛎咸寒，引热下行，不使热邪上铄。

【医案举隅】

栝楼牡蛎散

栝楼牡蛎散由栝楼根、牡蛎各等分组成，出自《金匮要略·百合狐惑阴阳毒病脉证治第三》，临床多用于治疗糖尿病见口干多饮者。

一、糖尿病口渴案

患者，男，45岁，2017年3月2日初诊。

〔病史〕主诉：口干口渴1个月。1个月前发现血糖升高，入院空腹血糖14.7mmol/L。刻下症见口干口渴，无明显多饮、多食、多尿及体重减轻，无头昏乏力，无手足麻木、乏力疼痛，无皮肤瘙痒，纳眠尚可，小便量可，大便成形，每日1~2次，舌质偏红、苔薄黄，脉细。既往吸烟史20余年，饮酒史20余年。

〔诊断〕西医诊断：2型糖尿病。中医诊断：消渴，火热炽盛证。

〔治法〕清热生津。

〔方药〕栝楼牡蛎散合三黄石膏汤加减。栝楼根30克，牡蛎30克，黄连30克，黄芩15克，生石膏30克，黄柏15克，生姜10克。4剂，每日1剂，水煎服。

复诊（2017年3月6日）：已无明显口干口渴症状，余无特殊不适。嘱其调畅情志，原方化裁再进4剂，巩固疗效。期间患者定期复查，空腹血糖可维持在6~7mmol/L。

赵雯雯，岳仁宋，刘蕊蕊. 栝楼牡蛎散治疗糖尿病早期"渴不瘥"探析［J］. 中医杂志，2017，58（18）：1607-1608.

按语：本案患者以血糖升高、口干口渴为主要症状，为糖尿病早期典型症状。治疗予栝楼牡蛎散与清热泻火之三黄石膏汤甘寒清热，口干、口渴症状迅速缓解。

二、汗证案

韩某，男，61岁。

［病史］主诉：多汗7年。夜间明显，伴失眠，曾多方求治，均无效。刻下症：多汗，夜间明显，失眠，五心烦热、面红，舌红多裂纹，脉细弦。既往糖尿病9年，应用诺和灵30 R皮下注射治疗，目前血糖控制良好。

［诊断］盗汗。辨证：阴虚火旺。

［方药］栝楼牡蛎散加减。栝楼根60克，煅牡蛎60克，黄连30克，黄柏30克，知母30克，炒枣仁30克，五味子12克。

服药1个月后，汗证基本治愈，无其他不适。

苏浩，甄仲，仝小林. 仝小林教授应用重剂栝楼牡蛎散治疗盗汗举隅［J］. 中医药信息，2013，30（4）：71-72.

按语：患者糖尿病日久，见五心烦热、面红，舌红多裂纹，为火热阴伤之表现。治疗以大剂量栝楼牡蛎散敛汗生津润燥，兼以清热降火，并合黄连、黄柏、知母加强泄虚火、清内热之力，加五味子酸敛止汗，加炒枣仁敛汗养心安神。

【原文】百合病，变发热者，百合滑石散主之。

变发热者，余邪郁久，淫于肌表，热归阳分也。百合清金退热，加滑石以利窍通阳。日当微利，指小便利言，谓热从小便去也。

【提要】本条讨论百合病日久郁热者的治法。

【精解】百合病出现明显发热的，用百合滑石散治疗。百合病出现明显发热，是由于余邪郁久、淫于肌表、热归阳分所致。百合，清金退热，加滑石，可以利窍通阳。"日当微利"是指小便利而言的，也就是热从小便而去。

【原文】狐惑之为病，状如伤寒，默默欲眠，目不得闭，卧起不得安。蚀于喉为惑，蚀于阴为狐。不欲饮食，恶闻食臭也。其面目乍赤、乍黑、乍白。蚀于上部则声嗄[1]，甘草泻心汤主之。蚀于下部则咽干，苦参汤洗之。蚀于肛者，雄黄熏之。

百合病是余热留连于气机者，狐惑病是余毒停积于幽阴者。狐惑，水虫也。原疫邪不外湿热久留不散，积而生虫。顾听泉云：疫邪久留，人不活矣。"久留"上宜加"余邪"二字。喉与二阴为津液湿润之处，故虫生于此也。声嗄因知其蚀于喉，咽干而知其蚀于阴者，因其热郁于下，津液不能上升也。余热内郁，故状似伤寒。内热，故默默欲眠。内烦，故目不得闭，卧起不安。面目乍赤、乍黑、乍白，以热邪隐见不常，非虫动也。苦参、雄黄，皆燥湿杀虫之品。甘草泻心，不特[2]使中气运而湿热自化，抑亦[3]苦辛杂用，足胜杀虫之任也。略参尤氏。

【注释】

[1] 声嗄：声音嘶哑。

[2] 特：单单，特地。

[3] 抑亦：也许，或许。

【提要】本条讨论狐惑的临床表现及治法。

【精解】狐惑病，状如伤寒，指初起有恶寒发热。后欲眠而目不得闭，卧起不安，当有热郁于内，郁而化火成毒，故见蚀于上下。蚀于上部，见喉部病变，可有破溃、溃疡、声嘶等，治以甘草泻心汤泻火解毒；蚀于下部，见咽干，临床可伴见前后二阴溃破，治疗可用苦参汤熏洗，以清热凉血。

【医案举隅】

甘草泻心汤

甘草泻心汤乃半夏泻心汤加甘草一两组成，具有补中和胃、降逆消痞之功效，主治泻心汤证脾虚偏重者。现代研究表明其具有调节胃黏液分泌、增强机体免疫、保护肝脏和提高机体抗缺氧能力等药理学作用。临床多用于治疗复发性口腔溃疡、反流性食管炎、溃疡性结肠炎等疾病。

一、肿瘤化疗所致消化道反应案

宋某，女，46岁。

［病史］患肺腺癌住院化疗第2周，出现恶心、呕吐。刻诊：无咳嗽、胸闷、咯痰等肺部症状，恶心，上腹胀，得食或吐已3天，便溏，每日1次，乏力，白细胞水平 $3.3 \times 10^9/L$，舌淡红、边有齿痕，苔薄白，脉沉。

［诊断］诊为甘草泻心汤证。

［方药］清半夏30克，黄芩10克，黄连3克，干姜12克，甘草30克，生晒参15克，大枣5枚。7剂，水煎2次服。

二诊（2016年4月19日）：服上方后诸症消失，白细胞3.9×10⁹/L，再服上方7剂。嘱其以后注射化疗药物前1天开始服上方6剂，直至注射化疗药物结束，消化道反应未再发作，白细胞水平基本正常，目前仍在口服化疗药。

李发枝.《金匮要略》甘草泻心汤临床应用举隅[J]. 中医学报，2019，34（12）：2576-2579.

按语：患者恶心、呕吐，不欲食，舌有齿痕，可见胃气不和，脾虚湿盛，属于甘草泻心汤证，故治以此方和中消痞，清热燥湿。

二、上热下寒案

杨某，女，56岁。

[病史]心前区闷热，短气半年，无疼痛，时烦躁，饭后易呃逆，少量痰，无恶心呕吐，大便1日1次，偶尔不成形，情绪波动时易腹痛，舌红苔薄黄，有齿痕，左手脉弦、寸脉上越至腕横纹以上，右手关浮尺大。

[方药]拟甘草泻心汤加减。黄连3克，清半夏6克，黄芩9克，干姜6克，党参9克，炙甘草9克，白芍6克，大枣3枚。

患者服上方6剂后诸症大有缓解，复诊时考虑久病及血络，嘱原方加五灵脂6克，再进6剂，诸症十去其八。

马福祺，赵林，曹娜，等. 从火不暖土谈甘草泻心汤的应用[J]. 世界最新医学信息文摘，2018，18（88）：239.

按语：患者为上热下寒证。心火独盛于上，脾胃土寒于下，于是出现了心烦、完谷不化、痞硬满、腹中雷鸣、下利的脾胃寒证，治则调和上下，使心火可生脾土，方以甘草泻心汤加味。

三、白塞病案

患者，男，29岁，于2009年10月16日初诊。

[病史]患者诉近1年来每间隔一段时间发生口腔溃疡1次，间隔时间不等。发作前多伴有心烦、纳差、胃脘部烧灼感、视物不清、大便秘结，3天一行。在此期间，罹患龟头溃疡3次，阴囊湿疹4次，眼睛球结膜溃疡2次。曾在眼科就诊，未获满意疗效。刻下：患者精神欠佳，见口腔黏膜、龟头多处色素沉着斑，舌尖及龟头各有1处小溃疡，舌质淡，苔微白，脉弦滑。

[诊断]西医诊断：白塞病。中医诊断：狐惑病，证属气血两虚、湿热互结。

[方药]治以甘草泻心汤化裁。甘草、炙甘草各6克，黄芩10克，黄连3克，姜半夏10克，干姜5克，党参10克，茯苓10克，枸杞10克，大枣15克。水煎服，日1剂，7剂。

药后症状明显转轻，仍守原方继服14剂，以巩固疗效，其后加减治疗月余，诸症皆消。

邓剑兰，刘建国．甘草泻心汤在口腔科的应用[J]．中国中医药信息杂志，2011，18（3）：88．

按语：《金匮要略·百合狐惑阴阳毒病脉证治第三》曰："狐惑之为病，状如伤寒，默默欲眠，目不得闭，卧起不安，蚀于喉为惑，蚀于阴为狐，不欲饮食，恶闻食臭，其面目乍赤、乍黑乍白。蚀于上部则声喝，甘草泻心汤主之。"此与白塞病的临床表现颇为相似，故用甘草泻心汤加减治之。本案患者气血俱虚，以致湿热互结于内，治则补气生血，祛湿清热，方用甘草泻心汤加味，共奏辛开苦降、虚实并调之功。

【原文】病者脉数，无热，微烦，默默但欲卧，汗出。初得之三四日，目赤如鸠眼，七八日，目四眦[1]黑。若能食，脓已成，赤豆当归散主之。

此疫邪热毒蕴伏于内也。故有脉数，身不热，微烦，欲卧之证。初得之汗出，表气尚通也。至三四日，目赤如鸠眼，热伤血分也。七八日，目四眦黑，血已腐败也。能食者，病不在胸腹，脓成于下也。赤小豆，清热去湿，兼以解毒。当归和血化脓，使毒从下解也。

先辈喻嘉言将《辨脉篇》中"清邪中上焦，浊邪中下焦"一节，为仲景论疫根据，可谓独具只眼者矣。其治法以逐秽为第一义。上焦如雾，升而逐之，兼以解毒；中焦如沤，疏而逐之，兼以解毒；下焦如渎，决而逐之，兼以解毒。此论识超千古。雄按：林北海亦云：喻氏论疫，高出千古，直发前人所未发。盖仲景于吐利、霍乱等，不过感一时冷热之气者，犹且论及，而谓疫病之为流行大毒者，反不之及耶！然则《伤寒论》中之必有疫证，是非臆说，坤学识浅陋，不敢妄自搜罗，扰乱经旨，但将《伤寒》《金匮》中证治，与风寒等法不合，寓有毒意者，均归之疫！雄按：守真论温，风逵论暑，又可论疫，立言虽似创辟，皆在仲景范围内也。

杨按：此篇搜辑甚佳，俱古人所未及。然原论不可解处甚多，其用方与病不相登对处亦有之，读者师其意，而于其不可解者，勿强事穿凿则善矣。汪按：此评大妙，如此方不为昔人所愚，所谓尽信书不如无书也。

【注释】

[1]四眦：两眼内外眦。

【提要】本条讨论狐惑化脓的证治。

【精解】条文提出狐惑见目赤，接上条所言"面目乍赤、乍黑、乍白"，邪热化火成毒，故可见目赤；毒瘀互结，见目眦黑，血败肉腐，故成脓。治疗以赤小豆当归散清热解毒，活血排脓。

本篇辑录了《伤寒杂病论》有关疫病的条文，涉及疫病脉证、疫病极期表现、后期余毒伤阴等内容。杨氏指出原文不合理之处较多，方证也有不相符处，后学者不可牵强附会，强事穿凿，所述有一定道理。

【医案举隅】

赤豆当归散

赤豆当归散，又名赤小豆当归散，出自《金匮要略·百合狐惑阴阳毒病脉证治第三》与《金匮要略·惊悸吐衄下血胸满瘀血病脉证治第十六》中，具有清热和血的功效。主治湿热蕴毒积于肠中形成痈脓者，亦治大便下血、先血后便。临床多运用本方治疗湿热毒邪引起的痢疾、便血、带下等。

一、痢疾兼痔疮便血案

刘某，男，51岁。1973年8月6日初诊。

［病史］因饮食不洁，于28日前突下赤白痢，服呋唑酮、土霉素未效，日下10余次，赤多白少，里急后重。前日起，痔血如注（素患外痔），肛门灼热，肿痛难忍，口渴，小便色赤，舌深红、苔黄滑，脉滑数。大便常规：红细胞（++++），白细胞（++），脓细胞（++）。

［诊断］证属湿热毒痢，引发痔血。

［治法］治宜清热祛湿，解毒止血。

［方药］用赤豆当归散加味。赤小豆18克，当归12克，黄芩9克，金银花、生地榆、槐花、仙鹤草、马齿苋各15克。

服3剂，下痢减轻，日7~8次，痔血随之减少，里急后重，腹痛，肛热，舌红、苔黄滑，脉滑数。

原方加大黄6克，推荡积滞，继进3剂，大便不爽，日行3~4次，带少量红白黏液，痔血已止，腹胀纳差，舌红、苔黄，脉滑稍数。拟原方去大黄、槐花、仙鹤草，加山楂、枳壳各12克，化积畅中。继进6剂，诸症消失，大便镜检阴性。

彭述宪. 赤豆当归散临床运用[J]. 湖南中医杂志，1993，9（3）：7-8.

按语： 患者见下痢赤白，赤多白少，病机属湿热蕴结、日久化毒、壅塞肠中、气血阻滞、传导失司、肠络受伤所致。治疗以赤豆当归散加黄芩、马齿苋清肠止痢，金银花清热解毒，地榆、槐花、仙鹤草凉血止血。

二、赤白带下案

湛某，女，52岁。1956年6月12日就诊。

［病史］阴道流赤白黏液 2 年，服完带汤、丹栀逍遥散、内补丸等方，带下时多时少。近月病情加重，赤多白少，稠黏气臭，小腹疼痛，不可重按，小便短黄，舌质红、苔黄滑厚，脉滑数。

［诊断］证属湿热化毒，下蕴胞宫。

［治法］治宜清热利湿，活血解毒。

［方药］用赤豆当归散加味。赤小豆、金银花、败酱草各 20 克，当归、薏苡仁、贯众、冬瓜仁各 12 克。

服 10 剂，阴道仅有少量赤白黏液流出，小腹痛止。然头晕，心慌、体倦、纳差，以原方去贯众，加条参、炒山楂各 9 克以补脾健胃，继进 10 剂，带止体健。

彭述宪. 赤豆当归散临床运用[J]. 湖南中医杂志，1993，9（3）：7-8.

按证：本案为湿热蕴毒，损伤冲任，带脉失约而致带下。用赤豆当归散加薏苡仁、冬瓜仁清利湿热，金银花、败酱草、贯众清热解毒。继以原方加条参补脾益气，山楂健胃消积。

卷三

叶香岩外感温热篇

【原文】章虚谷曰：仲景论六经外感，止有风、寒、暑、湿之邪。论温病由伏气所发，而不及外感。或因书有残阙，皆未可知。后人因而穿凿附会，以大青龙[1]、越脾[2]等汤证治为温病，而不知其实治风寒化热之证也。其所云太阳病发热而渴为温病，是少阴伏邪出于太阳。以其热从内发，故渴而不恶寒。若外感温病，初起却有微恶寒者，以风邪在表也。亦不渴，以内无热也。似伤寒而实非伤寒，如辨别不清，多致误治，因不悟仲景理法故也。盖风为百病之长，而无定体，如天时寒冷，则风从寒化而成伤寒。温暖则风从热化而为温病。以其同为外感，故证状相似，而邪之寒热不同，治法迥异，岂可混哉！二千年来，纷纷议论，不能剖析明白，我朝叶天士始辨其源流，明其变化，不独为后学指南，而实补仲景之残阙，厥功大矣。爰释其义，以便览焉！

【注释】

[1] 大青龙：即《伤寒论》大青龙汤。

[2] 越脾：即越婢汤，出自《金匮要略》。方用麻黄六两、石膏半斤、生姜三两、甘草二两、大枣三枚。具有疏风解表、宣肺利水功效，为治疗风水而肺胃有郁热之主要方剂。

【提要】章氏分析温病、伤寒之不同。

【精解】本条为章虚谷注，指出伤寒、温病初起证候的区别。章氏指出，太阳病发热而渴为温病，是伏邪伏于少阴，由里发出，故渴而不恶寒；外感温病，初起微恶风寒，为风邪在表，无渴因无内热，临床也可见口微渴。治疗当分清伤寒、温病，辨证治疗，二者不可混为一谈。

【原文】温邪上受，首先犯肺，逆传心包。肺主气属卫，心主血属营。辨营卫气血虽与伤寒同，若论治法，则与伤寒大异也。

华岫云曰：邪从口鼻而入，故曰上受。但春温，冬时伏寒藏于少阴，遇春时温气而发，非必上受之邪也。则此所论温邪，乃是风温、湿温之由于外感者也。

吴鞠通曰：温病由口鼻而入，自上而下，鼻通于肺。肺者，皮毛之合也。经云：皮应天，为万物之大表。天属金，人之肺亦属金。温者火之气，风者火之母，火未有不克金者，故病始于此。

诸邪伤人，风为领袖，故称百病之长，即随寒、热、温、凉之气变化为病。故经言其善行而数变也。身半以上天气主之，为阳；身半以下地气主之，为阴。风从寒化属阴，故先受于足经；风从热化属阳，故先受于手经。所以言温邪上受，首先犯肺者，由卫分而入肺经也。以卫气通肺，营气通心，而邪自卫入营，故逆传心包也。《内经》言：心为一身之大主而不受邪，受邪则神去而死。凡言邪之在心者，皆心之包络受之，盖包络为心之衣也。心属火，肺属金，火本克金，而肺邪反传于心，故曰逆传也。风寒先受于足经，当用辛温发汗；风温先受于手经，宜用辛凉解表。上下部异，寒温不同，故治法大异。此伤寒与温病，其初感与传变皆不同也。

标注：本篇中不标姓氏者，皆章氏原释。

雄按：《难经》"从所胜来者为微邪"，章氏引为逆传心包[1]解，误矣。盖温邪始从上受，病在卫分，得从外解，则不传矣。第四章云：不从外解，必致里结，是由上焦气分以及中、下二焦者为顺传。惟包络上居膻中，邪不外解，又不下行，易于袭入，是以内陷营分者为逆传也。然则温病之顺传，天士虽未点出，杨云：肺与心相通，故肺热最易入心，天士有见于此，故未言顺传，而先言逆传也。而细绎[2]其议论，则以邪从气分下行为顺，邪入营分内陷为逆也。杨云：二语最精确。汪按：既从气分下行为顺，是必非升提所宜矣。俗医辄云"防其内陷"，妄用升提，不知此内陷乃邪入营分，非真气下陷可比。苟无其顺，何以为逆？章氏不能深究，而以生克为解，既乖本旨，又悖经文，岂越人之书竟未读耶？

【注释】

[1] 逆传心包：温病早期，犯于肺卫之邪未传入阳明气分，而直接传入心包出现神昏谵语、舌蹇肢厥等症状，属逆证。

[2] 绎：本义为抽丝，引申为寻求、分析之义。

【提要】 本条为温病证治之总纲，概括了温病的病因、感邪途径、发病部位、传变趋势以及温病和伤寒治法的区别。

【精解】 叶天士在此条明确，温邪是温病的病因，更准确地突出了温病病因的温热性质，划清了温病与伤寒在病因上的界限，突破了传统"六气致病"学说，明确地指出了其具有温热特性，标志着温病病因学说已趋成熟。

文中指出，温病的感邪途径为邪从"上受"。在理解"温邪上受，首先犯肺"这一句时，既要看到叶氏所说的是对传统感邪途径认识的补充和发展，也要看到原文在表述时的不足，不能把这一论述作为所有温病的感邪途径和起病方式，必须从每一种温病起病表现的诊察入手进行具体的分析，以判断病邪首犯的部位和起病的部位，其中有起于肺卫的，有起于脾胃的，有起于气分的，有起于营分、血分的，不可一概而论。

文中还提出"逆传心包"的传变趋势。逆传心包是指邪从肺经（肺与卫分）传到心包的病变。如邪在胆、胃、肠、三焦或在营分、血分而出现心包见证，称之为"邪传心包"，不同于肺卫之邪直接传入心包。

叶氏提出"肺主气属卫，心主血属营"。由于肺与心同处于上焦，与卫气营血的生成、运行有密切的关系。而在温病过程中，肺与心包的病变必然影响到卫气营血的正常活动，反映出表里深浅的不同病理变化。在此基础上，叶氏创造了卫气营血浅深层次来辨治温病。一般说，邪在卫分者，病情轻浅；传入气分者，病情较重；逆传心包及病在营分者，病情严重；深入血分者则最为深重。

"若论治法则与伤寒大异也"，主要指温病和伤寒初起治疗大相径庭。温病初起，多见温邪袭于肺卫，治疗以辛凉解表为主；而伤寒初起，多寒邪犯于太阳，治疗以辛温解表为主。

【原文】 盖伤寒之邪，留恋在表，然后化热入里，温邪则热变雄按：唐本作"化热"。最速。未传心包，邪尚在肺，肺主气，其合皮毛唐本作"肺合皮毛而主气"。故云在表。在表唐本无此二字。初用辛凉何以首节章释改"辛平"，今订正之。轻剂[1]，挟风则加入唐本无"则""入"二字。薄荷、牛蒡之属；挟湿加芦根、滑石之流。或透风于热外，或渗湿于热下，不与热相搏，势必孤矣。

伤寒邪在太阳，必恶寒甚，其身热者，阳郁不伸之故，而邪未化热也。传至阳明，其邪化热，则不恶寒，始可用凉解之法。若有一分恶寒，仍当温散。盖以寒邪阴凝，故须麻桂猛剂。若温邪为阳，则宜轻散。倘重剂大汗而伤津液，反化燥火，则难治矣。始初解表用辛凉，须避寒凝之品，恐遏其邪反不易解也。或遇阴雨连绵，湿气感于皮毛，须解其表湿，使热外透易解。否则湿闭其热而内侵，病必重矣。其挟内湿者，清热必兼渗化之法，不使湿热相搏，则易解也。略参拙意。

【注释】

[1] 辛凉轻剂：此指具辛凉之性可轻清疏泄在表温热之邪的方剂，如后世所用的银翘散、桑菊饮之类。此与《温病条辨》中辛凉轻剂专指桑菊饮含义不同。

【提要】 本条论述伤寒与温病传变的区别，并提出温邪在表及其挟风挟湿的不同治法。

【精解】 伤寒为外感寒邪致病，寒为阴邪，初起邪恋于表而呈现卫阳被郁的表寒证，必经"寒郁化热"的过程逐渐转化为里热证，故初起当用辛温散寒治之；温病是温邪犯肺，为阳邪，性质属热，无须化热过程即表现为表热证，其传变迅速，很快内传入里。所以叶氏说："温邪则热变最速"，并以此作为与伤寒在传变上的最主要区别。但另一方面也要看到，"热变"的快慢只是相对而言的，是指一般的情况，不可视为绝对之辞。

温病初起当用"辛凉轻剂"，也就是用轻清宣透之品，以宣肺泄卫，祛除在表之邪。对温邪在表者，不能过用寒凉，以免遏伏病邪而不易外解。此处"辛凉轻剂"包括了常用的银翘散、桑菊饮之类，而不是吴鞠通《温病条辨》中所说的辛凉轻剂只是指桑菊饮。当然，叶氏在这里所说的表证只是指在肺卫之邪，而不是包括了所有的表证。所以如湿邪犯于肌表、湿温初起邪遏卫气等证，其治法都不限于"辛凉轻剂"。

温邪在表常出现夹风或夹湿两种兼夹证，对夹风者，可加入薄荷、牛蒡之类轻清疏散之品以透风于热外，表而出之；夹湿者则加入芦根、滑石之类利湿而不伤阴之品，以渗湿于热下，分而利之。使风、湿均不致与热相结，热势孤立则病易解除。对温病采用以夹风与夹湿为据而分为两大类型，这对后世的影响很大，现在温病仍是分为温热与湿热两大类。

【原文】 不尔，风挟温热而燥生，清窍[1]必干，为水主之气[2]不能上荣，两阳相劫[3]也。湿与温合，蒸郁而蒙蔽于上，清窍为之壅塞，浊邪害清[4]也。其病有类伤寒，其唐本无此字。验之之法，伤寒多有变证，温热虽久，在一经不移，以此为辨。唐本作"总在一经为辨"；章本作"而少传变为辨"较妥。

胃中水谷，由阳气化生津液。故阳虚而寒者，无津液上升；停饮于胃，遏其阳气，亦无津液上升，而皆燥渴。仲景已备论之。此言风热两阳邪劫其津液，而成燥渴，其因各不同，则治法迥异也。至风雨雾露之邪受于上焦，与温邪蒸郁，上蒙清窍，如仲景所云"头中寒湿，头痛鼻塞，纳药鼻中"一条，虽与温邪蒙蔽相同，又有寒热不同也。伤寒先受于足经，足经脉长而多传变；温邪先受于手经，手经脉短故少传变。是温病、伤寒之不同，皆有可辨也。

雄按：上第一章，统言风温、湿温与伤寒证治之不同，而章氏分三节以释之也。

【注释】

[1] 清窍：这里是指头面眼、耳、鼻、口等诸窍，因清阳之气上会于头，故称清窍。

[2] 水主之气：即津液。

[3] 两阳相劫：风邪和热邪都属阳邪，都能耗伤阴液，所以风与热相合后更易劫伤津液。

[4] 浊邪害清：湿邪属阴浊之邪，性上蒙下流，故能妨碍头面清阳之气，致清窍出现一些壅塞的症状。

【提要】本条进一步阐明温热夹风夹湿的证候表现，以及温热夹湿者与伤寒的鉴别。

【精解】温热与风俱属阳邪，两阳相遇，风火交炽，必耗伤津液，致使无津上荣，而出现口、鼻等头面清窍干燥之象。这里指出了温病的病机共性，即易损伤阴液。温热挟湿的病机特点是"浊邪害清"，湿为阴邪，重浊黏腻，热为阳邪，熏蒸向上，湿热相搏，热蒸湿动，势必蒙蔽于上，致使清阳之气被阻遏，出现耳聋、鼻塞等症，即"浊邪害清"之候。

本条所说的"温热"是指湿热而言，与伤寒初起的临床见证有某些相似之处，都可以表现为发热、恶寒、身重疼痛、口多不渴、苔白等。叶氏从传变形式上对二者进行了区别，实际上伤寒与温病的异同主要还应根据临床表现来进行区别。

【原文】前言辛凉散风，甘淡驱湿，若病仍不解，是渐欲入营也。营分受热，则血液受章本作"被"。劫，心神不安，夜甚无寐，成斑点隐隐，即撤去气药。如从风热陷入者，用犀角、竹叶之属；如从湿热陷入者，唐本"者"下有"用"字，犀角、花露[1]之品，参入凉血清热方中。若加烦躁，大便不通，金汁[2]亦可加入。老年或平素有寒者，以人中黄代之，急急唐本作"速"。透斑为要。

热入于营，舌色必绛。风热无湿者，舌无苔，或有苔亦薄也。热兼湿者，必有浊苔而多痰也。然湿在表分者，亦无苔。雄按：亦有薄苔。其脉浮部必细涩也。此论先生口授及门，以吴人气质薄弱，故用药多轻淡，是因地制宜之法，与仲景之理法同，而方药不同。或不明其理法，而但仿用轻淡之药，是效颦也。或又以吴又可为宗者，又谓叶法轻淡如儿戏不可用，是皆坐井论天者也。雄按：又可亦是吴人。

雄按：仲景论伤寒，又可论疫证，麻桂、达原不嫌峻猛。此论温病，仅宜轻解。况本条所列，乃上焦之治，药重则过病所。吴茭山云：凡气中有热者，当行清凉薄剂。吴鞠通亦云：治上焦如羽，非轻不举也。观后章论中、下焦之治，何尝不用白虎承气等法乎？章氏未深探讨，曲为盖护，毋乃视河海为不足，而欲以泪益之耶？华岫云尝云：或疑此法仅可治南方柔弱之躯，不能治北方刚劲之质。余谓不然，其用药有极轻清、极平淡者，取效更捷。苟能悟其理，则药味分量，或可权衡轻重，至于治法则不可移易。盖先生立法之所在，即理之所在，不遵其法，则治不循理矣。南北之人强弱虽殊，感病之由则一也。其补泻温凉，岂可废绳墨而出范围之外乎？况姑苏商旅云集，所治岂皆吴地之人哉！不必因其轻淡而疑之也。又叶氏《景岳发挥》云：西北人亦有弱者，东南人亦有强者，不可执一而论。故医者必先议病而后议药。上焦温证治必轻清，此一定不易之理法，天士独得之心传，不必章氏曲为遮饰也。

汪按：急急透斑，不过凉血清热解毒。俗医必以胡荽、浮萍、樱桃核、西河柳为透法，大谬。

【注释】

[1]花露：一指银花露，也有指晨间花上之露水。

[2]金汁：又称粪清。系粪水过滤后，装入新瓦罐里密闭埋在地下经年后取出，性苦寒。古代医家多用以治疗温热病热毒亢盛者，今已不用。

【提要】本条论述温病热邪陷入营分的主证和治法。

【精解】前面已述及，温热夹风或温热夹湿者，按法治之，邪当得解。但也有病情发生急剧变化而加重者，究其原因是由于邪热较盛或正气抗邪能力不足，导致正不胜邪，病邪进一步深入，渐次陷入营分。叶氏在本段中所论，治疗营分证的主要原则有三：一是撤去气药。这里所说的"气药"是泛指作用于卫分、气分的药物，而不能认定仅是指辛凉散风、甘淡祛湿等类药物；二是当清营凉血透热。用药以犀角为主药，但应视病证的性质而配合投用不同的药物。如从风热陷入者，加竹叶之类重在透泄热邪。如从湿热陷入者，加花露之类重在清泄芳化；三是重视清火解毒。对热毒极盛、锢结于里而症见烦躁、大便不通者，加入金汁以清火解毒。但因金汁性极寒凉，老年阳气不足或素体虚寒者当慎用，可用人中黄代之。

如何理解"急急透斑为要"？对"透"字应如何理解？斑出密布是热邪深入血分、热毒深重的标志。因而在临床上治疗斑时并不需要使斑大量地透发，与疹的治疗不同。这里所说的"透斑"，实际是指透达热邪之意，与"透热转气"的治疗意图是一致的，而不是用升散提透之法。

【原文】若斑出热不解者，胃津亡也。主以甘寒，重则如玉女煎，唐本无"如"字，轻则如梨皮、蔗浆之类。或其人肾水素亏，虽未及下焦，唐本"虽"上有"病"字，先自彷徨[1]矣，唐本作"每多先事彷徨"。必验之于舌。唐本必上有"此"字。如甘寒之中，加入咸寒，务在先安未受邪之地，恐其陷入易易[2]唐本无此二字。耳。

尤拙吾曰：芦根梨汁蔗浆之属，味甘凉而性濡润，能使肌热除而风自息，即《内经》"风淫于内，治以甘寒"之旨也。斑出则邪已透发，理当退热，其热仍不解，故知其胃津亡，水不济火，当以甘寒生津。若肾水亏者，热尤难退，故必加咸寒，如元参、知母、阿胶、龟甲之类，所谓壮水之主，以制阳光也。如仲景之治少阴伤寒，邪本在经，必用附子温脏，即是先安未受邪之地，恐其陷入也。热邪用咸寒滋水，寒邪用咸热助火，药不同而理法一也。验舌之法详后。

王孟英按：此虽先生口授及门之论，然言简意赅，不可轻移一字，本条主以甘寒，重则如玉女煎者，言如玉女煎之石膏、地黄同用，以清未尽之热，而救已亡之液，以上文曾言邪已入营，故变白虎加人参法，而为白虎加地黄法。杨云：慧心明眼，绝世聪明。不曰白虎加地黄，而曰如玉女煎者，以简捷为言耳！唐本删一"如"字，径作重则玉女煎，是印定为玉女煎之原方矣。鞠通、虚谷因而袭误。岂知胃液虽亡，身热未退，熟地、牛膝安可投乎？余治此证，立案必先正名，曰白虎加地黄汤，斯为清气血两燔之正法。至必验之于舌，乃治温热之要旨，故先发之于此，而后文乃详言之，唐氏于"必"上加一"此"字，则验舌之法，似仅指此条而言者，可见一言半语之间，未可轻为增损也。汪按：此条辨析甚当，心细如发，斯能胆大于身也。

【注释】

[1]彷徨：犹疑不决，去向难以决定之谓。此处指邪热有可能传入下焦而尚未传入下焦之时。

[2]易易：前一"易"字为容易之意，后一"易"字为变化之意，即容易发生变化（传变）的部位。

【提要】本条论斑出热不解的病变机制和治疗大法，并提出了"务在先安未受邪之地"的治疗观点。

【精解】一般斑出之后，热势理应下降直至解除。今斑既出而热势仍不解，叶氏指出原因是"胃津亡"，由于热毒炽盛，消烁胃津，津伤不能济火而热势炽盛。但须注意，在强调胃热阴伤的同时，还要考虑到邪热炽盛、正气虚衰等病机。治疗上，叶氏提出其治疗当"主以甘寒"。证情轻者，用梨皮、蔗浆之类甘寒滋养胃津；证情重者，予玉女煎加减甘寒养阴、并清胃热。

"先安未受邪之地"是针对素体肾水不足者，由于邪热最易乘虚深入下焦，烁肾阴则热势更难外解，治疗时宜在甘寒之中再加入咸寒之品兼补肾阴，肾阴得充则邪热不易侵犯下焦而使病情恶化，此即"务在先安未受邪之地"，具有防患于未然的意义。此处所说的"先安未受邪之地"，是指从疾病的传变趋势、患者体质、治疗效果等方面进行综合分析，对有可能发生传变者，预先用药，采取"治未病"的方法来予以阻止，而并非对所有的患者都用此法来治疗。

【医案举隅】

加减玉女煎

加减玉女煎出自《温病条辨》，主治温病气营两燔证。现代临床常用本主方治疗糖尿病、慢性胃炎、唇炎、热病见气营两燔等。

一、麻疹案

汪某，女。

[病史]患病症见疹齐色赤发斑，高热，神识不清，闭目昏睡，舌质绛，苔浊，口鼻气臭，牙龈流血，5日未进饮食。

[诊断]属气血两燔。

[方药]予加减玉女煎。细生地三钱，玄参三钱，丹皮钱半，生石膏五钱，知母二钱，淡竹叶二钱，黄芩钱半，黄连一钱。

服2剂后，症大减，改用养阴法收功。

查正春. 麻疹证治经验谈[J]. 江西医药，1965，5（11）：1091-1092.

按语：患者见赤色斑疹，伴高热，舌绛，牙龈流血。病机属气营两燔，故治疗以加减玉女煎，清气凉营，清热泻火。

二、慢性剥脱性唇炎案

范某，女，40岁，2006年11月8日就诊。

［病史］主因下口唇皲裂干燥、脱屑反复发作2年，多方医治无效，前来就诊。诊时下唇皲裂、干燥、脱屑，伴痛痒，口渴，纳食尚可，否认平素使用唇膏，无舔唇习惯，舌红少苔，脉细。

［诊断］西医诊断：慢性剥脱性唇炎。中医诊断：唇风，属少阴不足，阳明有余之证。

［方药］以加减玉女煎为基础方治疗。生地、生石膏各30克，麦冬、元参各15克，知母、炙甘草、炒山药、当归各10克，每天1剂，水煎服，外用当归、紫草油煎剂涂唇。

治疗3周，下唇皲裂、干燥、脱屑尽除，唇红如常，随访1年未复发。

高飞凌. 温病古方治疗皮肤病举隅[J]. 山西中医学院学报，2009，10（3）：55-56.

按语： 加减玉女煎出自《温病条辨》，由生石膏、知母、元参、生地、麦冬组成，用于治疗温病气血两燔之证。其方药组成又治少阴不足、阳明有余之证。唇属脾胃所主，慢性剥脱性唇炎多发于下唇，其中以干燥、脱屑、皲裂为主要症状者，属少阴不足、阳明有余之证，用玉女煎加味治疗，每获良效。

【原文】若其邪始终在气分流连者，可冀其战汗[1]透邪，法宜益胃，令邪与汗并，热达腠开，邪从汗出。解后胃气空虚，当肤冷一昼夜，待气还自温暖如常矣。盖战汗而解，邪退正虚，阳从汗泄，故渐肤冷，未必即成脱证。此时宜令病者唐本无此三字。安舒静卧，以养阳气来复，旁人切勿惊惶，频频呼唤，扰其元神，唐本作气。使其烦躁。唐本无此句。但诊其脉，若虚软和缓，虽倦卧不语，汗出肤冷，却非脱证；若脉急疾，躁扰不卧，肤冷汗出，便为气脱之证矣。杨云：辨证精悉。更有邪盛正虚，不能一战而解，停一二日再战汗而愈者，不可不知。

魏柳洲曰：脉象忽然双伏或单伏，而四肢厥冷，或爪甲青紫，欲战汗也，宜熟记之。

邪在气分，可冀战汗，法宜益胃者，以汗由胃中水谷之气所化，水谷气旺，与邪相并而化汗，邪与汗俱出矣。故仲景用桂枝汤治风伤卫，服汤后令啜稀粥以助出汗。若胃虚而发战，邪不能出，反从内入也，故要在辨邪之浅深。若邪已入内而助胃，是助邪反害矣。故如风寒温热之邪，初在表者，可用助胃以托邪。若暑疫等邪，初受即在膜原而当胃口，无助胃之法可施，虽虚人亦必先用开达。若误补，其害匪轻也。战解后，肤冷复温，亦不可骤进补药，恐余邪未净，复炽也。至气脱之证，尤当细辨。若脉急疾，躁扰不卧，而身热无汗者，此邪正相争，吉凶判在此际。如其正能胜邪却，即汗出身凉，脉静安卧矣。倘汗出肤冷而脉反急疾，躁扰不安，即为气脱之候，或汗已出而身仍热，其脉急疾而烦躁者，此正不胜邪，即《内经》所云"阴阳交，交者死也"。

雄按：上第二章，以心肺同居膈上，温邪不从外解，易于逆传，故首节言内陷之治，次明救液之法，末言不传营者，可以战汗而解也。第邪既始终流连气分，岂可但以初在表者为释？盖章氏疑益胃为补益胃气，故未能尽合题旨。夫温热之邪，迥异风寒，其感人也，自口鼻入，先犯于肺，不从外解，则里结而顺传于胃。胃为阳土，宜降宜通，所谓腑以通为补也。故下章即有分消走泄，以开战汗之门户云云。可见益胃者，在疏瀹其枢机，灌溉汤水，俾邪气松达，与汗偕行，则一战可以成功也。杨云：此与章注，均有至理，不可偏废，学人兼观并识，而于临证时择宜而用之，则善矣。即暑疫之邪在膜原者，治必使其邪热溃散，直待将战之时，始令多饮米汤或白汤，以助其作汗之资。审如章氏之言，则疫证无战汗之解矣。且战汗在六七朝或旬余者居多，岂竟未之见耶？若待补益而始战解者，间亦有之，以其正气素弱耳，然亦必非初在表之候也。

【注释】

[1]战汗：指热势持续日久的患者，突然出现战栗、爪甲青紫、脉沉伏，继则全身大汗淋漓，热势随之消退。多数湿热性的温病患者在发生战汗后，病情即可得解。

【提要】本条论述温邪流连气分的治法，重点讨论了战汗的原因、病理、临床表现、处理方法、预后与脱证的鉴别要点等。

【精解】战汗发生的病机为温邪感受已久，久在气分不去，既不外解，又不深入营血，而正气尚未大衰，邪正相持。此时一旦体内正气振奋，聚积了一定的力量，有祛邪外出之势，就可发生邪正的剧烈交争，正气祛邪，从而发生战汗。通过战汗，可以使温邪有外达之机。那么，如何来促进机体通过战汗来驱邪外出呢？叶氏提出"法宜益胃法"。即用轻清之品清气生津，宣展气机，并灌溉汤水，使能作汗，经过战汗，使气机宣通，热达于外，腠理开泄，邪气则可随汗透出而病可愈。战汗后，患者往往一昼夜内肤冷、神倦，因并非气脱之证，此时要保持环境安静，令其安卧静养，以待阳气自还。最忌惊扰，频频呼唤，反扰其神，不利于元气的恢复。

文中对战汗与脱证进行了鉴别，据叶氏原文所说，战汗与脱证的鉴别关键在于脉象与神志。如脉静，神清安卧者是邪退气虚之象；而脉急疾，甚或沉伏，或散大不还，或虚而结代，且神志不清，躁扰不安，则为正气外脱的脱证，预后不良。而在诊断方面，最重要的则是"诊其脉"，同时也不可忽视全身症状的诊察。

战汗的转归，可有三途：①战后汗出热退，邪退而正虚。②一战不解，或转而复热，停一二日再作战汗而愈，是邪盛而正虚之象。③战汗后见脉急疾，躁扰不卧，肢冷汗出，为正随汗脱的危重之象，即所谓"气脱"之证。产生这3种不同转归的关键在于正气能否有足够的力量以祛邪外出。

【原文】再论气病有不传血分，而邪留三焦[1]，亦如唐本作"犹之"。伤寒中少阳病也。彼则和解表里之半，此则分消上下之势，随证变法，如近时杏、朴、苓等类，或如温胆汤[2]之走泄。因其仍在气分，犹可望其唐本作"犹有"。战汗之门户，转疟之机括。唐本有"也"字。

沈尧封曰：邪气中人，所入之道不一。风寒由皮毛而入，故自外渐及于里；温热由口鼻而入，伏于脾胃之膜原，与胃至近，故邪气向外，则由太阳少阳转出。邪气向里，则径入阳明。

经言三焦膀胱者，腠理毫毛其应，而皮毛为肺之合，故肺经之邪，不入营而传心包，即传于三焦，其与伤寒之由太阳传阳明者不同。伤寒传阳明，寒邪化热，即用白虎等法，以阳明阳气最盛故也。凡表里之气，莫不由三焦升降出入，而水道由三焦而行。故邪初入三焦，或胸胁满闷，或小便不利，此当展其气机，虽温邪不可用寒凉遏之。如杏、朴、温胆之类，辛平甘苦以利升降而转气机，开战汗之门户，为化疟之丹头。此中妙理，非先生不能道出，以启后学之性灵也。不明此理，一闻温病之名，即乱投寒凉，反使表邪内闭，其热更甚，于是愈治而病愈重，至死而不悟其所以然，良可慨也。

雄按：章氏此释，于理颇通，然于病情尚有未协也。其所云分消上下之势者，以杏仁开上，厚朴宣中，茯苓导下，似指湿温，或其人素有痰饮者而言，故温胆汤亦可用也。杨云：此释精确，胜章注远甚。试以《指南》温湿各案参之自见。若风温流连气分，下文已云到气才可清气。所谓清气者，但宜展气化以轻清，如栀、芩、蒌、苇等味是也。虽不可遽用寒滞之药，而厚朴、茯苓亦为禁剂。彼一闻温病，即乱投寒凉，固属可慨，汪按：今人畏凉药，并轻清凉解每多疑虑，至温补升燥。则恣用无忌，实此等医人阶之厉也。而不辨其有无湿滞，概用枳、朴，亦岂无遗憾乎？至转疟之机括一言，原指气机通达，病乃化疟则为邪杀也，从此迎而导之，病自渐愈。奈近日市医，既不知温热为何病，柴、葛、羌、防，随手浪用，且告病家曰：须服几剂柴胡，提而为疟，庶无变端。病家闻之，无不乐从，虽至危殆，犹曰提疟不成，病是犯真，故病家死而无怨，医者误而不悔，彼此梦梦，亦可慨也夫。汪按：此辨尤精当明析，切中时弊。

又按：五种伤寒，惟感寒即病者为正伤寒，乃寒邪由表而受，治以温散，尤必佐以甘草、姜、枣之类，俾助中气以托邪外出，亦杜外邪而不使内入。倘邪在半表半里之界者，治宜和解，可使转而为疟。其所感之风寒较轻而入于少阳之经者，不为伤寒，则为正疟，脉象必弦，皆以小柴胡汤为主方。设冬伤于寒而不即病，则为春温、夏热之证，其较轻者，则为温疟、瘅疟。轩岐仲景，皆有明训，何尝概以小柴胡汤治之耶？若感受风温、湿温、暑热之邪者，重则为时感，轻则为时疟。而温、热、暑、湿诸感证之邪气流连者，治之得法，亦可使之转疟而出。统而论之，则伤寒有五，疟亦有五。盖有一气之感证，即有一气之疟疾，不过重轻之别耳。今世温热多而伤寒少，故疟亦时疟多而正疟少。温热暑湿既不可以正伤寒法治之，时疟岂可以正疟法治之哉？其间二日而作者，正疟有之，时疟亦有之，名曰三阴疟。以邪入三阴之经也，不可误解为必属阴寒之病。医者不知五气皆能为疟，颟顸施治，罕切病情，故世人患疟，多有变证，或至缠绵岁月，以致俗人有疟无正治，疑为鬼祟等说。然以徐洄溪、魏玉横之学识，尚不知此，况其他乎！惟叶氏精于温热暑湿诸感，故其治疟也，一以贯之。余师其意，治疟鲜难愈之证。曩陈仰山封翁询余曰：君何治疟之神哉？殆别有秘授也？余谓：何秘之有？第不惑于昔人之谬论，而辨其为风温、为湿温、为暑热、为伏邪，仍以时感法清其源耳！近杨素园大令重刻余案，评云：案中所载多温疟、暑疟，故治多凉解。但温疟、暑疟虽宜凉解，尤当辨其邪之在气在营也。缪仲淳善治暑疟，而用当归、牛膝、鳖甲、首乌等血分药于阳明证中，亦属非法。若湿温为疟与暑邪挟湿之疟，其湿邪尚未全从热化者，极要留意。况时疟之外，更有瘀血、顽痰、阳维为病等证，皆有寒热如疟之象，最宜谛审，案中诸治略备，阅者还须于凉解诸法中，缕析其同异焉。

【注释】

[1] 邪留三焦：这处三焦是指六腑之一的三焦，为水谷通行的道路。病邪

留于三焦也属半表半里之证，性质属温邪兼湿，故本证见于湿热性的温病。

[2] 温胆汤：方出《三因极一病证方论》，由半夏、竹茹、枳实、陈皮、炙甘草、茯苓、生姜、大枣组成。具有理气化痰、调和胆胃的功效。

【提要】 本条讨论了温邪挟湿留于三焦的治疗大法和转归。

【精解】 温邪久羁气分，既不外解，亦不内传营血分，往往可留于三焦。若邪留三焦则气机郁滞，水道不利，水液输布失常，积而成痰或潴留成湿，温邪与痰湿互结阻郁于三焦，引起三焦气机的进一步失调。湿热既是邪留三焦之因，又是邪留三焦之果，二者互为恶性循环。临床本证多见于湿热性疾病。治疗当按叶氏提出的"分消上下之势"，宜用开上、宣中、渗下之法，以宣展三焦气机，利湿化痰，祛除上中下之病邪。

邪留三焦证的转归，叶氏提出有两个：一是如治疗得法，气机宣通，痰湿得化，可望通过战汗打开邪与汗并出的道路。二是通过转为寒热往来如疟状，以逐渐外达而解。这两种情况都是良好转归的表现，所谓"犹可望其战汗之门户，转疟之机括"。但除了上述两种转归外，也有可能发生其他的变化，如下文提出的"三焦不得从外解，必致成里结"，以及因气滞湿阻加重、热势加剧而发生悬饮内结、痰热蒙蔽清窍、水道不通而尿少尿闭，甚至化燥化火而内传营血等证。

【医案举隅】

温胆汤

温胆汤具有理气化痰、和胃利胆之功效，主治胆郁痰扰证。现代临床常用本方治疗急慢性胃炎、消化性溃疡、慢性支气管炎、高脂血症、神经官能症、更年期综合征等属胆郁痰扰者。

一、支气管扩张案

梁某，女，65岁，因患支气管扩张多次来诊。

[病史] 患者近5年每年冬至节令前后发作一次肺炎。2019年1月来诊时症见咳嗽咳痰，痰少、色黄、无血丝，无胸闷胸痛，唇暗红，晨起口干口苦，舌淡红、苔薄黄，脉弦数。

[诊断] 辨证为痰热内蕴。

[方药] 以温胆汤加减治疗。竹茹10克，枳壳10克，法半夏10克，陈皮5克，茯苓10克，甘草片6克，鸡内金10克，冬瓜子30克，苦杏仁10克，浙贝母10克，莱菔子10克，海蛤壳（先煎）20克，共5剂。

复诊（1周后）：自诉已无咳嗽咳痰，无咯血，无气喘，口干口苦亦减轻，余无明显不适。刘小虹教授认为此期乃正虚邪恋状态，遂以温胆汤清除肺内残留之痰热邪气，玉屏风散益气固表、补益肺脾之气。

[方药]五指毛桃 30 克，防风 10 克，白术 10 克，法半夏 10 克，茯苓 15 克，竹茹 10 克，枳壳 10 克，甘草片 6 克，炒麦芽 30 克，薏苡仁 15 克，瓜蒌皮 10 克，瓜蒌仁 15 克，共 7 剂，续服玉屏风颗粒益卫固表、扶助正气。

刘城鑫，张妙芬，谢铱子，等. 刘小虹运用温胆汤加减治疗肺系疾病验案举隅[J]. 辽宁中医杂志，2021，48（7）：45-47.

按语：本案患者以痰热作祟为主，故以温胆汤清热化痰，佐以苦杏仁、浙贝母止咳化痰，冬瓜子、莱菔子、海蛤壳加强祛痰之力，鸡内金健脾消食，协同甘草以调和诸药。后期并入玉屏风散，以治久病肺虚之本。

二、眩晕案

患者，男，50 岁。2017 年 10 月 20 日初诊。

[病史]平素喜食肥甘厚味，好饮酒，少运动。两年前体检时发现血脂增高（甘油三酯：2.29mmol/L），间断服用血脂康无明显效果。刻诊：体胖、头晕头痛，舌暗红、苔厚腻微黄、舌胖大、有瘀斑瘀点，脉弦滑，小便短赤，大便溏。血压：135/70mmHg，心率：80 次 / 分，甘油三酯：2.32mmol/L。

[诊断]西医诊断：高脂血症。中医诊断：眩晕（痰浊瘀阻）。

[治法]治以涤痰泄热，活血化瘀。

[方药]方用温胆汤化裁。半夏 6 克，泽泻 30 克，陈皮 9 克，竹茹、枳实各 6 克，山楂 10 克，茯苓 4.5 克，丹参 10 克，红花 5 克，生姜、大枣各 10 克，甘草 3 克，7 剂，1 剂 / 天，水煎 300ml，3 次 / 天，温服。

申绎莲，王连志. 温胆汤化裁治疗高脂血症（痰瘀互阻）[J]. 实用中医内科杂志，2018，32（4）：66-67，77.

按语：本案患者眩晕为痰浊瘀阻所致，痰湿阻滞脉络，随气机循行至头部，见头晕头痛。治以温胆汤化裁以清热化痰，行气活血。方用半夏化痰燥湿，泽泻渗湿利水、降脂化浊，陈皮理脾胃之气，竹茹涤痰开结，枳实破气化痰，丹参、红花活血化瘀，茯苓淡渗健脾利水，山楂消积降脂、行气散瘀。

【原文】大凡看法，卫之后方言气，营之后方言血。在卫汗之可也，到气才可唐本作"宜"。清气，入营唐本作"乍入营分"。犹可透热转气[1]，唐本作"仍转气分而解"，如犀角、元参、羚羊角等物，唐本有"是也"二字。入血唐本作"至入于血"，就唐本作"则"。恐耗血动血，直须凉血散血，加生地、丹皮、阿胶、赤芍等物。唐本有"是也"二字。否则唐本作"若"。前后唐本无此二字。不循缓急之法，虑其动手便错，唐本有"耳"字，反致慌张矣。唐本无此句。

仲景辨六经证治，于一经中皆有表里浅深之分，温邪虽与伤寒不同，其始皆由营卫，故先生于营卫中又分气血之浅深，精细极矣。凡温病初感，发热而微恶寒者，邪在卫分；不恶寒而恶热，小便色黄，已入气分矣。若脉数舌绛，邪入营分。若舌深绛，烦扰不寐，或夜有谵语，已入血分矣。邪在卫分汗之，宜辛凉轻解。雄按：首章本文云：初用辛凉轻剂。华岫云注此条云：辛凉开肺，便是汗剂。章氏注此云：宜辛平表散，不可用凉。何谬妄乃尔，今特正之。清气热不可寒滞，反使邪不外达而内闭，则病重矣。故虽入营，犹可开达转出气分而解，倘不如此细辨施治，动手便错矣。故先生为传仲景之道脉，迥非诸家之立言所能及也。雄按：诚如君言，何以屡屡擅改初用辛凉之文乎。

雄按：外感温病，如此看法，风寒诸感，无不皆然，此古人未达之旨。近惟王清任知之。若伏气温病，自里出表，乃先从血分而后达于气分。芷卿云：论伏气之治，精识直过前人，然金针虽度，其如粗工之聋聩何。故起病之初，往往舌润而无苔垢，但察其脉软而或弦、或微数，口未渴而心烦恶热，即宜投以清解营阴之药，迨邪从气分而化，苔始渐布，然后再清其气分可也。伏邪重者，初起即舌绛咽干，甚有肢冷脉伏之假象，亟宜大清阴分伏邪，继必厚腻黄浊之苔渐生，此伏邪与新邪先后不同处。更有邪伏深沉，不能一齐外出者，虽治之得法，而苔退舌淡之后，逾一二日舌复干绛，苔复黄燥，正如抽蕉剥茧，层出不穷，不比外感温邪，由卫及气、自营而血也。杨云：阅历有得之言，故语语精实，学人所当领悉也。秋月伏暑证，轻浅者邪伏膜原，深沉者亦多如此。苟阅历不多，未必知其曲折乃尔也，附识以告留心医学者。余医案中，凡先治血分，后治气分者，皆伏气病也，虽未点明，读者当自得之。

【注释】

[1] 透热转气：营分证治疗时，在清营泄热基础上，加入银花、连翘、竹叶等轻清透泄之品，使营分邪热透转出气分而解。

【提要】本条提出了温病的卫气营血辨治纲领。

【精解】温病的演变过程，总的趋势是：由卫分传至气分，进一步再深入营分，陷入血分，标志病情由表入里、由浅入深、由轻转重的传变规律。但是并非所有的温病都要按这一发展顺序，在理解时注意以下几点：其一，温病的传变形式是多种多样的，卫气营血的传变顺序仅是新感温病的一般的、常见的传变方式，临床尚可见温病初起即发于气分或营血分者。其二，温病的病变阶段往往不是简单地表现为一个证型，不可拘于卫气营血某一固定模式，要知常而达变。其三，卫气营血虽然反映了温病的发展阶段，但并不是代表了温病的全过程，如在血分证之后，还可出现虚多邪少阶段，即温病的后期及恢复期阶段。所以对卫气营血病变过程的认识，除了理解其正面的含义外，还要从其他方面来全面、准确地理解。

在论述卫气营血的发展阶段后，叶氏继而又提出了各个阶段的治疗大法。"在卫汗之可也"：这里所说的"汗"是指辛凉透达之剂解除在表之邪，而不是指辛温发汗。"到气才可清气"："才可"二字提示了用清气法的严格性，必须在确定邪入气分后，方可用清气法，不可早用、滥用，以防寒凝郁遏之弊。入营犹可透热转气，邪热入营当以清营为主，尚可加入透泄之品，立足透邪外达，使营分邪热转出气分而解。叶氏所举药物如犀角、玄参、羚羊角等均为清营凉血之品，再配合银花、连翘、竹叶等清泄之品，方可达到透热转气的目的。"犹可"二字强调邪入营分后的治疗要使邪热外透而解。入血就"恐耗血动血，直须凉血散血"，指邪热入血分后，则在血热的基础上又见耗血动血的病理变化，"耗血"是耗伤营阴和血液，"动血"是血热逼血妄行产生出血、瘀血，故当治以凉血散血。具体可采用凉血养阴、活血散血之品，清解血分热毒，以生地、丹皮、犀角、赤芍等药物为主加减化裁灵活运用。

【原文】且吾吴[1]湿邪害人最广，唐本作"多"。如面色白者，须要顾其阳气，湿胜则阳微也，法应清凉。唐本"法"上有"如"字。然唐本作"用"。到十分之六七，即不可过于寒唐本无此二字。凉，恐成功反弃。何以故耶？唐本无此二句，有"盖恐"二字。湿热一去，阳亦衰微也。面色苍者，须要顾其津液，清凉到十分之六七，往往热减身寒者，不可就唐本作"便"。云虚寒而投补剂，恐炉烟虽息，灰中有火也。须细察精详，方少少与之，慎不可直率唐本作"漫然"。而往唐本作"进"。也。又有酒客[2]里湿素盛，外邪入里，里湿为合。唐本作"与之相搏"。在阳旺之躯，胃湿[3]恒多；在阴盛之体，脾湿[4]亦不少，然其化热则一。热病救阴犹易，通阳最难。救阴不在唐本有"补"字。血，而在津与汗；唐本作"养津与测汗"；通阳不在温，而在利小便。然唐本无此字。较之杂证，则唐本无此字。有不同也。

六气之邪，有阴阳不同。其伤人也，又随人身之阴阳强弱变化而为病。面白阳虚之人，其体丰者，本多痰湿。若受寒湿之邪，非姜、附、参、苓不能去。若湿热亦必黏滞难解，须通阳气以化湿，若过凉则湿闭而阳更困矣。面苍阴虚之人，其形瘦者，内火易动，湿从热化，反伤津液，与阳虚治法正相反也。胃湿、脾湿虽化热则一，而治法有阴阳不同。如仲景云：身黄如橘子色而鲜明者，此阳黄胃湿，用茵陈蒿汤。其云：色如熏黄而沉晦者，此阴黄脾湿，用栀子柏皮汤。或后世之二妙散亦可。救阴在养津，通阳在利小便，发古未发之至理也。测汗者，测之以审津液之存亡，气机之通塞也。雄按：热胜于湿，则黄如橘子色而鲜明；湿胜于热，则色沉晦而如熏黄，皆属阳证，而非阴黄也。

雄按：所谓六气，风、寒、暑、湿、燥、火也。分其阴阳，则《素问》云：寒暑六入。暑统风、火，阳也。寒统燥、湿，阴也。言其变化，则阳中惟风无定体，有寒风、有热风。阴中则燥、湿二气，有寒有热。至暑乃天之热气，流金烁石，纯阳无阴。或云阳邪为热，阴邪为暑者，甚属不经。经云：热气大来，火之胜也。阳之动，始于温，盛于暑。盖在天为热，在地为火，其性为暑，是暑即热也，并非二气。或云暑为兼湿者亦误也。暑与湿原是二气，虽易兼感，实非暑中必定有湿也。譬如暑与风亦多兼感，岂可谓暑中必有风耶？若谓热与湿合，始名为暑，然则寒与风合，又将何称？更有妄立阴暑阳暑之名者，亦属可笑。如果暑必兼湿，则不可冠以"阳"字。若知暑为热气、则不可冠以"阴"字。其实彼所谓阴者，即夏月之伤于寒湿者耳！设云暑有阴阳，则寒亦有阴阳矣。不知寒者水之气也，热者火之气也。水火定位，寒热有一定之阴阳。寒邪传变，虽能化热而感于人也，从无阳寒之说。人身虽有阴火，而六气中不闻有寒火之名。暑字从日，日为天上之火。寒字从仌[5]，仌为地下之水。暑邪易入心经，寒邪先犯膀胱，霄壤不同，各从其类。故寒暑二气，不比风、燥、湿，有可阴可阳之不同也。况夏秋酷热，始名为暑。冬春之热，仅名为温。而风、寒、燥、湿，皆能化火。今日六气之邪，有阴阳之不同，又随人身之阴阳变化，毋乃太无分别乎。至面白体丰之人，既病湿热，应用清凉，本文业已明言，但病去六七，不可过用寒凉耳！非谓病未去之初不可用凉也。今云与面苍、形瘦之人治法正相反，则未去六七之前，亦当如治寒湿之用姜、附、参、术矣。阳奉阴违，殊乖诠释之体。若脾湿阴黄，又岂栀柏汤苦寒纯阴之药可治哉？本文云救阴不在血，而在津与汗，言救阴须用充液之药，以血非易生之物，而汗需津液以化也。唐本于"血、津"上加"补养"字，已属蛇足，于汗上加"测"字，则更与"救"字不贯，章氏仍之，陋矣！上第三章。

又按：寒、暑、燥、湿、风，乃五行之气合于五脏者也。惟暑独盛于夏令，火则四时皆有，析而言之，故曰六气。然三时之暖燠，虽不可以暑称之，亦何莫非丽日之煦照乎？须知暑即日之气也，日为众阳之宗，阳燧承之，火立至焉。以五行论，言暑则火在其中矣，非五气外另有一气也。若风寒燥湿悉能化火，此由郁遏使然，又不可与天之五气统同而论矣。

又按：茅雨人云：本文谓湿胜则阳微，其实乃阳微故致湿胜也。此辨极是，学者宜知之。

【注释】

［1］吾吴：指叶天士的家乡苏州，因苏州古称吴，亦可泛指江南水乡等水湿较盛的地区。

［2］酒客：指嗜好饮酒的人。

［3］胃湿：指湿热之邪已化热而形成热重湿轻之证，病位偏于阳明胃。

［4］脾湿：指湿热之邪尚未化热而呈湿重热轻之证，病位偏于太阴脾。

［5］仌（bīng 冰）：古同"冰"。

【提要】本条主要阐述湿邪致病及其治疗大法和注意要点。

【精解】在条文中，叶氏提出了湿邪致病的两个主要特点：一是具有明显的地域性。"吾吴湿邪害人最广"，因其地处于东南沿海，地势卑湿，气候潮湿。由此推而广之，凡有以上地理、气候特点的地域都有易致湿邪为患的可能性。二是湿邪伤人多为外湿与里湿相合而为病。凡是平素因过度膏粱油腻、茶汤生冷、饥饿失调而伤脾胃者，均有产生内湿的可能性，即可成为湿热性温病发病的内在因素。所以湿邪为患，"外邪入里，里湿为合"是一个重要特点。

对于不同体质者感受湿邪后的不同从化问题，本条从两个方面进行了论述。素体阳虚者，感受湿邪后，易转为虚寒证。因为湿邪易遏伏人体的阳气，即叶氏所说："湿胜则阳微也。"而素体阴虚火旺者，感受湿邪后易化燥伤阴，更加重了其阴虚火旺的程度。素体阳旺者，湿邪多从热化，病多归于阳明胃，其病机多呈热重于湿，最后亦易化燥伤阴；素体阴盛者，多有痰湿内盛，阳气偏衰，感受湿邪后，初起化热较慢，病邪多在太阴脾留恋久延，其病机多呈湿重于热，也就是叶氏所说的："阳旺之躯，胃湿恒多；在阴盛之体，脾湿亦不少。"然而，随着病机的发展，上述二者均可化热，故叶氏说："化热则一"。

如何理解"胃湿"与"脾湿"？所谓"胃湿""脾湿"主要是指湿热之邪归于脾与胃。胃湿者为湿从热化，呈热重湿轻；脾湿者，则从湿化，呈湿重热轻。这二者有所不同。

对素体阳虚或阴虚而感受湿热之邪者，在治疗上除一般治疗原则外，要重视患者的体质。素体阳气不足的人如再感湿邪，阳气更易被湿邪所伤，导致湿胜阳微，治疗时尤应注意顾护阳气；对于面色青苍而形瘦之人，因其多属阴虚火旺之体，感受湿热病邪后，易化燥伤阴，治疗时应注意顾护津液，切忌盲目温补，即使在疾病后期热减身凉的情况下，亦不可误认为虚寒证而投温补，以防余邪未尽，引起"炉灰复燃"。

怎样理解"救阴不在血，而在津与汗；通阳不在温，而在利小便"？这里所说的是湿热病的通阳法和救阴法的特点，即所谓"通阳不在温，而在利小便；救阴不在血，而在津与汗"。温热病中滋阴的目的在于顾护人体津液和补充阴液之耗损，不同于杂病中的用滋补阴血法治疗阴虚、血虚证。救阴主要是滋养津液，并防止汗泄过多而致气液外耗，甚至造成外脱之证。另一方面，清热也可起到保津止汗的作用，可视为间接的救阴之法。而温热病的通阳与伤寒中的温补宣通阳气是两个完全不同的概念。温病（指湿热性温病）使用通阳的目的不在于用温热药物温补阳气，而是运用化气利湿法通利小便，可使弥漫在三焦之湿邪得以从小便而去，热邪也可随之外透，达到气通湿去热退的目的。因此，叶氏所说的"通阳"是指宣通阳气，气行则湿可行，而不是一味用温药以通阳气。当然，"不在温"也不能局限于字面上的不用温药，因祛湿所用的理气化湿、苦温燥湿、辛温芳香化湿等药物多数仍是温药，只是与单纯的温阳之品不同而已。文中所说的"利小便"也并非总用利尿之品，其他如理气、化湿、燥湿、芳化等药物也同样有祛湿通阳之功。

总的来说，以上治法主要针对湿热性温病而言，但对其他温病以及一些内科杂病的治疗也有一定的指导作用。

【原文】再论三焦不得_{唐本无此字}。从外解，必致成_{唐本无此字}。里结。里结于何？在阳明胃与肠也。亦须用下法，不可以气血之分，就_{唐本作"谓其"}。不可下也。但_{唐本作"惟"}。伤寒邪热在里，劫烁津液，下之宜猛；此多湿邪内搏，下之宜轻。伤寒大便溏为邪已尽，不可再下；湿温病大便溏为邪未尽，必大便硬。慎_{唐本作"乃为无湿，始"}。不可再攻也，以粪燥为无湿矣。_{唐本无此句。}

胃为脏腑之海，各脏腑之邪，皆能归胃，况三焦包罗脏腑，其邪之入胃尤易也。伤寒化热，肠胃干结，故下宜峻猛。湿热凝滞，大便本不干结，以阴邪瘀闭不通，若用承气猛下，其行速而气徒伤，湿仍胶结不去，故当轻法频下[1]。如下文所云小陷胸汤、泻心汤等，皆为轻下之法也。

雄按：伤寒化热，固是阳邪，湿热凝滞者，大便虽不干结，黑如胶漆者有之，岂可目为阴邪？谓之浊邪可也。惟其误为阴邪，故复援温脾汤下寒实之例，而自诩下阳虚之湿热为深得仲景心法，真未经临证之言也。似是而非，删去不录。

【注释】

[1]轻法频下：属于温病攻下法。湿热积滞，胶着黏滞肠道，非一次重剂

猛攻即能使病邪排尽，故须轻剂连续攻下，因势利导，方如枳实导滞汤。

【提要】本条讨论了三焦之邪（多指湿热之邪）进一步里结于阳明的治法，以及湿热病与伤寒运用下法的区别。

【精解】温邪与痰湿互结，与肠道中的积滞相结而形成湿热积滞交结于胃肠，其临床表现为大便溏而不爽，色黄如酱，其气臭秽较甚等。此种病证多见于湿热性质的温病，如湿温、伏暑等，与一般的温病阳明热结于腑者不同，正如叶氏所说的"此多湿邪内搏"。

在治疗上，伤寒腑实证为邪已化热入里，劫烁津液形成燥屎，表现为大便干结，故下之宜峻宜猛，急下存阴；本证为湿热与肠内结滞相互搏结，故下之宜轻宜缓。伤寒下法以见大便溏为腑实已尽，不可再下；湿热病之里结，因湿性黏腻重浊，非能速化，可一下再下，必待大便转硬（成形）方为邪尽的标志，不可再下，即叶氏所谓"以粪燥为无湿矣"。但若湿已化燥，则又不可拘于轻下缓下之说。对本条所区别的伤寒与温病在下法方面的不同，必须理解其实质，不能以此作为温病与伤寒治法上绝对的区别。如在临床上，温病阳明腑实证也须用峻下；而湿热性温病在化燥后也同样可以形成阳明腑实证而须用峻下之法，不能拘于轻法频下之说。

关于"不可以气血之分"，后世医家有不同的说法。按叶氏原意是指温病（此处主要指湿温等湿热性温病）亦有里结阳明而须用下法者，不可因为温病是以气血（即前面所提到的卫气营血）来分证辨治的，就误认为与伤寒邪在阳明不同而不用下法，也就是强调温病与伤寒的辨证方法尽管有所不同，但其治法并不是各不相关的，如下法即为一例。

【原文】再人之体，脘在腹上，其地位处于中，唐本作"其位居中"。按之痛，或自痛，或痞胀，当用苦泄，以其入腹近也。必验之于舌，或黄或浊，可与小陷胸汤[二十二]、或泻心汤[三十五至三十八]，随证治之。或唐本作"若"。白不燥，或黄白相兼，或灰白不渴，慎不可乱投苦泄[1]。其中有外邪未解，里先结者，或邪郁未伸，或素属中冷者，虽有脘中痞闷，宜从开泄[2]，宣通气滞，以达归于肺，如近俗唐本作"世"。之杏、蔻、橘、桔等，是轻苦微辛，唐本无"是"字。具流动之品可耳。

此言苔白为寒，不燥则有痰湿，其黄白相兼，灰白而不渴者，皆阳气不化，阴邪壅滞。故不可乱投苦寒滑泄以伤阳也。其外邪未解而里先结，故苔黄白相兼而脘痞，皆宜轻苦微辛，以宣通其气滞也。

雄按：凡视温证，必察胸脘，如拒按者，必先开泄。若苔白不渴，多挟痰湿。轻者，橘、蔻、菖、蒲；重者，枳实、连、夏，皆可用之。虽舌绛神昏，但胸下拒按，即不可率投凉润，必参以辛开之品，始有效也。上第四章，唐本并以第十一章连为一章，今订正之。连上章皆申明邪在气分之治法，而分别营卫气血之浅深，身形肥瘦之阴阳，苔色黄白之寒热，可谓既详且尽矣。而下又申言察苔以辨证，真千古开群朦也。

【注释】

［1］苦泄：指苦寒泄降，用于治疗湿热痰浊阻滞，湿已化热者。

［2］开泄：以轻苦微辛之品，治疗湿阻气滞，湿未化热或湿重于热者。

【提要】 本条论述湿热痰浊蕴阻于胃脘的主证、治法及多种类型痞证的证治鉴别。

【精解】 文中提出了治用开泄与当用苦泄者。所谓苦泄之法是指对湿热痰浊之邪，治当用苦寒泄降之品。用苦泄之法治疗，因其入腹已近，以泄为顺。而开泄之法是指对湿阻气滞者，治当用轻苦微辛之品。苦泄与开泄运用的要点在于：苦泄法药性偏于苦寒，适于湿已化热者；开泄法药性偏于苦温，适于湿未化热或湿重于热者。

【医案举隅】

小陷胸汤

小陷胸汤出自《伤寒论》，主治痰热结胸证。临床常用本方治疗急性胆囊炎、胃炎、胸膜炎、胸膜粘连、冠心病、肺心病、急性支气管炎、肝炎、胰腺疾病等属痰热互结心下或胸膈者。

一、眩晕案

患者，男，56岁，2019年4月11日因"反复头晕10年余"来诊。

［病史］症见：头晕，头痛，活动后胸前区憋闷不适，按之则胸痛，手脚汗出偏多，腰痛，时有反酸烧心，无耳聋耳鸣，无口干口苦，纳可，眠差易醒，打鼾严重，常夜间憋醒，小便可，大便不成形。既往高血压病史10余年，血压最高达180/110mmHg，服缬沙坦胶囊80mg，每天1次，苯磺酸氨氯地平片5mg，每天1次，酒石酸美托洛尔片47.5mg，每天1次，平素血压控制在150/90mmHg左右。患者嗜酒，每天5两，吸烟30年，现已戒烟。舌暗红有齿痕，苔黄腻，舌下脉络累累如串珠，扁桃体肥大。脉寸浮，关弦滑，尺沉。既往有慢性浅表性胃炎病史6年余。

［诊断］西医诊断：原发性高血压病3级；中医诊断：眩晕病（痰瘀互结证）。

［方药］方用小陷胸汤加减。瓜蒌9克，黄连9克，姜半夏9克，黄芩15

克，延胡索 15 克，煅瓦楞子 30 克，土鳖虫 9 克，三棱 9 克，莪术 9 克，生甘草 9 克，7 剂，水煎服，每日 1 剂。嘱其清淡饮食，戒酒，每日监测并记录血压。

二诊（2019 年 4 月 18 日）：自诉服用中药后头晕头痛明显减轻，家庭自测血压控制在 130~135/80~90mmHg，偶有反酸烧心，纳可，睡眠打鼾仍在，小便可，大便偏稀。舌暗红，边有齿痕，苔薄黄，舌下脉络迂曲稍减，脉濡滑。血压：131/83mmHg，心率：87 次 / 分。

［方药］予上方加：炒白术 9 克，鸡内金 6 克，焦三仙各 6 克，继服 7 剂，水煎服，每日 1 剂。

三诊：血压控制在 130~140/90~100mmHg，嘱其停服酒石酸美托洛尔片、苯磺酸氨氯地平片，继续观测血压变化，守方 2 个月，复诊，血压为 130~140/90~100mmHg，无明显不适。

聂子锦，纪文岩. 吉中强教授活用小陷胸汤治疗心血管病临床经验［J］. 中医临床研究，2021，13（35），107-109.

按语：中年高血压病患者常以实证为主，过食肥甘，损伤脾胃，以致脾失健运，水湿内停，聚湿生痰，痰瘀阻滞中焦，清气不升，头窍失养，故发为眩晕。治疗以小陷胸汤加减，清热化痰，宽胸散结。加破血行气之土鳖虫，三棱、莪术使淤积得开，痰火得降，中焦气机通畅，清气以升，浊气自降，眩晕可除。

二、胸痹心痛案

骆某，男，67 岁，喜食肥甘厚腻。2019 年 1 月 17 日初诊。

［病史］主诉：反复胸闷气促 8 年，加重 1 天。8 年前因劳累后出现胸闷，呈紧缩压榨感，持续时间约 3~5 分，被迫休息数分钟后症状缓解，伴气促，动则尤甚，当时无放射痛，于省医行冠脉造影术检查确诊为冠状动脉粥样硬化心脏病，此后规律服用药物对症治疗，上述症状仍反复发生。1 天前患者无明显诱因感胸闷气促加重，自行舌下含服硝酸甘油，休息后症状缓解，今为求中医治疗来诊。心电图展示：①窦性心律；②电轴不偏；③ST：Ⅱ、Ⅲ、V4-V6 下移。刻下症见：阵发性胸闷、气促、心慌，动则尤甚，偶有咳嗽、咳痰，痰黏难以咳出，头目昏沉，口中黏腻，精神萎靡，纳眠差，二便调，舌暗红、苔黄腻，脉弦滑。

［诊断］胸痹心痛（痰热中阻）。

［治法］清热化痰，宽胸散结。

［方药］方拟小陷胸汤加减。瓜蒌壳 12 克，法半夏 12 克，酒黄连 6 克，

桂枝10克，炙甘草20克，川芎10克，酒丹参12克，桔梗10克，苦杏仁10克，石菖蒲10克，麸炒白术10克，茯苓10克，焦山楂20克。7剂，每日1剂，水煎服，早、中、晚温服之。嘱患者避风寒，减少体力活动，保持情志舒畅。

二诊（2019年1月24日）：患者自觉胸闷、气促、心慌等上述症状较前明显好转，口黏、头目昏沉、饮食较前改善。诊其舌脉：舌红、苔薄黄微腻，脉弦。结合患者症状，考虑治疗有效，故在原方基础上加减，去桔梗、苦杏仁，加玉竹20克、党参20克，益气养阴，又7剂，煎服法同前。

三诊（2019年2月2日）：患者未诉胸闷气促等不适，精神纳眠可，二便调。继续予上方7剂调服。嘱患者避风寒，避免过度劳累，保持心情舒畅。

雷宽素，李兰. 李兰教授应用小陷胸汤化裁异病同治临证经验［J］. 中国中医药现代远程教育，2020，18（22）：54-56.

按语：本案患者以胸闷气促为主症，诊断为痰热中阻型胸痹心痛病。治以清热化痰，宽胸散结。方拟小陷胸汤加减，方用瓜蒌壳清热涤痰，宽胸散结；酒黄连泻火降浊；法半夏辛温化痰散结；加桂枝、炙甘草益心气，温心阳，通血脉；川芎、酒丹参活血祛瘀通脉；桔梗、苦杏仁宣肺化痰止咳；石菖蒲开窍宁神，化湿和胃；麸炒白术、茯苓益气健脾燥湿；焦山楂消食化积，活血祛瘀。

【原文】再_{唐本无此字}。前云舌黄或渴_{唐本此下有"当用陷胸泻心"六字}。须要有地之黄。若光滑者，乃无形湿热中有虚象，_{唐本作"已有中虚之象"}。大忌前法。其脐以上为大腹，或满，或胀，或痛，此必邪已入里矣，_{唐本无"矣"字}。表证必无，或十只存一。_{唐本作"或存十之一二"}。亦要_{唐本作"须"}。验之于舌，或黄甚，或如沉香色，或如灰黄色，或老黄色，或中有断纹，皆当下之，如小承气汤，用槟榔、青皮、枳实、元明粉、生首乌等。_{唐本此下有"皆可"二字}。若未见此等舌，不宜用此等法，_{唐本作"药"}。恐其中有湿聚，太阴为满，或寒湿错杂为痛，或气壅为胀，又当以别法治之。_{唐本有"矣"字}。

舌苔如地上初生之草，必有根。无根者为浮垢，刮之即去，乃无形湿热，而胃无结实之邪，故云有中虚之象。若妄用攻泻伤内，则表邪反陷，为难治矣。即使有此等舌苔，亦不宜用攻泻之药。又如湿为阴邪，脾为湿土，故脾阳虚，则湿聚腹满，按之不坚，虽见各色舌苔而必滑，色黄为热，白为寒，总当扶脾燥湿为主。热者佐凉药；寒者，非大温，其湿不能去也。若气壅为胀，皆有虚实寒热之不同，更当辨别以利气和气为主治也。

雄按：上第五章，唐本移作第六章，今订正之。章氏所释白为寒，非大温其湿不去是也。然苔虽白而不燥，还须问其口中和否？如口中自觉黏腻，则湿渐化热，仅可用厚朴、槟榔等苦辛微温之品。口中苦渴者，邪已化热，不但大温不可用，必改用淡渗苦降微凉之剂矣。或渴喜热饮者，邪虽化热，而痰饮内盛也，宜温胆汤加黄连。杨云：原论已极郑重周详，此更辨别疑似，细极毫芒。可见心粗胆大者，必非真学问人也。

【提要】本条进一步讨论痞证用苦泄法和腑实证用下法的辨舌要点。

【精解】前条提出凡痞证见有舌苔黄浊者，方可用苦泄法。本条则进一步说明此黄浊苔必须是有地之黄。有地即有根，指苔黄而腻浊，苔垢紧贴舌面刮之不去者，此为湿热痰浊结滞可用苦泄法的指征。若舌苔黄而光滑，松浮无根刮之即去者，则系湿热内阻而中气已虚，治宜清热利湿，大忌苦泄，以防苦寒更伤其脾胃，只可用清热利湿之法。

【原文】再黄苔不甚厚而滑者，热未伤津，犹可清热透表。若虽薄而干者，邪虽去而津受伤也，苦重之药[1]当禁，宜甘寒轻剂可也。唐本"可也"作"养之"。

热初入营，即舌绛苔黄。其不甚厚者，邪结未深，故可清热，以辛开之药，从表透发。舌滑而津未伤，得以化汗而解。若津伤舌干，虽苔薄邪轻，亦必秘结难出，故当先养其津，津回舌润，再清余邪也。

雄按：上第六章，唐本移作第七章，今订正之。此二章，论黄苔各证治法之不同。

【注释】

[1]苦重之药：指苦寒沉降之品。

【提要】本条论述从黄苔的润燥判别津伤与否，以及确定相应的治疗方法。

【精解】凡黄苔不甚厚而滑润不燥者，热虽传里，但尚未伤津，病邪尚属轻浅，宜清热透邪，从表而解；若苔薄而干燥者，虽属病邪已解或邪热不甚，但已示津液受伤，此时禁用苦寒沉降的药物，宜用甘寒濡养津液，兼以清热。

【原文】再论其热传营，舌色必绛。绛，深红色也。初传，绛色中兼黄白色，此气分之邪未尽也，泄卫透营，两和可也。纯绛鲜色者，包络受病唐本作"邪"。也，宜犀角、鲜生地、连翘、郁金、石菖蒲等。唐本此下有"清泄之"三字。延之数日，或平素心虚有痰，外热一陷，里络就唐本作"即"。闭，非菖蒲、郁金等所能开，须用牛黄丸、至宝丹之类以开其闭，恐其昏厥为痉也。

何报之曰：温热病一发便壮热烦渴，舌正赤而有白苔者，虽滑即当清里，切忌表药。

绛者，指舌本也；黄白者，指舌苔也。舌本通心脾之气血，心主营，营热故舌绛也。脾胃为中土，邪入胃则生苔，如地上生草也。然无病之人，常有微薄苔如草根者，即胃中之生气也。杨云：论舌苔之源甚佳。若光滑如镜，则胃无生发之气，如不毛之地，其土枯矣。胃有生气而邪入之，其苔即长厚，如草根之得秽浊而长发也。故可以验病之虚实寒热，邪之浅深轻重也。脾胃统一身之阴阳，营卫主一身之气血。故脾又为营之源，胃又为卫之本也。苔兼白，白属气，故其邪未离气分，可用泄卫透营，仍从表解，勿使入内也。纯绛鲜泽者，言无苔色，则胃无浊结，而邪已离卫入营，其热在心包也。若平素有痰，必有舌苔。雄按：绛而泽者，虽为营热之征，实因有痰，故不甚干燥也。问若胸闷者，尤为痰据，不必定有舌苔也。菖蒲、郁金亦为此设，若竟无痰，必不甚泽。其心虚血少者，舌色多不鲜赤，或淡晦无神，邪陷多危而难治，于此可卜吉凶也。若邪火盛而色赤，宜牛黄丸。痰湿盛而有垢浊之苔者，宜至宝丹。略参拙意。

雄按：上第七章，唐本移为第八章，今订正之。连下二章，辨论种种舌绛证治，是统风温、湿温而言也。

【提要】本条论述了绛舌的意义及热初传营与包络受病的绛舌的辨治。

【精解】叶氏提出："其邪传营，舌色必绛"，所以绛舌是营分证的辨证要点之一。从全篇论述舌诊的条文来看，邪在卫分、气分多见舌苔的变化，邪在营分、血分多见舌质的变化，而在营分阶段舌色多为绛，在血分阶段舌色每可转紫或暗红。这是叶氏总结的温病舌象特点，甚切临床实际。但应注意，绛舌主病还有各种不同的类型，不能简单地用营分证来统括。在目前临床上，由于输液疗法的广泛运用，水电解质平衡紊乱得以及时纠正，所以当邪入营分后，也有不出现绛舌者。

舌质的纯绛鲜泽与一般的舌绛有所不同，其舌色较深而鲜明，润泽而不燥，提示包络已经受病，临床可出现神昏、谵语等症状。治疗当急予清心开透之品，如犀角、鲜生地、连翘、石菖蒲、郁金之类。如果救治不及时，或患者平素心虚有痰湿内伏，外热一陷必与痰互结而包络闭阻，则神志症状更为严重，甚至出现昏愦不语等重险证候，此时已非菖蒲、郁金开窍之力所能及，当急予安宫牛黄丸、至宝丹之类清心化痰开窍以急开其闭，否则可造成痉厥等险恶证候。

【医案举隅】

安宫牛黄丸、至宝丹

安宫牛黄丸、至宝丹为凉开剂，具有清热解毒、镇惊开窍的功效，在临床中多用于治疗各种脑部疾病、高热、肺炎、盆腔炎、毛细急性支气管炎等。

一、颅脑外伤神昏案

张某，男，14岁。邀诊时间为1990年10月22日。

［病史］患者于1990年10月15日因车祸送我院外科住院治疗，经诊断为颅脑外伤合并左股骨中段骨折。3天后开始每逢下午高热、神志昏糊、烦躁不安。经抗炎治疗未见好转而邀中医会诊。诊见：神昏谵语，面赤气粗，肌肤灼热，舌质红绛、苔黄燥，脉洪数。家属代诉：纳差，大便已3天不解，患者左下肢剧痛，小便短少色黄。

［诊断］此乃瘀血郁久化热，热扰心营，引动肝风所致。

［治法］病情险笃，急拟清心开窍，凉肝息风，活血化瘀为法，以冀转机。

［方药］急投安宫牛黄丸1丸。同时联合以下处方：羚羊角（另煎）、晚蚕沙、甘草各3克，犀角（另煎）、红花、柴胡各6克，桃仁、赤芍、牛膝、丹皮、枳壳各9克，生地15克，当归5克。水煎，频服。

当晚患者全身微汗，解大便1次，量较多，色黑褐，睡眠较安稳。次日热退，精神较佳，呼吸均匀，下肢痛减。继续守上方，去当归、枳壳、柴胡，加黄连6克、银花9克、连翘12克、三七末（冲服）3克，以加强清心凉营、活血化瘀之功。服药5剂（从第3剂起撤去羚羊角）后，神清语晰，胃纳增多。随后，再以桃红四物汤加骨碎补12克，加自然铜、续断、牛膝、丹皮各10克，服药6剂后，可扶拐杖下地活动。

余希瑛. 凉开法治疗热闭神昏证治例［J］. 浙江中医杂志，2000（9）：38-39.

按语：患者颅脑外伤致昏迷，证属瘀血化热、内陷心包，治疗以安宫牛黄丸清心开窍，配合犀角地黄汤、羚羊角凉营泄热息风，后以血府逐瘀汤、三七活血化瘀止痛等治疗，使瘀热得清、神窍得开。

二、热病邪入心包案

王，吸入温邪，鼻通肺络，逆传心包络，震动君主，神明欲迷，弥漫之邪，攻之不解，清窍既蒙，络内亦痹。幼科不解，投以豁痰降火理气，毫无一效。忆《平脉篇》清邪中上，肺位最高，既入胞络，气血交阻，逐秽利窍，须藉芳香，议用《局方》至宝丹。

叶天士撰，苏礼等整理. 临证指南医案［M］. 北京：人民卫生出版社，2006：210.

按语：温邪逆传心包，神明欲迷，蒙蔽心包，治疗以芳香逐秽开窍，药用《局方》至宝丹。

【原文】再色绛而舌苔中心干者，乃心胃火燔，劫烁津液，即黄连、石膏亦可加入。若烦渴烦热，舌心干，四边色红，中心或黄或白者，此非血分也，乃上焦气热烁津，急用凉膈散散其无形之热，再看其后转变可也。慎勿用血药[1]，以滋腻难散。至舌绛望之若干，手扪之原有津液，此津亏湿热熏蒸，将成浊痰蒙蔽心包也。

热已入营则舌色绛，胃火烁液则舌心干，加黄连、石膏于犀角、生地等药中，以清营热而救胃津，即白虎加生地之例也。雄按：此节章氏无注，今补释之。

其舌四边红而不绛，中兼黄白而渴，故知其热不在血分，而在上焦气分，当用凉膈散清之。勿用血药引入血分，反难解散也。盖胃以通降为用，若营热蒸其胃中浊气成痰，不能下降，反上熏而蒙蔽心包。望之若干，扪之仍湿者，是其先兆也。

雄按：上第八章，唐本与第九章颠倒窜乱，今订正之。

【注释】

[1]血药：指养阴清营凉血等药，如生地、犀角、玄参等。

【提要】本条论述了绛舌、红舌而中心干，及绛舌望之干，扪之有津液等几种舌象的病机及治疗。

【精解】叶氏在提出舌心干而四边色红者属于气分证舌象时强调其用药"慎勿用血药"。此处所说的"血药"实质是指清营凉血、滋养阴血之品，也就是治疗营血分所用的药物。因而"血药"包括了营血药在内。叶氏说"滋腻难散"在理解时应注意：一是"滋腻"除了养阴药外，还包括了清解营血分的药，或两者兼具，如生地、犀角等；二是在气分阶段，也并非所有的养阴药都不能用，如知母、石斛、麦冬等在气分证中热盛阴伤时都常用之，即使是生地，在热盛阴伤证或阴伤腑实中也常用。所以叶氏之原意只是强调邪在气、在营血时用药应有所区别，而不是把两个阶段的用药截然分开。

【医案举隅】

凉膈散

凉膈散具有清热解毒、泻火解毒、清上泄下之功效，主治上中焦邪郁生热证，症见面赤唇焦，胸膈烦躁，口舌生疮，谵语狂妄，或咽痛吐衄，便秘溲赤，或大便不畅，舌红苔黄，脉滑数。临床常用于治疗咽炎、口腔炎、急性扁桃体炎、胆道感染、急性黄疸型肝炎等属上中二焦火热者。

一、胆汁反流性胃炎案

患者，男，35岁，2018年7月14日就诊。

［病史］1年前因工作压力大出现胃脘胀满，胸骨后烧灼感，进食异物感，晨起口腔异味明显，口干口苦，情绪焦躁，饮食可，睡眠多梦，二便调。曾行胃镜检查提示为胆汁反流性胃炎，间断口服质子泵抑制剂（PPI）及中成药治疗，症状时有反复。遂求助于中医系统治疗。刻诊：胃脘痞满，打嗝或矢气后可减轻，善太息，胸骨后烧灼感，进食异物感，反酸，嗳气频，纳稍差，二便正常，夜寐不安。舌红，苔薄黄，脉弦。

［诊断］西医诊断：原发性胆汁反流性胃炎，中医诊断：胃脘痛，证属胆胃不和。

［治法］治以清胆和胃，疏肝理气。

［方药］方用凉膈散合四逆散加减。蒲公英15克，连翘10克，黄芩12克，柴胡10克，枳壳15克，炒白芍10克，木香8克，砂仁6克（打碎后下），陈皮15克，青皮10克，乌贼骨30克，浙贝10克，蒺藜10克，延胡索20克，炙甘草10克，7剂，每日1剂，饭后1小时温服。

二诊（2018年7月21日）：患者反酸、嗳气，口腔异味明显减轻，胃部胀满、胸骨后烧灼感有改善，仍有口干，多梦，舌淡红，苔薄白，脉弦。清胆和胃初见成效，效不更方，减蒲公英为10克以防寒凉太过而伤及脾胃，调砂仁为10克以增健脾理气之功，恢复中焦运化之职。患者失眠、口干，考虑胆经火旺灼伤肝阴，阴血不足，虚热上扰神明所致。加炒酸枣仁30克、知母10克，以养血滋阴安神，加天麻10克平肝潜阳，10剂，服用方法同前。

三诊（2018年8月5日）：患者诸症皆有好转，舌质淡红，苔白，脉弦。间断因饮食不慎自觉反酸烧心，以二诊方守方1个月，并嘱其调畅情志，戒生冷辛辣滋腻之品。2个月后随访，症状未再发。

孙希良，陈岩松，张晓菲，等. 李中宇教授应用凉膈散治疗胆汁反流性胃炎临床经验［J］. 中国中西医结合消化杂志，2020，28（10）：796-798.

按语：胆汁反流性胃炎主要病机为胆热上扰，治当清利胆热。凉膈散主清中上二焦之热，本医案中患者口干口苦症状明显，平素工作压力大，脉有弦像，考虑为肝气不畅、胆郁有热，以黄芩、连翘清胸膈郁热。《神农本草经》中记载，黄芩"主诸热，黄疸，肠澼泄痢，逐水，下血闭，恶疮疽蚀，火疡"。黄芩色黄形中空，黄色主脾土，形中空似肠胃，其主诸热者，指肠胃诸热病而言。

二、阻塞性肺炎案

患者，男，81岁，河南沈丘人，于2017年8月30日处暑时节入院。

[病史] 主诉：发热，咳嗽，咳痰，胸闷已10天。病史：10天前，患者受凉后出现发热，体温最高达39.5℃，咳嗽，咳痰，胸闷，诊断为"阻塞性肺炎"，经治疗症状缓解不明显，遂来求医。现症见：神志清，精神差，发热，咳嗽，咳中等量黄黏痰，胸闷气喘，腰痛，周身乏力，烧心反酸，纳眠差，小便黄，大便干。既往慢性支气管炎病史多年，支气管哮喘病史多年，高血压史10年，未系统治疗。椎间盘突出症病史3年，心律不齐病史1年，脑梗死病史5年，现遗留有右侧肢体活动不利。舌质红，苔黄腻，脉弦滑。辅助检查：胸部CT示两肺感染。

[诊断] 中医辨证四证合参，诊断为：肺炎喘嗽病（痰热壅肺证），病机为三焦火、里热。

[方药] 凉膈散加减。连翘18克、山栀子15克、黄芩12克、薄荷6克、大黄12克、炙甘草9克、杏仁15克、党参12克、桑白皮9克、枳壳12克、桔梗12克。

次日患者热去咳止。

吴少天，邱荃，等. 凉膈散化裁临证验案举隅[J]. 河南医学研究，2019，28（22）：4225-4226.

按语： 处暑时节，气温较高，患者高热不退且咳嗽，咳痰为黄黏痰，胸闷，提示上焦胸膈有热，煎灼肺金，炼液为痰；舌为心之外候，舌质红提示内有热邪，黄腻苔由邪热与痰涎湿浊交结而形成，苔黄为热，苔腻为湿，为痰凝或为食滞。故用凉膈散，方中重用连翘清热解毒，以清除上焦无形之邪热，功专量重。配黄芩以清胸膈郁热，山栀通泻三焦、引火下行，大黄泻火通便以荡有形之热于中。

三、休克肺案

患者，女，61岁，以发现甲状腺肿物1个月为主诉，于2012年7月25日入院。

[病史] 入院后，查甲状腺彩超示：甲状腺肿大伴多发结节，颈部彩超示：双侧颈部多发结节（考虑淋巴结肿大）。于7月30日全身麻醉下行左侧甲状腺腺叶切除术及甲状腺右叶肿物切除术，手术过程顺利，术后安全返回病房。7月31日14时10分，患者突发憋气、喘促、心慌、头晕、大汗、一过性失明、耳聋，无心前区疼痛，无意识障碍，腹部胀满，肠鸣音减低，大便2日未解。舌绛红、苔黄燥，脉洪大。紧急予面罩吸氧，床旁心电监护。查血气

分析回示：pH 7.463、PCO₂ 45mmHg、SaO₂ 80.1%，氧合血红蛋白 79.4%，查 D- 二聚体 4984.22mg/L。胸部 CT 血管造影回示：右肺中叶外侧段动脉及下叶内前基底段动脉主干栓塞，双肺下叶及左肺上叶舌段炎症伴局限性不张。

［诊断］据临床表现结合辅助检查诊断为急性肺栓塞、急性呼吸窘迫综合征（ARDS），中医辨为喘证（热毒壅肺，瘀毒互结）。

［方药］治以凉膈散。连翘 30 克，栀子 20 克，黄芩 18 克，淡竹叶 15 克，大黄 30 克（后下），芒硝 20 克（冲服），薄荷 12 克（后下），甘草 12 克，蜂蜜 30ml，每日 1 剂，水煎 2 次共 600ml，分早、晚口服；予血必净注射液 100ml 加生理盐水 100ml 静脉滴注，每日 2 次；西医治疗方面予持续面罩高流量吸氧，以组织血浆酶原激活剂溶栓，低分子肝素钙、华法林双抗凝预防再栓塞，前列腺素 E1 扩张肺动脉，以及抑酸保护胃黏膜、降压等对症治疗。

患者经上述治疗 5 天，症状明显改善，血气分析提示 ARDS 纠正，换用鼻导管吸氧 5L / 分，氧合状况满意。

张万祥，丁沛. 王今达应用凉膈散治疗急性呼吸窘迫综合征经验［J］. 中医杂志，2013，54（7）：615-616.

按语： 急性呼吸窘迫综合征（ARDS）又称休克肺，是急性呼吸衰竭的一种类型，常常继发于感染、创伤、休克等，是造成急性危重病死亡的重要原因之一。临床上 ARDS 以急性进行性呼吸窘迫及进行性低氧血症为其主要特点。根据 ARDS 的临床表现，可归属于中医"喘证""喘脱"的范畴。其致病因素以"热、毒、瘀"为主，基本病机为热毒壅肺、宣降失司、气滞血阻、瘀毒互结。临床中可选用凉膈散作为基本方，并重用大黄。该方以连翘、栀子清热泻火解毒，连翘、黄芩、竹叶透散上焦胸肺郁热，大黄、芒硝泄热通便以荡涤中焦之燥热内结，薄荷清头目、利咽喉。另加甘草、蜂蜜既能缓和芒硝、大黄峻泻之力，又能生津润燥，调和诸药。

【原文】再有热传营血，其人素有瘀伤宿血在胸膈中，挟热而搏，_{唐本无此四字。}其舌色必紫而暗，扪之湿。当加入散血之品，如琥珀、丹参、桃仁、丹皮等。不尔，瘀血与热为伍，阻遏正气，遂变如狂、发狂之证。若紫而肿大者，乃酒毒冲心。若紫而干晦者，肾肝色泛也，难治。

何报之曰：酒毒内蕴，舌必深紫而赤，或干润。若淡紫而带青滑，则为寒证矣。须辨。

舌紫而暗，暗即晦也。扪之潮湿不干，故为瘀血。其晦而干者，精血已枯，邪热乘之，故为难治。肾色黑，肝色青，青黑相合而见于舌，变化紫晦，故曰肾肝色泛也。雄按：此舌虽无邪热，亦难治。酒毒冲心，急加黄连清之。

雄按：此节唐本作第十章。

【提要】本条主要论述紫舌的辨证意义及三种紫舌的辨治。

【精解】紫舌，一是舌紫而暗，扪之湿润，多由营血分热毒极盛所致，治疗当予清营凉血方中加入活血散瘀之品，如琥珀、丹参、桃仁、丹皮之类；二是舌紫而肿大，多为嗜酒之人。酒毒生湿，内阻脉络，酒毒冲心，亦可出现紫舌，但多紫而肿大，这是酒毒所致的特征；三是舌紫而干晦，多为热邪深入下焦、劫烁肝肾之阴、肝肾脏色外露的表现，多见于温病后期，预后不良，故叶氏说"难治"。

【原文】舌色绛而上有黏腻似苔非苔者，中挟秽浊之气，急加芳香逐之。舌绛欲伸出口而抵齿，难骤伸者，痰阻舌根，有内风也。舌绛而光亮，胃阴亡也。急用甘凉濡润之品。若舌绛而干燥者，火邪劫营，凉血清火为要。舌绛而有碎点白黄者，当生疳也。大红点者，热毒乘心也，用黄连、金汁。其有虽绛而不鲜，干枯而痿者，肾阴涸也。急以阿胶、鸡子黄、地黄、天冬等救之。缓则恐涸极而无救也。

尤拙吾曰：阳明津涸，舌干口燥者，不足虑也，若并亡其阳则殆矣。少阴阳虚，汗出而厥者，不足虑也，若并亡其阴则危矣。是以阳明燥渴，能饮冷者生，不能饮者死。少阴厥逆，舌不干者生，干者死。

挟秽者，必加芳香，以开降胃中浊气而清营热矣。痰阻舌根，由内风之逆，则开降中又当加辛凉咸润以息内风也。脾肾之脉皆连舌本，亦有脾肾气败而舌短不能伸者，其形貌面色，亦必枯瘁[1]，多为死证，不独风痰所阻之故也。其舌不鲜，干枯而痿，肾阴将涸，亦为危证，而黄连、金汁，并可治疳也。

雄按：光绛而胃阴亡者，炙甘草汤去姜、桂，加石斛，以蔗浆易饴糖。干绛而火邪劫营者，晋三犀角地黄汤加元参、花粉、紫草、银花、丹参、莲子心、竹叶之类。若尤氏所云，不能饮冷者，乃胃中气液两亡，宜复脉汤原方。汪按：以蔗浆易饴糖，巧妙绝伦。盖温证虽宜甘药，又不可滞中也。

【注释】

[1]枯瘁：意指枯槁。

【提要】本条继续论述七种绛舌的辨治。

【精解】舌色绛而舌面罩有黏腻似苔非苔，此为邪在营分而中焦兼挟秽浊之气所致。本证伴有胸脘痞满、恶心呕吐等症状。治疗当在清营透热的同时兼入芳香之品，如藿香、佩兰、白豆蔻、石菖蒲、郁金等以开逐秽浊，否则浊气不除，可导致清窍蒙蔽而形成痰热闭于心包证。

舌绛而舌体伸展不利：所谓"欲伸出口而抵齿难骤伸者"，是热邪亢盛，内风欲动而有痰浊阻于舌根之象，所以造成舌体伸展不利。章氏提出抵齿难骤伸之舌，尚有由脾肾气败而致者，当据舌质情况，并结合证候全面分析加以辨别。叶氏在文中未提治法，一般总离不开清营凉血、息风化痰，如用犀角、钩藤、鲜菖蒲、天竺黄等。

舌绛而光亮：系胃阴衰亡的表现，可表现为质地柔嫩，望之若干，扪之有津，即所谓"镜面舌"。但在临床上当结合证候辨别，宜着重用甘凉濡润之品以养胃阴，不可误投清营泄热法，更忌苦寒之品。

舌绛而舌面干燥无津：为营热炽盛，劫烁营阴之征，治疗应予大剂清营凉血泻火之剂，如清营汤之类。

舌绛而舌面布有碎点呈黄白色者：系热毒炽盛，舌将生疳的征象，治疗应以清营凉血降火为主。

舌绛而舌面上呈大红点：为热毒乘于心经，即心火炽盛的表现，证情甚重。治当急进清火解毒之品，如黄连、金汁等，并可佐以甘寒生津之品，如鲜生地、鲜石斛之类。

舌绛不鲜，干枯而痿：即舌质毫无荣润之气，干枯痿软为肾阴枯涸的表现，常见于温病后期，邪少虚多之时，证情已属危笃，应予大剂咸寒滋肾补阴之品，以救欲竭之阴，否则精气衰竭，可造成阴阳离决，危局难以挽回。原文提出急以阿胶、鸡子黄、地黄、天冬等救之。用方可参《温病条辨》下焦篇中的加减复脉汤、大小定风珠等。

后世注家对本条多从证候鉴别及治疗方面加以补充和发挥。如陈氏认为舌绛不鲜、干枯而痿与舌紫而干晦，因其有绛紫之分而预后不同；王氏对肾阴衰亡与火邪劫营见绛舌介绍了经验方药，凌氏对胃阴亡与热毒攻心见绛舌也介绍了自己的经验方药，甚合临床实际。吴氏提出湿温也可见红星舌，提示湿热已化燥化火，对临床颇有启发。

【原文】其有舌独中心绛干者，此胃热心营受灼也。当于清胃方中，加入清心之品，否则延及于尖，为津干火盛也。舌尖绛独干，此心火上炎，用导赤散泻其腑[1]。

其干独在舌心、舌尖，又有热邪在心、兼胃之别。尖独干，是心热。

其热在气分者必渴，以气热劫津也。热在血分，其津虽耗，其气不热，故口干而不渴也。多饮能消水者为渴，不能多饮，但欲略润者为干。又如血分无热而口干者，是阳气虚不能生化津液，与此大不同也。

雄按：上第九章，唐氏窜入第八章，今厘正之。舌心是胃之分野，舌尖乃心之外候，心胃两清，即白虎加生地、黄连、犀角、竹叶、莲子心也。津干火盛者，再加西洋参、花粉、梨汁、蔗浆可耳。心火上炎者，导赤汤入童溲尤良。

【注释】

[1]泻其腑：指清泻小肠腑。

【提要】本条继续论述舌心干绛及舌尖干绛两种绛舌的辨治。

【精解】舌心干绛与舌尖干绛，虽均为绛而干燥之舌，但其部位不同，故病机、治疗亦异。舌心干绛的主病与治疗：舌之中心属胃，故见舌独中心绛而干燥者属胃经热邪亢炽，心营被其燔灼。治疗应于清胃泄热方中加入清心凉营之品，否则舌之干绛自中心进一步扩展到舌尖，则标志着心胃热毒更盛而津液受劫。本证与原文第15条所说的"色绛而舌中心干"有相似之处，但本证为舌中心干绛，而后者为全舌绛而中心干，所以本证以胃热气分热盛为主，仅是波及心营而已。而后者为营热兼心火胃热炽盛。

舌尖干绛的主病与治疗：舌尖部位为心所主，如仅是舌尖红绛而干者则为心火上炎。心与小肠相表里，故心火盛者治疗可予导赤散泻小肠以清心火。

后世注家对此两种绛舌的辨治各抒己见，如王氏提出因心胃两清法治疗胃热心营受灼引起的舌中心干绛者，即用白虎汤加清心凉营之品；若属津干火盛者，再加重养阴之品。凌氏列举的方药亦属心胃两清之法，可供临床选择运用。陈氏则强调应分辨本条之舌中独绛干与前条所论舌绛而中心干的区别，并从舌象、病机、治疗上作了对比分析，说理较清。

【医案举隅】

导赤散

导赤散为清热剂，具有清脏腑热、清心养阴、利水通淋之功效，主治心经火热证，症见心胸烦热，口渴面赤，意欲冷饮，以及口舌生疮；或心热移于小肠，小便赤涩刺痛，舌红，脉数。临床常用于治疗口腔炎、鹅口疮、小儿夜啼等心经有热者。

一、尿道综合征案

秦某，女，71岁。初诊时间为2013年2月20日。主因"尿频、尿急、时有尿痛反复发作2年，加重伴双下肢水肿1月"前来就诊。

［病史］患者 2 年前开始无明显诱因出现尿频、尿急且时有尿痛，每遇劳累或情绪波动时发病，曾经多次查尿常规及中段尿培养均显示无明显异常，最初用过甲磺酸左氧氟沙星片及诺氟沙星等药口服治疗，但无明显疗效，也间断服用过中药汤药及癃闭舒、尿感宁等药，症状改善均不明显，发作频率逐渐增加。近 1 个月持续出现尿频、尿急、尿痛，同时伴有双下肢水肿，严重影响生活质量，故来医院就诊。刻下症见：尿频、尿急、时有尿痛，双下肢轻 - 中度水肿，夜尿 2~3 次，大便干、4~5 天大便 1 次，时感腰酸，心烦易怒，舌红，苔薄黄腻，脉滑。

［诊断］尿道综合征，属中医淋证，辨证为心肝火旺，湿热下注。

［方药］予加味导赤汤加减治疗。淡竹叶 12 克，生地 15 克，生甘草梢 10 克，通草 3 克，柴胡 10 克，黄芩 15 克，白芍 20 克，石韦 20 克，车前草 15 克，川、怀牛膝各 20 克，郁金 12 克，冬瓜皮 30 克，熟大黄 15 克（单包），7 剂，水煎服，日 1 剂，分 2 次服用。

二诊（2013 年 2 月 27 日）：尿频、尿急及下肢水肿减轻，尿痛基本消失，夜尿 1~2 次，大便通畅每日 1~2 次，心情转佳，仍时感腰酸，纳呆，时有胃脘胀满。

［方药］上方去生甘草梢，熟大黄减至 5 克，加紫苏梗 12 克、砂仁 10 克以宽中、和胃、健脾，加巴戟天 20 克以补肾、强腰膝，继服 7 剂。

三诊（2013 年 3 月 6 日）：患者尿频、急明显缓解，水肿消失，仍有胃胀及纳食不香，乏力神卷，劳累后腰酸，大便通利，舌胖略红，苔薄白，脉细。

［方药］上方去冬瓜皮，加太子参 20 克、炒白术 10 克以益气健脾，继服 14 剂。

同时嘱患者适量饮水，避免憋尿，忌食辛辣。

后随访患者，精神佳，心情好，纳食恢复，病情未再反复。

张燕，徐建龙，孙红颖，等. 聂莉芳教授运用加味导赤汤治疗尿道综合征经验［J］. 中国中西医结合肾病杂志，2013，14（8）：663-665.

按语：尿道综合征归属中医"热淋""气淋"范畴。尿道综合征的病机，除了注重肾与膀胱的虚实寒热之外，同时不可忽视辨析心、肝两脏。"心与小肠相表里"，心热下移于小肠，则可见小便赤涩、灼痛，热盛灼伤脉络还可见尿赤。治淋不离于膀胱热，但亦不止于膀胱热。此案根据其病程日久、急躁易怒，辨证为心肝火旺，湿热下注膀胱，采用导赤汤为基础方，随证加减，对症用药，当补则补，当泻则泻，患者服用后，效果较好。

二、情感交叉擦腿综合征案

郑某，男，3 岁。2018 年 5 月 23 日因"反复睡前蹭动 1 月余"就诊。

[病史] 患儿近 1 月来每晚睡觉前喜欢伏卧在床上，拱起屁股，来回蹭动，且不愿旁人打搅，每周 3~4 次，发作期间伴面赤汗出，数分钟后停止，恢复正常。平素汗多，喜趴着睡，夜寐辗转。就诊时患儿伴有咳嗽，夜间较剧，晨起伴有口气，胃纳及二便无殊。舌尖红、苔薄黄，脉偏数。既往无癫痫病史。

[诊断] 西医诊断：情感交叉擦腿综合征；中医证属心肝火旺。

[方药] 导赤散加减。白茅根 10 克，玄参 9 克，生地黄、淡竹叶、蒲公英、石菖蒲、钩藤各 6 克，蝉蜕、连翘、生甘草各 3 克。共 7 剂。

二诊：上周睡前蹭动发作 2 次，口气较前缓解。

[方药] 遂去蒲公英，加灯芯草 3 克，石决明 10 克，天麻、柴胡、郁金各 6 克。7 剂。

三诊：上述症状基本缓解，期间发作 1 次，夜寐较前安稳，晨起无明显口气，胃纳及二便无殊。予以上方巩固，此后随访至今未再复发。

田浦任，邵征洋，蔡超丽，等. 邵征洋应用导赤散治疗小儿精神障碍疾病验案举隅 [J]. 浙江中医杂志，2019，54（12）：871-872.

按语： 情感交叉擦腿综合征，是小儿通过擦腿引起兴奋的一种行为障碍，发病年龄一般为 1~5 岁，女孩多于男孩。其发病表现可视为《小儿药证直诀》导赤散所主"夜间发搐"之类证。该病患儿多有肾不足而心肝有余之象。肾水不足，受偏颇之气，则易积热于心肝。心气热则心胸亦热，故而平素喜伏卧，合面睡，有就冷之意也；肝气热则易上扰、动风，肝络阴器，故见发作有时，面赤若血，来回蹭动。方用导赤散化裁，用以清心安神、平肝息风。

三、焦虑症案

黄某，男，11 岁。2017 年 10 月 8 日因"情绪焦躁 1 周余"就诊。

[病史] 患儿因受老师批评后出现脾气急躁，时有焦虑不安，诉平时易感疲劳乏力，胃纳欠佳，口气重，夜寐多梦，二便尚调。舌尖红、苔薄黄，脉偏数。辅助检查：汉密顿焦虑量表评分结果提示焦虑。

[诊断] 西医诊断：焦虑状态；中医诊断：躁症（心肝火旺证）。

[方药] 导赤散加减。生地、淡竹叶、柴胡、姜半夏、陈皮、炒白芍、茯苓、连翘、炙甘草各 6 克，白茅根、黄芩、大枣、炒鸡内金、生山楂各 10 克，浮小麦 12 克。共 7 剂。

二诊：情绪较前稳定，胃纳见佳，夜寐欠安，现时有鼓嘴动作。

［方药］予上方去鸡内金、生山楂、黄芩，改茯苓为茯神，加蝉蜕3克、钩藤、薄荷6克，生牡蛎12克。共7剂。

三诊：诉情绪较前好转，夜寐见安，鼓嘴巴动作频率较前减少，胃纳欠佳。

［方药］予上方去薄荷、蝉蜕，改茯神为茯苓，加鸡内金、生山楂，再予7剂巩固治疗。

随访至今患儿情绪基本稳定。

田浦任，邵征洋，蔡超丽，等．邵征洋应用导赤散治疗小儿精神障碍疾病验案举隅［J］．浙江中医杂志，2019，54（12）：871–872．

按语： 儿童焦虑症是指儿童对周围事物感受不愉快的情绪体验，以烦躁不安、整日紧张、无法放松为特征。根据其病症特点，中医上可将其归为"脏躁""躁症"范畴。小儿的生理特点表现为心肝常有余，易外感邪气，内伤情志而致热郁心肝。本病多由内伤情志所致，故用导赤散合甘麦大枣汤以清心除烦、疏肝解郁。

【原文】再舌苔白厚而干燥者，此胃燥气伤也，滋润药中加甘草，令甘守津还之意。舌白而薄者，外感风寒也，当疏散之。若白干薄唐本作"白薄而干"。者，肺津伤也，加麦冬、花露、芦根汁等轻清之品，为上者上之也。若白苔绛底唐本作"苔白而底绛"。者，湿遏热伏也。当先泄湿透热，防其就唐本作"即"。干也。勿忧之，唐本作"此可勿忧"。再从里唐本下有"而"字。透于外，则变润矣。初病，舌就唐本作"即"。干，神不昏者，急加养正透邪之药。若神已昏，此内匮矣，唐本"矣"字在下句之末。不可救药。

苔白而厚，本是浊邪，干燥伤津，则浊结不能化，故当先养津而后降浊也。肺位至高，肺津伤，必用轻清之品，方能达肺。若气味厚重而下走，则反无涉矣。故曰"上者上之也。"雄按：此释甚明白，何以第二章释为因地制宜，而讥他人效颦也。湿遏热伏，必先用辛开苦降以泄其湿，湿开热透，故防舌干，再用苦辛甘凉从里而透于外，则胃气化而津液输布，舌即变润，自能作汗，而热邪亦可随汗而解。若初病舌即干，其津气素竭也，急当养正，略佐透邪。若神已昏，则本元败，而正不胜邪，不可救矣。雄按：有初起舌干而脉滑脘闷者，乃痰阻于中，而液不上潮，未可率投补益也。

【提要】本条主要论述白苔薄、厚、干燥和舌苔绛底，以及初病舌干的辨证治疗。

【精解】舌苔薄白为外感初起病邪在表之象。薄白而润者为外感风寒，当疏散之。薄白而干者提示肺津伤、肺位在上，应在疏解方中加入麦冬、花露、芦根汁等轻清上焦、滋而不腻之品以滋养肺津，即所谓"上者上之"。若投浓浊厚味，反直走下焦肝肾，与肺无涉，且易恋邪。薄白而干之苔，常见于外感风热，表邪未解而肺津已伤之证，同时可见舌边尖红。此外，还可见于燥邪犯于肺卫者。吴坤安明确指出，薄白苔有风寒、风热之别，且举出治疗风热在表的药物，足补叶氏所论之不足。

舌苔白厚而干燥：为胃津不足而肺气已伤之象。肺主气，布津，肺气伤则气机不化，苔见白厚；胃津既伤而又不能布化，津不上承则舌面干燥。治疗当予滋润之品生津润燥，再加入甘草，取其甘味可补益肺胃之气，使其布津功能得复，津液自生，即所谓"甘守津还"。当然，也不能限于用甘草一味，其意在于用调养肺胃之气的药物，以助肺之布津、胃之化津的功能。后世对叶氏所说的"甘守津还"有不同的理解，如章氏认为"当先养津而后降浊"，似未得要领。宋氏认为"其人必素属中虚，故可用甘草"，虽亦可备一说，但与叶氏原意不尽相符。

白苔绛底：指舌质红绛，苔白厚而腻。上见白厚腻苔示湿邪阻遏，下见舌质红绛示热邪内伏，故为湿遏热伏之象，治当先开泄湿邪，湿开则热透。但泄湿之品多偏香燥，易有耗津之弊，应防其温燥伤津而见舌转干。然在一般情况下，用祛湿之品并不会引起津液大伤，所以也不必忧虑舌干，因湿开热透后，津液自能恢复，舌苔自可转润，故曰"勿忧之"。章、宋二氏对湿遏热伏的治法提出用辛开苦降泄其湿，湿泄后再用苦辛甘凉从里透外，即主张分出先泄后透的治疗层次。其实辛开苦泄法本身就是清热化湿法，并非仅为泄湿所设，临床也往往是清热与化湿并施。吴锡璜所论湿遏热伏多见于秋后伏热证，并介绍了个人临床治疗经验，可供参考。

初病舌即干：因温邪为阳邪，在病起之初就可伤阴而见舌面干燥，此本不足为奇，但如起病之时舌干较甚，就可能不仅是温邪伤阴，而是属素禀津气亏损，在病变过程中易发生正不胜邪之局面，所以应特别引起警惕，在辨证时要注意观察神志表现。如未见神昏等险恶证候者，预后尚好，当急予养正透邪之剂，以补益津气、透达外邪。如已兼见神昏者，则属津气内竭，邪热内陷，施治较为困难，预后多不良。在温病初起时即见舌面干燥，其原因更为复杂。如王孟英提出初病见舌干，尚有痰阻于中而液不上潮引起者，属实，不可滥投补益。此与叶氏所论素体津气不足者有虚实之别。另外，燥证亦可初起即见舌干，当随证辨治之。

【原文】又不拘何色，舌上生芒刺者，皆是上焦热极也。当用青布拭冷薄荷水揩之，即去者轻，旋即生者险矣。

生芒刺者，苔必焦黄或黑。无苔者，舌必深绛。其苔白或淡黄者，胃无大热，必无芒刺。或舌尖、或两边，有小赤瘰，是营热郁结，当开泄气分以通营清热也。上焦热极者，宜凉膈散主之。

雄按：秦皇士云：凡渴不消水，脉滑不数，亦有舌苔生刺者，多是表邪挟食，用保和加竹沥、莱菔汁，或栀豉加枳实并效。若以寒凉抑郁，则谵语发狂愈甚，甚则口噤不语矣。有斑疹内伏，连用升提而不出，用消导而斑出神清者。若荤腥油腻，与邪热斑毒纽结不解，唇舌焦裂，口臭牙疳，烦热昏沉，与以寻常消导，病必不解，徒用清里，其热愈甚，设用下夺，其死更速。惟用升麻葛根汤以宣发之，重者非升麻清胃汤不能清理肠胃血分中之膏粱积热，或再加山楂、槟榔，多有生者。愚谓：病从口入，感证夹食为患者不少。秦氏著《伤寒大白》，于六法外，特补消导一门，未为无见。所用莱菔汁，不但能消痰食，即燥火闭郁，非此不清，用得其当，大可起死回生，郭云台极言其功，余每与海蛇[1]同用，其功益懋。

【注释】

[1] 海蛇：指水母。

【提要】本条论述舌生芒刺的病机及处理方法。

【精解】叶氏提出，舌上生芒刺，无论舌苔为何色，均为上焦热极的表现。对舌生芒刺的局部处理可用青布拭冷薄荷水揩之。揩之即去者，说明热邪尚未锢结，病情较轻；揩后芒刺虽去而旋即复生者，为热毒极盛，病邪锢结难解，病情重险的标志。但引起舌上生芒刺的原因往往不是仅用局部处理的方法就能解决的，还应配合内服药物。临床须辨证病机，不可一见芒刺即径投寒凉。

【原文】舌苔不燥，自觉闷极者，属脾湿盛也。或有伤痕血迹者，必问曾经搔挖否。不可以有血而便为枯证，仍从湿治可也。再有神情清爽，舌胀大不能出口者，此脾湿胃热，郁极化风，而毒延口也。用大黄磨入当用剂内，则舌胀自消矣。

何报之曰：凡中宫有痰饮水血者，舌多不燥，不可误认为寒也。

三焦升降之气，由脾鼓运，中焦和则上下气顺，脾气弱则湿自内生。湿盛而脾不健运，浊壅不行，自觉闷极，虽有热邪，其内湿盛而舌苔不燥。当先开泄其湿，而后清热，不可投寒凉以闭其湿也。神情清爽而舌胀大，故知其邪在脾胃。若神不清，即属心脾两脏之病矣。邪在脾胃者，唇亦必肿也。

雄按：上第十章，唐氏析首节为第五章，次节为第十二章，末节为第十三章，今并订正。

【提要】本条论述脾湿盛而脾湿胃热、郁极化风的舌苔特点及其治法。

【精解】本条所言"舌苔不燥"，虽未说明苔色及厚薄，但结合"自觉闷极，属脾湿盛"来分析，是指白厚而腻之苔，乃湿邪内阻之征象。如见到鼻窍或肌肤有伤痕血迹者，必须询问是否因搔挖而致，不可一见血迹便误认为是热盛阴伤或血分病证。仍应从湿盛辨之，予以苦温芳化之剂化湿泄浊。

舌苔不燥的原因不一定都是脾湿盛，何报之提出尚有中宫痰饮水血引起者，章虚谷认为湿热内盛者亦可见到，临床当依其他见症鉴别之。如中宫有痰饮者，多伴脘痞、恶心，苔腻浊之象亦较著；有瘀血内停者，可见胸脘刺疼，舌质紫暗或有瘀斑；湿热内盛之舌苔为黄白腻而不燥，并伴有脘痞呕恶等症。舌胀大不能出口者，为脾胃湿热，由湿邪阻遏，热郁不达，热极化风，且其湿热之毒上延于口舌所致。临床只要审其神情清爽，便足证其邪热不在心营，治疗时在清化湿热方中磨入大黄以清解火毒，舌胀便可消除。

【原文】再唐本作"又有"。舌上白苔黏腻，吐出浊厚涎沫，口必甜味也，唐本作"其口必甜"。为脾瘅[1]病，唐本作"此为脾瘅"。乃湿热气聚，与谷气相搏，土有余也。盈满则上泛，当用省头草，唐本作"佩兰叶"。芳香辛散以逐之则退。唐本无此二字。若舌上苔如碱者，胃中宿滞挟浊秽郁伏，当急急开泄，否则闭结中焦，不能从膜原达出矣。

脾瘅而浊泛口甜者，更当视其舌本，如红赤者为热，当辛通苦降以泄浊；如色淡不红，由脾虚不能摄涎而上泛，当健脾以降浊也。苔如碱者，浊结甚，故当急急开泄，恐内闭也。

雄按：浊气上泛者，涎沫厚浊，小溲黄赤。脾虚不摄者，涎沫稀黏，小溲清白，见证迥异。虚证宜温中以摄液，如理中或四君加益智之类可也。何亦以降浊为言乎？疏矣！上第十一章，唐氏并入第四章，今订正之。此二章辨别种种白苔证治之殊，似兼疫证之舌苔而详论之，试绎之，则白苔不必尽属于寒也。

【注释】

[1] 脾瘅：湿热蕴阻脾胃，脾胃失于运化水谷，湿热、谷气上潮于口，见舌苔白而黏腻，口吐浊厚涎沫，口甜者。

【提要】本条论述脾瘅病和苔碱状的病理及辨治。

【精解】脾瘅病的症状有舌苔白而黏腻，口吐浊厚涎沫，口有甜。脾主涎，开窍于口，在味为甘，湿热蕴阻脾胃，脾运失常，不能运化水谷，而脾胃为湿热所困，湿热盈满上泛于口，故见上述诸证。治疗当用省头草，即佩兰，有芳香化浊、醒脾逐湿泄热之功。在临床运用时，对这类病证以本药为主药，并视湿热之偏盛，配合其他化湿清热药物。

舌上苔白如碱状，即舌苔表现为苔白而质地较坚不疏松。本舌苔是胃中有宿滞挟秽浊郁状所致，一般可伴见脘腹胀满、嗳腐呕恶等症状。其与脾瘅病虽同属湿浊为患，但脾瘅病属无形湿热在脾，而本证为湿浊积滞有形之邪而致。其治疗以开泄为主，即开其秽浊，泄其胃中之宿滞，以免闭阻中焦，邪气不能外达而致病情加重。

【原文】若唐本无此字。舌无苔，而有如烟煤隐隐者，不渴，肢寒，知挟阴病。唐本移二句在"若润者"上。如口渴烦热，唐本下有"而燥者"三字。平时胃燥舌唐本无"舌"字。也，不可攻之。若燥者唐本作"宜"。甘寒益胃。若唐本此下有"不渴肢寒而"五字润者，甘温扶中，此何唐本此下有"以"字。故？外露而里无也。

凡黑苔，大有虚实寒热之不同，即黄白之苔，因食酸味，其色即黑，尤当问之。雄按：此名染苔，食橄榄能黑，食枇杷白苔能黄之类，皆不可不知也。其润而不燥，或无苔如烟煤者，正是肾水来乘心火，其阳虚极矣。若黑而燥裂者，火极变水色，如焚木成炭而黑也。虚实不辨，死生反掌耳。雄按：虚寒证虽见黑苔，其舌色必润而不紫赤，识此最为秘诀。

雄按：更有阴虚而黑者，苔不甚燥，口不甚渴，其舌甚赤，或舌心虽黑，无甚苔垢，舌本枯而不甚赤，证虽烦渴便秘，腹无满痛，神不甚昏，俱宜壮水滋阴，不可以为阳虚也。若黑苔望之虽燥而生刺，但渴不多饮，或不渴，其边或有白苔，其舌本淡而润者，亦属假热，治宜温补。其舌心并无黑苔，而舌根有黑苔而燥者，宜下之，乃热在下焦也。若舌本无苔，惟尖黑燥，为心火自焚，不可救药。上第十二章，唐本移为第十四章，今订正之。

【提要】本条论述舌上黑如烟煤隐隐者的寒热虚实辨证及其治疗。

【精解】本条所说的舌象特点为舌上仅现一层烟煤样的黑晕，是黑苔的一种轻微类型。若见不渴、肢寒、舌面湿润者，属阴寒内盛之证，治宜甘温扶中。若见口渴、烦热而舌面干燥者，为平时胃燥津液不足之阳热证，因实际上在里并无热结，不可攻下，只宜甘寒滋养胃津，即叶氏所说的"外露而里无也"。本条所论舌苔的病机重心在脾胃，所以叶氏提出的治法是对燥热证用

"甘寒益胃"，对虚寒证则用"甘温扶中"。

【原文】若唐本无此字。舌黑而滑者，水来克火[1]，为阴证，当温之。若见短缩，此肾气竭也，为难治。欲救之，唐本作"惟"。加人参、五味子，勉希唐本作"或救"。万一。舌黑而干者，津枯火炽，急急泻南补北。若唐本此下有"黑"字。燥而中心厚唐本无此字。者，土燥水竭，急以咸苦下之。

何报之曰：暑热证夹血，多有中心黑润者，勿误作阴证治之。

黑苔而虚寒者，非桂、附不可治，佐以调补气血，随宜而施。若黑燥无苔，胃无浊邪。雄按：非无苔也，但不厚耳。故当泻南方之火，补北方之水，仲景黄连阿胶汤主之。黑燥而中心厚者，胃浊邪热干结也，宜用硝、黄咸苦下之矣。

雄按：上第十三章，唐本移为第十五章，今订正之。此二章言黑苔证治之有区别也。

又按：茅雨人云：凡起病发热、胸闷，遍舌黑色而润，外无险恶情状，此胸膈素有伏痰也，不必张皇，止用薤白、栝楼、桂枝、半夏一剂，黑苔即退，或不用桂枝，即枳壳、桔梗亦效。

【注释】

［1］水来克火：舌黑而滑，为肾阳虚阴寒盛，肾水上泛，克伐心火，阳气衰微之义。

【提要】本条主要论述三种黑苔的证治。

【精解】舌苔黑而滑润，属阴寒证，病机为"水来克火"，即阴寒内盛导致真阳衰微。治疗上主以温阳祛寒。如此种舌苔兼见舌体短缩者，属肾气竭绝，病情险恶难治。急救的方法是在所用方剂中加人参、五味子之类敛补元气，以勉希万一。

舌苔黑而干燥，属"津枯火炽"，即肾阴枯竭而心火亢盛。治疗当泻南方心火，滋北方肾水，如黄连阿胶汤之类。

舌苔黑燥而中心厚者，属"土燥水竭"，即阳明腑实燥热太盛而下竭肾水所致。治疗当投承气汤类，攻下腑实，使肾水免受其耗灼，即"急下存阴"。

【原文】舌淡红无色者，或干而色不荣者，当是胃津伤而气无化液也，当用炙甘草汤。不可用寒凉药。

何报之曰：红嫩如新生，望之似润而燥渴殆甚者，为妄行汗下，以致津液竭也。

146

淡红无色，心脾气血素虚也。更加干而色不荣，胃中津气亦亡也。故不可用苦寒药。炙甘草汤养气血以通经脉，其邪自可渐去矣。

雄按：上面第十四章，唐氏移为第十一章，今订正之。此章言虚多邪少之人，舌色如是，当培气液为先也。

【提要】本条论述淡红舌的病机和治法。

【精解】淡红舌见于温病中，多为后期气血双亏者。兼见舌面干燥而色泽不荣润，是胃津耗伤，气虚不能化生津液所致。治疗不可误认为是热盛伤津而投以寒凉，否则徒伤胃气，津液更不能化生，胃津愈不能恢复，当用炙甘草汤气血双补之。

【原文】若舌白如粉而滑，四边色紫绛者，温疫病初入膜原，未归胃腑，急急透解，莫待传陷而入，为险恶之病。且见此舌者，病必见凶，须要小心。凡斑疹初见，须用纸捻照见胸背两胁，点大而在皮肤之上者，为斑；或云头隐隐，或琐碎小粒者，为疹。又宜见而不宜见多。按方书谓斑色红者属胃热，紫者热极，黑者胃烂，然亦必看外证所合，方可断之。

温疫白苔如积粉之厚，其秽浊重也，舌本紫绛，则邪热为浊所闭，故当急急透解。此五疫中之湿疫，又可主以达原饮，亦须随证加减，不可执也。舌本紫绛，热闭营中，故多成斑疹。斑从肌肉而出，属胃；疹从血络而出，属经。其或斑疹齐见，经胃皆热。然邪由膜原入胃者多，或兼风热之入于经络，则有疹矣。不见则邪闭，故宜见。多见则邪重，故不宜多。但斑疹亦有虚实，虚实不明，举手杀人，故先生辨之如后。

雄按：温热病，舌绛而白苔满布者，宜清肃肺胃。更有伏痰内盛，神气昏瞀者，宜开痰为治。黑斑、蓝斑，亦有可治者。余治胡季权、姚禄皆二案，载续编。徐月岩室案，附曾大父《随笔》中。

【提要】本条讨论湿热疫邪入膜原的证治、预后及斑疹的鉴别和临床意义。

【精解】叶氏所说的温疫病实是指湿热秽毒之邪所致的湿热疫，也就是吴又可《温疫论》中所论及的温疫。叶氏对此证的治疗提出，治当急急透解，使病邪有外达之机，可用吴又可达原饮治之。因疫症传变迅速，病情变化多端，应及时治疗，否则每易导致邪陷内传而病情恶化。

叶氏指出在斑疹初现时，以胸背及两胁最为多见，应注意察看这些多发部位。点大而平摊于皮肤之上者为斑，如呈琐碎小粒或如云头隐隐者为疹。现代临床上，以充血性皮疹者为疹，出血性皮疹者属斑，至于形状之大小不是主要的标准。斑疹外发，标志着营血分之邪热有外达之机，所以说"宜见"。但如斑疹外发过多过密，则又说明营血分热盛毒重，故又"不宜见多"。由于温病发斑为阳明胃热内迫血分外溢肌肤所致，观察斑疹红、紫、黑三种色泽，可以判断阳明热邪的轻重及营血热毒的深浅程度，色红为胃热内迫营血、色紫则表明热势加深，故为热极；色黑为热毒已极，故为胃烂。但仅凭斑色来判断病情是不全面的，必须结合全面证候进行综合分析，才能做出正确的诊断。所以叶氏强调："必看外证所合，方可断之。"

【原文】然而春夏之间，湿病俱发疹为甚，且其色要辨。唐本无此句。如淡红色，四肢清，口不甚渴，脉不洪数，非虚斑即阴斑。或胸微见数点，面赤足冷，或下利清谷，此阴盛格阳于上而见，当温之。

此专论斑疹不独温疫所有，且有虚实之迥别也。然火不郁不成斑疹。若虚火力弱而色淡，四肢清者，微冷也。口不甚渴，脉不洪数，其非实火可征矣，故曰虚斑。若面赤足冷，下利清谷，此阴寒盛格拒其阳于外，内真寒，外假热，郁而成斑，故直名为阴斑也。须附、桂引火归原，误投凉药即死。实火误补亦死，最当详辨也。

【提要】本条专论虚斑、阴斑的辨治。

【精解】本条从斑疹的形态色泽并结合全身证候进行辨别。虚寒证发斑特点为色淡红，全身症状见四肢清冷、口不甚渴、脉不洪数者称为虚斑；若仅胸前微见数点，兼见面赤足冷、下利清谷者称为阴斑，此属阴寒内盛、格阳于上所致。较之虚斑，阴斑虚寒见症更甚，且有格阳见症。叶氏指出治疗"当温之"。可用肉桂、附子等，以温阳散寒，引火归原。

【原文】若斑色紫唐本下有"而"字。小点者，心包热也。点大而紫，胃中热也。黑斑而光亮者，热胜毒盛，唐本作"热极毒炽"。虽属不治，若其人气血充者，或依法治之，尚可救。若黑而晦者，必死。若黑而隐隐，四旁赤色，火郁内伏，大用清凉透发，间有转红成可救者。若夹斑带疹，皆是邪之不一，各随其部而泄。然斑属血者恒多，疹属气者不少，斑疹皆是邪气外露之象，发出唐本下有"之时"二字。宜神情清爽，为外解里和之意。如斑疹出而昏者，正不胜邪，内陷为患，或胃津内涸之故。

此论实火之斑疹也。点小即是从血络而出之疹，故热在心包；点大从肌肉而出为斑，故热在胃。黑而光亮者，元气犹充，故或可救；黑暗则元气败，必死矣。四旁赤色，其气血尚活，故可透发也。斑疹夹杂，经胃之热，各随其部而外泄。热邪入胃，本属气分，见斑则邪属于血者多矣。疹从血络而出，本属血分，然邪由气而闭其血，方成疹也，必当两清气血以为治也。既出而反神昏，则正不胜邪而死矣。

雄按：上第十五章，详论温疫中斑疹证治之不同，唐氏移为第十六章，今订正之。

【提要】本条论述紫斑、黑斑的诊断意义和斑疹的发生病机及预后。

【精解】叶氏在本条中对如何对斑疹辨证进行了较多的论述。如斑疹色泽皆以红润为顺，若见斑色发紫，为热邪深重之象；并可通过观察其形态大小判断邪热的重心所在。凡紫而点小者，属心包热盛；紫而点大者，属胃热炽盛。若见斑色发黑，较紫斑色深，示热盛毒重，其预后与人体气血盛衰有关。凡斑黑而色泽光亮者，表明人体气血尚充，虽属热毒深重，尚有抗邪外出的可能，如及时正确地施治，犹可转危为安。斑黑而晦暗者，表明正气已告衰亡，热毒极重而正不胜邪，故预后不良。若斑色黑而隐隐且旁呈赤色者，则是邪毒郁伏不能外达，须用大剂清热凉血解毒，使其郁伏之邪透达于外，则斑色亦可由黑转红成为可救之候。

所谓"斑属血者恒多，疹属气者不少"。其意是指斑为阳明热毒迫陷营血，热毒从肌肉发出，疹为肺经气分热炽波及营分，从血络发出。若见发斑带疹，为热毒盛于气营血分，各由所发部位肌肉、血络外泄。如此，斑疹的外发为邪热外达之象，透发后理应神情清爽，脉静身凉，方为邪热外解、脏腑气血渐趋平和之象。这也是对前文"斑宜见"之理的进一步阐述。反之，斑疹虽已发出却出现神昏现象者，则属正虚不能胜邪，邪热内陷，或由胃中津液枯涸、水不制火、火毒太盛所致，预后多属不良。此条当与前条"斑出热不解者，胃津亡"互参。临床在斑疹外露后，当注意观察神态及热势情况以判断预后。

【原文】再有一种白㾦[1]，小粒如水晶色者，杨云：平人夏月亦间有之。此湿热伤肺，邪虽出而气液枯也，必得甘药补之。或未至久延，伤及气液，乃湿郁卫分，汗出不彻之故，当理气分之邪。或白如枯骨者多凶，为气液竭也。

雄按：湿热之邪，郁于气分，失于轻清开泄，幸不传及他经，而从卫分发白㾦者，治当清其气分之余邪。邪若久郁，虽化白㾦，而气液随之以泄，故宜甘濡以补之。苟色白如枯骨者，虽补以甘药，亦恐不及也。上第十六章，唐氏移为第十七章，今订正之。

杨按：湿热素盛者，多见此证，然在温病中为轻证，不见有他患。其白如枯骨者，未经阅历，不敢臆断。

汪按：白㾦，前人未尝细论，此条之功不小。白如枯骨者，余曾见之，非惟不能救，并不及救，故俗医一见白㾦，辄以危言恐吓病家。其实白如水晶色者，绝无紧要，吾见甚多，然不知甘濡之法，反投苦燥升提，则不枯者亦枯矣。

【注释】

［1］白㾦：湿热郁于肌表，失于透泄而发出的白色水晶状小泡疹㾦，形如粟米，内含浆液，多见于颈项、胸腹，亦可见于四肢。

【提要】本文论述白㾦的形态、病机、治法及预后。

【精解】白㾦为皮肤上所出的白色小颗粒，内含水液，呈水晶色。为湿热之邪外达之象，治疗当以清泄气分湿热为主。由于白㾦每随汗而泄，若反复发出，邪气虽得以外解，气液必受耗伤。因此，当白㾦发出过数次已透解后，治疗当考虑予甘平清养之剂以增补气液。若气液耗伤过甚以致枯竭而见白㾦色如枯骨，则为正虚危候，预后不良。文中"气液枯"之"枯"应作"伤"解，与枯㾦之气液竭不同。"必得甘药补之"所指为甘平清养之药，而非单纯的甘补之品。

【原文】再温热之病，看舌之后，亦须验齿。齿为肾之余，龈为胃之络。热邪不燥胃津，必耗肾液。且二经之血，皆走其地，病深动血，结瓣于上。阳血者色必紫，紫如干漆；阴血者色必黄，黄如酱瓣。阳血若见，安胃为主；阴血若见，救肾为要。然豆瓣色者多险，若证还不逆者，尚可治，否则难治矣。何以故耶？盖阴下竭，阳上厥也。

肾主骨，齿为骨之余，故齿浮龈不肿者，为肾火水亏也。胃脉络于上龈，大肠脉络于下龈，皆属阳明，故牙龈肿痛为阳明之火。若湿入胃，则必连及大肠，血循经络而行，邪热动血而上结于龈。紫者为阳明之血，可清可泻。黄者为少阴之血，少阴血伤为下竭，其阳邪上充而气厥逆，故为难治也。

雄按：上第十七章，唐氏移作第十八章，今订正之。

【提要】本条论述验齿的诊断意义及齿龈结瓣的病机、治疗和预后。

【精解】验齿为叶氏首创的温病诊断方法。由于齿为骨之余，龈为胃之络，肾主骨，而龈为骨之余。且肾与阳明两经均循行于齿龈，所以齿部与胃肾两脉的关系较为密切，从齿龈的变化可推断胃与肾的病变。齿龈间结有血瓣，为热邪动血，血液外溢，凝聚而成，观察其色泽变化可判断病位、虚实。凡瓣色紫，甚则紫如干漆，多为阳明热盛动血，称为阳血，属实，治宜"安胃为主"，即清胃生津；如瓣色黄如酱瓣，则为热灼肾阴，虚阳载血上浮，称为阴血，属虚，证情多较重险，治当"救肾为要"，急予滋肾养阴之品。若尚未出现败象者，还可设法救治；如证见"阴下竭，阳上厥"的逆候，则多难救治。所谓"阴下竭阳上厥"，是指真阴下竭而虚阳上浮的阴阳离决之证。

【原文】齿若光燥如石者，胃热甚也。若无汗恶寒，卫偏胜也，辛凉泄卫，透汗为要。若如枯骨色者，肾液枯也，为难治。若上半截润，水不上承，心火上炎也。急急清心救水，俟枯处转润为妥。

胃热甚而反恶寒者，阳内郁而表气不通，故无汗而为卫气偏胜，当泄卫以透发其汗，则内热即从表散矣。凡恶寒而汗出者，为表阳虚，腠理不固，虽有内热，亦非实火矣。齿燥有光者，胃津虽干，肾气未竭也。如枯骨者，肾亦败矣，故难治也。上半截润，胃津养之。下半截燥，由肾水不能上滋其根，而心火燔灼，故急当清心救水，仲景黄连阿胶汤主之。

【提要】本条论述从齿之润燥来判断热势、津液状况，并确立相应治法。

【精解】牙齿光燥如石者，多属胃热较甚。如齿虽燥但证见无汗恶寒，则为阳热内郁、卫气不通所致，不可误认为胃热亢盛。治疗应予辛凉透汗之剂以泄卫透表，表开热散则津液可以布化，牙齿自可转润。所以在治法中仍强调"透汗"以宣通卫气。若见齿干而色如枯骨者，则为肾液枯竭，预后多属不良，故称难治。若牙齿上半截润而下半截燥，则又属肾水不能上润其根、心火燔灼上炎之证，治疗急当滋水清心并进，以使肾水得复可以上润，心火得降而不致灼阴，则牙齿下半截干燥部分自可转润。

【原文】若咬牙啮齿[1]者，湿热化风，痉病。但咬牙者，胃热气走其络也。若咬牙而脉证皆衰者，胃虚无谷以内荣，亦咬牙也。何以故耶？虚则喜实也。舌本不缩而硬，而牙关咬定难开者，此非风痰阻络，即欲作痉证，用酸物擦之即开，木来泄土故也。

牙齿相啮者，以内风鼓动也。但咬不啮者，热气盛而络满，牙关紧急也。若脉证皆虚，胃无谷养，内风乘虚袭之入络，而亦咬牙，虚而反见实象，是谓虚则喜实，当详辨也。又如风痰阻络为邪实，其热盛化风欲作痉者，或由伤阴而挟虚者，皆当辨也。

雄按：上第十八章，唐氏移作第十九章，今订正之。

【注释】

[1] 啮（niè 聂）齿：牙齿相互切咬。《辞源》："齿相切以断绝之也。"

【提要】本条论述咬牙啮齿的虚实辨证及局部治法。

【精解】原文提出，凡咬牙啮齿并见者由湿热化风所致，是痉病的表现。但临床更多是温热类温病热盛动风所致，当然亦有由湿热化燥化火致风者。如仅咬牙而不啮齿，多属胃热之气走窜经络，因胃之络入上齿而环唇之故。但临床须结合脉证辨别之，如咬牙又见虚衰之脉证，则非胃热所致，乃胃气不足不能上荣经络、筋脉失养而成。叶氏称此胃虚咬牙之证为"虚则喜实"。对其意的理解，章氏提出是正虚而反见咬牙之实象，而陈氏则释为胃气空虚，欲得实来相救，非以咬牙为实象也。两家之说有所不同，可根据临床上的不同情况具体分析。如见牙关咬定难开而舌本虽硬却不短缩者，局部可用酸物如乌梅肉擦齿龈，往往可使牙关得开，即所谓"木来泄土"之意。除此以外，还要针对病证采取其他治疗措施。

【原文】若齿垢如灰糕样者，胃气无权，津亡，湿浊用事，多死。而初病齿缝流清血[1]，痛者，胃火冲激也；不痛者，龙火[2]内燔也。齿焦无垢者，死；齿焦有垢者，肾热胃劫也。当微下之，或玉女煎清胃救肾可也。

齿垢由肾热蒸胃中浊气所结，其色如灰糕，则枯败而津气俱亡，肾胃两竭，惟有湿浊用事，故死也。齿缝流清血，因胃火者出于龈，胃火冲激故痛；不痛者出于牙根，肾火上炎故也。齿焦者肾水枯，无垢则胃液竭，故死；有垢者，火盛而气液未竭。故审其邪热甚者，以调胃承气微下其胃热；肾水亏者，玉女煎清胃滋肾可也。

雄按：上第十九章，唐氏移作第二十章，今订正之。以上三章，言温热诸证可验齿而辨其治也。真发从来所未发，是于舌苔之外更添一秘诀，并可垂为后世法。读者苟能隅反，则岂仅能识别温病而已哉！

【注释】

[1] 清血：指鲜红之血。清，《康熙字典》："鲜也、澄也、洁也"。

[2] 龙火：又称相火。此处指肾中之虚火。

【提要】本条讨论齿垢与齿缝流血的辨治及预后。

【精解】温病过程中出现齿垢，多由热邪蒸腾胃中浊气上升而结于齿，大致可见以下三种情况：一为齿焦燥而有垢，虽属胃热劫烁肾阴，但气液尚未竭尽，预后尚属良好。治疗可根据证候，或微下以泄胃热，或清胃滋水并用，如玉女煎；二为齿焦燥而无垢，属胃肾气液已竭之死候，预后不良；三为齿虽有垢而如灰糕之样，即枯燥而无光泽，属胃中气液均竭，齿垢为湿浊上泛而致，预后也多属不良。

齿缝流血有虚实之分：流血而痛者多为胃热冲激所致，属实；流血而不痛者为肾阴不足，肾中虚火上炎所致，属虚。章注提出可从流血部位分辨虚实，从齿龈流出者属实，从牙根流出者属虚，但在临床上很难掌握，只能姑存其说。章氏又提出了齿垢为"肾热蒸胃中浊气所结"，但叶氏原意为胃中邪热蒸胃中浊气上腾而形成齿垢，同时则与胃津、肾液有关，所以其治法有"清胃救肾"之说，与肾热并无直接关系。陈氏强调了湿温辨证中察齿垢可定死生，当引起临床注意。

【原文】再妇人病温与男子同，但多胎前产后，以及经水适来适断。大凡胎前病，古人皆以四物加减用之，谓护胎为要，恐来害妊。如热极用井底泥、蓝布浸冷、覆盖腹上等，皆是保护之意。但亦要看其邪之可解处。用血腻之药不灵，又当省察，不可认板法。然须步步保护胎元，恐损正邪陷也。

保护胎元者，勿使邪热入内伤胎也。如邪犹在表分，当从开达外解，倘执用四物之说，则反引邪入内，轻病变重矣。杨云：此释极为明通。故必审其邪之浅深而治，为至要也。若邪热逼胎，急清内热为主，如外用泥、布等盖覆，恐攻热内走，反与胎碍，更当详审，勿轻用也。总之，清热解邪，勿使伤动其胎，即为保护。若助气和气以达邪，犹可酌用。其补血腻药，恐反过其邪也。雄按：此说固是，然究是议药不议病矣。如温热已烁营阴，则地黄未尝不可用。且《内经》曰："妇人重身，毒之何如？岐伯曰：有故无殒，亦无殒也。大积大聚，其可犯也，衰其大半而止，不可过也。"故如伤寒阳明实热证，亦当用承气下之，邪去则胎安也。盖病邪浅则在经，深则在腑，而胎系于脏，攻其经腑，则邪当其药，与脏无碍。雄按：此释极通，而竟忘却温热传营入血之证，本文但云："不可认板法"，非谓血药无可用之证也。若妄用补法以闭邪，则反害其胎矣。倘邪已入脏，虽不用药，其胎必殒而命难保。雄按：亦须论其邪入何脏。所以经言有故无殒者，谓其邪未入脏，攻其邪，亦无殒胎之害也。杨云：有故无殒者，有病则病当之也。不必增入邪未入脏之说，以滋荧惑。故要在辨证明析，用法得当，非区区四物所能保胎者也。故先生曰：须看其邪之可解处，不可认板法。至哉言乎！

【提要】本条主要论述妇女胎前病温的护胎之法。

【精解】治疗妇女温病与男子基本相同，但因妇女有胎前产后、经水适来适断等情况，所以妇女温病证治也有其特殊之处。

对于妇女的胎前温病，古人皆以四物汤加减治疗，目的以保护胎元为要。在热极时用井底泥或浸冷的蓝布覆盖腹上，其用意皆为保护胎气以防邪热碍胎。然而更重要的是要从根本上解除邪热对胎元的威胁，抓住病之所在，立法用药以根除之。如邪在表者予以透表达邪，以防邪热入内伤胎；胃热亢盛者当予清泄里热，使邪去胎安。这些治疗方法虽针对病邪所设，实际上也能间接起到保护胎元的作用。在用养血滋腻药不见效时，更应详加审察，不可认定一法不变，滥用养血滋腻之药反使邪热恋滞，病更难解。总之，无论运用何法，治疗中须注意保护胎元，防止正气损伤，导致邪气内陷。

对于妇人胎前温病的治疗，章氏提出"清热解邪，勿使伤动其胎，即为保胎"，吴氏提出"急夺其热，即所以保其胎"。二者都强调了祛除病邪对护胎的意义。但吴氏所云要较常人尤须大剂急夺其热，在临床上则需慎重，不可盲从。

【原文】至于产后之法，按方书谓慎用苦寒，恐伤其已亡之阴也。然亦要辨其邪能从上中解者，稍从证用之，亦无妨也。不过勿犯下焦，且属虚体，当如虚怯人病邪而治。总之，无犯实实虚虚之禁。况产后当气血沸腾之候，最多空窦[1]，邪势必乘虚内陷，虚处受邪，为难治也。雄按：余医案中所载产后温热诸证治，皆宜参阅，兹不赘。

徐洄溪曰：产后血脱，孤阳独旺，虽石膏、犀角对证，亦不禁用。而世之庸医，误信产后宜温之说，不论病证，皆以辛热之药，戕其阴而益其火，无不立毙。我见甚多，惟叶案中绝无此弊，足征学有渊源。

魏柳洲曰：近时专科及庸手，遇产后一以燥热温补为事，杀人如麻。雄按：不挟温热之邪者且然，况兼温热者乎。

吴鞠通曰：产后温证，固云治上不犯中，然药反不可过轻，须用多备少服法，中病即已。所谓无粮之师，利于速战。若畏产后虚怯，用药过轻，延至三四日后，反不能胜药矣。

【注释】
[1]空窦：即空虚之处。窦，《说文》："空也"。

【提要】本条论述产后温病的治疗用药注意要点。

【精解】产后不仅阴血耗损，阳气亦随之而衰，故苦寒类耗液伤阳的药物应当慎用。产后如感受实邪，固当用祛邪之剂，但应注意勿损伤下焦肝肾之阴。因产后毕竟虚弱，虚处受邪则难治，若不顾体虚，一味祛邪易造成正气益虚。但若单纯强调正虚而过用补益，又易造成温邪留恋不去。所以叶氏告诫：

"无犯实实虚虚之禁"。总之，产后温病的治疗，应适当考虑到产后体虚，以防邪热乘虚内陷而生它变。

【原文】如经水适来适断，邪将陷唐本下有"于"字。血室，少阳伤寒，言之详悉，不必多赘。但数动与正伤寒不同，仲景立小柴胡汤，提出所陷热邪，参、枣唐本下有"以"字。扶胃气，以冲脉隶属阳明也，此与唐本作"惟"。虚者为合治。若热邪陷入，与血相结者，当从陶氏小柴胡汤[1]去参、枣，加生地、桃仁、楂肉、丹皮或犀角等。若本经血结自甚，必少腹满痛。轻者，刺期门；重者，小柴胡汤去甘药，加延胡、归尾、桃仁。挟寒，加肉桂心。气滞者，加香附、陈皮、枳壳等。沈月光用柴胡、秦艽、荆芥、香附、苏梗、厚朴、枳壳、当归、芎藭、益母草、木通、黄芩，名和血逐邪汤。姜衣少许为引。治伤寒热入血室，气滞血瘀，而胸满、腹胀痛甚者，甚效。然热陷血室之证，多有谵语如狂之象，防是阳明胃实，唐本作"与阳明胃实相似"下有"此种病机"四字。当辨之。唐本作"最须辨别"。血结者，身体必重，非若阳明之轻旋便捷者。唐本无"旋捷"二字。何以故耶？阴主重浊，络脉被阻，唐本下有"身之"二字。侧旁气痹，连唐本下有"及"字。胸背皆拘束不遂，唐本作"皆为阻窒"。故去邪通络，正合其病。往往延久，上逆心包，胸中唐本下有"痹"字。痛，即陶氏所谓血结胸[2]也。王海藏出一桂枝红花汤[3]加海蛤、桃仁，原是表里上下一齐尽解之理，看唐本无此字。此方大有巧手，唐本作"妙"焉故录出以备学者之用。唐本无此句。

"数动"未详，或数字是"变"字之误，更俟明者正之。冲脉为血室，肝所主，其脉起于气街。气街，阳明胃经之穴，故又隶属阳明也。邪入血室，仲景分浅深而立两法：其邪深者，云如结胸状，谵语者，刺期门，随其实而泻之，是从肝而泄其邪，亦即陶氏之所谓血结胸也。其邪浅者，云往来寒热如疟状，而无谵语，用小柴胡汤，是从胆治也。盖往来寒热，是少阳之证，故以小柴胡汤提少阳之邪，则血室之热，亦可随之而外出。以肝胆为表里，故深则从肝，浅则从胆，以导泄血室之邪也。今先生更详证状，并采陶氏、王氏之方法，与仲景各条合观，诚为精细周至矣。其言小柴胡汤，惟虚者为合法，何也？盖伤寒之邪，由经而入血室，其胃无邪，故可用参、枣；若温热之邪，先已犯胃，后入血室，故当去参、枣，惟胃无邪及中虚之人，方可用之耳！雄按：世人治疟，不论其是否为温热所化，而一概执用小柴胡汤，以实其胃，遂致危殆者最多。须知伤寒之用小柴胡汤者，正防少阳经邪乘虚入胃，故用参、枣先助胃以御之，其与温热之邪来路不同，故治法有异也。

汪按：此谓温热之邪与伤寒来路不同，故治法有异是也。至云伤寒胃中无邪，又云防少阳之邪乘虚入胃，则似未安。夫伤寒传经，由太阳而阳明而少阳，故有太阳阳明，有正阳阳明，有少阳阳明。岂有少阳受邪而阳明不受邪者？亦岂有防少阳之邪，倒传阳明之理乎？

雄按：温邪热入血室有三证：如经水适来，因热邪陷入而抟结不行者，此宜破其血结；若经水适断，而邪乃乘血舍之空虚以袭之者，宜养营以清热；其邪热传营，逼血妄行，致经未当期而至者，宜清热以安营。上第二十章，唐氏作第二十一章。其小引云：温证论治二十则，乃先生游于洞庭山，门人顾景文随之舟中，以当时所语，信笔录记。一时未加修饰，是以词多诘屈，语亦稍乱，读者不免晦口。大烈不揣冒昧，窃以语句少为条达，前后少为移掇，惟使晦者明之。至先生立论之要旨，未敢稍更一字也。章氏诠释，亦从唐本。雄谓：原论次序，亦既井井有条，而语句之间，并不难读，何必移前掇后，紊其章法。而第三章"如玉女煎"去其"如"字之类，殊失庐山真面目矣，兹悉根据华本订正之。

【注释】

［1］陶氏小柴胡汤：陶节庵《伤寒全生集》治妇人热入血室有小柴胡汤加红花、生地、当归、桂枝、丹皮等加味法。

［2］血结胸：陶节庵《伤寒全生集》中所说的血结胸，指伤寒阳证，吐衄血不尽，蓄在上焦，症见胸腹胀满硬痛，身热，嗽水不咽，喜忘如狂，大便黑，小便利，方用犀角地黄汤、抵当汤、桃核承气汤。

［3］桂枝红花汤：据《中国医学大辞典》所载，本方即桂枝汤加红花。原文中王海藏所制的桂枝红花汤加海蛤、桃仁之出处尚待查实。

【提要】本条论述热入血室的成因、证治。

【精解】在温热病的过程中，由于适逢月经来潮或即将干净之时，血室空虚，热邪易乘虚内陷形成热入血室证。有关本证的治疗，叶氏举数例而示人以法，临床应结合全面证候分析进行辨治。热入血室虽为热邪与血结于下焦，往往延久则上逆胸膈，出现胸中痹痛，即陶氏所谓"血结胸"。王海藏所用桂枝红花汤加海蛤、桃仁，有使表里上下一起尽解之效。王孟英将温邪热入血室证分为三种：经水适来，热与血结；经水适断，血虚热陷；邪热传营，逼血妄行致经期当期未至。该论述简明扼要，切合实际，颇有临床参考价值。

【医案举隅】

小柴胡汤

小柴胡汤出自《伤寒论》，具有和解少阳之效，主治伤寒少阳证。临床常用本方治疗急慢性胆囊炎、胆结石、流行性感冒、疟疾、慢性肝炎、胸膜炎、中耳炎、急性乳腺炎、睾丸炎、胃溃疡等。

一、经前头痛案

李某，35 岁。2019 年 6 月 12 日初诊。

[病史] 主诉：经前头痛 1 年，加重 2 个月。患者 1 年前由于工作不顺，出现两侧太阳穴部胀痛，心烦失眠，双乳胀痛，适逢月经来潮，经事戛然而止。后头痛、乳胀时发时止，每于经前 3~5 天尤为明显，月经来潮则自能缓解。近 2 个月家中有事，休息欠佳，上症明显加重，经前 7 日双侧太阳穴部开始胀痛，痛连眉棱骨，痛甚服双氯芬酸钠缓释胶囊才可缓解。伴双目拘胀，心烦急躁，入睡困难，口苦、口干，双乳胀痛。现经后 10 天，经量偏少，经色、质正常，经期 3 天，周期正常。症见心烦、口干，二便调，舌红苔薄，脉弦数。

[诊断] 太阳穴部位胀痛、心烦失眠、双乳及目胀为肝气郁结所致，口苦、口干、脉弦数则是肝郁日久化火之象，故确定此为肝郁气滞，郁而化火，郁火上冲所致。

[治法] 疏肝解郁，清热止痛。

[方药] 柴胡 18 克，黄芩 12 克，清半夏 10 克，甘草 10 克，香附 15 克，郁金 15 克，夏枯草 15 克，菊花 15 克，川芎 15 克，白芷 12 克，元胡索 15 克。7 剂，水煎服。嘱其服完后再来。

2019 年 7 月 10 日，患者带其妹来调理月经。问及头痛之症，患者诉服完药后头痛再未发作，余症若失，故未再诊。

黄鑫，高思宇，高智. 高智运用小柴胡汤加减治疗妇科病的经验［J］. 陕西中医药大学学报，2021，44（3），31-35.

按语：本案乃是肝气郁滞、郁而化热所致少阳病。患者因为工作压力较大，肝气不畅而郁滞，故表现为两侧太阳穴部胀痛、心烦失眠、双乳胀痛等。肝气郁滞过久而化热，故表现为口苦、口干、脉弦数等。本案给予患者小柴胡汤疏肝解郁、和解少阳，则肝气条达、气机舒畅，头痛之症自去。

二、带下量少案

吴某，37 岁。2019 年 3 月 5 日初诊。

[病史] 主诉：带下过少 2 年。患者 2 年前无明显诱因出现带下量减少，阴道干涩时痒，同房不适，外阴无红肿热痛。伴晨起口干口苦，小便黄，大便干，2~3 日一解。月经基本正常，现经后 15 天，纳食可，余无不适。诊其舌红，苔稍薄，脉弦细数。

[诊断] 口干苦、溲黄便干为肝火内盛之象，带下过少、阴道干涩、脉弦

细数乃是肝经火旺，灼伤带液所致。

［治法］清肝泻火，复其阴液。

［方药］用小柴胡汤合龙胆泻肝汤。柴胡 12 克，黄芩 10 克，清半夏 10 克，炙甘草 10 克，龙胆草 10 克，焦栀子 10 克，木通 10 克，泽泻 10 克，车前子 15 克（包煎），大黄 5 克，7 剂水煎服。并嘱患者，每次服药时，加蜂蜜 2 勺。

二诊（2019 年 3 月 12 日）：患者诉服药后出现肠鸣，胃脘隐痛，带下量仍少，但晨起口苦明显缓解，小便淡黄，便秘减轻，大便每日一解。遂将前方龙胆草改为 6 克，大黄改为熟大黄，嘱其泡药时，加入生姜 5 片，大枣 3 枚，仍予 7 剂观其疗效。

三诊（2019 年 3 月 20 日）：药后胃脘无不适，二便基本正常，带下量有所增加，干涩不适较前缓解，月经 1~2 日即来潮。继以此方 7 剂，嘱经尽后服用。

四诊（2019 年 4 月 2 日）：现经后 9 天，自经尽后，带下量可，已无干燥不适之感。诊其舌脉如常，未予中药，嘱其每日晨起服用 2 勺蜂蜜，连服 2 周，不适随诊。

黄鑫，高思宇，高智. 高智运用小柴胡汤加减治疗妇科病的经验［J］. 陕西中医药大学学报，2021，44（3），31–35.

按语： 本案乃是肝火上炎之证。肝火上炎于头面，则表现为口干口苦、舌红等，肝火损伤津液故表现为带下量少、阴道干涩时痒等症。本案用龙胆泻肝汤清泻肝火，乃是正治。而肝为"将军之官"，喜条达而恶抑郁，加上小柴胡汤和解少阳，乃是事半功倍也。

叶香岩三时伏气外感篇

【原文】春温一证，由冬令收藏未固，昔人以冬寒内伏，藏于少阴，入春发于少阳，以春木内应肝胆也。寒邪深伏，已经化热，昔贤以黄芩汤为主方，苦寒直清里热，热伏于阴，苦味坚阴，乃正治也。知温邪忌散，不与暴感门同法。若因外邪先受，引动在里伏热，必先辛凉以解新邪。自注葱豉汤。继进苦寒以清里热。况热乃无形之气，时医多用消滞，攻治有形，胃汁先涸，阴液劫尽者多矣。雄按：新邪引动伏邪者，初起微有恶寒之表证。

徐洄溪曰：皆正论也。

章虚谷曰：或云人身受邪，无不即病，未有久伏过时而发者，其说甚似有理，浅陋者莫不遵信为然，不知其悖经义，又从而和之。夫人身内脏腑，外营卫，于中十二经、十五络、三百六十五孙络、六百五十七穴，细微幽奥，曲折难明。今以一郡一邑之地，匪类伏匿，犹且不能觉察，况人身经穴之渊邃隐微，而邪气如烟之渐熏、水之渐积。故如《内经》论诸痛、诸积，皆由初感外邪，伏而不觉，以致渐侵入内所成者也。安可必谓其随感即病，而无伏邪者乎？又如人之痘毒，其未发时，全然不觉，何以又能伏耶？由是言之，则《素问》所言冬伤寒，春病温，非谰语矣。

雄按：藏于精者，春不病温，小儿之多温病何耶？良以冬暖而失闭藏耳。夫冬岂年年皆暖欤？因父母以姑息为心，惟恐其冻，往往衣被过厚，甚则戕之以裘帛，富家儿多夭者，半由此也。虽天令潜藏，而真气已暗为发泄矣。温病之多，不亦宜乎？此理不但幼科不知，即先贤亦从未道及也。汪按：惟洄溪尝略论之耳。

【提要】本条论述春温的病因发病、治疗原则和禁忌。

【精解】叶氏对春温的病因发病认识是沿用传统的伏气温病理论，即"冬藏未固""冬寒内伏，藏于少阴，入春发于少阳"。叶氏提出，春温治疗当主以苦寒直清里热。"苦味坚阴"指出了苦寒药除有清热作用外，还可以防止阴液被邪热耗伤，所以起到了"坚阴"的作用。另外，对因外邪引起在里伏邪外发的所谓"新感引动伏气"，则先用辛凉解表之剂解除外邪，然后再用苦寒之剂清里热。对于春温的治疗禁忌，文中提出了两个方面：一是温邪忌散，即不可用辛温解表剂；二是不能滥用消滞攻伐之剂，以免耗伤阴液。然而，对春温初起外有表寒者，辛温解表药也在当用之例，而对确有食滞于中者，消导化滞之品也并非不能用。

【医案举隅】

葱豉汤

葱豉汤为辛温解表剂，具有通阳发汗之功效。临床常用本方治疗外感风寒初起、头痛等。

一、风邪内陷心包案

患者，男，67岁，因心烦胸闷两月余来诊。

［病史］自述两月前因受风寒，胸闷咳嗽、吐黄痰到某医院就诊，肌内注射青霉素、盐酸林可霉素，咳嗽咯痰痊愈。心烦胸闷逐日加重，服中药数剂无效。现感心烦胸闷，余无不适。查舌尖红，苔黄微腻，脉浮滑。

［诊断］风邪内陷心包。证由外感风寒未解、内陷心包化热所致。

［治法］治宜通阳解表除烦。

［方药］拟葱豉汤加味。葱白头（连须）7个，豆豉15克，竹叶10克，水煎服，日1剂。

3剂后症状大减，继服3剂而愈。

邓淑莉. 葱豉汤治愈风邪内陷心包症1例［J］. 医学理论与实践，1991，4（5）：32.

按语： 本病患者见心烦胸闷，治疗以葱豉汤通阳，加竹叶清心，导邪外达体表卫分，得微汗而解。

【原文】风温者，春月受风，其气已温。雄按：此言其常也。冬月天暖，所感亦是风温；春月过冷，亦有风寒也。经谓春病在头，治在上焦。肺位最高，邪必先伤，此手太阴气分先病，失治则入手厥阴心包络，血分亦伤。盖足经顺传，如太阳传阳明，人皆知之。肺病失治，逆传心包络，人多不知者。俗医见身热咳喘，不知肺病在上之旨，妄投荆、防、柴、葛，加入枳、朴、杏、苏、菔子、楂、麦、橘皮之属，辄云解肌消食。有见痰喘，便用大黄礞石滚痰丸，大便数行，上热愈结。幼稚谷少胃薄，表里苦辛化燥，胃汁已伤，复用大黄大苦沉降丸药，致脾胃阳和伤极，陡变惊痫，莫救者多矣。

自注：风温肺病，治在上焦。夫春温忌汗，初病投剂，宜用辛凉。若杂入消导发散，徐云：须对证亦可用。不但与肺病无涉，劫尽胃汁，肺乏津液上供，头目清窍，徒为热气熏蒸。鼻干如煤，目瞑或上窜无泪，或热深肢厥，狂躁溺涩，胸高气促，皆是肺气不宣化之征。斯时若以肺药少加一味清降，使药力不致直趋肠中。雄按：所谓非轻不举也，重药则直过病所矣。而上痹可开，诸窍自爽。无如市医金云结胸，皆用连、蒌、柴、枳，苦寒直降，致闭塞愈甚，告毙者多。

又此证初因发热喘嗽，首用辛凉清肃上焦，徐云：正论。如薄荷、连翘、牛蒡、象贝、桑叶、沙参、栀皮、姜皮、花粉。若色苍热胜烦渴，用石膏、竹叶辛寒清散，痧疹亦当宗此。若日数渐多，邪不得解，芩、连、凉膈亦可用。至热邪逆传膻中，神昏目瞑，鼻窍无涕泪，诸窍欲闭，其势危急，必用至宝丹或牛黄清心丸。徐云：急救非此不可。病减后余热，只甘寒清养胃阴足矣。

【提要】本条论述风温的病因、发病、传变特点、治疗原则和用药原则。

【精解】风温是感受春季温风之邪而发病的，叶氏所谓温风，实际上就是风热病邪。在冬季，特别是在气候偏暖之时，也有风热病邪的产生和致病，所以风温不限于发生在春季，应该说是多发于冬、春季，其他季节也可见到。风温之病是由风热病邪上自口鼻吸入而病的，所以先伤于肺。归纳文中所述，风温的传变特点如下：一是初犯于肺，先见肺经气分病变；二是如肺病失治可能引起逆传心包；三是热变最速，易伤阴液。文中对风温的治疗原则，按其不同阶段归纳如下：初起"治在上焦"，即"辛凉清肃上焦"，以宣泄肺卫为主，用药如薄荷、连翘、象贝、牛蒡子、花粉、桔梗、沙参、木通、枳壳、橘红、桑皮、甘草、山栀、苏子；如邪热入里，主以清泄里热，用药如黄芩、连翘、桑皮、花粉、地骨皮、川贝、知母、栀子。逆传心包者，主用牛黄丸、至宝丹以清心开窍，深入营血则用清营凉血，后期见肺胃阴伤则滋养肺胃，所谓"甘寒清养胃阴"。

【原文】春月暴暖忽冷，先受温邪，继为冷束，咳嗽痰喘最多，辛解凉温，只用一剂，大忌绝谷。若甚者，宜昼夜竖抱勿倒三四日。徐云：秘诀。夫轻为咳，重为喘，喘急则鼻掀胸挺。

自注：春温皆冬季伏邪，详于大方诸书，幼科亦有伏邪。雄按：人有大小，感受则一也。治从大方。雄按：感受既一，治法亦无殊，奈大方明于治温者罕矣，况幼科乎！然暴感为多，如头痛恶寒，发热喘促，鼻塞声重，脉浮无汗，原可表散。春令温舒，辛温宜少用，阳经表药，最忌混乱。至若身热咳喘有痰之证，只宜肺药清解，泻白散加前胡、牛蒡、薄荷之属，消食药只宜一二味。雄按：此为有食者言也。若二便俱通者，消食少用，须辨表、里、上、中、下何者为急施治。

【提要】本条论述风温的治疗禁忌。

【精解】本条对风温过程中的治疗禁忌作了明确的论述。如在初起之时不能滥用辛温发汗和消导攻下之品，以免耗伤津液和助长邪热；在痰喘之时，只宜用肺药辛解，不宜过于苦寒沉降。当然，对于兼有食滞者，消导之法并非绝对不能用，只是应慎用而已。

【原文】又春季温暖，风温极多，温变热最速。若发散风寒、消食，劫伤津液，变证尤速。雄按：沈尧封云：温亦火之气也，盖火之微者曰温，火之甚者曰热，三时皆有，惟暑为天上之火，独盛于夏令耳。

初起咳嗽喘促，通行用薄荷、汗多不用连翘、象贝、牛蒡、花粉、桔梗、沙参、木通、枳壳、橘红。表解热不清用黄芩、连翘、桑皮、花粉、地骨皮、川贝、知母、山栀。

备用方：黄芩汤、葱豉汤、凉膈散、清心凉膈散、苇茎汤、泻白散、葶苈大枣汤、白虎汤、至宝丹、牛黄清心丸、竹叶石膏汤、喻氏清燥救肺汤。

【提要】本条论述风温传变迅速，误治则更易出现变证。

【精解】春季气候温暖，易发作风温病，传变入里化热迅速。如果误用发散风寒、消导或劫伤津液治法，则更易出现变证，治疗当辛凉清解。

【原文】里热不清，朝上凉，晚暮热，即当清解血分，久则滋清养阴。若热陷神昏，痰升喘促，急用牛黄丸、至宝丹之属。

【提要】本条论述温病夜热早凉治疗。

【精解】傍晚及晚间发热，晨起热退，为病在阴分，热入营血则凉营血，余邪留伏阴分则治宜养阴清热。如热陷心包伴痰壅喘促者，即当安宫牛黄丸、至宝丹等清心开窍。

【原文】风温乃肺先受邪，遂逆传心包，治在上焦，不与清胃攻下同法。幼科不知，初投发散消食，不应。改用柴、芩、瓜蒌、枳实、黄连，再下夺，不应。多致危殆，皆因不明手经之病耳。雄按：婆心苦口，再四丁宁，舌敝耳聋，可为太息。

若寒痰阻闭，亦有喘急胸高，不可与前法。用三白吐之，或妙香丸。

【提要】本条论述风温的治疗禁忌。

【精解】文中对风温过程中的治疗禁忌作了明确的论述。如在初起之时不能滥用辛温发汗和消导攻下之品，以免耗伤津液和助长邪热；在痰喘之时，只宜用肺药辛解，不宜过于苦寒沉降。当然，对于兼有食滞者，消导之法并非绝对不能用，只是应慎用而已。

【原文】夏为热病，然夏至以前，时令未为大热，经以先夏至病温，后夏至病暑。温邪前已申明，暑热一证，雄按：《阴阳大论》云："春气温和，夏气暑热。"是暑即热也，原为一证。故夏月中暑，仲景标曰：中热也。昔人以动静分为暑、热二证，盖未知暑为何气耳。医者易眩。夏暑发自阳明，古人以白虎汤为主方。后贤刘河间创议，迥出诸家，谓温热时邪，当分三焦投药，以苦辛寒为主，若拘六经分证，仍是伤寒治法，致误多矣。徐云：能分六经者，亦鲜矣。盖伤寒外受之

寒，必先从汗解，辛温散邪是已。口鼻吸入之寒，即为中寒阴病，_{徐云：亦}
_{不尽然。}治当温里，分三阴见证施治。若夫暑病，专方甚少，皆因前人略
于暑，详于寒耳。考古如《金匮》暑、暍、痉之因，而洁古以动静分中
暑、中热，各具至理，_{雄按：虽有至理，而强分暑、热，名已不正矣。兹不概述。}论幼
科病暑热，夹杂别病有诸，而时下不外发散消导，加入香薷一味，或六一
散一服。考《本草》：香薷辛温发汗，能泄宿水。夏热气闭无汗，渴饮停
水，香薷必佐杏仁，以杏仁苦降泄气，大顺散取义若此。_{徐云：大顺散非治暑}
_{之方，乃治暑月伤冷之方也，何得连类及之，夹杂矣。雄按：上言香薷治渴饮停水，佐杏仁以降泄，故}
_{曰大顺散之义，亦若此也。}长夏湿令，暑必兼湿。_{雄按：此言长夏湿旺之令，暑以蒸之，所}
_{谓土润溽[1]暑，故暑湿易于兼病，犹之冬月风寒，每相兼感。}暑伤气分，湿亦伤气，汗则
耗气伤阳，胃汁大受劫烁，变病由此甚多，发泄司令，里真自虚。张凤
逵云：暑病首用辛凉，继用甘寒，再用酸泄酸敛，不必用下。可称要言
不烦矣。然幼科因暑热蔓延，变生他病，_{雄按：大方何独不然，学者宜知隅反。}兹摘
其概。

【注释】

[1] 溽（rù入）：湿润，闷热。

【提要】本条论述了暑热之病的发病和病机特点、治法、主要方药等。

【精解】暑病的发病有以下几个特点：一是发生有明显的季节性，即发
生在夏至之后；二是暑病在发病之初表现为阳明病，即"夏暑发自阳明"；三
是暑邪易夹湿，所谓"暑必兼湿"。文中所引用的张凤逵所说的："暑病首用
辛凉，继用甘寒，再用酸泄酸敛，不必用下"，基本上代表了暑病在发展过
程中的治疗大法。但暑病的变化极多，证候多端，故临床治疗也不可拘于
此说。

【原文】暑邪必挟湿，_{雄按：暑令湿盛，必多兼感，故曰挟。犹之寒邪挟食，湿证兼风，俱}
_{是二病相兼，非谓暑中必有湿也。故论暑者，须知为天上烈日之炎威，不可误以湿热二气并作一气始为}
_{暑也。而治暑者，须知其挟湿为多焉。}状如外感风寒，忌用柴、葛、羌、防。如肌表
热无汗，辛凉轻剂无误。香薷辛温气升，热服易吐，佐苦降，如杏仁、黄
连、黄芩则不吐。宣通上焦，如杏仁、连翘、薄荷、竹叶。

【提要】本条论述暑邪挟湿的证治。

【精解】文中提出"暑邪必挟湿"，强调暑邪挟湿为多，但不可拘泥于必
挟湿邪，王氏论述确切。其治疗不可大发汗。热不盛，治以辛凉。治疗以香薷
外散肌表，化湿和中。香薷热服易吐，佐以苦降之品如黄连、黄芩，为经验之

谈。若宣通上焦，可用杏仁、连翘、薄荷、竹叶。

【原文】暑热深入，伏热烦渴，白虎汤、六一散。雄按：无湿者白虎汤，挟湿者六一散，须别。暑病头胀如蒙，皆热盛上炽，白虎、竹叶；酒湿食滞者，加辛温通里。

【提要】本条论述暑热炽盛的证治。

【精解】暑热炽盛热伏于里，里热郁蒸，伴烦渴，无湿者用白虎汤治疗；挟湿者可用六一散。伴头胀如蒙，当暑热挟湿上蒙，治以白虎清阳明之热，加竹叶清热利湿。酒客伴湿热、食滞者，又当加祛湿、消导之品。文中所说"辛温"指祛湿或清热燥湿，"通里"指通导食滞，非苦寒攻下。

【医案举隅】

六一散

六一散由滑石和甘草两味药物组成，具有清暑利湿的功效。传统用于治疗由暑邪挟湿所致的身热烦渴、小便不利、呕吐泄泻、小便赤涩淋痛以及砂淋等症。现代临床常用于治疗临床各科疾病证属湿热者，如消化、泌尿等系统感染性疾病，皮肤、外科、小儿等多科疾病，对缓解药物中毒也有明显的疗效。

一、新生儿腹泻案

刘某，男，初生10天，1982年7月28日初诊。

［病史］患儿已腹泻2天，泻下黄绿色水样便，一日14~16次，尿黄量少，呕吐发热（体温39℃），哭闹不安，舌苔黄，指纹紫。

［诊断］腹泻（外感型）。

［方药］六一散2克，砂仁末1克，黄连末3克，每次口服0.5克，一日4次。

服药3日后体温已正常，大便黄、日5次，呕吐已止，原方去砂仁继续服药3日，获愈。

佟秀兰. 六一散加味治疗新生儿腹泻［J］. 吉林中医医药，1987（6）：24.

按语：本案患者见泻下黄绿色水样便，尿黄量少，呕吐发热，证属暑湿内蕴，故治以六一散加味清利湿热而获效。

二、尿路结石案

邹某，男，32岁。1984年8月22日来诊。

［病史］患者于8年前开始出现间歇性尿痛尿血，诊断为肾结石，服药后

排出数枚黄豆大结石。近年来前症复发，腹部 X 线检查显示，在输尿管上段见阴影约 0.8cm×1cm。

［方药］滑石 40 克，甘草、琥珀各 6 克，金钱草 60 克，冬葵子、车前子各 15 克。

服 3 剂后，腰腹大痛，突然下移至阴茎，排出一枚 0.7cm×0.8cm 灰白色结石。嘱以六一散间断冲服，以防复发。

杨家茂. 六一散临床运用举隅［J］. 四川中医，1991（12）：12.

按语：本案患者由膀胱湿热熬尿成石而致石淋。治以六一散，滑可去著，清热利尿排石而获效。

【原文】夏令受热，昏迷若惊，此为暑厥，雄按：受热而迷，名曰暑厥。譬如受冷而仆，名寒厥也。人皆知寒之即为冷矣，何以不知暑之为热乎？即热气闭塞孔窍所致。其邪入络，与中络同法，牛黄丸、至宝丹芳香利窍，可效。徐云：妙法。雄按：紫雪亦可酌用。神苏以后，用清凉血分，如连翘心、竹叶心、玄参、细生地、鲜生地、二冬之属。雄按：暑是火邪，心为火脏，邪易入之。故治中暑者，必以清心之药为君。此证初起，大忌风药。雄按：火邪得风药而更炽矣。初病暑热伤气，雄按：所谓壮火食气也。竹叶石膏汤或清肺轻剂。雄按：火邪克金，必先侵肺矣。大凡热深厥深，四肢逆冷，魏柳洲曰：火极似水，乃物极必反之候。凡患此，为燥热温补所杀者多矣，哀哉！盖内真寒而外假热，诸家尝论之矣。内真热而外假寒，论及者罕也。雄按：道光甲辰六月初一日至初四日，连日酷热异常，如此死者，道路相接，余以神犀丹、紫雪二方救之，极效。但看面垢齿燥，二便不通，或泻不爽，为是，大忌误认伤寒也。雄按：尤忌误以暑为阴邪，或指暑中有湿，而妄投温燥渗利之药也。

上暑厥。雄按：王节斋云：夏至后病为暑，相火令行，感之自口齿入，伤心包络经，甚则火热制金，不能平木，而为暑风。张兼善云：清邪中上，浊邪中下，其风寒湿皆地之气，所以俱中足经，惟暑乃天之气，系清邪，所以中手少阴心经。

【提要】本条论述暑厥的证治。

【精解】暑热内闭心包，则可见神昏或惊厥，为暑厥，乃暑热病邪内闭心包所致，治疗当用安宫牛黄丸、至宝丹、紫雪。神志苏醒后，治以清心凉血，药如连翘心、竹叶心、玄参、细生地、鲜生地、二冬等。初起见暑热伤气、津气两伤，治以竹叶石膏汤或清肺轻剂。也有暑热炽盛于内，见四肢逆冷，为热深厥深、真热假寒之象。临床辨析可见面垢齿燥，二便不通，或泻下不爽，不可误认为是伤寒。

【医案举隅】

竹叶石膏汤

竹叶石膏汤具有清气分热、清热生津、益气和胃之功效。主治伤寒、温病、暑病余热未清，气津两伤证。症见身热多汗，心胸烦热，气逆欲呕，口干喜饮，气短神疲，或虚烦不寐，舌红少苔，脉虚数。临床常用于治疗流脑后期、夏季热、中暑等余热未清、气津两伤者。

一、胆道感染案

杨某，女，53岁，2017年10月18日因"肝癌术后高热寒战10天"就诊。

［病史］患者10天前于外院行肝癌并胆囊切除术，术后胆管引流，引流胆汁浑浊，术后出现高热、寒颤，体温高达40℃以上，外院考虑胆道感染，予泰能等抗生素7天，热不退，午后热甚。刻诊症见：神疲，发热汗出，口干渴、纳差、反胃、失眠，大便不爽，舌红，舌质干，苔薄黄，脉数弦弱。辅助检查：白细胞13×10^9/L，总胆红素26μmol/L，谷丙转氨酶63U/L。

［方药］予中药口服，生石膏50克，知母、白花蛇草各30克，麦冬20克，竹叶、太子参、丹参各15克，姜半夏、制大黄各10克，加粳米100克，自煎5剂，3次/天，1剂/天。

1剂下去热退尽，再服未再发热，5剂服毕未见发热再现。

黄芙蓉，童光东. 童光东教授运用竹叶石膏汤治疗肝癌并发胆道感染所致高热经验［J］. 中西医结合肝病杂志，2020，30（6）：551-552.

按语：患者肝癌术后出现胆道感染，西药抗感染效果不佳，持续高热寒战，并有汗出、口干渴、舌质干等明显气津两亏症状，又兼得纳差反胃等胃失和降症状，大便不爽、舌质红属里实有热，四诊和参，当属正虚标实，治以补气养阴、泄热除呕，用竹叶石膏汤加减，以竹叶石膏之辛寒散余热。

二、放射性食管炎案

王某，男，69岁，退休工人。

［病史］2020年2月因吞咽不顺伴进食哽噎，进食硬质食物尤为明显，进食量较前减少，体重减轻，就诊于我院门诊，行胃镜检查提示：食管中段低分化鳞癌。完善CT检查，发现胃小弯淋巴结转移。2020年2月24日于我院住院行根治性放射治疗30次，DT6000cGY，同步"多西他赛100mgD1+奈达铂100mgD2"化疗2周期。2020年3月2日行放疗10次，DT2000cGY，患者出现咽干症状，神志清，精神一般，自述吞咽较放疗前顺利，可进食米面类食物，进食后胸骨后轻微疼痛感，进食量一般，二便调，舌淡红，苔腻稍厚，脉沉细。嘱患者多喝水后症状稍缓解。2020年3月16日行放疗15次，

DT3000cGY 后，患者神志清，精神差，吞咽不顺伴进食哽噎较放疗前加重，咽干、咽痛，进食后烧灼感明显，伴体倦乏力，进食减少，以流质饮食为主，小便调，大便干。舌红，少苔，脉细数。

[诊断] 中医诊断：噎膈，热毒内蕴、气阴两虚证；西医诊断：食管中段低分化鳞癌伴胃小弯淋巴结转移。

[治法] 治以清热解毒、益气养阴为法。

[方药] 方用竹叶石膏汤加减。竹叶15克，生石膏30克（先煎），党参20克，清半夏12克，天冬15克，麦门冬15克，天花粉12克，芦根30克，地龙10克，三七粉5克，青果10克，炒神曲12克，山楂12克，麦芽12克，炙甘草10克，炒决明子15克。水煎200ml，日1剂，早晚温服，连服7天。

二诊（2020年3月23日）：已完成放疗20次，DT4000cGY，上消化道造影示食管中段管壁毛糙，服钡剂后通过食道顺利。CT示食管中段病灶较放疗前变小。患者神志清，精神一般，咽干症状缓解，吞咽不顺伴进食哽噎减轻，咽痛，进食需先饮水再吃饭，胸骨后烧灼感减轻，进食后疼痛，进食量较前稍增加，仍以软质食物为主，气短乏力，二便调。舌红，苔薄白，脉沉细。

[方药] 原方炒决明子改为10克，去党参，改用人参20克，加白及10克，茯苓15克，白花蛇舌草30克，继续口服7剂，方法同前。

三诊（2020年3月30日）：患者神志清，精神好转，自觉咽干、咽痛症状较放疗后明显减轻，无咽痛，间断咽干，吞咽较1周前顺利，进食后胸骨后烧灼感减轻，偶有疼痛，可进食稍干食物，进食量可，二便调。舌红，苔白厚，脉细稍弱。复查上消化道造影提示：食管中段管壁扩张可，钡剂通过顺利。患者乏力症状缓解，吞咽情况好转，继服前方加壁虎10克，再进7剂，后于2020年4月3日放疗顺利结束，患者情况好转，病情稳定。

贾晓林，宋建洲．竹叶石膏汤化裁治疗放射性食管炎［J］．中医肿瘤学杂志，2020，2（3）：71-75．

按语：本案为老年男性食管癌患者，年老肾虚，正气不足，加之七情内伤、饮食不节，致使肝脾肾三脏功能失常。加之放射线属火毒热邪，射线辐射呈火热毒淫气客于机体，在照射部位与血气相搏，聚结不通，发为疼痛。热毒郁于食管则血管壅滞，局部充血肿胀，管道堵塞不通，故吞咽梗阻难下；火邪耗气伤阴，管壁失养而致食管炎发生。其病机与竹叶石膏汤证相符，故初诊选用竹叶石膏汤加减，方中竹叶、生石膏清透余热、除烦止呕，为君药；党参配麦冬、天冬益气健脾、滋阴生津，为臣药；半夏和胃降逆，地龙、三七粉通络活血止痛，青果清热解毒、利咽生津，焦三仙消食健胃，炒决明子润肠通便，共为佐药；炙甘草和脾养胃、调和诸药，为使药。

三、烂乳蛾案

患儿施某，女，8岁，2019年10月23日初诊。

［病史］发热伴咽痛3天，口服头孢类药物病情未有改善。刻诊：咽痛明显，进食及吞咽更甚，食欲欠佳，自觉倦怠乏力，眠可，大便2天未解，舌苔白厚，脉滑数。查体：体温39.7℃，咽部充血，双侧扁桃体Ⅱ度肿大，右侧可见数个黄白色脓点，双侧颌下淋巴结肿大，心肺无异常。血常规示白细胞27.8×10^9/L。

［诊断］西医诊断：化脓性扁桃体炎。中医诊断：烂乳蛾（肺胃热盛证）。

［治法］清热解毒，消痈排脓。

［方药］予银柴退热汤。金银花12克，连翘12克，柴胡10克，黄芩10克，牛蒡子10克，山豆根6克，射干10克，板蓝根10克，炮山甲6克，皂角刺10克，漏芦10克，荆芥10克，淡豆豉10克，甘草6克。4剂，水煎，每日1剂，分早晚2次温服。

二诊（2019年10月28日）：咽痛止，反复低热，体温36.5~38.0℃，纳差，食后恶心，大便稀一日2次，舌质稍红、苔白厚，脉滑。查体：咽部充血明显，扁桃体Ⅰ度肿大，无脓点。复查血常规：白细胞20.42×10^9/L。

［方药］予竹叶石膏汤加味。竹叶4克，生石膏15克，太子参15克，麦冬10克，姜半夏8克，金银花12克，连翘12克，知母10克，黄柏10克，甘草6克。6剂，煎服法同前。

三诊（2019年11月4日）：患儿热退，精神、食欲均好转，咽无充血，扁桃体不大。复查血常规：白细胞12.44×10^9/L。

［方药］二诊方加桔梗、僵蚕、浙贝母各10克。6剂，煎服法同前。

药后诸症消失，又复查血常规，白细胞降至10.60×10^9/L。

曹霞，张焱，贺文彬. 贾六金教授儿科经方验案3则［J］. 中医儿科杂志，2020，16（4）：4-7.

按语：本案在二诊时患儿余热未清、余邪未尽、气津两伤，故予竹叶石膏汤加减。该方药物平和，非大苦大寒，清补并行，既能清热生津祛余邪，又可益气和胃止呕恶，且无不良反应，实为热病愈后调养之妙方。临证必须把握病后余热不清、气阴两伤这一病机，常用于儿科外感温热病的恢复期。

【原文】幼儿断乳纳食，值夏月脾胃主气，易于肚膨泄泻，足心热，形体日瘦，或烦渴喜食，渐成五疳积聚。当审体之强弱、病之新久，有余者疏胃清热。食入粪色白，或不化，健脾佐消导清热。若湿热内郁，虫积腹痛，徐云：此证最多。导滞驱虫微下之。缓调用肥儿丸之属。

上热疳。

【提要】本条论述幼儿热疳的证治。

【精解】幼儿断乳后进食，若正当夏季，易见腹胀、泄泻，足心热，日渐消瘦，腹部膨，或有烦渴，喜食易饥，会逐渐发展成五疳、积聚。临证时应辨析患儿正气强弱、病程长短、新久，属实者宜清热和胃。若见食后大便色白，或完谷不化，治疗当健脾配伍消导清热药物。如湿热内蕴伴虫积腹痛者，治疗宜导滞兼微下驱虫，可用肥儿丸缓调。

【医案举隅】

肥儿丸

肥儿丸由杀虫消疳药组成，为攻补兼施之方，具有清疳热、健脾胃、助消化之功效，主治小儿疳积。现代临床常用本方治疗小儿疳积、咳喘、腹泻、抽动症等。

一、小儿目劄案

张某，男，6岁，1999年10月14日初诊。

［病史］患儿5个月前开始频繁眨眼努嘴，张口弄嘴，伴手足好动，形体消瘦，厌食，舌红。

［诊断］证属脾弱肝旺。

［治法］治宜益气健脾，祛风明目。

［方药］肥儿丸加减治疗。太子参、白术、茯苓、胡黄连、苍术、炒麦芽、神曲、白芍、槟榔、钩藤、使君子各10克，菊花6克，炙甘草3克。3剂，水煎服，每天1剂。

药后症状明显好转，守原方3剂而愈。随访1年无复发。

周学英，陈玉梅，何妙仪. 肥儿丸加减治疗目劄102例［J］. 新中医，2004，36（6）：57.

按语：目劄属小儿抽动症，多由脾虚失于健运、气血生化不足、目失濡养所致。治疗用肥儿丸攻补兼施，清疳热，健脾胃，助消化，加清肝祛风之品而获愈。

二、小儿消化不良案

王某，男，3岁，1995年4月2日初诊。

［病史］（患儿家长代诉）患儿足月正产，以母乳为主，喂养4个月时健康

状况良好，从5个月开始添加辅食。因父母忙于农活，除母乳喂养外，还喂食大锅饭菜，有时饭菜过于油腻，有时饭菜较硬，有时喂食过量，久而久之致脾胃损伤。患儿饮食逐渐减少，甚至厌食，腹胀口干，日渐消瘦，面色萎黄，双目无神且畏光，肌肤粗糙，舌质胖嫩，舌苔厚腻，小便量少而黄，大便量少，每日3~4次，夹杂未消化食物。

［诊断］查其病因，患儿实属喂养不当、脾胃受累，诊断为脾失健运之单纯性消化不良。

［治法］治疗应以健脾益气、消食和胃为法。

［方药］予以肥儿丸去君子仁治疗。每味药量均为20克，研细末冲服，并嘱其父母合理喂养，饮食清淡，少量多餐。

服上药30天后随访，患儿饮食增加，体重增加，面色稍变红润，二便正常。服完一个疗程后，饮食正常，善食易饥，肢体有力，无疲乏表现，颜面及皮肤光泽红润，脾胃健运，消化正常。

张有明. 加减肥儿丸治疗162例小儿消化不良［J］. 现代医药卫生，2010，26（23）：3608.

按语： 本病病机为脾虚气滞、胃失和降，为本虚标实之症。治疗以肥儿丸加减，健脾益气、消食和胃为主，兼以清热杀虫。

三、小儿手足心热案

刘某，女，2岁，2000年4月2日初诊。

［病史］平时素食生冷食物，饮食不规则，2个月来手足心发热，面黄肌瘦，毛发稀少，纳差厌食，脘腹胀满，大便完谷不化，唇干口渴，小便如米泔，唇舌色淡，脉细无力，指纹色淡。

［诊断］诊为疳积脾虚手足心热，证属饮食不节损伤脾胃，积滞内停渐成疳积。

［治法］治以消积理脾。

［方药］肥儿丸加减。党参、炒麦芽、醋鳖甲各10克，白术8克，三余神曲1粒，山楂、鸡内金、陈皮、银柴胡各6克，胡黄连3克。水煎服，服6剂。

症状减轻，食欲好转，手足心热稍退。药已中病，继服10剂。症状消失，手足心热退，改用参苓白术散调治。

陈炳生. 小儿手足心热证治体会［J］. 实用中医药杂志，2001，17（10）：45.

按语： 本案患者为疳积，脾虚手足心热，初期病在积滞，故着重消积。治以肥儿丸加减，消积理脾、清疳热而获效。

【原文】夏季秋热，小儿泄泻，或初愈、未愈，满口皆生疳蚀，尝有阻塞咽喉致危者，此皆在里湿盛生热，热气蒸灼，津液不生，湿热偏伤气分，治在上焦，或佐淡渗。徐云：须用外治。世俗常刮西瓜翠衣治疳，徐云：合度。取其轻扬渗利也。

上口疳。

【提要】本条论述夏秋季节小儿泄泻致口疳的证治。

【精解】夏秋季节小儿湿热泄泻，后期见口中溃破，严重者阻塞咽喉，病情危重。病机属湿热内蕴，湿中蕴热，郁而化火，并伤津耗液。病位偏于上焦气分，治疗当清上焦气分，也可佐淡渗。通常可用西瓜翠衣治疗，取其轻清兼渗利之效。

【原文】夏季湿热郁蒸，脾胃气弱，水谷之气不运，湿著内蕴为热，渐至浮肿腹胀，小水不利，治之非法，水湿久渍，逆行犯肺，必生咳嗽喘促，甚则坐不得卧，俯不得仰，危期速矣。大凡喘必生胀，胀必生喘。方书以先喘后胀，治在肺；先胀后喘，治在脾，亦定论也。《金匮》有风水、皮水、石水、正水、黄汗，以分表里之治；河间有三焦分消；子和有磨积逐水。皆有奥义，学者不可不潜心体认，难以概述。阅近代世俗论水湿喘胀之证，以《内经》开鬼门取汗为表治，分利小便洁净府为里治。经旨《病能篇》谓：诸湿肿满，皆属于脾。以健脾燥湿为稳治。治之不效，技穷束手矣。不知凡病皆本乎阴阳，通表、利小便，乃宣经气、利腑气，是阳病治法；暖水脏、温脾胃，补土以驱水，是阴病治法。治肺痹以轻开上；治脾必佐温通。若阴阳表里乖违，脏真日漓，阴阳不运，亦必作胀。治以通阳，乃可奏绩，如《局方》禹余粮丸。甚至三焦交阻，必用分消；肠胃窒塞，必用下夺。然不得与伤寒实热同例，擅投硝、黄、枳、朴，扰动阴血。若太阴脾脏，饮湿阻气，温之、补之不应，欲用下法，少少甘遂为丸可也。徐云：亦太峻。其治实证，选用方法备采。雄按：叶氏《景岳发挥》有"因喘而肿，当以清肺为要"之论，宜爱。若水湿侵脾，发肿致喘，治当补土驱水。设水气上凌心包，变呃更危。陈远公云：用薏苡仁、茯神各一两，白术、苍术各三钱，半夏、陈皮各一钱，丁香五分，吴萸三分，名止呃汤。二剂可安。

喘胀备用方：徐云：太猛厉者，不可轻用。葶苈大枣汤、泻白散、大顺散、牡蛎泽泻散、五苓散、越婢汤、甘遂半夏汤、控涎丹、五子五皮汤、子和桂苓汤、禹功丸、茯苓防己汤、中满分消汤、小青龙汤、木防己汤。

【提要】本条论述夏季湿热郁蒸致浮肿腹胀、喘促的证治及治疗禁忌。

【精解】夏季浮肿腹胀，小便不利，为湿热郁蒸，脾胃虚弱失于健运水谷所致。若失治误治，则水湿内蕴犯肺，导致咳嗽喘促，严重者不能平卧，病情易致危重。治疗当分喘胀之先后，先喘后胀者，治在肺；先胀后喘者，治在脾。

病在表、在上属肺者，治宜宣肺气，利腑气；病在下、在脾或肾者，治宜温阳化水，补土以制水。治肺痹，以轻开上；治脾，必佐温通。如阴阳失调，脏腑失运，导致胀满，治以通阳，方用《局方》禹余粮丸。若湿热蕴阻三焦，气机交阻，治以分消三焦湿热病邪；肠胃窒塞，治以攻下。若湿饮蕴阻于脾，气机痞塞不通，温化、补气皆不奏效者，可少用甘遂丸攻逐水湿。治疗禁用承气汤类苦寒攻下，否则耗伤阴血。

【医案举隅】

禹余粮丸

禹余粮丸具有益气健脾、温阳止泻的功效。现代临床常用于治疗脾虚、肠胃虚寒所致滑泄不禁者。

一、久泻不止案

穆某，男，70岁，2011年3月1日初诊。

［病史］患者久泻不止，反复发作20余年，水样便3~4次/天。现患者腹泻间作，2~4次/天，发作时肠鸣腹痛，泻后痛减，遇风寒加重，纳少，小便清长，寐欠安，面色少华，四肢欠温，神疲乏力，舌质淡，舌体胖大有齿痕，苔白，脉沉细无力。

［诊断］中医诊断为泄泻，证属脾肾阳虚。

［治法］治以益气健脾，温阳止泻。

［方药］方拟禹余粮丸加减。制附子15克，干姜10克，党参10克，炒白术12克，茯苓15克，防风10克，诃子肉10克，肉豆蔻10克，煅赤石脂10克，煅禹粮石10克，高良姜10克，升麻6克，延胡索6克，甘草6克。

二诊（2011年3月7日）：诸症减轻，腹泻次数减少，2次/天，仍腹痛，少气乏力，遂以原方加炙黄芪30克、炒芡实15克。

三诊（2011年3月13日）：诸症均减，腹泻明显好转，大便成形，质软，1~2次/天，仍四肢欠温、乏力，遂去延胡索，加肉桂10克、山茱萸10克、木香6克。

四诊（2011年3月19日）：诸症均好转，制附子减为10克，守方再服14余剂，诸症基本消失，共治疗5个疗程病愈停药。

赵欣. 禹余粮丸治疗泄泻1则［J］. 中医药导报，2012，18（4）：109.

按语：本案乃是脾肾阳虚证，治以益气健脾、温阳止泻的禹余粮丸加减是正治法。患者经诊治后痊愈，可见其效佳。

二、排尿后阴茎疼痛案

患者，男，73岁，2011年4月9日初诊。

[病史] 主诉：排尿后阴茎疼痛一年。症状间断发作，以尿道前部及龟头部疼痛为主，夜间加重，不堪忍受。有前列腺增生、冠心病病史，曾反复检查尿液未见异常，服用抗生素及清热利湿类药物无效。来诊时伴有焦虑心烦，失眠，胃纳差，咽部微痛，尿液清，尿频，排尿不畅。详询病史，无明显诱因发病，平素无多汗之症。查舌质浅淡有紫气，苔白腻水滑，脉弦略细。

[诊断] 辨为气阳虚失养而兼有水邪、肝气不畅之证。

[方药] 予以禹余粮丸合四逆散加减。禹余粮15克，党参10克，茯苓15克，制附片9克，淡干姜6克，五味子10克，滑石15克，柴胡12克，白芍10克，枳实10克，炙甘草6克，桔梗10克，陈皮10克，苍术15克。5剂，每剂水煎成300ml，早晚2次。

复诊（2011年4月29日）：自述服药后疼痛消除，未继续服药。3天前症状复发，遂来复诊。如法炮制，守前方加减5剂后疼痛消除。其后守方参入桂枝茯苓丸加减治疗前列腺增生月余，疼痛未复发，排尿亦正常。

谭广兴，蒋霖，陈群. 禹余粮丸方考及验案举例 [J]. 光明中医，2015，30（5）：1052-1054.

按语：本案乃是气阳两虚、肝气郁结之证。"肝藏血，血舍魂"，肝血不足，则肝气不舒畅，故见焦虑心烦、失眠等症。肝气影响胃气的功能，故见纳差。气属阳，具有固摄津液的功能，气阳亏虚则见尿液清、尿频、排尿不畅等症。本案中使用禹余粮丸合四逆散加减，是治病求本，其效尤佳。

小青龙汤

小青龙汤具有解表散寒、温肺化饮的功效，主治外寒里饮证。现代临床常用本方治疗支气管哮喘、慢性阻塞性肺气肿、急性支气管炎、肺炎、百日咳、过敏性鼻炎等属外寒里饮者。

一、咳喘案

柴某，男，53岁，1994年12月3日就诊。

[病史] 患咳喘十余年，冬重夏轻，曾被诊为慢性支气管炎，选用中西药治疗而效果不显。就诊时，患者气喘憋闷，耸肩提肚，咳吐稀白之痰。主诉：每到夜晚则加重，不能平卧，晨起则吐痰盈杯盈碗，背部恶寒。视其面色黧黑，舌苔水滑，切其脉弦，寸有滑象。

［诊断］寒饮内伏，上射于肺之证。

［方药］予小青龙汤。麻黄9克，桂枝10克，干姜9克，五味子9克，细辛6克，半夏14克，白芍9克，甘草10克。

服7剂后，咳喘大减，吐痰减少，夜能卧寐，胸中觉畅，后以《金匮要略》桂苓五味甘草汤加杏、夏、姜正邪并顾之法治疗而愈。

刘渡舟. 刘渡舟临证验案精选［M］. 北京：学苑出版社，1996：18-19.

按语： 水寒相搏，内外相饮，饮动不居，寒饮射肺，肺失宣降，则咳喘痰多稀白。舌苔水滑，脉弦滑，为外寒内饮证。治当解表散寒，温肺化饮。故予小青龙汤治之，解表和温化配合，一举而表里双解。

二、遗尿案

龚某，男，66岁，1991年4月26日初诊。

［病史］素有慢性气管炎及习惯性便秘。3个月前口鼻气臭，头目昏眩，心下痞满不舒，咳吐涎沫不止。4月3日始小便次数增多，夜间遗尿，有时达3~4次，经多处治疗无效。近日又因外感风寒，咳嗽加重，不能平卧，遗尿一夜达8次，形体消瘦，面色㿠白，喘息气急，唇口发绀，咳吐白色泡沫痰涎。舌淡，苔白厚滑，脉浮弦。

［诊断］证属外感风寒，寒饮犯肺。

［治法］解表蠲饮。

［方药］拟小青龙汤。麻黄、桂枝、甘草各5克，姜半夏、白芍各10克，细辛、五味子、干姜各3克，水煎，分2次热服。

3剂后，身微汗出，咳喘大减，夜间遗尿减至3次。原方连进7剂，诸症皆消。续服肾气九月余善后，随访年余未复发。

黄道富，肖美珍. 小青龙汤新用［J］. 新中医，1993，5（9）：46.

按语： 患者素有痰湿蕴肺，近期又外感风寒，气机阻滞，郁结于肺，使得肺失宣降不能通条水道，膀胱开合失司导致遗尿。用小青龙汤温肺以固肾，为下病上治法。

牡蛎泽泻散

牡蛎泽泻散具有利水消肿、祛满除湿之功效。主治大病瘥后，从腰以下有水气者。现代临床常用本方治疗水肿、腹水等。

一、肝硬化腹水案

李某，男，42岁，2000年8月14日就诊。

［病史］患者2个月前因肝硬化腹水住进市中心医院治疗，出院后一般情况好。因1周前饮酒偏多，近3天来感觉腹部撑胀、气短胸闷，进食后尤甚，

故前来就诊。接诊时患者面色灰暗，腹膨大，气短息促，双下肢肿，按之如泥，尿少，舌质暗淡，舌边齿痕，苔白腻，脉沉细滑。B超提示：①肝硬化（门静脉增宽、脾大）；②腹水。

［诊断］证属水湿内停，气血瘀阻。

［治法］益气活血，攻下逐水。

［方药］牡蛎40克，泽泻15克，海藻30克（洗去咸），大腹皮30克，猪苓30克，茯苓30克，白术12克，黄芪20克，大黄5克（后下），白芍12克，当归12克，川芎12克，桃仁9克，红花6克。

5天后复诊，患者小便增多，腹部撑胀稍松，纳食增，大便软，每日2~3行，下肢肿如故。原方加山药30克、生薏苡仁30克。

2周后三诊，腹部渐小，下肢肿明显消退。效不更方，守原方继服。后在本方基础上加大牡蛎用量，加桑寄生20克，改黄芪30克，去海藻、大黄，共服药60余剂，患者面色灰暗好转，纳食可，二便调。B超提示：肝硬化、门静脉增宽。患者一般情况可，6个月后恢复工作。嘱患者忌酒，以固疗效。

苗新凤. 牡蛎泽泻散临床运用举隅［J］. 中国医药学报，2004，19（7）：445.

按语： 饮酒过度和饮食无节导致湿热内生、脾气虚弱、运化功能失常，以致食积腹胀、气血瘀滞。湿为水之渐，水为湿之积。水液渐积渐多，湿邪为患，形成腹水。牡蛎软坚行水，泽泻渗湿利水，以此导滞化食、燥湿运脾，使脏气功能恢复正常。

越婢汤

越婢汤具有解表宣肺、清热利水功效，主治风水证。现代临床常用本方治疗急性肾小球肾炎、慢性肾炎急性发作、紫癜肾炎、特发性水肿、急性支气管炎等。

一、风水案

赵某，女，44岁。初诊日期：2019年5月16日。

［病史］患者于1个月前无明显诱因出现双眼睑及双下肢浮肿，久立后双下肢浮肿加重。刻下症见：双眼睑及四肢浮肿，面部皮肤痒，有灼热，无自汗，无畏风，大便调，小便可，舌暗红，舌苔白腻，脉沉滑。实验室检查：尿常规未见异常。肝肾功未见异常。

［诊断］水肿（风水），风邪侵袭，水阻气分。

［治法］发散风邪，内清郁热。

［方药］越婢汤。麻黄18克，生石膏30克，炙甘草6克，生姜10克，大

枣 5 枚。7 剂，水煎服，日 1 剂，3 次 / 日。

二诊（2017 年 5 月 23 日）：服上药 7 剂后，诸症消失，脉稍沉不滑，后随访患者水肿未复发。

郭小舟，刘慧敏. 越婢汤临证治疗水肿探讨［J］. 江西中医药，2020，51（10）：19-22.

按语： 患者全身水肿，无自汗，无畏风，二便正常，是水在肌表之征，故用越婢汤宣畅肺气、通条水道，使水湿下走。药到病除，取得满意的临床效果。

二、肾炎水肿案

熊某，女，41 岁，初诊日期：2019 年 6 月 16 日。全身浮肿 1 年半。

［病史］患者近 1 年半出现全身浮肿，自诉西医诊断为慢性肾炎。刻下症见：面目四肢浮肿，四肢乏力，无自汗，无畏风，左肩关节周围疼痛，按摩后缓解，小便量少，大便可，舌淡红，苔稍腻，脉右沉细，左侧沉滑。实验室检查：尿常规：潜血（＋），尿蛋白（+++）；肝肾功能：正常范围。

［诊断］水肿（里水），脾肾两虚，久郁化热。

［方药］越婢加术汤。麻黄 18 克，石膏 30 克，炙甘草 6 克，大枣 15 克，生姜 10 克，炒白术 12 克。7 剂，水煎服，日 1 剂，分 3 次温服。

二诊（2019 年 6 月 23 日）：水肿减轻，乏力情况已不明显。继续予前方 7 剂，水煎服。随访水肿消退。

郭小舟，刘慧敏. 越婢汤临证治疗水肿探讨［J］. 江西中医药，2020，51（10）：19-22.

按语： 慢性肾炎并存在四肢乏力，通常为脾肾两虚、气不化水导致面目四肢浮肿。脾肾两虚，久郁化热，故用越婢加术汤健脾制水兼清郁热，疗效满意。

甘遂半夏汤

甘遂半夏汤为汉代张仲景所创。其功效为逐水祛痰、和中除湿，主治留饮欲去、心下坚满之证。现代临床多用于治疗胸膜炎、结核性腹膜炎、肾积水、肺心病腹水、慢性腹泻、小儿哮喘、增殖型肠结核、心包积液、植物神经紊乱、尿毒症、肝癌等。

一、久泻案

赵某，女，42 岁，2013 年 4 月 12 日初诊。

［病史］主诉：大便次数增多，粪便性状稀薄，时作时止 6 年余。患者起病于 2007 年夏季，可能因饮食不节、恣食冷饮、吃饱受凉引起脘腹满闷、小腹坠胀，自认为宿食内停，服肥儿片 1 盒，致泻下急迫、量多、气味酸臭。次

日感觉宿食内停未泻完，又服肥儿片1盒，始软便、粪呈糊状，后似水样，再泻呈黏冻。从此日起大便次数增多，每日3~5次，先肠中沥沥有声，停一会即泻下稀薄粪便，伴随脘腹撑胀，结肠镜检查示肠炎。中西医多方治疗难效。刻诊：患者脘腹胀满隐痛，肠鸣辘辘则泻，排出快、爽利而量少，粪质清稀，泻后胀痛暂缓，1日4~5次，饮食减少，形体消瘦，肢倦乏力。但泻下无赤白脓血或黏冻。舌质淡白，苔白滑，脉沉伏。腹部平软，未触及包块，脐周有轻压痛，肝脾肋下未触及，皮肤弹性可，大便常规（－）。

［诊断］中医诊断：泄泻（久泻）。证候诊断：饮结胃肠。

［治法］攻逐水饮，健脾益气。

［方药］治以甘遂半夏汤。生甘遂2克，半夏9克，白芍9克，炙甘草3克。1剂。上四味以水500ml，煮取250ml，去渣，以蜂蜜100克趁热和药液混合溶化，晨起空腹，顿服之。若过泻无限，饮用米汤，以养胃气。

二诊：患者服药后40分钟出现脘腹隐痛加重，不久即排出先稍稠后稀的粪便，最后单纯排出黏冻液，10分钟左右1次，持续约30多分钟后自行缓解。查：舌淡，脉细。治宜健脾益气，口服参苓白术散1次9克，1日3次。连服7日。

三诊：服后大便次数明显减少，其他症状改善。大便前仍腹鸣。续用甘遂半夏汤。组方：生甘遂3克，半夏9克，白芍9克，炙甘草3克。1剂。加蜂蜜100克，晨起空腹顿服。

四诊：服上药后，患者1小时排出稀便3次。次日大便软，1日1~2次。舌淡，脉弦，仍口服参苓白术散，1次9克，1日3次。连服7日。

五诊：大便成形，日1次，其他症状消失。舌淡红，脉弦，嘱咐患者饮食慎进油腻或辛辣食品。仍继续服用参苓白术散，细心调理，以冀彻底根治，防止复发。

杨锋，牛凤景. 甘遂半夏汤"反药"治久泻［N］. 中国中医药报，2013-11-25，（004）.

按语：《金匮要略》云："病者脉伏，其人欲自利，利反快，虽利，心下续坚满，此为留饮欲去故也，甘遂半夏汤主之。"凡腹鸣即泻、久治不愈者，在身体不太虚的情况下，具备虚实夹杂证，采用该治法确有一定效果。但不可过服，中病即止。

二、肝癌案

1987年3月，其徒亲引岳父向某来诊。

［病史］心下包块大如鸡卵，坚硬如石，推之不移，并伴见形体消瘦，神

倦肢软。在某医科大学附属医院诊为原发性肝左叶巨块型肝癌，未做特殊治疗。半月后复诊，收入院予中西医结合治疗。诊见：肿块增大若拳，形瘦神萎，饮食锐减，腹皮急，按之濡，如囊裹水，舌瘀红、苔白黄，脉弦滑数。

［诊断］辨证：痰瘀搏结，正虚邪实。

［治法］治以逐痰祛瘀，补气健脾。

［方药］方选《金匮要略》甘遂半夏汤加味治疗。半夏、五灵脂、枳实各12克，白芍18克，白蜜、红参、白术各15克，甘遂、甘草各5克。每天1剂，水煎，间断口服。兼取甘遂末用麸醋适量调匀，外敷肿块。

经上法治疗7月余，病势发展得以遏制，肿块无明显增大，病患最终存活期接近9个月，效果为理想。

张安富，朱明刚，邓福，等. 夏斌主任治疗疑难病案2则［J］. 新中医，2013，45（10）：169-170.

按语：甘遂半夏汤条治"心下续坚满"，仲景立攻逐水饮法治肿块。方中甘遂劫痰逐水，散肿之力峻猛；半夏理气燥湿，化痰消痞；白芍柔肝止痛、养血敛阴；白蜜、甘草缓急补中，调和解毒。五药相伍，寒热并用，攻补兼施，气血痰湿同治。另外，方中又配入五灵脂通利血脉，更添枳实破气软坚。攻邪之时不忘扶正，方中增入大补元气之红参、健脾行水之白术。本案中，甘遂与甘草相配，有违"十八反"，但相反相成，开结逐水不伤正，最善驱除痼结之痰湿；红参与五灵脂相配，有违"十九畏"，但相畏相成，补气逐瘀生新，专门针对癌症的特殊病机。

三、渗出性胸膜炎案

患者，男，47岁。

［病史］患渗出性胸膜炎，症见咳唾胁痛，潮热盗汗，消瘦乏力，呼吸气短，头晕心悸，食欲不佳，时有呕感。听诊：右肺下野呼吸音低，右胁叩呈浊音。胸透：右膈角消失，有弥漫阴影。刻诊：颧红娇嫩，形体薄弱，舌红少苔，脉象细数。

［诊断］辨证：阴虚劳瘵，胁下留饮。

［方药］治拟甘遂半夏汤，去甘草，加百部20克、功劳叶30克、沙参30克、天麦冬各15克、葶苈子10克、大枣10枚、桃杏仁10克、蟾蜍10克。

2个月后留饮消失，但阴虚体质尚欠恢复，后以麦味地黄丸养阴益肺，遂愈。

陈锐. 甘遂半夏汤临床新用［J］. 中国社区医师，2011（24）：28.

按语： 方中甘遂攻逐水饮，性猛效峻；半夏消痞散满，温化痰饮；配芍药、甘草和白蜜甘缓和中，以解遂夏之毒；甘草配甘遂乃相反之用，相击相成，激泼留饮得以尽除。

【原文】吐泻一证，幼儿脾胃受伤，陡变惊搐最多。徐云：此证多是痰湿。若是不正秽气触入，或口食生冷，套用正气散、六和汤、五积散之类。正气受伤，肢冷呃忒，呕吐自利，即用钱氏益黄散。有痰用星附六君子汤、理中汤等。倘热气深伏，烦渴引饮，呕逆者，连香饮，黄连竹茹橘皮半夏汤。热闭神昏，用至宝丹。寒闭，用来复丹。

【提要】本条论述小儿吐泻惊搐的证治。

【精解】幼儿发作吐泻，脾胃受伤，易致突然惊搐。如果是秽浊邪气内袭，或饮食生冷，可套用正气散、六和汤、五积散之类治疗。正气受伤，肢冷呃逆，呕吐自利，用钱氏益黄散治疗。有痰用星附六君子汤、理中汤等治疗。如果是热邪深伏、烦渴引饮、呕逆者用连香饮、黄连竹茹橘皮半夏汤治疗。热闭神昏的，用至宝丹治疗。寒邪闭阻，用来复丹治疗。

【医案举隅】

藿香正气散

藿香正气散具有解表化湿、理气和中之功效，主要用于治疗外感风寒、内伤湿滞之证。现代研究表明其具有良好的解痉、促进胃肠蠕动、止吐、镇痛、抗菌抗炎等作用，常用于治疗痢疾腹泻、坏疽、酸中毒等疾病。

一、小儿腹泻案

陈某，女，8个月。腹痛、腹泻伴恶寒发热1天。

［病史］患儿1天前受凉后出现腹痛、腹泻，大便7~8次、呈稀薄蛋花样、无黏液及腥臭味，伴见流涕，呕吐胃内容物1次，恶寒发热，体温37.8℃，食欲不振。曾喂服小儿回春丹及阿莫西林干糖浆2次，病情无好转。检查：精神尚好，稍显疲倦，前囟及眼窝轻微凹陷，咽稍红，心肺正常，腹平软，无压痛，未触及包块，肠鸣音活跃，皮肤弹性稍差。察其舌红、苔淡白腻，指纹色淡滞现于风关。血常规：白细胞7.2×10^9/L，中性粒细胞0.44，淋巴细胞0.56；大便常规：脂肪球（+），白细胞<2个/HP，红细胞（-）；轮状病毒测定阳性。

［诊断］婴幼儿秋季腹泻。中医辨证属外感风寒、脾胃湿滞。

［方药］方用藿香正气散加减治疗。藿香、紫苏叶、大腹皮、法半夏、桔梗、陈皮各6克，茯苓、麦芽各15克，厚朴（后下）3克，大枣2枚，生姜2片。3剂，每天1剂，水煎服。辅以口服补液盐（ORS液）。

服药 3 天后，发热退，大便基本成形，每天 1~2 次。继服 2 剂，诸症悉除，病愈。

谢康禧，冯艳珍. 藿香正气散治疗婴幼儿秋季腹泻 35 例［J］. 新中医，2005，37（4）：69-70.

按语：小儿腹泻多由于外感邪气、内伤饮食所致。秋冬之际，儿科病多发，此时使用藿香正气散不仅不会留下滥用抗生素之患，也能很好地化湿和中、补气健脾。

二、肥胖症

患者，女，24 岁。

［病史］主诉：肥胖已 6 年多，近 1 年来更为明显。身重达 86 千克，身高 161cm。症见头重如蒙，又胀痛、胸闷、咳嗽、恶心呕吐。近半年来，饮食入口即恶心，重则吐，呕吐物多清稀痰涎，头不可转动，动则房屋如倾，亦不能坐立，身移则吐。闭目静卧诸症稍缓解。咳嗽痰中带血，畏寒，嗜睡，喉中痰鸣，呼之即醒，过时又睡。月经周期基本正常。色淡红，量多，带经 5~8 天。白带量多，清稀，无腥臭味。大便先干后溏，一日一行。形体壮实，面白无华，两颧潮红，舌质淡胖，苔白腻，脉弦滑。

［方药］方用藿香正气散合导痰汤加减。半夏、竹茹、天麻各 15 克，白术、陈皮、厚朴、茯苓各 12 克，代赭石、生龙骨、生牡蛎各 30 克，枳实、川芎、夏枯草各 12 克，生姜 5 片。5 剂，水煎服，1 剂 / 天。

进 1 剂 6 小时后，眩晕减去大半，可坐起，稍觉腹中饥。进 3 剂后其症已大去，可自行坐起，已能进些饮食。进 5 剂后其症已除。可起床行走，站立，痰血消除。

复诊：继用上方，去夏枯草、代赭石、生龙牡，加滑石、大黄、车前子。服用 6 剂后眩晕、呕吐止，诸症消失。仍形体肥胖，要求用中药减肥。上方去竹茹、加猪苓、泽泻，又服 10 剂，体重减了 2.5 千克。守上方再服 10 剂，体重减了 6.5 千克。守原方再用 15 剂，大便通畅，稍稀，次数增多，小便量多，体重减了 11.5 千克。继用藿香正气丸、健脾丸做善后调理，巩固疗效，坚持服用 3 个月。身重已下降到 67 千克，诸症悉除。

段阳泉，江涛. 藿香正气散治疗肥胖症［J］. 中国全科医学，2002（11）：926.

按语：此证属痰湿肥胖。患者平素饮食不自节，暴食伤胃，脾胃虚弱则痰湿中阻致脾胃不和。治宜健脾祛痰、燥湿化浊，方用藿香正气散合导痰汤加减治疗。

三、寒哮案

王某，男，42岁。反复哮喘2年，加重1天。

［病史］患者2年前因咳嗽引发哮喘，此后每因感寒即哮喘发作。一日前因受寒诱发宿疾，症见喉间痰鸣、呼吸急促、胸膈满闷、咳痰白稀，伴恶寒身痛，纳呆，舌淡、苔白滑，脉浮紧。双肺均可闻及哮鸣音。血常规：白细胞10.5×10^9/L，中性粒细胞0.7，嗜酸性粒细胞0.6，淋巴细胞0.24。

［诊断］中医诊为哮病，证属寒哮。

［治法］辛温解表，理气化痰。

［方药］方用藿香正气散。藿香15克，紫苏梗、厚朴、白术、桔梗、半夏各9克，白芷、茯苓、大腹皮各12克，陈皮6克，干姜5克，甘草3克，武火水煎，每日3次分服。

3日后，咳嗽、哮喘症状明显缓解。续服5剂，症愈。血常规复查：白细胞6.5×10^9/L，中性粒细胞0.67，嗜酸性粒细胞0.2，淋巴细胞0.31。追踪观察1年，病无复发。

余传星，王启国，严桂珍. 藿香正气散治疗寒哮38例［J］. 新中医，1999，31（1）：31-32.

按语： 中医认为寒哮多由外感风寒、内伏痰饮所引发。治宜宣肺解表，理气化痰。使用藿香正气散是很好的选择，方中藿香解表化湿，紫苏梗、白芷亦可解表散寒；半夏、陈皮、桔梗理气化痰；厚朴、大腹皮除满化湿；茯苓、白术、甘草和中健脾化湿，全方共奏解表化湿、理气化痰、健脾益肺之功。

益黄散

益黄散，又名补脾散，主治小儿脾胃虚弱、腹痛泄痢、不思乳食、呕吐脘胀、神倦面黄、疳积腹大身瘦。现代常用于治疗婴幼儿腹泻、小儿消化不良等疾病。

一、小儿腹泻案

李某，男，6个月，云南省昆明市人。初诊日期：2003年3月16日。因"腹泻3日伴呕吐1日"来诊。

［病史］患儿3日前无明显诱因解黄色稀水样大便，日行5~8次，无黏液、脓血，无便前后哭闹，无发热，1日前始吐奶，吃奶差，偶咳，小便一般，无汗出，舌质淡，指纹淡红。查：大便常规阴性，轮状病毒阴性。既往史：吃奶差，经常感冒，患儿系第二胎，剖腹产，出生时体重2850克，混合喂养。

［治法］治以理气燥湿为主。

［方药］方以益黄散主之。丁香、茯苓、陈皮、仙鹤草、苍术、诃子、木

香、炮姜、益智仁、生甘草等。

二诊（3月19日）：患儿服3剂后，家长诉患儿大便日行3次，质稍稀，无黏液、脓血，小便可，无咳喘，饮食较前略好转，舌质淡，苔薄白，指纹淡红。脾气初复，本病尽显，治以燥湿健脾为主，方以白术散化裁。条参、陈皮、白茯苓、薏苡仁、炒芡实、怀山药、粉葛根、益智仁、仙鹤草、炒鸡内金、小枣、生甘草。继予3剂而愈。

何平，钟涛，金莉花，等. 刘以敏教授临床运用钱乙方经验撷菁［J］. 中医药学报，2014，42（3）：133-134.

按语： 该患儿吃奶差、腹泻、呕吐，为脾胃不和之证。脾主运化，脾为湿困，运化失司，则大便次数增多，面色萎黄，故予益黄散以温中理气、健脾燥湿，使其脾气恢复、饮食恢复、吐泻得止。

二、贲门松弛症案

李婴，女，30天。

［病史］患儿出生后第3天即呕吐频作，食入须臾即吐，口干欲饮，大便干燥，神情委顿，形体瘦削。舌质淡红、苔薄。作消化道钡餐检查：见食道中下段轻度扩张，钡剂进入顺利。诊为贲门松弛症。营养不良，予以输液及吗丁啉等治疗不效，请中医诊治。初时认为久吐伤阴，胃气上逆，仿仲景麦门冬汤治之，药尽3剂，呕吐依然。后细思此小儿初禀父母之气，脾胃运化不健，寒邪中胃，胃气上逆，故呕吐频作。

［方药］以钱氏益黄散温运脾胃，降逆止呕，稍佐益气养阴之品。陈皮、青皮各3克，太子参、诃子各5克，丁香1.5克。每日1剂，水煎服。

药后呕吐即减轻，药尽3剂则呕吐偶作，继上方加白术3克，调治10天，呕吐未作。

徐尔山. 益黄散治验举要［J］. 浙江中医杂志，1994（4）：176-177.

按语： 《景岳全书》云："小儿吐泻之证，虚寒者居其八九……不得妄用凉药。"故本例从阴虚胃逆论治罔效。其病机乃是脾胃虚弱，寒邪犯胃，胃气上逆。治疗重在温中散寒，降逆和胃。益黄散方中青陈皮运脾和胃；丁香散寒降逆；诃子既可化痰，又能酸敛止呕；因其呕吐日久，口干形瘦，有胃阴不足之虞，加太子参益气养阴；加白术一味，意在呕吐止后加强健脾之力，使脾气健旺，不易为寒邪侵犯。

三、中毒性肠麻痹案

柏某，男，6个月。

［病史］1个月前患痢疾，现腹胀如鼓，哭闹不宁，恶心呕吐，泄泻稀便，

面白浮胖，舌质淡、苔白腻。查血钾示正常范围，腹部平片示大量积气、无明显液平。

[诊断]中毒性肠麻痹，予以输液、禁食、补钾、胃肠减压术等治疗，腹胀暂得缓解，停胃肠减压腹胀又作。此乃脾寒不运、气机郁滞所致。

[方药]益黄散加味。陈皮、青皮、诃子各6克，丁香、炙甘草各3克，蝎尾1.5克。

进2剂，腹胀明显减轻，继以原方服3剂而愈。

徐尔山. 益黄散治验举要［J］. 浙江中医杂志，1994（4）：176–177.

按语：《诸病源候论》云："冷积于腑脏之间不散，与脾气相壅，虚则胀。"本案患儿脾虚，又兼寒袭中焦，导致气机郁滞而腹胀。治当理气调中，气机得以调畅则脾气健旺，腹胀可除。故方选益黄散治疗，并配以蝎尾疏肝理气。

理中丸

理中丸具有温中祛寒、补气健脾之功效。主治脾胃虚寒、自利不渴、呕吐腹痛、不欲饮食、中寒霍乱、阳虚失血、胸痹虚证、病后喜唾、小儿慢惊。

一、经行泄泻病（太阴证）案

郝某，女，35岁，2019年12月12日初诊。

[病史]患者3个月前出现每逢经期大便稀薄甚则如水，次数增加，日解4~5次，经过则愈，伴下腹部隐痛，得温或按之痛减，月经量多色淡，纳差；曾自行服用抑制胃肠蠕动药物后效果不明显，今适逢经期为求根治来我院就诊。刻下：患者大便稀薄，日解5次，伴下腹部隐痛，得温或按之痛减，自利不渴，手足不温，全身乏力，月经量多色淡，纳差，舌淡胖边有齿痕，苔白脉沉缓。

[诊断]经行泄泻，太阴证。

[治法]温中散寒，调经渗湿。

[方药]理中丸加减。红参10克，干姜20克，白术20克，茯苓30克，鹿角胶10克，桂枝10克，白芍10克，大枣10克，炙甘草10克。共5剂，每日1剂，煎汁适量服用。

二诊（2019年12月17日）：患者诉便质改善，日解2次，下腹部隐痛消除，四肢回温，舌淡苔白，脉沉。

[方药]守上方去干姜、鹿角胶，加生姜10克，续服14剂。

三诊（2019年12月31日）：患者诉症状大有好转，续进7剂以巩其效，并嘱其适寒暑以节衣被。

袁旺新，章浩军. 章浩军教授六经论治经行泄泻病经验探析［J］. 亚太传统医药，2021，17（1）：83–85.

按语： 太阴为开，乃是三阴之表，故饮食所伤三阴，多先由太阴受之。津液的正常代谢途径有赖于脾胃，今太阴脾受损，运化失司，再遇月事之时气血下行血室空虚，脾土更虚，脏寒水湿蓄积大肠常致泄泻。下利与月经相伴，以温药制寒之时当顾护阴血，故施以理中丸加减温中散寒、调经渗湿。方中干姜温中补阳为君药，直祛寒湿，而二诊时患者阴寒得散，故改干姜为生姜以防过燥伤津。

二、妊娠恶阻案

患者，女，42 岁，因妊娠恶阻导致多次自然流产，本次孕 5 周。

［病史］自怀孕以来，呕吐不止，影响进食，严重时每隔 5~10 分钟左右呕吐 1 次，随食随吐，初为食物，后为清水物质，清淡无异味。形体极为消瘦，身高 160cm，体重仅有 37 千克。患者及家属恐再次流产，遂入院治疗，住院期间只能以针剂营养支持治疗。门九章受邀为患者诊病，诊病 10 余分钟期间，患者呕吐 3 次，均为清水痰涎，舌淡苔薄，脉极沉细，四末不温。

［方药］治以理中汤。党参 9 克，炒白术 6 克，干姜 3 克，炙甘草 3 克。因呕吐频繁，故嘱患者煎汤少量频呷，日 1~2 剂。

患者半日服药 1 剂，呕吐明显减少，可少量进食，3 日共服药 8 剂后，患者仅稍有干呕症状，后间断服药直至生产。

张智伟. 理中丸：小方也能治大病［N］. 中国中医药报，2016-08-03（004）.

按语： 理中丸的核心病机为中焦脾胃虚寒。阳之动始于温，温气得而谷精运，谷气升而中气赡。凡由中焦虚所致各种杂证，均可治之。而治疗妊娠恶阻，多种方法无效者，多可选用理中丸或干姜人参半夏丸，疗效较好。

三、肠癌案

患者，男，78 岁。

［病史］确诊肠癌伴肝肺骨骼全身多处转移 1 个月余，因腹痛腹胀、排便困难已行肠镜下结肠支架植入术，并化疗 2 周期，但化疗后患者出现严重的恶心呕吐、纳差，一个月来体质量下降 15 千克，患者不堪忍受，拒绝继续化疗而求诊。就诊时患者症见腹痛，尤以夜间加剧，恶心呕吐，疲乏无力，形寒肢冷，纳寐差，大便日行 1~2 次，便中夹少许鲜血，小便尚调。查体：生命体征平稳，神清，精神倦怠，骨瘦嶙峋，舌淡晦、苔白厚腻，脉细涩，心肺查体无殊，腹软凹陷呈舟状，右上腹及下腹部轻压痛，无反跳痛，肝右肋下 4cm 可触及，质硬，肠鸣音 4 次／分。

［诊断］肠癌（脾阳亏虚，痰瘀互阻）。

［治法］温阳健脾化痰，活血祛瘀通络。

［方药］附子理中丸化裁。制附子（先煎）20克，黄芪30克，茯苓20克，炒白术15克，炙甘草9克，党参12克，桃仁9克，红花6克，陈皮15克，瓜蒌30克，姜半夏15克，砂仁5克。

黄墩煌，吴耀南. 吴耀南教授治疗肿瘤患者的经验［J］. 中医临床研究，2019，11（34）：95-96.

按语： 患者瘦骨嶙峋，疲乏无力，肢凉怕冷，呕吐纳差，舌淡脉细，脾阳亏虚症状具备；腹痛夜间加剧，舌晦脉涩，瘀血阻络症状具备；舌苔白厚，头晕肢，乃脾阳亏虚不能运化水湿，痰浊内生所致。故治疗上以附子理中丸温阳健脾。上方治疗1周后患者恶心呕吐症状明显改善，进食量有所增加。

【原文】稚年[1]夏月食瓜果，水寒之湿，著于脾胃，令人泄泻。其寒湿积聚，未能遽化热气，必用辛温香窜之气，古方中消瓜果之积，以丁香、肉桂或用麝香，今七香饼治泻，亦祖此意。其平胃散、胃苓汤亦可用。雄按：此非温热为病，何必采入。缘夏月此等证候甚多，因畏热贪凉而反生寒湿之病，乃夏月之伤寒也。虽在暑令，实非暑证。昔人以阴暑名之，谬矣。譬如避火而溺于水，拯者但可云出之于水，不可云出之于阴火也。

【注释】

［1］稚年：指幼年、童年、少年。

【提要】本条论述小儿夏季寒湿泄泻证治。

【精解】小儿夏季过食瓜果生冷，寒湿犯于脾胃出现泄泻。病机为寒湿积聚，不能化生阳气，治疗用辛温香窜药物，如丁香、肉桂或麝香，也可用七香饼治泻，其他如平胃散、胃苓汤也可使用。

【医案举隅】

平胃散

平胃散最早记载于《简要济众方》，具有燥湿运脾、行气和胃之功效，主治脾胃不和、湿滞中阻等证。现代研究表明，本方具有调节免疫功能、调节水液代谢及调节胃肠动力等作用。临床多用于治疗中焦脾胃不和病证，症见泄泻、腹胀、呕吐、腹痛、饮食停滞等。

一、痞满案

杨某，男，71岁。2020年7月20日初诊。

［病史］患者自述于2014年出现双上肢软弱无力、眼睑下垂等不适症状，遂就诊于医院行相关检查后确诊为重症肌无力，口服新斯的明后，上述症状有

所缓解。同年 7 月，患者因胸腺瘤就诊，于同年 7 月 28 日行胸腺瘤摘除术，手术顺利，术后恢复良好，此后上述症状未再发作。2016 年，上述症状再次发作，患者就诊输球蛋白后上述症状有所好转。2018 年 10 月，患者对症治疗后症状缓解，出院后规律口服奥普拉唑，控制良好。刻下症见：患者自述恣食生冷后，心下胀满不适，伴见反酸、烧心，嗳气频频，纳可，夜寐安，便溏，舌淡红，苔白腻，脉弦滑。

［诊断］西医诊断：浅表性胃炎；中医诊断：胃痞病（湿阻中焦证）。

［治法］燥湿运脾，降逆止呃。

［方药］平胃散加味。苍术 15 克，丹参 10 克，党参 15 克，广藿香 12 克，旋覆花 15 克，佩兰 15 克，浙贝母 10 克，木香 10 克，陈皮 12 克，代赭石 30 克，茯苓 12 克，吴茱萸 3 克，白芷 10 克，柴胡 12 克，石菖蒲 15 克，苏梗 15 克。共 30 剂，水煎服，每日 1 剂，每剂分 3 次服。

二诊（2020 年 8 月 30 日）：患者自诉服药后嗳气症状稍有好转，胃脘部胀满不适症状仍存在，伴见烧心、反酸、乏力，纳眠尚可，二便自调。舌淡红，苔白腻，脉弦滑。

［方药］上方去旋覆花、代赭石，加黄芪 30 克、牛膝 10 克。继服 20 剂，煎服方法同前。

三诊（2020 年 9 月 29 日）：患者自诉原症状明显好转，现见午后烧心，偶有反酸，咳痰不爽，声音嘶哑，疲乏体倦，饮食、睡眠尚可，大、小便正常。舌质淡红，苔白腻，左脉沉伏缓弱，右脉沉弱。

［方药］上方加肉桂 3 克。继服 7 剂，煎服方法同前。

3 个月后随访，患者自述上述症状基本消失，再无复发。

张瑞婷，汪龙德，脊文娟，等．平胃散加减治疗痞满验案举隅［J］．实用中医内科杂志，2022，36（12）：21-23.

按语：本例患者因脾阳不足运化失司致水湿内留，湿聚成痰发为痞满。治疗以平胃散加味，苍术为君，运脾化湿；广藿香、佩兰、石菖蒲、白芷芳香醒脾化湿；丹参活血通络；柴胡升举阳气；党参益气健脾；吴茱萸降逆止呃，温阳止泄；茯苓健脾利湿；陈皮、木香二药行气除满，使补而不滞；苏梗、旋覆花、代赭石降逆止呃。三诊后患者诸症基本好转。

二、腹痛案

患者，女，10 岁。2018 年 6 月 27 日初诊。

［病史］患儿 4 个月前开始腹痛反复发作，几乎每日都发，10 分钟左右可自行缓解，痛时无法正常生活学习，伴口臭、腹胀，易乏力，无发热，无呕吐

腹泻，精神可，食纳一般，睡眠偏多，小便正常，大便偏稀。查体：一般情况可，腹软，脐周压痛，痛处不定，无反跳痛，肝、脾肋下未触及；舌淡红，苔稍腻，脉濡细。C¹³呼气试验Hp检验报告结果：DOB值为62.20（＋）。

［诊断］西医诊断：再发性腹痛；Hp感染。中医诊断：腹痛（湿阻中焦证）。

［治法］治以运脾和胃，化湿和中，缓急止痛。

［方药］方用平胃散合小建中汤加减。麸炒苍术10克，姜厚朴10克，陈皮6克，茯苓10克，佩兰10克，焦山楂10克，炙鸡内金10克，黄连3克，炙桂枝9克，炒白芍12克，麸炒枳壳10克，炙甘草3克，大枣6克。14剂，水煎服，1剂/天，分早晚温服。嘱其注意饮食调护。

二诊（2018年7月11日）：患儿腹痛症状明显好转，近日未发作，食纳好转，仍易乏力，大便偏稀；舌淡红，苔薄白，脉沉细。复查C¹³呼气试验Hp检验报告结果：DOB值为10.87（＋）。

［方药］予上方加减。麸炒苍术10克，姜厚朴10克，陈皮6克，茯苓10克，炒薏苡仁15克，蒲公英15克，麸炒白术12克，炙黄芪10克，焦神曲10克，炙桂枝9克，炙甘草3克。继服14剂，水煎服，1剂/天，分早晚温服。

三诊（2018年8月22日）：患者腹痛未再发作，偶有腹胀，无乏力，近日无外感，仅口臭，纳寐佳，小便调，大便正常。复查C¹³呼气试验Hp检验报告结果：DOB值为0.9（－）。

［方药］予上方加减。麸炒苍术10克，姜厚朴6克，陈皮6克，茯苓10克，炒薏苡仁15克，蒲公英15克，麸炒白术10克，焦神曲10克，炙桂枝9克，佩兰10克，炙甘草3克。继服14剂，水煎服，1剂/天，分早晚温服。

贾真，袁雪晶. 袁雪晶运用平胃散合小建中汤治疗儿童Hp感染相关再发性腹痛经验［J］. 中医药导报，2020，26（10）：188-190.

按语： 本案患儿饮食不节，损伤脾胃，加之感染幽门螺杆菌邪气，脾运失健，湿邪内生，阻于中焦，气机不畅而发为腹痛。治疗以运脾和胃、化湿和中、缓急止痛为法。方中苍术、茯苓运脾燥湿，厚朴、陈皮、枳壳理气消胀，佩兰、黄连化湿解毒，桂枝温脾助阳，焦山楂、鸡内金消食化积，炒白芍、炙甘草、大枣敛阴缓解疼痛。诸药合用，脾健自运，湿邪自消，气机畅通，故腹痛自止。

胃苓汤

胃苓汤出自《丹溪心法》，由经方五苓散与时方平胃散相合而成。用于治疗水谷不分、泄泻不止、水肿、腹胀、小便不利等。现代临床常用本方治疗水肿、黄疸、肝硬化腹水等。

一、鼓胀案

李某，男，58岁，1983年3月9日就诊。

[病史]自述近2年来，经常生闷气，继而胃脘胀满，纳食不香，倦怠乏力。1个月前病情加重，渐觉腹部胀满，小便短少，气促而喘。使用中、西药物治疗近一月，病情不见好转，而见腹部胀大，呈蛙状腹，皮色苍黄，脉络隐现，按之坚硬，有移动性浊音，两颧有血丝，左手背有蜘蛛痣数个，舌质淡红，苔白腻，脉沉弦而涩。B超提示：肝硬化腹水。

[诊断]证属脾失健运，水湿停聚，气滞血瘀。

[方药]治用胃苓汤佐疏肝化瘀之品。厚朴12克，陈皮12克，苍术15克，桂枝10克，泽泻15克，茯苓30克，猪苓10克，甘草6克，香附24克，大腹皮30克，丹参18克，白术15克。

服上方6剂，腹水大减，喘促已平，小便量增，食欲转佳，舌苔白腻，脉弦滑。

药切病机，守原方加郁金10克、当归10克，继服15剂后，腹已柔软，食欲接近正常，二便通调，舌苔白，脉细弦。B超提示腹水消失。此时邪退正衰，更方扶正为主。

[方药]党参15克，白术15克，茯苓15克，陈皮10克，大腹皮15克，郁金15克，丹参15克，白芍18克，鸡内金10克，黄芪21克，炙鳖甲15克，炙甘草6克，上方又服20剂，病告痊愈。嘱其继续用香砂六君子丸、舒肝丸调养，以巩固疗效。

随访2年，未复发。

刘忠信. 胃苓汤临证验案四则[J]. 河南中医，1999，19（3）：53-54.

按语：本案鼓胀的病机为情志不舒、嗜食生冷肥甘致肝郁气滞、脾胃受损、湿浊不化、血瘀水结。用胃苓汤健脾和中，渗湿利水，蒸化肾气，使之开合有度，加香附、丹参、郁金、归芍之类以疏肝化瘀，继用疏肝健胃之品调治，而获临床治愈。

二、高脂血症案

患者，男，28岁，2012年9月4日就诊。

[病史]患者主诉：体检时发现中度脂肪肝，肝功示甘油三酯5.8mmol/L，总胆固醇8.1mmol/L。随来找中医调理。该患者平时饮食不注意，食生冷食物较多，缺乏运动，体型偏胖，肤色较暗。虽未主诉明显不适，但细问患者，患者有身重乏力不欲动、口淡、大便不成形的症状，舌质淡胖有齿痕，苔滑，脉细。

[诊断]辨证属脾虚水停湿聚。

［治法］治以健脾燥湿利水。

［方药］方以胃苓汤原方。白术12克，茯苓15克，桂枝6克，泽泻10克，猪苓6克，苍术6克，厚朴6克，陈皮6克，炙甘草6克，生姜9克，大枣4枚。两日1剂，水煎，晚饭前半小时服。

患者服药10剂后，身重、乏力明显改善，大便成形。守方随证加减治疗，并嘱患者增加活动，注意饮食。1个月后诸症消失，复查肝功和腹部B超，指标均有改善。

孟动玲，门九章. 门九章临证运用胃苓汤经验［J］. 光明中医，2014，29（6）：1155–1157.

按语： 高脂血症形成的基本病机是痰瘀痹阻、脏腑功能失调，脾失健运，水停湿聚为病理之本。本案患者肺、肾脏腑功能失调不明显，而以脾失健运，水停湿聚为主要表现，因此治以燥湿化痰、健脾利水的胃苓汤，疗效显著。

【原文】疟之为病，因暑而发者居多。雄按：可谓一言扼要，奈世俗惟知小柴胡汤为治，误人多矣。方书虽有痰、食、寒、热、瘴、疠之互异，幼稚之疟，多因脾胃受病。雄按：因暑而发者，虽大人之疟，无不病于脾胃，以暑多兼湿，脾为土脏，而胃者以容纳为用，暑邪吸入，必伏于此也。然气怯神昏，初病惊痫、厥逆为多，在夏秋之时，断不可认为惊痫。大方疟证，须分十二经，与咳证相等。若幼科，庸俗但以小柴胡去参，或香薷、葛根之属。雄按：举世无不尔，于幼科乎何尤？不知柴胡劫肝阴，葛根竭胃汁，致变屡矣。雄按：柴、葛之弊二语，见林北海重刊张司农《治暑全书》，叶氏引用，原非杜撰，洄溪妄评，殊欠考也。幼稚纯阳，暑为热气，雄按：在天为暑，在地为热，故暑即热之气也。昔人谓有阴暑者，已极可笑，其分中热、中暑为二病者，是析一气而两也。又谓暑合湿热而成者，是并二气而一也，奚可哉！证必热多烦渴。邪自肺受者，桂枝白虎汤，二进必愈。其冷食不运，有足太阴脾病见证，初用正气，或用辛温，如草果、生姜、半夏之属。雄按：切记，此是治暑月因寒湿而病之法。方书谓草果治太阴独胜之寒，知母治阳明独胜之热。疟久色夺，唇白、汗多、馁弱，必用四兽饮。雄按：邪去而正衰，故可用此药。阴虚内热，必用鳖甲、首乌、知母，便渐溏者忌用。久疟营伤，寒胜，加桂、姜。拟初、中、末疟门用药于下。雄按：叶氏《景岳发挥》内所论疟痢诸候，宜参。

初病暑风湿热疟药：

脘痞闷：枳壳，桔梗，杏仁，厚朴，二味喘最宜。瓜蒌皮，山栀，香豉。

头痛宜辛凉轻剂：连翘，薄荷，赤芍，羚羊角，蔓荆子，滑石。淡渗清上。

重则用石膏，口渴用花粉，烦渴用竹叶石膏汤。

热甚则用黄芩，黄连，山栀。

【提要】本条论述因暑而发疟病者的证治。

【精解】疟病多因暑而作，小儿患者多因脾胃受病。初起多见神昏惊痫、厥逆，不可误认为是惊痫。成人患者见疟病，治疗当分十二经。治疗忌用小柴胡去参，或香薷、葛根之类。由太阴肺感邪者，治以桂枝白虎汤；进食生冷致太阴脾失健运者，初起可用正气，或辛温类药物如草果、生姜、半夏。疟久致正气虚者，用四兽饮。阴虚内热，用鳖甲、首乌、知母。久疟营伤伴见寒象，加桂、姜。

【原文】夏季身痛属湿，羌、防辛温宜忌，宜用木防己、蚕沙。雄按：豆卷可用。暑热邪伤，初在气分，日多不解，渐入血分，反渴不多饮，唇舌绛赤，芩、连、膏、知不应。必用血药，量佐清气热一味足矣。

轻则用青蒿，丹皮，汗多忌。犀角，竹叶心，玄参，鲜生地，细生地，木通，亦能发汗。淡竹叶。汪按：此乃淡竹叶草，故与竹叶心别。若热久痞结，泻心汤选用。

【提要】本条论述夏季湿阻身痛及暑热由气入血的证治。

【精解】夏季湿阻身痛，忌用羌活、防风等辛温之品，宜用木防己、蚕沙、大豆卷等化湿热；暑热由气分入血分，见渴不欲饮，唇舌红绛，清气药无效，须用凉血药，少佐清气药，一味即可。轻者可用青蒿、丹皮、犀角、竹叶心、玄参、鲜生地、细生地、木通、淡竹叶。热久见痞证，可选用泻心汤治疗。

【原文】夏月热久入血，最多蓄血一证，徐云：历练之言。谵语昏狂，看法以小便清长，大便必黑为是，桃核承气汤为要药。

【提要】本条论述暑热病蓄血的证治。

【精解】热久入于血分而致蓄血，症见谵语、神昏或谵狂，小便自利，大便色黑，治疗以桃核承气汤为主。

【医案举隅】

桃核承气汤

桃核承气汤具有泄热逐瘀功效，主治太阳表证已解，热入膀胱、蓄结于里之证。现代研究显示，本方具有改善血液循环、调整血脂水平、恢复胃肠功能等作用。现代临床多用于治疗月事不调、先期作痛、经闭不行、产后恶露等妇科疾病，也可用于治疗下痢、淋证、噎膈、呕血、跌扑、便秘、糖尿病肾病及慢性肾衰等疾病。

一、不孕症案

胡某，女，29岁。2011年6月初诊。

［病史］患者结婚5年，因不孕就诊，月经2个月一行，量时少时多，色暗，行经前2天烦躁，脉浮有力尺部略沉，淡红舌，薄白苔，面色潮红如怒状。夫妻二人常因小事吵架，患者精神易紧张。

［方药］处桃核承气汤原方。桃仁15克，大黄10克，桂枝6克，甘草6克，芒硝（冲服）6克。共6剂。

第2周复诊，自觉心情畅，余症如前，续用上方加益母草15克，共6剂。

第3周复诊，月经来时烦躁少，量尚可，色稍红，余如上。

1个月后患者复诊，月经未来，做尿化验已怀孕40天。

乔萌，袁卫玲，乔宏双. 学习乔宏双桃核承气汤临床治验体悟［J］. 光明中医，2021，36（3）：462-465.

按语： 本案乃是瘀热互结下焦所致。因瘀结少腹，血行不畅，故月经不调、不孕。治以桃核承气汤乃为趋势利导，破血下瘀泄热则瘀血去除、气血调和，男精女血自可合而成形。

二、血尿案

乔某，男，26岁。

［病史］患者在外院曾行脾切除术，术后有静脉血栓，而后进行抗栓治疗，按周期治疗3个月后疗效不明显，寻乔医师进行中医治疗，1个月后复查血栓消失。2017年8月12日，因天气炎热，加上患者工作忙、喝水少、汗出多，突然出现大量血尿，住院治疗1周，尿血量虽减少但不止，遂又请乔医师以中医治疗。8月18日下午，诊见患者面色暗红，查腹部：少腹部压痛，拒按，小便引流袋中尿液约400ml，如洗肉水状，脉弦而尺部大，舌基本正常（舌右中后方有一小块无苔，从做完手术后即有一块，考虑可能是脾切除以后造成的）。

［方药］桃核承气汤。桃仁10克，大黄炭20克，桂枝6克，甘草6克，芒硝6克。共3剂，水煎服。

乔萌，袁卫玲，乔宏双. 学习乔宏双桃核承气汤临床治验体悟［J］. 光明中医，2021，36（3）：462-465.

按语： 本案血尿乃是脾气虚弱、气血失合所致。患者曾切除脾脏，可能导致了脾气虚弱，从而出现了血蓄于下焦的血尿，治以桃核承气汤，破血下瘀。

【原文】疟多用乌梅，以酸泄木安土之意。雄按：邪未衰者忌之。用常山，草果，乃劫其太阴之寒，以常山极走，使二邪不相并之谓。徐云：兼治痰。雄按：内无寒痰者，不可浪用。用人参、生姜，曰露姜饮，一以固元，一以散邪，取通神明、去秽恶之义。雄按：必邪衰而正气已虚者，可用此。总之，久疟气馁，凡壮胆气，皆可止疟，未必真有疟鬼。雄按：有物凭之者，间或有之，不必凡患疟疾，皆有祟也。又，疟疾既久，深入血分，或结疟母，鳖甲煎丸。设用煎方，活血通络可矣。徐忠可云：幼儿未进谷食者，患疟久不止，用冰糖厚汤，余试果验。徐云：亦一单方。汪按：冰糖用秋露水煎尤良。雄按：食谷者，疟久不止，须究其所以不止而治之。

【提要】本条论述疟病用药。

【精解】疟疾的治疗多用乌梅，以酸泄木安土之意。用常山、草果，驱太阴之寒，以常山极走，使二邪不能相互为患。用人参、生姜组成的方剂露姜饮，一是为了固元，二是为了散邪，取通神明、去秽恶之义。久疟气虚，补胆气药可止疟。疟疾病久入血分，或结为疟母，用鳖甲煎丸治疗。汤药以活血通络作为治疗原则。徐氏提出，尚未进谷食的幼儿，患疟疾日久不止，可用冰糖浓煎前方，治疗有效。

【医案举隅】

鳖甲煎丸

鳖甲煎丸具有活血消癥、软坚散结、祛湿化痰之功效。本方主治疟疾日久不愈，胁下痞硬结成疟母，以及癥块积于胁下，推之不移致腹痛、肌肉消瘦、饮食减少，时有寒热、女子经闭等。现代临床上常用于治疗慢性乙肝、肝纤维化、肝硬化、肝癌等慢性肝脏疾病，还可用于改善急性缺血性脑卒中、乳腺增生等疾病。

一、原发性肝癌案

陈某，男，34岁。

［病史］主因上腹不适、甲胎蛋白（AFP）持续升高住院治疗，外院CT检查发现肝右叶占位性病变，直径3cm，诊断考虑肝癌，入院查AFP 657.4μg/L，核磁共振检查（MRI）示：①肝硬化，肝右下极结节，考虑肝癌；②肝内多发异常，强化影，考虑一过性灌注异常。1个月后全麻下行肝Ⅳ段切除术，术后恢复好。病理回报：中分化肝细胞肝癌伴结节性肝硬化。5个月后复查肝右叶肿瘤，大小为4.3cm×2.8cm，随即开始中药治疗。接诊时四诊资料：神疲倦怠，口苦咽干，形体消瘦，腹胀厌食，肝区不适，舌淡，苔薄白，脉弦数。

［方药］猫人参、白术、防己、牛膝、龙葵、大腹皮、醋鸡内金、苍术各30克，柴胡25克，姜黄12克，醋鳖甲、牡丹皮、黄芩各10克，醋商陆9克，壁虎5克，三七2克。

二诊（2015年2月4日）：复查见肝上肿瘤缩小至2.5cm×2.1cm，继续中药治疗。

三诊（2015年5月25日）：复查见肝脏肿瘤消失，AFP11.5µg/L。复诊时随证加减以下药物：天花粉、炙甘草、桂枝、干姜、凌霄花、生牡蛎、白芍等。

彭涛. 鳖甲煎丸在肝癌治疗中的临床应用［J］. 中西医结合肝病杂志，2020，30（6）：481-483.

按语：本案为鳖甲煎丸加减治疗肝癌的典型病例。原发性肝癌等肝脏疾病使用鳖甲煎丸加减治疗取得满意疗效。肝病属厥阴经病变，而鳖甲归肝经，具有滋阴潜阳、软坚散结的功效，是治疗肝病的良药。根据患者症状特点配伍更多药物，对症治疗，标本兼顾，疗效甚佳。

二、肝硬化案

患者，男，56岁。

［病史］10年前患肝炎经治疗而愈。2018年下半年开始，形体消瘦，时感头晕乏力，纳呆，腹大如鼓，按之不陷而硬，右胁刺痛，疼痛固定不移，面色晦暗，颜面、颈部可见散在红点，时有牙龈出血，口干不欲饮，肌肤甲错，舌质紫暗，舌苔薄白，脉沉细涩。经检查，肝功提示谷丙转氨酶（ALT）125U/L，天冬氨酸转氨酶（AST）90U/L，白球比（A/G）倒置。B超提示：肝硬化伴少量腹水，脾肿大。

［诊断］肝硬化（肝脾血瘀）。

［治法］疏肝健脾，活血化瘀，行气利水。

［方药］柴胡、芍药、茯苓、当归、白术、桃仁、土鳖虫、鳖甲、川芎、厚朴、山栀、大腹皮各15克，茵陈、人参、丹参、阿胶各20克，大枣10枚，大黄、甘草各10克。

治疗1个月后，腹水消失，头晕乏力、纳呆、右胁疼痛明显改善。效不更方，继服3个月，药后症平。复查：血常规基本正常；肝功正常；B超提示：肝内光点较密，无腹水占位，脾脏正常。

一年后随访，除偶有便干均正常。

李策，李延. 李延教授运用逍遥散合鳖甲煎丸加减治疗肝硬化的经验［J］. 中国医学创新，2010，7（32）：175-176.

按语：肝硬化早期属中医学"胁肋疼痛""积聚"范畴，晚期则属于"鼓胀"，病程缓慢、迁延不断，故中医治疗也需守方坚持，随证加减。

三、前列腺增生案

患者，男，23岁。因小便不畅、少腹冷痛就诊。

［病史］自诉3年前出现夜尿增多，尿细，尿后余沥，逐渐发展至排尿不

畅、尿线无力、点滴而下，在多家医院均诊为前列腺增生症。经中西药物及物理治疗后，疗效不能持久。症见面色萎黄，口唇干燥，时而用舌舔唇以缓其燥而现细小鳞屑，口渴而不欲饮，手心烦热，少腹冷痛坠胀，舌质紫暗，苔白，脉细涩。阴囊潮湿黏腿，龟头发凉怕风。直肠指检示前列腺增生Ⅰ度，中央沟变浅。近期院外前列腺 B 超、CT 等检查报告均诊断为前列腺增生症。

［诊断］中医诊断为癃闭，证属冲任虚寒、痰凝瘀阻。

［治法］治宜温养气血，化痰祛瘀，散寒消癥。

［方药］方用《金匮要略》方鳖甲煎丸合温经汤。吴茱萸 10 克，桂枝 10 克，当归 15 克，川芎 10 克，赤芍、白芍各 10 克，丹皮 10 克，人参 10 克，阿胶 10 克，麦冬 20 克，生姜 20 克，法半夏 10 克，甘草 10 克。5 剂，每剂水煎取汁，每日 1 次，温服。鳖甲煎丸（芒硝代赤硝，水蜜丸为本院制剂室制，下同），每日 3 次，每次 3 克，口服。嘱忌辛辣厚味。

二诊：排尿不畅，点滴而下，少腹坠胀有所好转，遂守方续进，10 剂，用法同前。鳖甲煎丸每日 3 次，每次 3 克，口服，忌辛辣厚味。

三诊：口唇干燥诸症均有好转。改汤剂为水蜜丸，每日 2 次，每次 9 克，晨、午服；鳖甲煎丸每日 1 次，每次 6 克，晚服。服用半年后排尿基本顺畅，少腹冷痛坠胀大减，龟头发凉怕风好转，口唇已不干燥，但仍有尿后余沥、阴囊潮湿、舌质紫暗、脉涩，仍守原方隔日服用 1 次。

半年后随访，病情进一步好转，排尿顺畅。嘱隔 2 日服用 1 次，连治半年，不适随诊。

皮后炎. 鳖甲煎丸合方治疗前列腺增生症验案举隅［J］. 中国中医急症，2009，18（11）：1902-1904.

按语：本案为鳖甲煎丸合温经汤治疗前列腺增生案。中医中，足厥阴肝经是环阴器的经脉，故前列腺问题首先要从肝经入手。患者临床症状表明其气血亏虚、冲任虚寒、体内有癥瘕积聚，故用鳖甲煎丸合温经汤散寒消癥、活血益气。

【原文】痢疾一证，古称滞下，盖里有滞浊而后下也。但滞在气、滞在血，冷伤、热伤而滞非一。今人以滞为食，但以消食，并令禁忌饮食而已。雄按：更有拘泥"吃不死之痢疾"一言，不论痢属何邪，邪之轻重，强令纳食，以致剧者近尤多也。盖所谓"吃不死之痢疾"者，言痢之能吃者，乃不死之证，非恶谷而强食也。

夫疟、痢皆起夏秋，都因湿热郁蒸，以致脾胃水谷不运，湿热灼气、血为黏腻。先痛后痢，痢后不爽。若偶食瓜果水寒即病，未必即变为热，先宜辛温疏利之剂。雄按：虽未即化为热，然有暑湿内郁，本将作痢，偶食生冷，其病适发者，仍须察脉证而施治法，未可遽以为寒证也，余见多矣，故谨赘之。若脓血几十行，疠痛后重，初用宣通驱热，如芩、连、大黄，必加甘草以缓之。非如伤寒粪坚，须用芒硝咸以软坚，直走破泄至阴。此不过苦能胜湿，寒以逐热，足可却病。古云：行血则便脓愈，导气则后重除。行血凉血，如丹皮、桃仁、延胡、黑楂、归尾、红花之属。导气如木香、槟榔、青皮、枳、朴、橘皮之属。世俗通套，不过如此。盖疟伤于经，犹可延挨；痢关乎脏，误治必危。诊之大法，先明体质强弱，肌色苍嫩，更询起居致病因由。初病体坚质实，前法可遵；久病气馁神衰，虽有腹痛后重，亦宜详审，不可概以攻积清夺施治。

【提要】论述痢疾的证治及疟、痢区别。

【精解】痢疾又称为滞下，病位有在气、在血，性质有属热、属寒。疟病与痢疾都可以起于夏、秋季节，皆因湿热郁蒸，导致脾胃失于健运，湿热灼伤肠络，见腹痛下利，利下不爽。见便脓血，伴腹中疠痛，里急后重者，初起用芩、连、大黄宣通泄热，加甘草缓急止痛。便脓血者，治以凉血行血，如丹皮、桃仁、延胡、焦山楂、当归尾、红花等；见里急后重，治以木香、槟榔、青皮、枳、朴、橘皮等行气导滞。

【原文】噤口不纳水谷、下痢，都因热升浊攻，必用大苦，如芩、连、石莲清热，人参辅胃益气。热气一开，即能进食。药宜频频进二三日。徐云：人参必同清热之药用，便为合度。

【提要】论述噤口痢的治疗。

【精解】噤口痢，指痢疾患者饮食不进，食即吐出，多因热邪夹湿浊、湿滞，治以苦寒之品如芩、连、石莲等清热燥湿，加人参补气益胃。邪热退即能进食。服药当频服二三日，临床可参考。

【原文】小儿热病最多者，以体属纯阳，六气著人，气血皆化为热也。雄按：大人虽非纯阳，而阴虚体多，客邪化热，亦甚易也。饮食不化，蕴蒸于里，亦从热化矣。然有解表已，复热；攻里热已，复热；利小便愈后，复热；养阴滋清，热亦不除者。张季明[1]谓元气无所归著，阳浮则倏热矣。六神汤主之。

【注释】

[1] 张季明：即张杲，字季明，新安（今安徽歙县一带）人，南宋医家。著有《医说》，收集了历代名医、医书、针灸及治疗医案等有关医学的资料。

【提要】论述小儿气虚发热的治疗。

【精解】小儿易患热病，体质属纯阳之体。六淫外袭，入里则易化热；小儿也易致食积，也易化热而蕴蒸于里。治以解表、攻里、利小便及养阴清热，发热不退，为热邪伤气，阳浮而致热不除，治疗可用六神汤以益气除热。

【医案举隅】

六神汤

六神汤由四君子汤加山药、扁豆组成，具有益气补虚、健脾化湿之功效，主治脾弱气虚湿困证。临床上常用于治疗溃疡性结肠炎、腹泻、发热等疾病，在儿科应用颇多。

一、小儿迁延性腹泻案

患者，男，2岁。

［病史］患儿发热、腹泻、呕吐，在当地医院诊断为急性肠炎，经补液、抗炎及中药治疗无效，近3天病情加重。患儿腹泻排出黄绿色溏薄便，日行10次左右，量中，内有不化完谷，腹泻月余伴食欲不振、口渴，小便色黄量少，面色苍白无华，舌质淡、舌体胖有齿印、苔薄白，脉细弱。大便常规：白细胞少许，脂肪球（＋）。

［诊断］诊为脾虚泄泻。

［方药］给予加减六神汤，加神曲6克、干姜6克。

3剂后，大便次数明显减少，2~3次/日。再服3剂，大便转稠，继服3剂而愈。嘱其母善后调养及注意饮食。

任培荣，张全德. 加减六神汤治疗小儿迁延性腹泻78例［J］. 中国社区医师（医学专业），2010，12（4）：89.

按语：《三因极一病证方论·叙中湿论》云："夫湿者，在天为雨，在地为土，在人脏为脾，故湿喜归脾，脾虚喜中湿。"小儿脾常不足，加之饮食不知自节，家人多予肥甘厚味及生冷之品，则更易伤及脾胃导致水湿停聚。因此对于小儿，首当益气健脾、渗湿止泻，方用六神汤加减治疗。

二、暑热症案

张某，男，18个月。

［病史］患儿不规则发热15天，体温38℃~39℃，下半夜及上午热甚，面色少华，思谷甚切。小便清长，大便带完谷不化，纹淡红，舌淡苔薄白。

［诊断］由暑伤元气所致。

［治法］治以益气清暑。

［方药］别直参4克，白术9克，云苓9克，甘草3克，扁豆9克，山药10克，青蒿9克，藿香9克。

服 2 剂后热退病愈。

汪德云. 六神汤在儿科临床的运用［J］. 新疆中医药，1987（2）：58.

按语： 六神汤也常用于治疗小儿气虚发热证。本案小儿因暑热伤气，故发热不退，下半夜至上午阳气渐起，与体内热结，故发热明显。方用六神汤加减，效果颇佳。

三、小儿疳积案

王某，男，3岁。

［病史］反复低热、咳嗽，喉间痰鸣漉漉 5 月余，经当地医院治疗罔效。患儿形体羸弱，纳呆厌食，嗜食泥土异物，口渴，夜间汗出，大便稀，舌淡苔白，指纹淡红紫。

［诊断］诊为疳积。

［治法］治以健脾滋肺，兼清虚热。

［方药］枸杞 9 克，炒白术 5 克，太子参 9 克，熟地黄 5 克，茯苓 5 克，炙甘草 1.5 克，麻黄根 3 克，花粉 5 克，桑白皮 5 克，陈皮 2 克。

服药 3 剂，热退食增，夜汗止。继前方去麻黄根、桑白皮，加鸡内金 6 克，再进 3 剂而瘥。

许鉴魁. 杞地六神汤治疗小儿疳积［J］. 辽宁中医杂志，1986（2）：32.

按语： 小儿疳积之证，必须抓住脾胃，从本论治，以健脾温阳为主，辅以调理寒热。本案用六神汤，加枸杞、熟地黄滋阴补血、益精填髓，使得原方功效更胜，对症更准确。

【原文】秋深初凉，稚年发热咳嗽，雄按：大人亦多病此。证似春月风温证。但温乃渐热之称，凉即渐冷之意。春月为病，犹是冬令固密之余；秋令感伤，恰值夏月发泄之后，其体质之虚实不同。徐云：通人之言也。但温自上受，燥自上伤，理亦相等，均是肺气受病，世人误认暴感风寒，混投三阳发散，津劫燥甚，喘急告危。若果暴凉外束，身热痰嗽，只宜葱豉汤，或苏梗、前胡、杏仁、枳、桔之属，仅一二剂亦可。更有粗工亦知热病，与泻白散加芩、连之属，不知愈苦助燥，必增他变。当以辛凉甘润之方，气燥自平而愈，慎勿用苦燥劫烁胃汁。雄按：夏令发泄，所以伏暑之证，多于伏寒也。

秋燥一证，气分先受，治肺为急。若延绵数十日之久，病必入血分，又非轻浮肺药可治。须审体质证端，古谓治病当活泼泼地，如盘走珠耳。

沈尧封曰：在天为燥，在地为金，燥亦五气之一也。雄按：以五气而论，则燥为凉邪，阴凝则燥，乃其本气。但秋燥二字，皆从火者，以秋承夏后，火之余焰未息也。若火既就之，阴竭则燥，是其标气，治分温润、凉润二法。然金曰从革，故本气病少，标气病多，此圣人制字之所以从火。而《内经》云：燥者润之也。海峰云：燥气胜复。片言而析，是何等笔力。然燥万物者，莫熯乎火。故火未有不燥，而燥未有不从火来。温热二证论火，即所以论燥也。若非论燥，仲景条内两"渴"字从何处得来？且热病条云："口燥渴"，明将燥字点出。喻氏云：古人以燥热为暑，故用白虎汤主治。此悟彻之言也。明乎此，则温热二证，火气兼燥，夫复何疑？ 雄按：今人以暑为阴邪，又谓暑中有湿，皆吃语也。

【提要】本条论述秋燥的病因、症状特点、治疗方法和治疗禁忌。

【精解】秋季小儿发作燥证咳嗽，不可误认为风温。病位在肺，治疗不可发汗，也不可过用苦寒。治当辛凉甘润，不可苦燥伤津。秋季见燥证治疗，温燥者治当辛凉甘润；凉燥者当轻宣凉燥。后人提出，燥邪的属性有温、凉之别，即初秋之时，久晴无雨，秋阳以曝，多属温燥；而深秋之时，西风肃杀，其气已凉，多属凉燥。秋燥与风温初起都有肺卫症状，所以原文提出"证似春月风温证"。但燥邪致病，即使在病之初期，也有明显的津气不足症状。

对燥邪的寒温性质，文中没有明确提出。但根据文中所说的"证似春月风温"，要用辛凉甘润之方，可以看出，叶氏所说的秋燥，其燥邪性质偏温，即属温燥为病。对秋燥的治疗，文中提出了"辛凉甘润"的主要治法，同时提出了"治肺为急"的原则。如病程久延，也可深入血分，当以血分治法治之，而不能拘于治肺之法。秋燥治疗最忌苦燥，因苦能化燥，所以对于燥邪为病者，更易耗伤阴液，故在忌用之例。

【原文】徐洄溪曰：此卷议论，和平精切，字字金玉，可法可传，得古人之真诠而融化之，不仅名家，可称大家矣，敬服敬服！

黄退庵曰：先生乃吴中之名医也，始习幼科，后学力日进，扩充其道，于内科一门，可称集大成焉。论温证虽宗河间，而用方工细，可谓青出于蓝。但欲读其书者，须先将仲景以下诸家之说，用过工夫，然后探究叶氏方意所从来，庶不为无根之萍也。

雄按：叶氏医案，乃后人所辑。惟此卷《幼科要略》，为先生手定。华氏刻于医案后以传世，徐氏以为字字金玉。奈大方家视为幼科治法，不过附庸于此集，皆不甚留意。而习幼科者，谓此书为大方之指南，更不过而问焉。即阐发叶氏如东扶、鞠通、虚谷者，亦皆忽略而未之及也。余谓虽为小儿说法，大人岂有他殊？故于《温热论》后，附载春温、夏暑、秋燥诸条，举一反三，不仅为活幼之慈航矣。

陈平伯外感温病篇

【原文】雄按：此与下编相传为陈、薛所著。究难考实。姑从俗以标其姓字。俟博雅正之。

【提要】王孟英提出本篇及下篇作者为陈平伯及薛生白。

【原文】盖闻外感不外六淫，而民病当分四气。治伤寒家徒守发表攻里之成方，不计辛热苦寒之贻害，遂使温热之旨蒙昧不明。医门缺典，莫此甚焉！祖恭不敏，博览群书，广搜载籍，而恍然[1]于温热病之不可不讲也。《内经》云：冬不藏精，春必病温。盖谓冬令严寒，阳气内敛，人能顺天时而固密，则肾气内充，命门为三焦之别使，亦得固腠理而护皮毛，虽当春令升泄之时，而我身之真气则内外弥纶[2]，不随升令之泄而告匮，纵有客邪，安能内侵？是《内经》所以明致病之原也。然但云冬不藏精，而不及他时者，以冬为水旺之时，属北方寒水之化，于时为冬，于人为肾，井水温而坚冰至，阴外阳内，有习坎[3]之义，故立言归重于冬，非谓冬宜藏而他时可不藏精也。雄按：喻氏云：春夏之病，皆起于冬，至秋冬二时之病，皆起于夏，夏月藏精，则热邪不能侵，与冬月之藏精而寒邪不能入者无异也。故丹溪谓夏月必独宿淡味，保养金水二脏，尤为摄生之仪式焉。即春必病温之语，亦是就近指点，总见里虚者表不固，一切时邪皆易感受，学者可因此而悟及四时六气之为病矣。雄按：此论冬不藏精，春易病温之理甚通，惟不知有伏气为病之温，是其蔽也。陈氏此篇与鞠通《条辨》，皆叶氏之功臣，然《幼科要略》明言有伏气之温热，二家竟未细绎，毋乃疏乎？二家且然，下此者更无论矣。

《难经》云：伤寒有五，有伤寒，雄按：麻黄汤证是也。有中风，雄按：桂枝汤证是也。有风温，雄按：冬温、春温之外受者。有热病，雄按：即暑病也，又谓之晬。有湿温。雄按：即暑兼湿为病也，亦曰湿热。夫统此风寒湿热之邪，而皆名之曰伤寒者，亦早鉴于寒脏受伤，外邪得入，故探其本而皆谓之伤寒也。雄按：仲景本论，治法原有区别，界画甚严，后人不察，罔知所措，多致误人。兹余辑此专论，以期了然于学者之心目也。独是西北风高土燥，风寒之为病居多；雄按：亦不尽然。东南地卑水湿，湿热之伤人独甚。从来风寒伤形，伤形者定从表入；湿热伤气，伤气者不尽从表入。故治伤寒之法，不可用以治温热也。夫温者，暖也、热也，非寒之可比也。风邪外束，则曰风温；湿邪内侵，则曰湿温。纵有微寒之兼袭，不同栗冽[4]之严威，是以发表宜辛凉，不宜辛热；清里宜泄热，不宜逐热。雄按：亦有宜逐者，总须辨证耳。盖风不兼寒，即为风火，湿虽化热，终属阴邪。雄按：湿固阴邪，其兼感热者，则又不可谓之阴矣。自昔仲景著书，不详温热，遂使后人各呈家伎[5]，漫无成章。而凡大江以南，病温多而病寒少。雄按：北省温病，亦多于伤寒。投以发表不远热，攻里不远寒诸法，以致死亡接踵也。悲夫！雄按：篇中非伏气之说，皆宜为节去，弃瑕录瑜，后皆仿此。

【注释】

［1］恍（huǎng谎）然：恍，领悟貌。恍然，猛然领悟貌。

［2］弥纶：包罗之意。

［3］习坎：难险、险阻。《易·坎象》载："习坎，重险也。"

［4］栗冽：形容严寒之凛冽。

［5］家伎：伎，与"技"通，指家传的技术。

【提要】本条论述了温病的病因、发病，重点讨论了伤寒与温病证治的区别。

【精解】在本条中，作者试图把伏气温病和新感温病这两种病因学说糅合为一，提出冬不藏精是温病发生的内因，感受时邪则为温病发生的外因，这是陈氏对外感病发生从外因和内因两个方面的基本认识。伤寒初起的治法与温病不同，陈氏强调对温病初起不能用辛温发汗解表之法。陈氏明确了温病与伤寒治法之不同，这是必要的。但王氏对此作了修正和补充，提出不能把治伤寒之法过于局限，误认为《伤寒论》中的方剂不能用于治疗温病。

【原文】风温为病，春月与冬季居多，或恶风，或不恶风，必身热、咳嗽、烦渴。此风温证之提纲也。

自注：春月风邪用事，冬初气暖多风，<small>雄按：冬暖不藏，不必定在冬初也。</small>故风温之病多见于此。但风邪属阳，阳邪从阳，必伤卫气。人身之中，肺主卫，又胃为卫之本。是以风温外薄^[1]，肺胃内应，风温内袭，肺胃受病。其温邪之内外有异形，而肺胃之专司无二致。故恶风为或有之症，而热渴、咳嗽为必有之症也。三复仲景书，言温病者再。一则曰：太阳病，发热而渴，不恶寒者为温病。此不过以不恶寒而渴之证，辨伤寒与温病之异，而非专为风温叙证也。<small>雄按：此言伏气发为春温，非冬春所感之风温。故曰太阳病，以太阳为少阴之表也。</small>再则曰：发汗已，身灼热者，名曰风温。夫灼热因于发汗，其误用辛热发汗可知。仲景复申之曰：风温为病，脉阴阳俱浮，自汗出，身重，多睡眠，鼻息必鼾，语言难出。凡此皆误汗劫液后变见之证，非温病固有之证也。续云：若被下者，直视失溲；若被火者，发黄色，剧则如惊痫状，时瘈疭；若火熏之，一逆尚引日，再逆促命期。亦止详用下、用火之变证，而未言及风温本来之见证也。<small>雄按：此言温病误汗，热极生风，故曰风温乃内风也，非冬春外感之风温。陈氏不知有伏气春温之病，强为引证，原可删也。然病之内外虽殊，证之属温则一，姑存之以为后学比例。</small>然从此细参，则知风温为燥热之邪，燥令从金化，燥热归阳明，故肺胃为温邪必犯之地，且可悟风温为燥热之病，燥则伤阴，热则伤津，泄热和阴，又为风温病一定之治法也。反此即为逆矣。用是不辞僭越^[2]，而于仲景之无文处求文，无治处索治，叙证施治，列为条例，知我罪我，其在斯乎？<small>雄按：外感温病，仲圣虽未言，而叶氏已详论矣。</small>

【注释】

[1]薄：侵犯。

[2]僭（jiàn 鉴）越：僭，超越本分。僭越，指不自量力，为自谦之词。

【提要】本条论述风温的发病季节和初起的临床表现。

【精解】文中提出风温的发生与季节有一定的关系，即多发于冬、春季节，因为风为春季的主气，易形成风热病邪；冬初时气温偏暖多风，应寒反热，也易产生风热病邪。文中还指出风温的发病主要犯于肺胃，而泄热和阴为治疗风温大法。此治法也是许多温病的治疗大法。

【原文】风温证，身热畏风，头痛咳嗽，口渴，脉浮数，舌苔白者，邪在表也。当用薄荷、前胡、杏仁、桔梗、桑叶、川贝之属，凉解表邪。

<small>杨云：前胡、桔梗一降一升，以泄肺邪，诚善，然桔梗宜少用。</small>

自注：风属阳邪，不挟寒者为风温。阳邪必伤阳络，是以头痛畏风；

邪郁肌表，肺胃内应，故咳嗽口渴苔白；邪留于表，故脉浮数。表未解者，当先解表，但不同于伤寒之用麻桂耳。

雄按：何西池云：辨痰之法，古人以黄稠者为热，稀白者为寒，此特言其大概，而不可泥也。以外感言之，伤风咳嗽，痰随嗽出，频数而多，色皆稀白，误作寒治，多致困顿。盖火盛壅逼，频咳频出，停留不久，故未至于黄稠耳。迨火衰气平，咳嗽渐息，痰之出者，半日一口，反黄而稠。缘火不上壅，痰得久留，受其煎炼使然耳。故黄稠之痰，火气尚缓而微；稀白之痰，火气反急而盛也。此皆当用辛凉解散，而不宜于温热者，推之内伤亦然。孰谓稀白之痰，必属于寒哉？总须临证细审，更参以脉，自可见也。

【提要】本条论述风温邪在肺卫的证治。

【精解】风温病初起，邪在肺卫，即本病初起的表证。由于外邪郁于肺卫，引起肺卫失宣，所以表现为发热、畏风、头痛、咳嗽、口渴、脉浮数、苔白。对本证的判断，除了有发热畏风、脉浮数外，其咳嗽多伴喉痒，痰量不多，口渴而不甚，苔白而不厚。原文中虽提到此时"肺胃内应"，但病位主在肺，而与胃尚少涉及。对痰色黄白之属热属寒，何氏提出了辨别之法。以临床所见，风温初起，其吐痰多见色白，但其病证性质属热，所以不能拘于痰白属寒黄属热之说。当然，如肺热已盛，其吐痰每呈黄色，甚至如脓痰状，此时黄痰属热当无疑问。对本证的治疗当用辛凉解表之法，即原文所说"凉解表邪"。所用药物薄荷、桑叶为辛凉解表之品；桔梗、前胡则一升一降，善疏肺气而化痰止咳；杏仁、川贝有辛润止咳之功。但在习惯上，对风温初起之咳嗽多用大贝而较少用川贝。

【原文】风温证，身热，咳嗽，自汗，口渴，烦闷，脉数，舌苔微黄者，热在肺胃也。当用川贝、牛蒡、桑皮、连翘、橘皮、竹叶之属，凉泄里热。

此温邪之内袭者，肺热则咳嗽汗泄，胃热则口渴烦闷，苔白转黄，风从火化，故以清泄肺胃为主。

雄按：苔黄不甚燥者，杨云：故条中言微黄，亦具见斟酌。治当如是，若黄而已干，则桑皮、橘皮皆嫌其燥，须易栝楼、黄芩，庶不转伤其液也。

【提要】本条论述风温肺胃热盛的证治。

【精解】风温病邪从肺卫传入肺，即为气分证，呈现热盛于肺胃之证，此时会引起热盛津伤的病理变化，出现发热、咳嗽、口渴、汗出、烦闷、苔微黄、脉数等症状。此时邪已深入，肺热已盛，并致胃热亦盛，肺胃津伤较明显。但舌苔微黄，应属初入气分。对本证的治疗，主用清泄肺胃邪热之品。但原文中所列之药，清泄肺胃之热的药物似较少，只有连翘、竹叶、桑皮等，这与本证热势尚不甚有关。临床上对肺胃热盛证的治疗，如热势确盛者，还可酌情加重清热药，如黄芩、金银花、鱼腥草、败酱草等。

【原文】风温证，身灼热，口大渴，咳嗽烦闷，谵语[1]如梦语，脉弦数，干呕者，此热灼肺胃，风火内旋[2]。当用羚羊角、川贝、连翘、麦冬、石斛、青蒿、知母、花粉之属，以泄热和阴。

此温邪袭入肺胃之络，灼烁阴津，引动木火，故有烦渴呕逆等症。急宜泄去络中之热，庶无风火相煽、走窜包络之虞。

雄按：嗽且闷，麦冬未可即授，嫌其滋也。以为大渴耶，已有知母、花粉，足胜其任矣。木火上冲而干呕，则青蒿虽清少阳而嫌乎升矣。宜去此二味，加以栀子、竹茹、枇杷叶则妙矣。杨云：议药细极微芒，读者不可草草读过。

【注释】

[1] 谵语：说胡话。

[2] 风火内旋：指肝胆之火盛于内。风火，指肝胆之火。

【提要】本条论述风温肺胃热盛而致肝胆火逆的证治。

【精解】风温病肺胃热盛而又见干呕者，为邪热影响及肝胆，肝胆之火犯及胃所致。如还出现谵语，则为邪热内陷心包、扰乱神明所致。从本条所述症状来看，身灼热、口大渴为热盛津伤之明证；同时又见干呕、脉弦数，提示邪热犯于肝胆，与胃热相互冲击所致；出现谵语，为胃热上扰心神所致，与热闭心包之神昏谵语并不相同。

对本证的治疗，因有引动木火的见证，所以用羚羊角清肝胆之热。但从病情来看，还是应以肺胃热盛为主，但原文中所用的清泄肺胃邪热药物的力量似较单薄，所以在临床运用时，还可酌情加入清热之品。而本条所示的泄热和阴大法是应该遵循的，可以看到所用药物是以清肺胃邪热之品配合养肺胃阴液之药，其所用的养阴药物不仅可以补充阴液的耗损，而且木火得阴液之滋润亦易得熄。至于王氏所提出的药物加减，较为符合证情，可以作为临床上的参考。

【原文】风温证，身热，咳嗽，口渴，下利，苔黄，谵语，胸痞，脉数，此温邪由肺胃下注大肠。当用黄芩、桔梗、煨葛、豆卷、甘草、橘皮之属，以升泄温邪。

大肠与胃相连属，与肺相表里，温邪内逼，下注大肠则下利，治之者宜清泄温邪，不必专于治利。按《伤寒论》"下利谵语者，有燥矢也，宜大承气汤"，是实热内结，逼液下趋，必有舌燥苔黄刺，及腹满痛证兼见，故可下以逐热。若温邪下利，是风热内迫，虽有谵语一证，仍是无形之热，蕴蓄于中，而非实满之邪，盘结于内，故用葛根之升提，不任硝、黄之下逐也。

雄按：伤寒为阴邪，未曾传腑化热，最虑邪气下陷，治必升提温散，而有早下之戒。温热为阳邪，火必克金，故先犯肺，火性炎上，难得下行。若肺气肃降有权，移其邪由腑出，正是病之去路，升提胡可妄投？杨云：小儿患疹，必下利，与此正同。故温病多有发疹者，误升则邪入肺络，必喘呃而死。既云宜清泄其邪，不必专于治利矣。况有咳嗽胸痞之兼证，岂葛根、豆卷、桔梗之所宜乎？当易以黄连、桑叶、银花。须知利不因寒，润药亦多可用。仲圣以猪肤、白蜜治温病下利，《寓意草》论肺热下利最详，学者宜究心焉。且伤寒与温热邪虽不同，皆属无形之气。伤寒之有燥矢，并非是气结，乃寒邪化热，津液耗伤，糟粕炼成燥矢耳。温热病之大便不闭为易治者，以脏热移腑，邪有下行之路，所谓腑气通则脏气安也。设大便闭者，热烁胃津日久，亦何尝无燥矢宜下之证哉？惟伤寒之大便不宜早解，故必邪入于腑，始可下其燥矢；温热由肺及胃，虽不比疫证之下不嫌早，而喜其便通，宜用清凉，故结成燥矢者较少耳。忆嘉庆己卯春，先君子病温而大便自利，彼时吾杭诸名医咸宗陶节庵书以治伤寒，不知所谓温证也，见其下利，悉用柴葛升提，提而不应，或云是漏底证，渐投温补，病日以剧，将治木矣。父执翁七丈忘其字矣。似是"立贤"二字。荐浦上林先生来视，浦年甚少，诊毕，即曰是温证也，殆误作伤寒治，而多服温燥之药乎？幸而自利不止，热势尚有宣泄，否则早成灰烬，奚待今日耶？即用大剂犀角、石膏、银花、花粉、鲜生地、麦冬等药，嘱煎三大碗，置于榻前频频灌之。药未煎成之际，先笮蔗浆恣饮之。诸戚长见方，相顾莫决，赖金履思丈力持煎其药，至一周时服竣，病有起色，遂以渐愈。时雄年甫十二，聆其言而心识之，逾二年先君捐馆，雄糊口远游，闻浦先生以善用清凉，为众口所铄，乃从事于景岳，而以温补称。枉道徇人，惜哉！然雄之究心于温热，实浦先生有以启之也。浦今尚在，因其远徙于乡，竟未遑往质疑义为恨，附记于此，聊志感仰之意云尔。

【提要】本条论述风温病肺热下注大肠而见下利的证治。

【精解】风温之病变中心在肺，而肺与大肠相表里，故肺热又能下移大肠，引起大肠传导失司而下利。本证在临床上多见于呼吸道感染性疾病并发肠道感染者，特别是小儿和老年体弱者较为多见。肺胃邪热下移大肠而引起的下利，其大便稀溏而色深黄、有热腥臭，肛门有灼热感，腹部疼痛，但往往无明显压痛，同时还有肺热所引起的咳嗽、胸闷等症状。以上表现可与阳明腑实证之热结旁流相鉴别。对本证的治疗，陈氏仿《伤寒论》葛根芩连汤之意，但所用药物有所不同。王氏提出用药可加黄连、桑叶、金银花，对于肠热下利证颇为适用。

【原文】风温证，热久不愈，咳嗽，唇肿，口渴，胸闷，不知饥，身发白疹[1]如寒粟[2]状，自汗脉数者，此风邪挟太阴脾湿，发为风疹。杨云：白疹乃肺胃湿热也，与脾无涉，亦与风无涉。用牛蒡、荆芥、防风、连翘、橘皮、甘草之属凉解之。

风温本留肺胃，若太阴旧有伏湿者，风热之邪，与湿热相合，流连不解，日数虽多，仍留气分，由肌肉而外达皮毛，发为白疹。盖风邪与阳明营热相并则发斑，与太阴湿邪相合则发疹也。又有病久中虚，气分大亏而发白疹者，必脉微弱而气倦怯，多成死候，不可不知。汪按：前说即白如水晶色之白㾦，后说即白如枯骨之白㾦也。

雄按：白疹即白㾦也，虽挟湿邪久不愈而从热化，且汗渴脉数，似非荆防之可再表，杨云：此湿亦不必用橘皮之燥。宜易滑石、苇茎、通草，杨云：精当。斯合凉解之法矣。若有虚象，当与甘药以滋气液。

【注释】

［1］白疹：即白㾦。

［2］寒粟：原指皮肤受凉后所出现的如芥粟大小的小颗粒。此处则指白㾦的形状。

【提要】本条论述风温发生白㾦的证治。

【精解】本条所说的白疹即是白㾦。白㾦多为湿热郁于肌表而发，所以常见于湿温等湿热性温病中，在风温中白㾦并不多见。但如风热与湿热相合，如原文中所说"风邪挟太阴脾湿"，日久不解，也有可能蕴发白㾦。对白㾦的论述，叶天士《温热论》中较详，可以相互参看。在临床上，如风温中出现白㾦，可参考《温病条辨》中的薏苡竹叶散（薏苡仁、竹叶、滑石、白豆蔻、连翘、茯苓、通草），以清化气分之湿热。

【原文】风温证，身热，咳嗽，口渴，胸痞，头目胀大，面发泡疮者，风毒上壅阳络。当用荆芥、薄荷、连翘、元参、牛蒡、马勃、青黛、银花之属，以清热散邪。

此即世俗所谓大头病也，古人用三黄汤主治。然风热壅遏，致络气不宣，头肿如斗，终不若仿普济消毒饮之宣络涤热为佳。汪按：方附见。

【提要】本条论述风温病中风毒上壅而致大头病的证治。

【精解】大头病又称大头瘟，陈氏将其归于风温病中，认为是一种风毒上壅阳络而引起的，以头面肿胀、面发疱疮为特点的病证。其治疗取普济消毒饮之意。

【医案举隅】

普济消毒饮

普济消毒饮为清热剂，具有清热解毒、疏风散邪之功效。本方主治大头瘟，症见恶寒发热、头面红肿焮痛、目不能开、咽喉不利、舌燥口渴、舌红苔白而黄、脉浮数有力。临床常用于治疗丹毒、腮腺炎、急性扁桃体炎、淋巴结炎等属风热邪毒者。

一、带状疱疹案

贾某，女，56岁。就诊时间：2015年2月7日。

[病史] 既往体健。发病前因时值春节前夕打扫房屋较劳累，后外出购物，当晚即出现轻微怕冷、面热，未予以重视，考虑是风吹所致。半夜因面痛而醒，随即发现左侧面颊红肿疼痛明显，坚持到次日早上于机场医务室就诊，诊断为面部带状疱疹，予以激素、抗病毒治疗。因患者抗拒激素，遂至我门诊寻中医治疗。诊见：发热37.6℃，无恶寒，左侧面颊红肿疼痛，伴指甲盖大小的3处边界清晰的水疱，左侧眼睑肿胀不能睁开，唇略肿，大便今日未行，小便少，舌红苔薄，脉弦数。

[诊断] 考虑发病时节正值冬春之交，且患者临床症状以面部肿胀为主，与《温病学》大头瘟相似。

[方药] 以普济消毒饮加减。黄芩10克，黄连10克，牛蒡子10克，连翘10克，薄荷（后下）20克，僵蚕10克，玄参10克，板蓝根20克，桔梗10克，淡竹叶6克，柴胡10克，升麻10克，甘草6克。共7剂，水煎服。遵原书，嘱患者煎水代茶频饮，并将药渣再煮后过滤洗面。

二诊：患者诉面痛较前明显减轻，但仍见左颊肿胀，水疱较前略收，大便日2次，小便清，现可进食流食，夜可寐几小时，舌红苔白，脉数。

[方药] 上方去牛蒡子、桔梗，加陈皮10克、瓜蒌皮15克，继服7剂，服法同前。

三诊：左颊肿基本消失，水疱结痂，二便可，舌光红少苔，脉数。予以益胃汤7剂善后。

段沐含. 普济消毒饮治案2例体会[J]. 新疆中医药，2019，37（4）：91-92.

按语： 本案患者外因感受病邪，内因正气不足，故出现热毒逼迫气血上冲攻于头面，导致头面部气血不得宣散而出现肿胀。西医诊断为带状疱疹，但因其发生部位为面部，与温病中大头瘟相类似，故以普济消毒饮清热解毒、疏风散热。

二、流行性腮腺炎案

宁某，女，11岁，初诊因"两侧腮部肿痛2天伴发热1天"收住入院。

［病史］患儿于2天前无明显诱因出现两侧腮部疼痛、肿胀，不伴发热；次日清晨患儿两侧腮部肿痛明显，出现发热，最高体温38.3℃，为求进一步诊治，遂来我院，门诊以流行性腮腺炎收住院治疗。入院症见：两侧腮部肿胀疼痛明显，发热，体温37.5℃，无寒战抽搐，无头晕、头痛，无恶心呕吐，无腹痛、明显气短胸闷，食纳欠佳，小便尚调，大便干、2日未行，夜寐尚可。舌红苔黄厚，脉滑数。查体：体温37.5℃，脉搏频率P90次/分，呼吸频率R32次/分；双侧颌下淋巴结肿大，约3.0cm×3.0cm，余浅表淋巴结未触及肿大；两侧腮部肿胀，大小约4.0cm×4.0cm，质地软，边界不清，压痛明显；咽部充血；心肺腹（－）。辅助检查：生化全项：血清淀粉酶（AMY）654U/L、谷氨酰转移酶（GGT）5U/L、肌酐（CREA）37.7μmol/L、P 1.18mmol/L、血尿酸（UA）350μmol/L、Fe 5.9μmol/L；C–反应蛋白（CRP）：3.1mg/L；余均正常。

［诊断］西医诊断：流行性腮腺炎。中医诊断：热毒壅结。

［方药］普济消毒饮。玄参、板蓝根、芦根、丹皮、浙贝、夏枯草、连翘、紫花地丁、大青叶、黄芩、鸡内金、焦神曲各10克，甘草3克。水煎服，每日1剂。

7天后患儿热退，两侧腮部肿胀已消退，无疼痛。

庄梦婕. 普济消毒饮加减治疗流行性腮腺炎的2例体会［J］. 甘肃科技，2018，34（1）：107–108.

按语： 此案是由于时邪病毒壅盛于少阳经脉，循经上攻腮颊，气血凝滞不通而导致的腮部肿胀疼痛。热毒炽盛则发热，热毒内扰脾胃则食纳欠佳。故选用普济消毒饮用于清热解毒、疏风散邪。

三、痄腮案

患者，男，27岁。无既往腮腺炎病史，从事中药饮片调剂工作两年多，年初从中药调剂岗调至煎药岗。据患者主诉，起初对煎药的气味比较敏感，但并非不适，从事煎药工作一周后，即出现腮部焮热疼痛、坚硬拒按、咀嚼困难、低热等症状，犹以咀嚼困难为甚，一旦进食咀嚼，反射性分泌唾液导致两腮疼痛难忍，仅勉强以啜白粥度日，一周有余。患者先到三甲综合性医院内科就诊，医生告知无特效治疗手段，仅给予头孢克肟胶囊3日量治疗，并推荐求助中医，患者服药3日后病情加剧，到自己工作所在医院（三甲中医医院）就诊，被分诊台推荐至普外科，普外科建议转至口腔科，后者仅表示可以试试用注射器抽吸排脓。患者遂效以东垣之普济消毒饮，遭黄芩、黄连、甘草、玄参、柴胡、桔梗、连翘、板蓝根、牛蒡子、薄荷、升麻、僵蚕，去马勃、陈皮，加贯众、金银花，自煎7剂。

第1天服下1剂未见效，待翌日服下第2剂后肿胀立即消失，患者可进食，且咀嚼吞咽自如。追服第3剂、第4剂后病乃痊愈，遂未尽剂。

经综合分析，本例痄腮患者接触病毒传染可能性较小，原因多为初入煎药环境，连日潮湿熏蒸，适逢初春气温回升，加上各种中药煎出的气味侵袭，导致患者感受风热邪毒，热毒上攻，邪毒之气阻遏少阳，属春温类温病范畴。由于发病与中药煎出气味有直接关系，故称其为药源性腮腺炎。

邵明珅，李璐瑒. 普济消毒饮治愈痄腮1例报告及讨论［J］. 中国合理用药探索，2017，14（12）：78–80.

按语：痄腮是常见的中医疫病之一，以发热、腮部肿胀、疼痛为主要表现。临床上常将中医的"痄腮"等同于西医的流行性腮腺炎，而实际上中医的痄腮比单纯的流行性腮腺炎更广泛，临床上一些药源性腮腺炎的报道也属于痄腮范畴。本文病例从临床症状上来看是典型的痄腮，采用普济消毒饮加减治疗后，收到很好的疗效。

【原文】风温证，身大热，口大渴，目赤唇肿，气粗烦躁，舌绛齿板[1]，痰咳，甚至神昏谵语，下利黄水者，风温热毒，深入阳明营分，最为危候。用犀角、连翘、葛根、元参、赤芍、丹皮、麦冬、紫草、川贝、人中黄，解毒提斑，间有生者。<small>杨云：葛根、麦冬俱与证不甚登对。</small>

此风温热毒，内壅肺胃，侵入营分，上下内外，充斥肆逆。若其毒不甚重，或气体壮实者，犹可挽回，否则必坏。

【注释】

［1］齿板：即门齿干燥而无津。

【提要】本条论述风温气营同病的证治。

【精解】本条所述病证所涉及的病变范围较大，除有肺胃热盛的表现外，还有肠热下利的症状。另外，舌绛、神昏谵语又提示邪入营分，甚则邪犯心包。治疗用药中提及"解毒提斑"，所以本证还可出现斑疹隐隐的见症，这也是热入营分的重要表现和诊断依据之一。治疗当气营两清。文中所说的"提斑"，当是凉血化斑之意。

【原文】风温毒邪，始得之，便身热口渴，目赤咽痛，卧起不安，手足厥冷，泄泻，脉伏者，热毒内壅，络气阻遏。当用升麻、杨云：凡涉咽痛者，一用升麻，则邪入肺络，必喘呃而声如曳锯，陈氏想未之见耳。黄芩、犀角、银花、甘草、豆卷之属，升散热毒。

此风温毒之壅于阳明气分者，杨云：仍是肺病。即仲景所云阳毒[1]病是也，五日可治，七日不可治。乘其邪犯气分，未入营阴，故可升散而愈。

【注释】

[1] 阳毒：病名，出于《金匮要略》。指感受疫毒而致的一种病证，主要临床表现为：面赤斑斑如锦纹，咽喉痛，唾脓血。

【提要】本条论述风温毒邪壅于阳明气分的证治。

【精解】对本证的认识，当分辨其夹毒之根据：一是发病极快，即原文所说"始得之"，即有火热亢盛之表现；二是有热毒壅阻的表现，即目赤咽痛，并出现了手足厥冷、脉伏等热毒内闭、阳气不能外达的症状。由此看来，所谓"风温毒邪"，是风热中热毒表现较甚者，基本的临床表现与风温仍是相似的。陈氏认为本病即为《金匮要略》中所说的阳毒病，似乎尚少确切的根据。至于对本证的治疗，陈氏强调"乘其邪犯气分，未入营阴，故可升散而愈"，此处"升散"不是指辛温升散，从用药来看还是以清气兼凉血解毒为治法。

【原文】风温证，身热自汗，面赤神迷，身重难转侧，多眠睡，鼻鼾，语难出，脉数者，温邪内逼，阳明精液劫夺，神机不运。用石膏、知母、麦冬、半夏、竹叶、甘草之属，泄热救津。

鼻鼾、面赤，胃热极盛。人之阴气，依胃为养，热邪内灼，胃液干枯，阴气复有何资而能渗诸阳、灌诸络？是以筋骨懈惰，机关失运，急用甘凉之品以清热濡津，或有济也。

雄按：宜加西洋参、百合、竹沥。

【提要】本条论述风温热盛阳明、阴液耗伤的证治。

【精解】本条所列的症状如身热、汗出、面赤、鼻鼾、脉数，当属胃热亢盛之象，而身重难转侧等提示气液耗伤。其症状描述似从《伤寒论》第6条中有关风温的条文而来，即"风温为病，脉阴阳俱浮，自汗出，身重，多眠睡，鼻息必鼾，语言难出"。治疗以清胃热而滋阴液为主。

【原文】风温证，身热痰咳，口渴神迷，手足瘈疭，状若惊痫，脉弦数者，此热劫津液，金囚木旺[1]。当用羚羊、川贝、青蒿、连翘、知母、麦冬、钩藤之属，以息风清热。

肺属金而畏火，赖胃津之濡养，以肃降令而溉百脉者也。热邪内盛，胃津被劫，肺失所资。木为火之母，子能令母实，火旺金囚，木无所畏，反侮所不胜。是以筋脉失养，风火内旋，瘈疭惊痫，在所不免，即俗云发痉是也。故以息风清热为主治。

雄按：可加元参、栀子、丝瓜络。

【注释】

[1] 金囚木旺：指肺热盛而肺阴受伤，热盛而引动肝风。

【提要】本条论述风温肺热津伤而引动肝风的证治。

【精解】本证有明显的肺热津伤表现，同时又见抽搐如惊痫、神迷、脉弦数等症状，因而其病机是因肺热亢盛而引动肝风，故称之为"金囚木旺"。治疗主以清热息风，并佐以养阴。

【原文】风温证，热渴烦闷，昏愦不知人，不语如尸厥，脉数者，此热邪内蕴，走窜心包络。当用犀角、连翘、焦远志、鲜石菖蒲、麦冬、川贝、牛黄、至宝之属，泄热通络。

热邪极盛，与三焦相火相煽，最易内窜心包，逼乱神明，闭塞络脉，以致昏迷不语，其状如尸，俗谓发厥是也。闭者宜开，故以香开辛散为务。

热邪极盛，三焦相火相煽，最易内窜心包，逼乱神明，闭塞络脉，虽是喻氏之言，而法以香开辛散。然热极似水，一派烟雾尘天，蒙住心胸，不知不识，如人行烟尘中，口鼻皆燥，非两解不能散其势。再入温热之处，则人当燥闷死矣。且温热多燥，辛香之品尽是燥，燥与热斗，立见其败。且心神为热邪蒸围，非闭塞也。有形无形，治法大异。遇此每在败时，故前人不能探其情。今补薛生白先生一法于后：汪按：此乃驳香开辛散之法，而别立一法，与本书异趣。盖此条当是他人附赘之评语，非本书也。极明雄黄一两，研极细，入铜勺内。又研提净牙硝六钱，微火熔化，拨匀如水时，杨云：雄黄多而牙硝少，何能匀拨如水？两字、钱字，必有一误。急滤清者于碗，粗渣不用，凝定，此丹灶家[1]秘制也。凡遇前证，先用陈雨水十碗，内取出一碗，煎木通一钱，通草三钱，倾入九碗冷水内。又取犀角磨入三钱，或旋磨旋与亦可，每碗约二三分。再将制雄挑二三厘入碗，冷与服。时时进之，能于三日内进之尽，必有清痰吐出数碗而愈，杨云：据此用法，当是黄一分，硝六分也。十救七八。盖此证死期最缓，而医人无他法，每每付之天命，牛黄清心而已，可胜长叹！雄按：炼雄黄法，昉于《游宦纪闻》，见《知不足斋丛书》。

【注释】

［1］丹灶家：指炼丹之人。

【提要】本条论述风温痰热闭阻心包而引起昏厥的证治。

【精解】本条与上条都是论述肺胃邪热传及手足厥阴的病证，本条以心包经病变为主，而上条以病在肝经为主。对本证的治疗，主以清心开窍，佐以涤痰通络。

薛生白湿热病篇

雄按：江本、吴本俱作湿温。

【原文】雄按：此篇始见于舒松摩重刻《医师秘笈》，后云是薛作，章氏从而释之，而江白仙本以附陈作后，吴子音《温热赘言》连前篇并为一人之书，并不标明何人所著，但曰寄瓢子述，且前篇之末，有"今补薛生白先生一法于后"云云，则此篇亦非薛著矣。其江本所补一法，又无薛生白三字，且此篇张友樵所治酒客之案，但称曰余诊。言人人殊，无从核实，姑存疑以质博雅。

【原文】一、湿热证，雄按：既受湿又感暑也。即是湿温，亦有湿邪久伏而化热者。喻氏以为三气者，谓夏令地气已热，而又加以天上之暑也。始恶寒，后但热不寒，汗出，胸痞，舌白，吴本下有"或黄"二字。口渴不引饮。雄按：甘露消毒丹最妙。吴本虽出江本之后，无甚异同。所附酒客一案，云是其师治，似较江本为可信也。故引证但据吴本，而江本从略。

自注：此条乃湿热证之提纲也。湿热病，属阳明、太阴经者居多。章虚谷云：胃为戊土属阳，脾为己土属阴。湿土之气，同类相召，故湿热之邪，始虽外受，终归脾胃也。中气实则病在阳明，中气虚则病在太阴。外邪伤人，必随人身之气而变。如风寒在太阳则恶寒，传阳明即变为热而不恶寒。今以暑湿所合之邪，故人身阳气旺，即随火化而归阳明；阳气虚，即随湿化而归太阴也。病在二经之表者，多兼少阳三焦；雄按：此二句从吴本补入。病在二经之里者，每兼厥阴风木。以肝脾胃所居相近也。以少阳厥阴，同司相火。少阳之气，由肝胆而升，流行三焦，即名相火。阳明、太阴湿热内郁，郁甚则少火皆成壮火，而表里上下，充斥肆逆。经曰：少火生气，壮火食气。少火者，阳和之生气，即元气也；壮火为亢阳之暴气，故反食其元气。食犹蚀也，外邪郁甚，使阳和之气悉变为亢暴之气，而充斥一身也。故是证最易耳聋，干呕，发痉，发厥。暑湿之邪，蒙蔽清阳则耳聋；内扰肝脾胃则干呕而痉厥也。而提纲中不言及者，因以上诸证，皆湿热病兼见之变局，而非湿热病必见之正局也。必见之证，标于提纲，使人辨识，不至与他病混乱，其兼见之变证，或有或无，皆不可定。若标之反使人迷惑也。始恶寒者，阳为湿遏而恶寒，终非若寒伤于表之恶寒。湿为阴邪，始遏其阳而恶寒，即与暑合，则兼有阳邪，终非如寒邪之纯阴而恶寒甚也。后但热不寒，则郁而成热，反恶热矣。雄按：后则湿郁成热，故反恶热，所谓六气皆从火化也。况与暑合，则化热尤易也。热盛阳明则汗出，章云：热在湿中，蒸湿为汗。湿蔽清阳则胸痞，湿邪内盛则舌白，湿热交蒸则舌黄。雄按：观此句则提纲中舌白下应有"或黄"二字。热则液不升而口渴，湿则饮内留而不引饮。章云：以上皆明提纲所标，为必有之证。然所云表者，乃太阴阳明之表，而非太阳之表。湿热邪归脾胃，非同风寒之在太阳也。雄按：据此则前病在太阴下必有脱简，应从吴本补入。太阴之表，四肢也，阳明也；阳明之表，肌肉也，胸中也。四肢禀气于脾胃，而肌肉脾胃所主，若以脾胃分之，则胃为脾之表，胸为胃之表也。故胸痞为湿热必有之证，四肢倦怠，肌肉烦疼，亦必并见。此湿热在脾胃之表证也。其所以不干太阳者，以太阳为寒水之腑，主一身之表。雄按：肺为天，天包地外而处于上；膀胱为水，水环地极而处于下，故皆为一身之表。而风为阳邪，首及肺经；寒为阴邪，先犯膀胱。惟湿为中土之气，胃为中土之腑，故胃受之。杨云：此注奇情至理，所谓语必惊人，总近情也。风寒必自表入，故属太阳。雄按：陈亮师云：风邪上受，肺合皮毛，故桂枝证有鼻鸣干呕也。湿热之邪，从表伤者十之一二，章云：是湿随风寒而伤表，郁其阳气而变热，如仲景条内之麻黄赤小豆汤证是也。由口鼻入者十之八九。暑热熏蒸之气，必由口鼻而入。阳明为水谷之海，太阴为湿土之脏，故多阳明太阴受病。湿轻暑重，则归阳明；暑少湿多，则归太阴。膜原者，外通肌肉，内近胃腑，即三焦之门户，实一身之半表半里也。雄按：此与叶氏温热篇第三章之论合。邪由上受，直趋中道，故病多归膜原。章云：外经络，内脏腑，膜原居其中，为内外交界之地。凡口鼻肌肉所受之邪，皆归于此也，其为三焦之门户，而近胃口，故膜原之邪，必由三焦而入脾胃也。杨云：细绎此言，则膜原乃人脂内之膜也。然邪之由鼻入者，必先至肺；由口入者，必先至胃，何以云必归膜原？此不可解者也。若云在内之邪，必由膜原达外；在外之邪，必由膜原入内，则似矣。要之湿热之病，不独与伤寒不同，且与温病大异，温病乃少阴太阳同病。此仲景所论伏气之春温，若叶氏所论外感之风温，则又不同者矣。雄按：此注知有少阴太阳之温病，则与前篇风温条例力非伏气之论者，断非一人之笔，即按文义亦彼逊于此。吴氏何以并为一家，江本必欲相合强为删改，岂非自呈伪妄耶！汪按：前篇自序自称其名曰祖恭未言又有此篇。此篇又无自序其非出一人手明甚。梦隐辨之是也。湿热乃阳明太阴同病也。始受于膜原，终归于脾胃。而提纲中言不及脉者，以湿热之证，脉无定体，或洪或缓，或伏或细，各随证见，不拘一格，故难以一定之脉，拘定后人眼目也。阳明热盛见阳脉，太阴湿盛见阴脉，故各随证见也。

湿热之证，阳明必兼太阴者，徒知脏腑相连，湿土同气，而不知当与温病之必兼少阴比例。少阴不藏，水火内燔，风邪外袭，表里相应，故为温病。此即经言冬不藏精，春发温病，先由内伤而后外感，膏粱中人多有之。其冬伤于寒，曰少阴伏邪，至春发出于太阳之温病，藜藿中人多有之。皆必兼少阴者也。若外感风温，邪由上受者，又当别论矣。太阴内伤，湿饮停聚，客邪再至，内外相引，故病湿热。脾主为胃行津液者也，脾伤而不健运，则湿饮停聚，故曰脾虚生内湿也。雄按：此言内湿素盛者，暑邪入之，易于留著，而成湿温病也。此皆先有内伤，再感客邪，非由腑及脏之谓。若湿热之证，不挟内伤，中气实者，其病必微。雄按：内湿不盛者，暑邪无所依傍，虽患湿温，治之易愈。或有先因于湿，再因饥劳而病者，亦属内伤挟湿，标本同病。然劳倦伤脾为不足，湿饮停聚为有余。雄按：脾伤湿聚，曷云有余？盖太饱则脾困，过逸则脾滞，脾气困滞而少健运，则饮停湿聚矣。较之饥伤而脾馁，劳伤而脾乏者，则彼尤不足，而此尚有余也。后人改饥饱劳逸，为饥饱劳役，不但辨证不明，于字义亦不协矣。所以内伤外感，孰多孰少，孰实孰虚，又在临证时权衡矣。

【提要】本条为湿热病的提纲。

【精解】原文提出了湿热病初起的典型症状、湿热病的发生发展规律及病变特点。薛氏提出湿热病多由脾胃内伤，再感客邪，内外之邪相合而发病，即湿热病具有内外相引的发病特点。薛氏还认为"中气实者，其病必微"。此"中气实"与"中气实则病在阳明"的涵义不同，此处指脾胃健、里湿不盛者即使患湿，温亦必病轻易愈。

薛氏认为湿热病邪十之八九由口鼻而入，十之一二由肌表而入，而且"邪由上受，直趋中道，病多归膜原"。邪阻膜原可作为湿热病初起的一种形式。另一方面，薛氏指出湿热病多以脾胃为中心，"湿热病属阳明太阴者居多"。发病以后又因体质差异，有"中气实则病在阳明，中气虚则病在太阴"的不同转归。在此"中气实"指中焦阳气素旺，阳明指阳明胃，湿从热化；"中气虚"指中焦阳气素虚，"太阴"指太阴脾，感邪多以湿为主。

薛氏指出湿热病与伤寒的区别在于湿热病的表证乃太阴阳明之表，即四肢、肌肉与胸中，所以湿热病初起必见四肢倦怠、肌肉烦疼、胸痞等脾胃病变。而伤寒为寒邪束表，表现为太阳表寒证。薛氏又以伏气温病的春温为例论及其与湿热病的区别。春温为少阴太阳同病，湿热为太阴阳明同病，临床表现明显不同。本条通过寒、温、湿辨析，使湿热病自成体系，为温病明确分为温热、湿热两大类奠定了基础。

【医案举隅】

甘露消毒丹

甘露消毒丹具有化浊利湿，清热解毒之功效，主治湿瘟、湿热、暑温等。现代研究表明其具有消炎、抗菌、抗氧化、抗内毒素、保护胃肠道黏膜、保肝、调节免疫等作用。现代临床常用于治疗急性肠胃炎、肠伤寒、传染性黄疸型肝炎、钩端螺旋体感染等证属湿热并重的疾病。

一、痤疮案

夏某，女，21岁。

[病史] 患者面部反复起红色丘疹、粉刺、脓栓1年余，面部皮疹时起时消，近期加重。症见：双侧面颊密集分布红色丘疹、粉刺，部分有白色脓栓，偶有轻微疼痛，口中有异味，大便干结难解，小便黄，舌质红、苔黄厚腻，脉滑数。

[诊断] 西医诊断：痤疮。中医诊断：粉刺，湿热蕴结证。

[治法] 清化湿热、解毒散结。

[方药] 方用甘露消毒丹加减。白豆蔻（后下）15克，藿香10克，茵陈15克，石菖蒲10克，滑石（包煎）15克，木通8克，黄芩10克，连翘10克，薄荷（后下）6克，浙贝母10克、薏苡仁30克，黄连5克，牛蒡子15克，甘草6克。服药7剂。

1周后二诊：面部皮损数量减少，颜色变淡，无明显疼痛，大便转畅，舌质红、苔黄腻较前略退，脉滑略数。

[方药] 原方去牛蒡子、黄连，加皂角刺10g。继服14剂。

半月后三诊：面部皮损基本消退，有色素沉着，舌质红、苔薄腻，脉滑。

[方药] 前方去滑石、浙贝母，加丹参20克、忍冬藤20克。嘱其清淡饮食，避免熬夜。

赵金凤. 甘露消毒丹加减治疗皮肤病验案4则[J]. 湖南中医杂志，2020，36（3）：89-90.

按语：湿热火毒蕴内，表现于头面部则发为斑疹。患者面部痤疮、口中异味、大便干、小便黄、舌红苔黄厚腻均为湿热表现，治当清热解毒、祛湿散结，主方运用甘露消毒丹，方证相应。

二、口臭案

刘某，男，44岁。

[病史] 患者自诉口臭5~7年，餐后无胃胀。有抽烟史15年。大便挂厕，日2次。口唇色红，口苦口干，纳可，夜寐安，时有牙龈肿痛。舌淡红、苔薄

黄腻，脉濡。

［诊断］湿热证，病机为胃肠湿热蕴蒸上焦。

［治法］治宜清热利湿，化浊解毒。

［方药］方拟甘露消毒丹加减。砂仁6克、白蔻仁6克（后下）、藿香10克、佩兰10克、茵陈15克、通草6克、黄芩10克、连翘10克、浙贝10克、射干10克、炒麦芽15克、炒谷芽15克、葛根10克、白芷10克。水煎服，日1剂，分2次温服。

二诊：口干口苦口臭较前改善，已无牙龈肿痛。大便日1次，通畅，已无挂厕，小便平。夜寐安，纳可。舌红、苔薄黄腻，脉浮缓。

［方药］守上方，去通草，加法半夏10克、仙鹤草20克。水煎服，日1剂，分2次温服。

三诊：患者诉诸症已减大半，精神好。现稍觉口干口苦，喝酒后更明显。纳可，夜寐安。大便偏干，日1次，小便平。舌淡红，舌体偏大，苔薄黄腻，脉濡。

［方药］守上方，加车前草15克以加强利湿祛浊之功，加太子参10克益气化湿。水煎服，日1剂，分2次温服。服上药5天后诸症好转

艾梓黎，蒋小敏. 蒋小敏运用甘露消毒丹验案4则［J］. 江西中医药大学学报，2019，31（5）：17–20.

按语： 中医认为，口臭是由于内热引起的。有些人饮食偏好甘酸、肥腻，经常食用甜食和油炸食品，造成肺和大肠积热，从而形成口臭。患者为胃肠湿热证，故治以甘露消毒丹清利湿浊。

三、咳嗽案

郑某，男，17岁。

［病史］自诉咳嗽月余，刻下咳声连绵，咳吐白色黏痰甚多，胸闷头重，身倦肢懒，伴有颐肿，耳中流出黄色渗出物，苔白腻，脉浮濡。询其因升学考试，功课繁重，心中急躁，睡眠不佳，又患感冒而发病。

［诊断］观其舌苔白厚，脉又浮濡，脉症合参，辨为湿咳，三焦气郁化热。

［方药］白豆蔻仁、藿香各10克，茵陈、滑石各15克，通草、石菖蒲各10克，黄芩5克，连翘10克，浙贝母14克，射干10克，薄荷2克（后下），桔梗、杏仁、前胡各10克。水煎服，每日1剂。嘱其忌食油腻厚味助湿之品。

复诊： 服至7剂咳嗽明显减轻，胸闷体倦亦大有好转。现痰未全净，大便偏干，提示有湿浊化热之象。

［方药］上方减前胡、桔梗，加竹叶、水红花子各10克，利湿清热从三焦

驱邪外出。

此后基本痊愈，但见其苔尚有白腻，乃用化湿和中之方，巩固疗效而愈。

范竹雯，李彦知，杨建宇．刘渡舟教授甘露消毒丹治咳喘验案3则［J］．光明中医，2013，28（12）：封3.

按语：咳嗽是呼吸系统疾病的常见症状，但对于湿邪伤肺引起的咳嗽，临床报道较少。咳嗽伴有痰液时称为湿咳，即伤湿咳嗽，多由外感湿邪所致，故治宜清利湿热、化痰止咳。

【原文】二、湿热证，恶寒无汗，身重头痛。雄按：吴本下有"胸痞腰疼"四字。湿在表分。宜藿香、香薷、羌活、苍术皮、薄荷、牛蒡子等味。头不痛者，去羌活。雄按：吴本无藿香、香薷、薄荷、牛蒡子，有葛根、神曲、广皮、枳壳。

自注：下仿此。身重恶寒，湿遏卫阳之表证，头痛必挟风邪，故加羌活，不独胜湿，且以祛风。杨云：湿宜淡渗，不宜专用燥药，头痛属热，不必牵涉及风。此条乃阴湿伤表之候。章云：恶寒而不发热，故为阴湿。雄按：阴湿故可用薷、术、羌活以发其表。设暑胜者，三味皆为禁药，章氏既知阴湿，因见其用香薷一味，遂以此条为暑证之实据，总由误以湿热为暑也。故其论暑，连篇累牍，皆是影响之谈。夫七政运行，有形可据，尚难臆断，况太极无形，空谈无谓，道迳求远，反误后人。兹概从删，免滋眩惑。

【提要】本条论述湿邪伤表尚未化热的证治，即自注及章注所谓"阴湿"证候。

【精解】湿邪困遏卫表，卫阳郁闭故见恶寒无汗；湿阻气机，气机阻遏则见身重头痛。因湿邪尚未化热，病位在表，里湿不著，所以治疗用藿香、苍术皮、香薷等芳香辛散之品，佐以羌活祛风胜湿，薄荷、牛蒡宣透卫表。湿热病头重头胀者为多，而头痛乃夹风之征，故头痛者加羌活。王氏强调湿未化热可用薷、术、羌活；但暑热甚者，此类辛温燥烈之品不可妄用，其说甚是。

【原文】三、湿热证，雄按：吴本下有"汗出"二字。恶寒发热，身重关节疼雄按：吴本下有"胸痞腰"三字。痛，湿在肌肉，不为雄按：吴本作"可"。汗解。宜滑石、大豆黄卷、茯苓皮、苍术皮、藿香叶、鲜荷叶、白通草、桔梗等味。不恶寒者，去苍术皮。雄按：吴本此句作"汗少恶寒者，加葛根"。条内无荷叶、藿香、通草、桔梗。有神曲、广皮。

此条外候与上条同，惟汗出独异，更加关节疼痛，乃湿邪初犯阳明之表，而即清胃脘之热者，不欲湿邪之郁热上蒸，而欲湿邪之淡渗下走耳！此乃阳湿伤表之候。以其恶寒少而发热多，故为阳湿也。雄按：吴本下有"然药用渗利，其小便之不利可知矣"二句。汪按：此二句乃他人所附评语。

【提要】此条论述湿邪伤表湿已化热的证治，即所谓"阳湿"之候，与上条"阴湿"相对而言。

【精解】薛氏区分"阴湿""阳湿"是依据湿热多少。湿邪偏胜，尚未化热，见症以湿象偏著者为"阴湿"；湿已化热，见症以热象明显者则为"阳湿"。二者的辨证关键在于汗之有无，"此条外候与上条同，唯汗出独异"。热郁湿中，湿热郁蒸，蒸液外达故汗出，然湿邪重浊腻滞，与热相合蕴蒸不化，胶结难分，故不能随汗出而解。汗之有无是反映湿邪是否化热的标志之一。治疗除仍用上条藿香、苍术皮芳化辛散外，配合滑石、大豆黄卷、茯苓皮、白通草、荷叶等淡渗凉泄之品以渗湿泄热。蕴热已成，故去辛温燥烈的香薷、羌活等。卫表郁闭不甚而不恶寒者则去苍术皮。

【原文】四、湿热证，三四日即口噤，四肢牵引拘急，甚则角弓反张，此湿热侵入经络脉隧中。宜鲜地龙、秦艽、威灵仙、滑石、苍耳子、丝瓜藤、海风藤、酒炒黄连等味。雄按：吴本无此条。

此条乃湿邪挟风者。风为木之气，风动则木张，乘入阳明之络则口噤；走窜太阴之经则拘挛。故药不独胜湿，重用息风。一则风药能胜湿，一则风药能疏肝也。选用地龙诸藤者，欲其宣通脉络耳。十二经络皆有筋相连系，邪由经络伤及于筋则瘛疭拘挛，角弓反张，筋由肝所主，故筋病必当疏肝。雄按：地龙殊可不必，加以羚羊、竹茹、桑枝等亦可。笵伯云：地龙、灵仙、苍耳、海风藤，似嫌过于走窜，不如羚羊、竹茹、桑枝等较妥，或加钩藤可乎？

或问仲景治痉，原有桂枝加栝楼根及葛根汤两方，岂宜于古而不宜于今耶？今之痉者，与厥相连，仲景不言及厥，岂《金匮》有遗文耶？余曰：非也。药因病用，病源既异，治法自殊。汪按：不但此也，洄溪已云：《金匮》治痉诸方，见效绝少矣。伤寒之痉自外来，谓由外风，证属太阳，口噤即属阳明，义详本论。治以散外邪为主；湿热之痉自内出，谓由内风。波及太阳，治以息内风为主。盖三焦与肝胆同司相，少阳生气，生于肝胆，流行三焦，名相火也。中焦湿热不解，则热盛于里，而少火悉成壮火。火动则风生，而筋挛脉急；风煽则火炽，而识乱神迷。雄按：设再投桂、葛以助其风，则燎原莫救矣。身中之气，随风火上炎，而有升无降，雄按：治温热诸病者，不可不知此理。常度尽失，由是而形若尸厥，正《内经》所谓"血之与气并走于上，则为大厥"者是也。外窜经脉则成痉；内侵膻中则为厥。痉厥并见，正气犹存一线，则气复返而生。胃津不克支持，则厥不回而死矣。雄按：喻氏云：人生天真之气，即胃中之津液是也。故治温热诸病，首宜瞻顾及此。董废翁云：胃中津液不竭，其人必不即死。皆见到之言也。奈世人既不知温热为何病，更不知胃液为何物，温散燥烈之药，漫无顾忌，诚不知其何心也。所以痉之与厥，往往相连，伤寒之痉自外来者，安有是哉。雄按：此痉即瘛疭也，吴鞠通辨之甚详确。

暑月痉证，与霍乱同出一源，风自火生，火随风转，乘入阳明则呕，贼及太阴则泻，是名霍乱。窜入筋中则挛急，流入脉络则反张，是名痉。但痉证多厥，霍乱少厥。盖痉证风火闭郁，郁则邪势愈甚，不免逼乱神明，故多厥。霍乱风火外泄，泄则邪势外解，雄按：宜作"越"。不至循经而走，故少厥。此痉与霍乱之分别也。然痉证邪滞三焦，三焦乃火化，风得火而愈煽，则逼入膻中而暴厥。霍乱邪走脾胃，脾胃乃湿化，邪由湿而停留，则淫及诸经而拘挛。火郁则厥，火窜则挛，又痉与厥之遗祸也。痉之挛结乃湿热生风，霍乱之转筋乃风来胜湿。雄按：木克土也。痉则由经及脏而厥，霍乱则由脏及经而挛，总由湿热与风，淆乱清浊，升降失常之故。夫湿多热少，则风入土中而霍乱。雄按：霍乱湿多热少，道其常也。余自髫年，即见此证流行，死亡接踵，然闻诸父老云，向来此证甚稀，而近则常有，因于道光戊戌辑一专论问世，嗣后此证屡行，然必在夏热亢旱酷暑之年，则其证乃剧，自夏末秋初而起，直至立冬后始息。夫彤彤徂暑，湿自何来？只缘今人蕴湿者多，暑邪易于深伏，迨一朝猝发，遂至阖户沿村，风行似疫。医皆未知原委，理中、四逆随手乱投，殊可叹也！余每治愈此证，必问其人曰，病未猝发之先，岂竟毫无所苦耶？或曰病前数日手足心先觉热；或曰未病前睹物皆红如火。噫！岂非暑热内伏欲发，而先露其机耶？咸丰纪元，此证盛行，经余治者，无一不活，而世人不察，辄以姜、附杀之，不已慎乎？杨云：道光元年，直省此证大作，一觉转筋即死，京师至棺木买尽，以席裹身而葬，卒未有识为何证者，俗传食西瓜即死，故西瓜贱甚，余时年十一，辄与同学人日日饱啖之，卒无恙。今读此论，则医学之陋，不独今日为然也。热多湿少则风乘三焦而痉厥，厥而不返者死。胃液干枯，火邪盘踞也，转筋入腹者死。胃液内涸，风邪独劲也。然则胃中之津液，所关顾不钜哉。雄按：此理喻氏发之，叶氏畅之，实诸病之生死关键也，在温热等病尤为扼要。然明明言之，而鞠通、虚谷之论霍乱也，犹未知之，况他人乎？厥证用辛开，泄胸中无形之邪也；干霍乱用探吐，泄胃中有形之滞也。然泄邪而胃液不上升者，热邪愈炽；探吐而胃液不四布者，风邪更张，终成死候，不可不知。雄按：此条自注，明以湿热二气分疏，章氏妄逞己见，谓湿热即暑也，强合二气为一气，且并《难经》湿温，热病为一证矣，盖由未读越人之书耳。兹于原释中悉为订正，而附记于此，以质宗工。

【提要】本条论述湿热挟风侵犯经络而致痉的证治及鉴别。

【精解】薛氏认为病机为"湿热侵入经络脉隧中"，即湿热挟风侵入脾胃之经络而致。阳明经脉夹口环唇，湿热挟风侵入阳明胃经则见口噤；而脾主四肢，湿邪走窜太阴脾经则四肢牵引拘挛，甚则角弓反张。由于本病痉证发生较早，未见高热、神昏、脉洪数等热盛动风之象，当属外风。薛氏用药亦从治外风着手，并未用平息内风之药。王、吴二氏还补充了诸多药物，可供参考。

自注另提出两则鉴别：一为区别伤寒痉与湿热痉；二是论霍乱与暑月痉证同源而症有异。伤寒之痉自外而来，证属太阳；湿热之痉自内而出，波及太阳，因中焦湿热不解，散盛于里，火动风生，外窜经脉为痉，甚则风煽火炽，内侵心包为厥。薛氏还提出夏月痉证与霍乱皆由"湿热与风，淆乱清浊，升降失常"而发，即所谓"同出一源"。但霍乱是由脏及经而发痉，乃湿多热少，邪走脾胃而见吐泻，淫及诸经而拘挛，霍乱吐泻可使风火外泄，不至循经而走，故少见厥证；而湿热之痉是由经及脏所致，乃热多湿少，湿热生风，风火相煽，窜入筋中则挛急，风火内郁，逼入心包扰乱神阴则多见厥证。

【原文】五、湿热证，壮热口渴，舌黄或焦红，发痉神昏，谵语或笑，邪灼心包，营血已耗。宜犀角、羚羊角、连翘、生地、元参、钩藤、银花露、鲜菖蒲、至宝丹等味。雄按：吴本无"银花露"。汪按：宜从吴本，盖花露清灵芳润，用治热病殊佳。然中有蕴湿者，终觉非宜也。

上条言痉，此条言厥。温暑之邪，本伤阳气。雄按：此谓邪之初感，必先干阳分而伤气也。及至热极，逼入营阴，雄按：虽挟湿邪，日久已从热化，在气不能清解，必至逼营。则津液耗而阴亦病，心包受灼，神识昏乱，用药以清热救阴，泄邪平肝为务。雄按：昏谵乃将厥之兆也。

【提要】本条讨论湿热化燥内陷心营所致气营两燔的证治。

【精解】综观本条乃气营两燔之候。治疗用犀角、生地、元参清心凉营、滋阴养液，银花露、连翘清气泄热，羚羊角、钩藤凉肝息风。但所选药物中清气分邪热者尚嫌不足，若热势壮盛、口渴甚者，当加入石膏、知母等味。

【原文】六、湿热证，发痉，神昏笑妄，脉洪数有力，开泄不效者，湿热蕴结胸膈，宜仿凉膈散。若大便数日不通者，热邪闭结肠胃，宜仿承气微下之例。章云：曰宜仿、曰微下，教人细审详慎，不可孟浪攻泻。盖暑湿黏腻，须化气缓攻，不同伤寒化热而燥结，须咸苦峻下以行之也。雄按：吴本无此条。

此条乃阳明实热，或上结，胸膈。或下结。肠胃。清热泄邪，止能散络中流走之热，而不能除肠中蕴结之邪。故阳明之邪，仍假阳明为出路也。阳明实热，舌苔必老黄色，或兼燥。若犹带白色而滑者，乃湿重为夹阴之邪。或胀满不得下，须佐二术健脾燥湿，否则脾伤气陷，下利不止，即变危证。盖湿重属太阴证，必当扶脾也。雄按：苔色白滑不渴，腹虽胀满，是太阴寒湿，岂可议下，但宜厚朴、枳、术等温中化湿为治。若阳明之邪，假阳明为出路一言，真治温热病之金针也。盖阳明以下行为顺，邪既犯之，虽不可孟浪攻泻，断不宜截其出路，故温热自利者，皆不可妄行提涩也。杨云：注语极郑重，孟英辨驳尤精，二说皆宜参究。汪按：凡率投补涩者，皆不知邪必须有出路之义者也。

【提要】 本条讨论湿热化燥，阳明里热波及厥阴而发痉厥变证的证治。

【精解】 辨别本证的关键在于舌脉。"开泄不效"是指用安宫牛黄丸、至宝丹等清心开窍之剂无效，证明本证非邪入心肝，而是阳明实热上结或下结所致。治疗当求其本，以通下之剂攻下胃肠实热。薛氏所谓"阳明之邪仍假阳明为出路"，实亦釜底抽薪之意。王孟英评价此法为"治温热病之金针"，并有所发挥，提出温热下利者也不可妄用升提固涩之法，而必须使肠中邪热有外泄之路。

【原文】 七、湿热证，壮热烦渴，舌焦红或缩，斑疹，胸痞自利，神昏痉厥，热邪充斥表里三焦。宜大剂犀角、羚羊角、生地、元参、银花露、紫草、方诸水[1]、金汁、鲜菖蒲等味。雄按：吴本无银花露、方诸水、金汁，有丹皮、连翘。

此条乃痉厥中之最重者，上为胸闷，下挟热利，斑疹痉厥，阴阳告困，独清阳明之热，救阳明之液为急务者，恐胃液不存，其人自焚而死也。雄按：此治温热诸病之真诠也，医者宜切记之，方诸水俗以蚌水代之，腥浊已甚，宜用竹沥为妙。此证紫雪、神犀丹皆可用也。

【注释】 方诸水：又名明水，方诸为古代在月下承露取水的器具名称。一说方诸用大蛤制成，即当明月当空时取蚌体分泌之汁液。

【提要】 本条讨论湿热化燥，热邪充斥表里三焦，气血两燔的证治。

【精解】 此条病情较重，由于热毒极盛，充斥于上则胸痞，下迫大肠则自利，窜入手足厥阴则见神昏痉厥，自注云"此条乃痉厥中最重者"。薛氏提出"独清阳明之热，救阳明之液为急务"的治疗原则。重用大剂清热法救阴之品，配合生地、玄参滋养阴液，方诸水清热止渴除烦，菖蒲化痰开窍。王孟英认为蚌水腥浊太甚，宜用甘寒清热化痰之竹沥代之，可供参考。

【原文】 八、湿热证，寒热如疟。雄按：吴本下有"舌苔滑白，口不知味"八字。湿热阻遏膜原。宜柴胡、厚朴、槟榔、草果、藿香、苍术、半夏、干菖蒲、六一散等味。雄按：吴本无柴胡、槟榔、藿香、菖蒲，有神曲。

疟由暑热内伏，秋凉外束而成。若夏月腠理大开，毛窍疏通，安得成疟？而寒热有定期，如疟证发作者，以膜原为阳明之半表半里，热湿阻遏，则营卫气争，证虽如疟，不得与疟同治，故仿又可达原饮之例。盖一由外凉束，一由内湿阻也。膜原在半表半里，如少阳之在阴阳交界处，而营卫之气，内出于脾胃，脾胃邪阻，则营卫不和，而发寒热似疟之证矣。

【提要】本条讨论湿热阻遏膜原的证治。

【精解】此证为邪伏半表半里而兼阻脾胃，既非阳明里证，又不同于少阳半表半里证。治用吴又可达原饮加减，方中厚朴、槟榔、草果苦温燥湿、疏利中焦，去知母、芍药、黄芩意在专力治湿，加柴胡、藿香、苍术、半夏、干菖蒲增强利气燥湿之力，六一散利湿泄热，诸药合用可奏宣透膜原、辟秽化浊之功效。

【原文】九、湿热证，数日后，脘中微闷，知饥不食，湿邪蒙绕三雄按：宜作"上"。焦。宜藿香叶、薄荷叶、鲜荷叶、枇杷叶、佩兰叶、雄按：《离骚》纫秋兰以为佩，故称秋兰为佩兰。若药肆中所售之佩兰，乃称酲草之类，不可入药也。汪按：兰即省头草，《离骚》之兰，即本草之兰，皆非今之兰花，前人辨之，已极明确，不必致疑矣。盖古人所谓香草。皆取叶香非指花香，而今之兰花叶实不香，明非古之兰也。医者疑古药品之兰蕙，正如儒者疑古食品之蚔蝝，皆不通古今之变者也。芦尖、雄按：即芦根也，用尖取其宣畅。冬瓜仁等味。雄按：吴本无此条。

此湿热已解，余邪蒙蔽清阳，胃气不舒，宜用极轻清之品，以宣上焦阳气。若投味重之剂，是与病情不相涉矣。雄按：章氏谓轻剂专为吴人体弱而设，是未察病情之言也。或问湿热盛时，疫气流行，当服何药？预为消弭。余谓叶讷人《医案存真》载其高祖天士先生案云：天气郁勃泛潮，常以枇杷叶拭去毛净锅炒香，泡汤饮之，取芳香不燥，不为秽浊所侵，可免夏秋时令之病。余则建兰叶、竹叶、冬瓜、芦根，皆主清肃肺气，故为温热暑湿之要药。肺胃清降，邪自不容矣。若别药恐滋流弊，方名虽美，不可试也。而薄滋味，远酒色，尤为要义。

此条须与第三十一条参看，彼初起之实邪，故宜涌泄，投此轻剂，不相合矣。又须与后条参看，治法有上中之分，临证审之。解后余邪为虚，初发者为实，上焦近心，故有懊恼谵语，中焦离心远，故无。如其舌黄邪盛，亦有发谵语者。

【提要】本条讨论余湿蒙绕上中焦的证治。

【精解】湿热证数日后知饥不食是余湿蒙蔽上中焦肺胃清气，导致三焦气机不畅、胃气未醒的表现。治以轻清之品轻宣上焦肺气。薛氏用五叶轻清芬芳宣上焦阳气，上焦气机得畅则清阳四布，诸证均可得解。再配芦尖、冬瓜仁甘淡泄上焦之湿。自注云："若投味重之剂，是与病情不相涉矣。"因味厚重浊之剂多入肝肾阴分，不仅与本证病在上、中焦不符，且味重之剂可恋邪碍胃，对余邪未净、胃气未醒者当忌用。

【医案举隅】

薛氏五叶芦根汤

薛氏五叶芦根汤治疗湿热病后期余邪未尽，具有宣畅头面清窍、苏醒脾胃、疏利三焦、清涤湿热余邪的功效。现代临床常用于治疗湿温病后期余湿未净、脾胃未醒的证候。

一、厌食案

张某，男，4岁，1988年7月3日就诊。

［病史］厌食近2年，每日饭量不超过100克，辅食渐减弃。多次查血红蛋白在75~90g/L之间，身高不长，体重不增。症见：厌食，消瘦，面部虚浮淡黄，口渴不多饮，易疲倦，脉濡，舌苔微黄，舌面多津而黏稠。

［诊断］此乃饮食不节，脾胃运化失常，湿从中生，久郁化热所致证属湿热中阻，脾胃运化失常。

［方药］薛氏五叶芦根汤。

3剂后，食欲增进。用至6剂，去冬瓜仁、芦根之寒凉，加薏苡仁培土制水，并嘱其节饮食。

间断服药近20剂。半年来身高增加3cm，体重增加4.5千克，血红蛋白在120g/L左右。

刘庆田，唐惕凡. 薛氏五叶芦根汤运用体会［J］. 广西中医药，1994，17（1）：36-37.

按语： 本案患儿厌食2年，为脾虚生湿、久郁化热所致。治疗以薛氏五叶芦根汤轻清透泄湿热、苏醒脾胃而效。

二、膀胱炎案

龙某，女，25岁。

［病史］新婚期间患急性膀胱炎，未及时根治，迁延4月未愈，症状时轻时重。1990年10月中旬尿频、尿急、尿痛等症加重，曾肌肉注射青霉素、庆大霉素7日，口服西药氟哌酸并服中药（多为八正散加减）22日，症状缓解而未消失。刻诊：小便色黄，次数多，尿道灼痛，便后尿意不尽，头昏蒙而闷热，胃脘痞满不适，时恶心干呕，食而无味，口渴不多饮，苔薄白兼黄，舌面多液，脉濡细。尿常规示：蛋白微量，高倍镜下红细胞1~3、白细胞（＋）。

［诊断］证属湿热蕴结膀胱致上、中二焦受累。

［治法］应从三焦论治。

［方药］拟薛方加鲜车前草、滑石、甘草；停用西药。

服至8剂，诸症告失；再以上方3剂巩固疗效。

二诊：复查尿常规无异常。尿 1 小时细胞排泄率在正常范围。次年随访，膀胱炎未复发。

刘庆田，唐惕凡．薛氏五叶芦根汤运用体会［J］．广西中医药，1994，17（1）：36-37.

按语：本案患者为膀胱炎，症见头昏蒙、脘痞呕恶、尿频急痛，证属湿热蒙绕三焦，治以薛氏五叶芦根汤加车前草、滑石、甘草，开上、宣中、渗下，清泻三焦湿热而取效。

【原文】十、湿热证，初起发热，汗出，胸痞，口渴，舌白，湿伏中焦。宜藿梗、蔻仁、杏仁、枳壳、桔梗、郁金、苍术、厚朴、草果、半夏、干菖蒲、佩兰叶、六一散杨云：俱可用，但须择一二味对证者用之，不必并用。等味。

雄按：吴本胸痞下曰："不知饥"，口渴下曰："不喜饮"，舌白作"舌苔滑白"，无杏仁、苍术、厚朴、草果、半夏。

浊邪上干则胸闷，胃液不升则口渴，病在中焦气分，故多开中焦气分之药。雄按：亦太多，颇不似薛氏手笔。此条多有挟食者，其舌根见黄色，宜加瓜蒌、楂肉、莱菔子。汪按：此疑亦后人所附评语。

【提要】本条阐明湿伏中焦，始见化热，湿重于热者的证治。治宜辛开化湿为主，少佐清热。

【精解】本方所用杏仁、桔梗、枳壳轻苦微辛，宣利肺气，取其气化则湿化；藿香、佩兰、菖蒲、蔻仁、郁金芳香运脾化湿；苍术、厚朴、草果、半夏辛苦温理气燥湿；湿已化热故用六一散淡渗清热利湿。此宣湿、化湿、燥湿、渗湿四法也是薛氏治湿的基本大法，对临床颇具指导意义。自注中尚提出，若挟食滞而舌根黄者宜加瓜蒌、楂肉、莱菔子，可作临证参考。

【原文】十一、湿热证，数日后，雄按：吴本下有"胸痞"二字。自利溺赤，雄按：吴本作"涩"。口渴，雄按：吴本上有"身热"二字。湿流下焦。宜滑石、猪苓、茯苓、泽泻、萆薢、通草等味。雄按：吴本无泽泻、通草，有神曲、广皮。

下焦属阴，太阴所司，阴道虚故自利，化源滞则溺赤，脾不转津则口渴，总由太阴湿胜故也。湿滞下焦，故独以分利为治。然兼证口渴胸痞，须佐入桔梗、杏仁、大豆黄卷，开泄中上。源清则流自洁，不可不知。雄按：据此则本条"胸痞"二字，当从吴本增入为是。至源清流洁云云，则又非自注之文法，殊可疑也。汪按：此篇多有后人评语传写羼入自注之处。此数语亦后人所附评语也。以上三条，俱湿重于热之候。

湿热之邪，不自表而入，故无表里可分，谓由膜原中道而入也，虽无表里之分，亦有浅深当别。而未尝无三焦可辨，犹之河间治消渴，亦分三焦者是也。夫热为天之气。雄按：此明热即暑之谓也，章氏何以曲为改释。湿为地之气，热得湿而愈炽，湿得热而愈横。雄按：热得湿则郁遏而不宣，故愈炽；湿得热则蒸腾而上熏，故愈横。两邪相合，为病最多。丹溪有云：湿热为病，十居八九。故病之繁且苛者，莫如夏月为最。以无形之热，蒸动有形之湿，素有湿热之人，易患湿温，误发其汗，则湿热混合为一，而成死证，名曰重暍也。湿热两分，其病轻而缓；湿热两合，其病重而速。章云：故当开泄以分其热，若误作虚而用补法，则闭塞气道而死矣。湿多热少，则蒙上流下，当三焦分治。调三焦之气，分利其湿也。湿热俱多，则下闭上壅，而三焦俱困矣。当开泄清热，两法兼用。犹之伤寒门二阳合病、三阳合病也。盖太阴湿化，三焦火化，有湿无热，止能蒙蔽清阳，或阻于上，或阻于中，或阻于下，若湿热一合，则身中少火悉化为壮火，而三焦相火，有不起而为虐者哉。雄按：湿热一合，业已阴从阳化，如此披猖，况热多湿少乎？故不言热多湿少者，非阙文也。盖急宜清热，有不待言矣。所以上下充斥，内外煎熬，最为酷烈。雄按：曰酷曰烈，皆暑之威名。兼之木火同气，表里分司，再引肝风，痉厥立至。雄按：津虚之体，夏月每有肝风陡动煎厥一证，言其不耐暑气煎熬，可谓形容逼肖。胃中津液几何？其能供此交征乎。雄按：不辨暑证之挟湿与否，而辄投温燥以劫津者，宜鉴斯言。至其所以必属阳明者，以阳明为水谷之海，鼻食气，口食味，悉归阳明，邪从口鼻而入，则阳明为必由之路。雄按：肺胃大肠，一气相通，温热究三焦，以此一脏二腑为最要。肺开窍于鼻，吸入之邪先犯于肺，肺经不解，则传于胃，谓之顺传。不但脏病传腑为顺，而自上及中，顺流而下，其顺也有不待言者，故温热以大便不闭者易治，为邪有出路也。若不下传于胃，而内陷于心包络，不但以脏传脏，其邪由气分入营，更进一层矣，故曰逆传也。因叶氏未曾明说顺传之经，世多误解逆传之理。余已僭注于本条之后，读此可证管窥之非妄。汪按：鼻为肺窍，所受之气，必先入肺，此云悉归阳明，不免语病，梦隐以肺经不解，乃传入胃释之，意始圆惬。其始也，邪入阳明，早已先伤其胃液，其继邪盛三焦，更欲资取于胃液，司命者可不为阳明顾虑哉。雄按：此不独为湿热病说法也，风寒化热之后，亦须顾此，况温热乎。

或问木火同气，热盛生风，以致痉厥，理固然矣。然有湿热之证，表里极热，不痉不厥者何也？余曰：风木为火热引动者，原因木气素旺，木旺由于水亏，故得引火生风，反焚其木，以致痉厥。若水旺足以制火而生木，即无痉厥者也。肝阴先亏，内外相引，两阳相煽，因而动雄按：吴本作"劲"张。若肝肾素优，并无里热者，火热安能招引肝风也。雄按：喻氏云："遇暄热而不觉其热者，乃为平人。"盖阴不虚者，不畏暑而暑不易侵，虽侵之亦不致剧，犹之乎水田不惧旱也。阴虚者见日即畏，虽处深宫之内，而无形之暑气偏易侵之，更有不待暑侵，而自成为厥者矣。杨云：虚损之原，一语揭出。试观产妇及小儿，一经壮热，便成瘛疭者，以失血之后，与纯阳之体，阴气未充，故肝风易动也。

或问曰：亦有阴气素亏之人，病患湿热，甚至斑疹外见，入暮谵语昏迷，而不痉不厥者何也？答曰：病邪自盛于阳明之营分，故由上脘而熏胸中，则入暮谵妄。邪不在三焦气分，则金不受囚，木有所畏，未敢起而用事。至于斑属阳明，疹属太阴，亦二经营分热极，不与三焦相干，即不与风木相引也，此而痉厥，必胃中津液尽涸，耗及心营，则肝风亦起，而其人已早无生理矣。雄按：此从吴本采补，观此则粗工之治温热，妄用柴葛，竭力以耗胃汁而鼓其肝风者，真杀人不以刃也。惟稍佐于凉润方中，或不致为大害。

【提要】本条阐述湿流下焦，泌别失职证，治当以分利为主，并较深入地分析了湿热为患的特点。

【精解】文中论湿热致病的特点是对首条提纲内容的补充。"湿热之邪不自表而入，故无表里之分"即湿热病初起便见里证，甚少单纯的表证。湿多热少可蒙上流下，分阻于上、中、下三焦，湿热俱盛则下闭上壅而三焦俱困，故薛氏指出对湿热证可从三焦辨治，对临床治疗湿热性疾病具有重要的指导意义。

【原文】十二、湿热证，舌遍体白，口渴，湿滞阳明。宜用辛开，如厚朴、草果、半夏、干菖蒲等味。舌白者言其苔，若苔滑而口不渴者，即属太阴证，宜温之。雄按：苔白不渴，须询其便溺，不热者，始为宜温之的证也。又按：此与第十条证相似，吴本无此条。杨云：湿盛热微之证，初起原可暂用此等药开之，一见湿开化热，便即转手清热。若执此为常用之法则误矣。注内补出审便溺一层，尤为周到。

此湿邪极盛之候，口渴乃液不上升，非有热也。辛泄太过，即可变而为热，以其属阳明湿邪，开泄则阳气升而热透。而此时湿邪尚未蕴热，故重用辛开，使上焦得通，津液得下也。阳气升则津液化，而得上输下布也。

【提要】本条阐明湿邪极盛，尚未化热毒治宜辛开。

【精解】由于湿邪尚未化热，治宜重用辛开之剂理气化湿，使上焦通达，气机宣畅，津液得以上输下布，湿浊随之而解。条文中所用厚朴、草果、半夏、干菖蒲均为温燥之品，用之不当有助热之弊，只适用于湿邪极盛之候。

【原文】十三、湿热证，舌根白，舌尖红，湿渐化热，余湿犹滞。宜辛泄佐清热，如蔻仁、半夏、干菖蒲、大豆黄卷、连翘、绿豆衣、六一散等味。雄按：吴本无此条。

此湿热参半之证，而燥湿之中，即佐清热者，亦所以存阳明之液也。上二条凭验舌以投剂，为临证时要诀。盖舌为心之外候，浊邪上熏心肺，舌苔因而转移。叶氏《温热论》辨舌最精详，宜合观之。雄按：更宜参之《准绳》。

【提要】本条阐明中焦湿渐化热者治宜辛泄与清热并施。

【精解】本证虽舌根白腻，但舌尖红，表明湿渐化热，薛氏虽称为"湿热参半"，但仍属湿重热轻之证。治疗用蔻仁、半夏、菖蒲辛散开泄，同时用大豆黄卷、连翘清热，六一散、绿豆衣清热利湿，为湿热两解之法。

薛氏主张"凭验舌以投剂，为临证时要诀。"以上三条均为湿热在中焦而湿重于热主要以舌诊来辨别，即分别为舌遍体白、舌白及舌根腻、舌尖红，足见验舌对于湿热病的重要性。临床当四诊合参，全面分析。

【原文】十四、湿热证，初起即胸闷，不知人，瞀乱，大叫痛，湿热阻闭中上二焦。宜草果、槟榔、鲜菖蒲、芫荽、六一散，各重用。或加皂角，地浆水煎。雄按：吴本无此条。淦按：此条颇似痧证，宜用灵验痧丸为妙。六一散有甘草，须慎用。

此条乃湿热俱盛之候，而去湿药多，清热药少者，以病邪初起即闭，不得不以辛通开闭为急务，不欲以寒凉凝滞气机也。雄按：芫荽不如用薤白，或可配瓜蒌、栀、豉者则配之。

【提要】本条论述湿热秽浊阻闭上中二焦的证治。

【精解】本证俗称"发痧"，是湿热病的一种特殊类型。由于夏秋间暑湿交蒸，秽浊气盛，素体虚弱不耐暑热，或素有湿热内盛，更易感其气而发病。湿热秽浊之邪阻闭上中二焦，故致胸闷不知人事，神志昏乱而大叫痛。清阳闭阻不行则闷乱叫痛，机窍闭塞、浊邪害清则不省人事，多伴有头胀、头重、恶心、欲呕吐不得、腹胀、苔白腻垢浊等。治以草果、槟榔辛开理气，菖蒲、芫荽（或依王注易薤白）芳香辟秽，六一散清利湿热，皂角辟秽解毒。临床治此痧证多用中成药，比如玉枢丹、紫金锭、藿香正气水、十滴水、行军散等，或以刮痧、针刺等法急救。

【原文】十五、湿热证，四五日，口大渴，胸闷欲绝，干呕不止，脉细数，舌光如镜，胃液受劫，胆火上冲。宜西瓜汁、金汁、鲜生地汁、甘蔗汁，磨服郁金、木香、香附、乌药等味。雄按：吴本作西瓜白汁，谓不取瓢中汁，而以瓜肉捣汁也。并无金汁、蔗汁。

此营阴素亏，木火素旺者，木乘阳明，耗其津液，幸无饮邪，故一清阳明之热，一散少阳之邪，不用煎者，取其气全耳。舌光无苔，津枯而非浊壅，反胸闷欲绝者，肝胆气上逆也，故以诸汁滋胃液，辛香散逆气。雄按：凡治阴虚气滞者，可以仿此用药。杨云：此例精当，能如此旁通，方为善读书人。雄又按：有治饮痛一案宜参。俞惺庵云：嘉善一人，胸胀脘闷，诸治不效，一瓢用续随子煎汤，磨沉香、木香、檀香、降香、丁香，服一月，泻尽水饮而痊。汪按：续随子去油务尽，否则误人。去油法：木床用榰榨后，更宜纸隔重压，换纸多次，方能去净。

【提要】本条讨论湿热证胃阴大伤，肝胆气逆的证治。

【精解】本证属于首条提纲所论病在二经之表多兼少阳，易发干呕变证的一种，为阳明少阳同病。薛氏提出治宜一清阳明之热，一散少阳之邪。西瓜汁、金汁、鲜生地汁、甘蔗汁均为滋养胃阴之品，配合郁金、木香、香附、乌药疏理肝胆气机。诸汁滋胃液清热，滋而不腻；磨服辛香散逆的诸香，调气而不伤阴，意在"取其气"，用药恰到好处，故王孟英曰："凡治阴虚气滞者，可以仿此用药。"

【原文】十六、湿热证，雄按：吴本下有"身热口苦"四字。呕吐清水，或痰多，湿热内留，木火上逆。宜温胆汤加瓜蒌、雄按：吴本作"黄连"。碧玉散等味。

此素有痰饮，而阳明少阳同病，故一以涤饮，一以降逆，与上条呕同而治异，正当合参。碧玉散，即六一加青黛，以清肝胆之热。上条液枯以动肝胆之火，故干呕。此条痰饮郁其肝胆之火，故呕水。

【提要】本条论述湿热证痰热内阻，胆火上逆的证治，为湿热证阳明少阳同病的一种变种。

【精解】本证素有痰饮内蕴，郁遏肝胆之火上逆，胆胃不和则呕吐清水，痰热内郁则胸闷痰多。此外，当有口苦、苔垢腻、脉弦滑等证。治以温胆汤化痰涤饮、和胃降逆。

【原文】十七、湿热证，呕恶不止，昼夜不瘥，欲死者，肺胃不和，胃热移肺，肺不受邪也。宜用川连三四分、苏叶二三分，两味煎汤，呷下即止。

肺胃不和，最易致呕。盖胃热移肺，肺不受邪，还归于胃，必用川连以清湿热，苏叶以通肺胃，投之立愈者，以肺胃之气非苏叶不能通也。分数轻者，以轻剂恰治上焦之病耳。雄按：此方药止二味，分不及钱，不但治上焦宜小剂，而轻药竟可以愈重病，所谓轻可去实也。合后条观之，盖气贵流通，而邪气挠之。则周行窒滞，失其清虚灵动之机，反觉实矣。惟剂以轻清，则正气宣布，邪气潜消，而窒滞者自通，设投重药，不但已过病所，病不能去，而无病之地，反先遭其克伐。章氏谓轻剂为吴人质薄而设，殆未明治病之理也。川连不但治湿热，乃苦以降胃火之上冲。苏叶味甘辛而气芳香，通降顺气，独擅其长，然性温散，故虽与黄连并驾，尚减用分许而节制之，可谓方成知约矣。世人不知诸逆冲上，皆属于火之理，治呕辄以姜、萸、丁、桂从事者，皆粗工也。余用以治胎前恶阻，甚妙。

【提要】本条论述湿热证肺胃不和，胃逆呕恶的证治。

【精解】湿热病见呕吐，并非皆兼少阳胆经为患，亦有属肺胃不和、胃气上逆者。由于湿热蕴阻于胃，胃失通降，肺胃不和，故昼夜呕恶不止。薛氏用川连清除湿热、降胃火上冲，苏叶降逆顺气。川连苦寒恐有伤阴之弊，但药轻且与甘辛芳香之苏叶同用，以其温散节制苦寒，药仅二味，配伍得当，且分量极轻，对于病邪不重者，投之皆取得良效。

【医案举隅】

连苏饮

连苏饮具有清泄胃热、行气和胃之功效，现代研究显示本方具有抗炎、止呕等作用。临床常用于治疗胃热呕吐。

一、呕吐案

杨某，女，73岁。

［病史］晨起呕吐频频，水浆不入，眩晕卧床不起，舌略强，语言欠利，肢困无力。血压175/95mmHg，以为"中风"。邀余诊视，舌红、苔黄腻，脉沉弦数兼濡。

［诊断］此湿遏热伏，胃气上逆。

［方药］予黄连3克，紫苏叶2克，佩兰3克，2剂。开水冲焖，代茶小口频呷。

次日呕吐已瘥。继予升降散2剂，加菖蒲、佩兰，清透里热而愈。

李士懋，冯瑞雪，王四平，等. 连苏饮应用与析义［J］. 中医杂志，1996（5）：313.

按语： 本案患者频频呕吐，苔黄腻，证属湿遏热伏、胃气上逆，故予黄连苦寒清降、清热燥湿，紫苏叶行气和胃，佩兰芳化湿邪，后予清透里热而病愈。

二、胃肠型感冒案

患者，男，50岁。

［病史］2天前出现恶寒发热，全身酸痛，呕吐，纳差乏力，经退热等对症治疗好转，发热渐退，仍泛恶，食入即吐。刻诊：恶心呕吐酸苦，纳差乏

力，大便未解，舌质淡红，苔薄腻微黄，脉细数。

［诊断］外感余热入胃，胃中郁热。

［方药］连苏饮。黄连、紫苏叶各3克，3剂，1剂/天，开水冲泡代茶饮，小口频服。

服用2天呕止，渐能进食。

周慎. 王跃"连苏饮"异病同治内科杂病［J］. 实用中医内科杂志，2016，30（9）：6-7，17.

按语：胃热在中焦，肺位于上焦，胃中郁热由中焦转透上焦，假肺得以宣散。紫苏芳香气烈，外开皮毛，泄肺气而通腠理，助热达表以散，正合此方义。开水冲泡之法，符合三焦治则"治上焦如羽，非轻不举"之意。

【原文】十八、湿热证，咳嗽，昼夜不安，甚至喘不得眠者，暑邪入于肺络。宜葶苈、枇杷叶、六一散等味。雄按：吴本咳嗽下有"喘逆、面赤、气粗"六字，而无"甚至"句。

人但知暑伤肺气则肺虚，而不知暑滞肺络则肺实，葶苈引滑石，直泻肺邪，则病自除。吴子音曰：业师张友樵治一酒客，夏月痰咳气喘，夜不得卧，服凉药及开气药不效，有议用人参、麦冬等药者。师诊其脉，右寸数实，此肺实非肺虚也，投以人参则立毙矣。遂与此方煎服立愈。明年复感客邪，壅遏肺气，喘咳复作，医有以葶苈进者，服之不效，反烦闷汗泄，师脉其右寸浮数，口渴恶热，冷汗自出，喘急烦闷，曰热邪内壅，肺气郁极，是以逼汗外出，非气虚自汗也。服葶苈而反烦闷者，肺热极盛，与苦寒相格拒也。夫肺苦气上逆，本宜苦以泄之，而肺欲散，又当兼食辛以散之，与麻杏甘膏汤一剂，肺气得通而喘止汗敛，诸证悉平矣。杨云：余曾治一酒客，大喘，用《金鉴》苏葶丸而愈，亦与此同。此盖湿热上壅之证也，至案内所云，服此益甚，则外感束其肺热，用此降之，则外感反内陷而病益甚，麻杏甘石正祛外感而清内热之方，故速愈。张君用药则是，而立论高而不切，非垂教后学之法也。

【提要】本条讨论暑湿郁滞肺络而致实证咳喘的证治。

【精解】本证咳喘因暑湿之邪郁滞肺络，肺气不得肃降，气逆而上所致。因暑邪易伤津气，一般多认为属肺虚者多，然薛氏特别指出暑滞肺络则属肺实。治疗用葶苈子泻肺气，枇杷叶降肺气，配合六一散导暑湿下行，肺经暑湿得去，则病自除。

【原文】十九、湿热证，十余日，大势已退，惟口渴汗出，骨节雄按：吴本有"隐"字。痛。雄按：吴本下有"不舒，小便赤涩不利"八字。余邪留滞经络。元米即粳米。汤泡於术，隔一宿，去术煎饮。

病后湿邪未尽，阴液先伤，故口渴身痛，此时救液则助湿，治湿则劫阴，宗仲景麻沸汤之法，取气不取味，走阳不走阴，佐以元米汤养阴逐湿，两擅其长。杨云：煎法精妙，注亦明析。汪按：此身痛一证，乃湿滞之的验。则口渴未必非湿淫于内，而引饮也。然津液亦必须顾虑。以术治湿不用煎而用泡。既巧妙亦周致。雄按：用沙参、麦冬、石斛、枇杷叶等味，冬瓜汤煎服亦可。汪按：用冬瓜灵妙，宜加丝瓜络。

【提要】本条讨论湿热证后期余湿留滞经络，阴液已伤的证治。

【精解】湿热病在病势消退后，因阴液已伤出现口渴、汗出，且尚有余湿留滞而见骨节痛。此时治疗颇为棘手，因滋阴养液之品多滋腻，不利于祛湿反助湿，而祛湿之药又多渗利燥湿，易劫阴加重阴伤，薛氏仿用仲景泻心汤以麻沸汤浸泡之法，取气不取味，既取香气入经络祛湿之功，又避免燥性伤阴之弊。元米性味甘凉，有益气养液之功，於术燥湿健脾，薛氏为了养阴逐湿，两擅其长，用元米汤（即糯米泔水）浸泡於术，隔夜，去於术煎饮。

【原文】二十、湿热证，数日后，汗出热不除，或痉，忽头痛不止者，营液大亏，厥阴风火上升。宜羚羊角、蔓荆子、钩藤、元参、生地、女贞子等味。雄按：吴本无女贞，有白芍。杨云：白芍不如女贞。

湿热伤营，肝风上逆，血不荣筋而痉，上升巅顶则头痛，热气已退，木气独张，故痉而不厥。投剂以息风为标，养阴为本。雄按：蔓荆不若以菊花、桑叶易之。杨云：蔓荆最无谓，所易甚佳。汪按：枸杞子亦可用，不嫌其腻。

【提要】本条讨论湿热化燥，营阴亏耗，肝风上逆的证治。

【精解】薛氏提出的治疗大法为"以息风为标，养阴为本"。王孟英、杨照藜均认为蔓荆子当以桑叶、菊花易之，可能是考虑蔓荆子疏散风热对风火上升者不宜，但据王好古、《珍珠囊》所载，蔓荆子有凉诸经血、止头痛、搜肝风之效，薛氏可能本于此说。汪氏主张可用枸杞子，但因本证邪热尚在，枸杞味甘性温而较腻滞，用之有助热恋邪之弊。

【原文】二十一、湿热证，胸痞发热，肌肉微疼，始终无汗者，腠理暑邪内闭。雄按：吴本无此四字，作"气机拂郁，湿热不能达外"。杨云：吴本胜于原本。宜六一散一两、薄荷叶三四分，雄按：吴本作"三、四十片"。泡汤调下，即汗解。

湿病发汗，昔贤有禁，此不微汗之，病必不除。盖既有不可汗之大戒，复有得汗始解之治法。临证者当知所变通矣。吴云：此湿热蕴遏，气郁不宣，故宜辛凉解散。汗出灌浴之辈，最多此患。若加头痛恶寒，便宜香薷温散矣。章云：湿病固非一概禁汗者，故仲景有麻黄加术汤等法。但寒湿在表，法当汗解；湿热在里，必当清利。今以暑湿闭于腠理，故以滑石利毛窍。若闭于经者，又当通其经络可知矣。汪按：本兼薄荷较多，则非微汗矣。

【提要】本条论述湿热病邪郁于肌表不得外泄的证治。

【精解】薛氏所选方药独具匠心，六一散除清利湿热外，还妙在取滑石利毛窍之功，与薄荷叶清轻辛凉透表相配合，使蕴遏肌表之邪得微汗而解。

【医案举隅】

鸡苏散

六一散加薄荷，又称鸡苏散，具有辛凉透表、清利湿热之功效。现代临床常用于治疗暑湿热邪郁于肌表不得外泄者。

一、小儿夏季热案

郭某，男，20个月。

［病史］1970年5月14日发热，伴口渴、多尿，屡经中西医治疗无效。平素皮肤发紧，虽伏暑也不出汗。近5天来又发热，无汗，不流鼻涕，口渴，喜多饮，尿多，服中西药均不显效，发热最高体温达39.5℃，近2日体温均为39℃。尿常规：（−）。血常规：白细胞总数 12.7×10^9/L，中性粒细胞0.3，淋巴细胞0.63，单核细胞0.07。患儿于1970年6月1日内科门诊以印象夏季热而转来我科诊治。诊查：发育营养中等，精神可，呼吸平，咽微红，舌尖赤，无舌苔，心肺（−），腹软，肝脾未触及，脉浮滑而数。

［治法］治宜清暑解表。

［处方］鸡苏散六钱，分2包，每日1包，水冲频服。

复诊（1970年6月3日）：昨天早上热退，直至今天未发热，饮水及小便均减少，大便干燥。

何世英. 小儿夏季热病例介绍及中医治疗探讨［J］. 天津医药，1974（6）：247-249.

按语：六一散加薄荷即为鸡苏散，功效为辛凉解表、清暑利湿，对夏季感受暑湿热，兼有表寒者具有较好疗效。本案患儿发热不退，时值暑季，病机为感受暑湿热邪，故治以六一散加薄荷清利暑湿热邪而获效。

二、高热案

杨某，10岁。1993年6月3日就诊。

［病史］发热5天，高热，体温39℃，体重乏力，食欲欠佳，恶心，大便溏黏，日2次。苔腻，脉濡数。

［诊断］湿温为病，湿热内蕴，阳气被遏，气机不利。

［治法］拟芳化疏利。

［方药］藿香、佩兰各 10 克，陈香薷 3 克，川朴 3 克，金银花 10 克，山栀 10 克，蔻仁 3 克（后下），陈皮 6 克，焦米仁 30 克，鸡苏散 30 克。

服药 3 剂后热退。

符虹. 金绍文治疗小儿发热的经验［J］. 江苏中医，2000，21（3）：5-6.

按：本案为湿温病，病机为湿热之邪外袭，郁闭阳气，阻遏气机，湿热互蕴胶结难解，故发热久而不退。治当芳香疏化，以藿佩兰、陈香薷芳香解表，使湿从表解；川朴燥湿理气，湿从中化；鸡苏散淡渗利湿，湿从小便而解。

【原文】二十二、湿热证，按法治之，数日后，或吐下一时并至者，中气亏损，升降悖逆。宜：生谷芽、莲心、雄按：当是莲子。扁豆、米仁、半夏、甘草、茯苓等味，甚者用理中法。雄按：吴本无此条。若可用理中法者，必是过服寒凉所致。

升降悖逆，法当和中，犹之霍乱之用六和汤也。若太阴惫甚，中气不支，非理中不可。忽然吐下，更当细审脉证，有无重感别邪，或伤饮食。雄按：亦有因忿怒而致者，须和肝胃。

【提要】本条讨论湿热病后期中气亏损，升降逆乱的证治。

【精解】湿热病经按法治疗而见吐泻并至者，为中气亏损、脾失升运、胃失和降而致。对此证治疗，自注中提出的两个治则，一是"法当和中"。选用生谷芽、扁豆、薏苡仁、茯苓、甘草以健脾和中化湿，佐莲心清心祛热，半夏降逆和胃；二是"中气不支，非理中不可"。对中气虚寒者，则用理中汤温中散寒。但湿热病后见吐泻并作的原因很多，如章注所云："见吐下证当细审脉证，不可一律以中虚论之"。

【原文】二十三、湿热证，十余日后，左关弦数，腹时痛，时圊血，肛门热痛，血液内燥，热邪传入厥阴之证。宜仿白头翁法。

热入厥阴而下利，即不圊血，亦当宗仲景治热利法。若竟逼入营阴，安得不用白头翁汤凉血而散邪乎？设热入阳明而下利，即不圊血，又宜师仲景下利谵语，用小承气汤之法矣。雄按：章氏谓小承气汤乃治厥阴热利，若热入阳明而下利，当用黄芩汤，此不知《伤寒论》有简误之文也。本文云："下利谵语者，有燥矢也，宜小承气汤。"既有燥矢，则为太阴转入阳明之证，与厥阴无涉矣。湿热入阳明而下利，原宜宗黄芩汤为法，其有燥矢而谵语者，未尝无其候也，则小承气亦可援例引用焉。

【提要】本条讨论湿热化燥，损伤肠络，燔灼厥阴肝经而致下利便血的证治。

【精解】本证治疗仿用《伤寒论》中治厥阴热利的白头翁汤。薛氏仿此法是针对湿热多挟肝经邪热的特点而选，对临证治疗湿热便血证有所启发。

【医案举隅】

白头翁汤

白头翁汤为清热剂，具有清热解毒、凉血止痢的功效。主治热毒痢疾、腹痛、里急后重、肛门灼热、下痢脓血、赤多白少、渴欲饮水、舌红苔黄、脉弦数。临床常用于治疗阿米巴痢疾、细菌性痢疾等病毒偏盛者。

一、人芽囊原虫病案

夏某，男，28 岁。2002 年 6 月 26 日入院。

［病史］因 4 个月前到日本料理店吃海鲜于次日排水样便，每日 4~5 次，自服止泻药后效果不明显。5 月底开始排果酱样便，于 6 月 10 日进行粪便寄生虫检查结果显示：人芽囊原虫阳性（＞5 个 / 视野）。确诊为人芽囊原虫病。诊见全身乏力，腹痛即泻，泻后稍安，排果酱样便，每日 3~5 次，纳减，体重锐减。舌质淡、苔薄，脉沉细。

［方药］以白头翁汤加减口服并灌肠治疗。口服药物：白头翁 30 克，黄连 6 克，黄柏 9 克，秦皮、苍术、白术各 12 克，半夏、陈皮、木香各 10 克，炮姜 4.5 克。每日 1 剂。灌肠药物：白头翁、苦楝根皮各 30 克，黄连 9 克，秦皮、使君子、雷丸各 15 克。每日下午灌肠 1 次。

治疗 1 周后，患者腹痛、腹泻症状减轻，每日腹泻 2~3 次，果酱样便略减少，于口服方中去苍术，加马齿苋 30 克、白芍 18 克；灌肠方中去秦皮，加辣蓼 30 克。至第 3 周，患者每日排便 2 次且大便成形，基本无果酱样便及腹痛症状，痊愈出院。

韩捷. 白头翁汤加减治疗人芽囊原虫病［J］. 浙江中医杂志，2005（11）：35.

按语：人芽囊原虫病是由人芽囊原虫所致的一种以排果酱样便的腹泻为主的疾病，其症状与痢疾相似，临床很少遇见。运用白头翁汤加减口服并灌肠治疗可取得良好疗效。

二、湿热毒痢疾案

张某，男，31 岁，1992 年 7 月 10 日初诊。

［病史］患者发热恶寒，周身酸楚，腹痛下痢 1 天。依协热下痢辨治，投葛根芩连汤 1 剂以冀表里双解，但药后未效。次日腹痛加剧，痢下脓血日行 30 余次，里急后重，面赤多汗，渴喜冷饮，不思饮食，头痛心烦，神志昏蒙，舌红、苔黄腻，脉濡数。

　　［治法］当以清热燥湿、调理气血治之。

　　［方药］投白头翁汤加枳实、大黄。白头翁、黄柏、黄连、秦皮各10克，枳实15克，生大黄20克。3剂。日1剂，水煎，早晚饭前各一服。

　　二诊：服上方后腹痛、里急后重减，脓血亦少。遂去黄柏加木香5克、赤白芍各12克。5剂后热退、便脓、后重大减，身体渐复。守清热解毒、益阴化湿法调治1周而愈。

　　朱士伏. 经方治疗急性泻痢验案4则［J］. 国医论坛，1994（5）：15.

　　按语：此案患者湿热蕴结大肠，故见腹痛下利脓血；湿毒上攻，故见头痛心烦。治以白头翁汤清热凉血、解毒化浊，便脓自愈，后重自除。

　　三、崩漏案

　　贾某，31岁。教师。初诊日期：1996年10月12日。

　　［病史］患者素来精神抑郁，近1年来月经先后无定期，或经来量多如崩，夹有血块，或经行淋漓不尽。诊时经行10天，经量时多时少，经色黯红，夹有血块，心烦易怒，口干欲饮，纳差，大便偏干。舌质红、苔黄，脉弦数。

　　［诊断］辨证属肝郁血热，冲任不固。

　　［治法］治拟清热凉血，养血柔肝。

　　［方药］方用白头翁汤加味。白头翁、秦皮、黄柏、白芍、阿胶珠各9克，大蓟、小蓟、血余炭各12克，黄连3克。

　　服药3剂后经净，7剂后诸症好转，再服7剂诸症消失。此后拟加味逍遥丸以善其后。随访半年，月经一直正常。

　　赵素蕊. 白头翁汤治崩漏［J］. 浙江中医杂志，2000（1）：35.

　　按语：白头翁汤可治肝经湿热、血热引起的妇科诸症，疗效显著。用其加味治疗崩漏，亦获良效。

　　【原文】二十四、湿热证，十余日后，尺脉数，下利或咽痛，口渴心烦，下泉不足，热邪直犯少阴之证。宜仿猪肤汤凉润法。

　　同一下利，有厥少之分，则药有寒凉之异。谓厥阴宜寒，少阴宜凉也。然少阴有便脓之候，不可不细审也。

　　【提要】本条讨论湿热化燥、热犯少阴而致下利或咽痛的证治。

　　【精解】湿热化燥，邪热劫灼肾阴，阴津外泄而见下利，水亏而火浮故见咽痛。治宜仿仲景猪肤汤。自注中提出下利有厥阴和少阴的不同，治亦有寒凉之异。厥阴为风木而有相火，多为热利便脓血，以湿热为主；少阴多属虚证。而本证则属虚热，以阴虚为主。

【原文】二十五、湿热证，身冷脉细，汗泄胸痞，口渴舌白，湿中少阴之阳。宜人参、白术、附子、茯苓、益智等味。雄按：吴本无此条。杨云：此等证固有之，然本论湿热，却夹入寒湿，又不提明药误，岂不自乱其例。

此条湿邪伤阳，理合扶阳逐湿，口渴为少阴证，乌得妄用寒凉耶？津液出于舌下少阴经之廉泉穴，故凡少阴受邪，津液不升则渴也，然胸痞舌白，当加厚朴，半夏或干姜，恐参、术太壅气也。渴者湿遏阳气，不化津液上升，非热也。雄按：此湿热病之类证，乃寒湿也，故伤人之阳气。或湿热证治不如法，但与清热，失于化湿，亦有此变，但口渴而兼身冷，脉细汗泄，舌白诸证者，固属阴证宜温，还须察其二便，如溲赤且短，便热极臭者，仍是湿热蕴伏之阳证，虽露虚寒之假象，不可轻投温补也。章氏所云，湿遏阳气不化津液之渴，又为太阴证而非少阴证矣。

【提要】本条论述寒湿的临床表现和治法。

【精解】薛氏以下数条论治寒湿，是为了与湿热病相鉴别。本证乃湿邪累及肾阳之证。治疗大法是扶阳逐湿，用人参、附子、益智温补脾肾之阳，白术、茯苓健脾渗湿。吴氏提出湿热病有露虚寒假象者，仍当从湿热，以化湿清热法治之，颇有临床参考价值。

【原文】二十六、暑月病，初起但恶寒，面黄，口不渴，神倦，四肢懒，脉沉弱，腹痛下利，湿困太阴之阳。宜仿缩脾饮，甚则大顺散、来复丹等法。雄按：吴本无此条。

暑月为阳气外泄，阴气内耗之时。故热邪伤阴，阳明消烁，宜清宜凉。雄按：此治暑之正法眼藏。太阴告困，湿浊弥漫，宜温宜散。雄按：凡寒湿为病，虽在暑月，忌用凉药，宜舍时从证也。昔贤虽知分别论治，惜不能界画清厘，而创阴暑等名，贻误后学不少。徐洄溪云：天有阴暑，人间有阴热矣。一语破的。汪按：如夏日有阴暑，冬日当有阳寒乎？倘冬日感病，而医者云此为阳寒，治宜凉药，未有不嗤其妄者。而阴暑之名，乃相沿数百年，积非胜是，不可解也。古法最详，医者鉴诸。仲景谓自利不渴者，属太阴，以其脏有寒故也。今湿重恶寒不发热，即为太阴证之寒湿也。如或肢冷脉细，必须姜附理中法。

【提要】本条讨论寒湿困遏脾阳的证治。

【精解】湿邪内盛、脾阳困伤之寒湿证的辨证要点在于恶寒不热，脉沉弱和下利不渴。本证的治疗"宜温宜散"，轻者用缩脾饮温脾化湿，方以砂仁、草果理脾逐湿，扁豆、甘草培土和中，葛根升胃气，乌梅缓解砂仁、草果之燥烈，适于湿重于寒而脾气虚者；病情重者用大顺散，方以干姜、肉桂温中散寒，杏仁、甘草利气调脾，适于寒重于湿而阳气虚者，或用来复丹温热助阳，苦温香燥，以去湿化浊，使阴寒湿浊得开而阳气来复。

【医案举隅】

缩脾饮

缩脾饮具有清暑气、温脾胃之功效，治疗脾胃为暑湿所伤之证，症见呕吐泄泻、烦躁口渴等。现代临床常用于治疗呕吐、泄泻等属湿热的病症。

一、肠易激综合征案

王某，女，37岁，2013年8月12日初诊。

［病史］自诉间断性发作腹泻、腹痛、肠鸣2年余。夏天或饮食不慎易诱发。2个月前因饮食不慎致右下腹部隐痛不适，伴肠鸣，每天大便3~4次，不成形，大便黏厕不易冲，有里急后重感，伴纳食差、食不知味，时觉口黏，食后胃中痞满、消瘦、畏寒肢冷、乏力神疲。到当地西医院就诊，肠镜检查：无异常；大便培养：阴性；大便常规：阴性。西医诊断为肠易激综合征，给予蒙脱石散、益生菌、肠炎宁等药物治疗，1个月未见好转，故来门诊就治。

刻诊：舌质淡红，苔白厚，脉细带弦。

［诊断］中医诊断：泄泻，辨证为脾虚湿盛，属本虚标实之证。

［治法］以健脾益气、温中化湿为法。

［方药］方以加味缩脾饮治疗。砂仁8克（后下），白术、车前子各15克，草果8克（后下），煨葛根20克，炒扁豆30克，炙甘草5克，乌梅肉6克，苍术15克，藿香10克（后下），半夏15克。服7剂，每剂煎2次，药液混匀，约400ml，早晚餐后30分钟温服，嘱患者饮食忌生冷肥腻之品。

二诊（8月19日）：患者大喜，诉服药3剂后腹痛减轻，服药5剂后腹泻减少，大便每日二三行，厚腻之舌苔已退三分，效不更方，续用上方去藿香、苍术加党参15克，炒麦芽30克，再服7剂。

三诊（8月27日）：腹痛已止，腹泻明显好转，每日一行，质软散未成条状，大便已不黏厕，偶有肠鸣不适，舌苔已薄白，脉细弦，上方加山药15克。

四诊（9月3日）：症状已经完全消失，大便成形，疲倦感消失，苔薄，脉细弦。效不更方，守上方再进7剂，嘱患者饮食忌生冷辛辣肥腻之品，后随访半年，未再复发。

袁瑞兴. 缩脾法在腹泻型肠易激综合征中临床应用体会［J］. 实用中西医结合临床，2015，15（6）：64，94.

按语：本案患者为肠易激综合征，病机为脾虚湿困。治疗以缩脾饮加减化裁，临床疗效确切，经治获效。

二、腹痛腹泻案

魏某，女，38岁。2020年8月10日就诊。

［病史］主诉：腹痛腹泻1周。1周前饮食不调出现腹胀腹痛，大便质稀而溏，日二三次不等，矢气频，小便尿量偏少，泡沫量多。刻下：自觉口干，饮温水即解渴，双手不自觉抖动，腰部伴右下肢酸痛，行走后加重。纳可，寐安，舌红、苔黄厚腻，脉细滑。既往IgA肾病史。观其面色萎黄，眼睑淡白。辅助检查：肾功能：尿素氮6.43μmol/L，肌酐91.8μmol/L，尿酸339.5μmol/L，肾小球滤过率（GFR）68.2ml/分，胱抑素C 1.72mg/L。

［诊断］中医诊断：泄泻，辨为暑湿内蕴、中土不足证。

［方药］方用缩脾饮加减。怀山药30克，荷叶6克，乌梅6克，明党参15克，煨葛根15克，草果6克，白扁豆15克，甘草3克，砂仁6克。7剂，水煎服，日1剂，早晚分服。并嘱患者饮食禁忌，注意调养。

二诊： 患者大便仍质软不成形，但未夹杂不消化食物，并无腹胀腹痛等不适。守上方继服14剂。随访至今，后以参苓白术散加减获痊愈。

杨运劼，周少峰，阮诗玮. 阮诗玮医话3则［J］. 光明中医，2022，7（8）：1461-1464.

按语： 该案患者脾虚气血生化乏源，适逢暑月发病，饮食不节，肠胃乃伤，内外相召，湿浊困遏中焦，故见腹胀腹痛，大便稀溏，完谷不化。治疗以缩脾饮加减，改生葛根为煨葛根，加强升阳生津止泻；怀山药、明党参滋补脾阴，化湿运脾；甘草调和诸药；乌梅酸收，配甘草酸甘化阴；荷叶清灵透达，外祛风邪，以防诸药呆滞。药后患者大便未夹杂不消化食物，此乃脾旺健运之征象，故守上方以巩固疗效。后用参苓白术散健脾渗湿以调理善后。

【原文】二十七、湿热证，按法治之，诸证皆退，惟目瞑则惊悸、梦惕，余邪内留，胆气未舒。宜酒浸郁李仁、姜汁炒枣仁、猪胆皮等味。雄按：吴本无此条。

滑可去著，郁李仁性最滑脱，古人治惊后肝系滞而不下，始终目不瞑者，用之以下肝系而去滞，此证借用，良由湿热之邪，留于胆中，胆为清虚之府，藏而不泻，是以病去，而内留之邪不去，寐则阳气行于阴，胆热内扰，肝魂不安。用郁李仁以泄邪，而以酒行之，酒气独归胆也。枣仁之酸，入肝安神，而以姜汁制，安神而又兼散邪也。肝性喜凉散，枣仁、姜汁太温，似宜酌加凉品。雄按：此释甚是。如黄连、山栀、竹茹、桑叶，皆可佐也。

【提要】本条讨论湿热病后余邪内留肝胆而致惊惕的证治。

【精解】湿热余邪留滞胆中，胆热内扰，肝魂不安，上扰于心，出现闭目则惊悸，入睡则多梦惊恐的症状。治疗用酒浸郁李仁性滑能泄邪下行，借酒气引药入胆，枣仁安神养心，以姜汁炒兼取能散邪的作用。再用猪胆皮清泄肝胆余热，并防姜、枣过温。

【原文】二十八、湿热证，曾开泄下夺，恶候皆平，独神思不清，倦语不思食，溺数，唇齿干，胃气不输，肺气不布，元神大亏。宜人参、麦冬、石斛、木瓜、生甘草、生谷芽、鲜莲子等味。雄按：吴本无此条。汪按：百合似亦可用。

开泄下夺，恶候皆平，正亦大伤，故见证多气虚之象，理合清补元气。若用腻滞阴药，去生便远。雄按：此肺胃气液两虚之证，故宜清补，不但阴腻不可用，且与脾虚之宜于守补温运者亦异。杨云：分别极清。

【提要】本条讨论湿热病后肺胃气阴两虚的证治。

【精解】肺胃气阴两虚，治宜清补元气，以人参益气生津，麦冬、石斛、木瓜、甘草酸甘化阴，并滋养肺胃阴液，生谷芽、鲜莲子和中醒胃。此方被后世称为薛氏参麦汤，临床不仅可用于热病愈后，对内科杂病的瘥后调养也有良效。

【原文】二十九、湿热证，四五日，忽大汗出，手足冷，脉细如丝或绝，口渴，茎痛，而起坐自如，神清语亮，乃汗出过多，卫外之阳暂亡，湿热之邪仍结，一时表里不通，脉故伏，非真阳外脱也。宜五苓散去术，加滑石、酒炒川连、生地、芪皮等味。雄按：吴本无川连、生地。

此条脉证，全似亡阳之候，独于举动神气，得其真情。噫！此医之所以贵识见也。以口渴、茎痛，知其邪结。以神清语亮，知非脱证。雄按：此条原注，全似评赞，章氏以为自注，究可疑也。至卫阳暂亡，必由误表所致，湿热仍结，阴液已伤，故以四苓加滑石导湿下行；川连、生地清火救阴；芪皮固其卫气，用法颇极周密。杨云：发明方意精当。汪按：此注当亦后人所附评语，且此证世所罕见，况亡阳脱证，起坐自如，神清语亮者，亦不少。据以辨证，似不甚明确。惟口渴、茎痛为亡阳所无耳。

【提要】本条为湿热病卫阳暂亡而湿热结于下焦的证候。

【精解】湿热证刚四五日，忽见大汗出，手足冷，脉细欲绝，似为真阳外脱之证，但仍起坐自如，神清语亮，全无亡阳虚脱当见的神气虚惫、倦卧欲寐、语声低微等现象，即可判断是由于一时汗出过多，卫阳随汗泄越而暂亡，在里之阳气一时未能达于肌表所致。阴茎内疼痛正是湿热蕴结下焦的征象。治疗用四苓加滑石导湿热下行，芪皮固卫气以止汗，川连、生地黄清火救阴，用酒炒黄连取其性兼流通，防其守而不走。

【原文】三十、湿热证，发痉神昏，独足冷阴缩，下体外受客寒，仍宜从湿热治。只用辛温之品，煎汤熏洗。杨云：仍从湿热治是矣。辛温熏洗，不愈益其湿乎，不惟治下而遗上也。汪按：熏洗似无大碍，但未必有益。

阴缩为厥阴之外候，合之足冷，全似虚寒，乃谛观本证，无一属虚，始知寒客下体，一时营气不达，不但证非虚寒，并非上热下寒之可拟也。仍从湿热治之，又何疑耶？发痉神昏，邪犯肝心。若邪重内闭，厥阴将绝，必囊缩足冷而舌亦卷，是邪深垂死之证。本非虚寒，今云由外受客寒，临证更当详细察问为要。雄按：此条本文颇有语病，恐非生白手笔。

【提要】本条讨论湿热化燥，热陷厥阴，阳气郁闭的证治。

【精解】湿热化燥化火，邪热内陷手足厥阴，内闭心包，引动肝风而致痉厥。其足冷、阴缩，类似阳虚阴寒内盛之象。但据自注及章注分析，足冷、阴缩有虚寒之分。本条足冷、阴缩属邪热内陷，阳气郁阻不能达于肢末而足冷，肝脉络于阴器，厥阴肝经热极则筋脉挛急而阴囊内缩。本证治疗在"仍从湿热治之"的原则下，可予清心开窍、凉肝息风等法。薛氏提出的辛温煎汤熏洗仅为针对足冷阴缩采用的治标之法。

【原文】三十一、湿热证，初起壮热，口渴，脘闷懊憹，眼欲闭，时谵语，浊邪蒙闭上焦，宜涌泄。用枳壳、桔梗、淡豆豉、生山栀。无汗者加葛根。

此与第九条宜参看，彼属余邪，法当轻散。余邪不净者，自无壮热谵语等症，必与初起邪势重者，形状不同。此则浊邪蒙闭上焦，故懊憹脘闷。眼欲闭者，肺气不舒也；时谵语者，邪郁心包也。若投轻剂，病必不除。经曰：高者越之。用栀豉汤涌泄之剂，引胃脘之阳，而开心胸之表，邪从吐散。若舌苔薄而清者，邪未胶结，可吐散；如舌苔厚而有根，浊邪瘀结，须重用辛开苦降。如吐之，邪结不得出，反使气逆而变他证矣。雄按：此释甚是。病在上焦，浊邪未结，故可越之。若已结在中焦，岂可引吐，不但湿热证吐法宜慎也，即痰饮证之宜于取吐者，亦有辨别要诀。赵恕轩《串雅》云：宜吐之证，必须看痰色，吐在壁上，须其痰干之后，有光亮如蜗牛之涎者，无论痰在何经，皆可吐也。若痰干之后，无光亮之色者，切忌用吐。彼验痰渍，此验舌苔，用吐者识之。又按：何报之云：子和治病，不论何证，皆以汗吐下三法取效，此有至理存焉。盖万病非热则寒，寒者气不运而滞，热者气亦壅而不运，气不运则热郁痰生，血停食积，种种阻塞于中矣。人身气血，贵通而不贵塞，非三法何由通乎？又去邪即所以补正，邪去则正自复，但以平淡之饮食调之，不数日而精神勃发矣。故妇人不孕者，此法行后即孕，阴阳和畅也，男子阳道骤兴，非其明验乎？后人不明其理而不敢用，但以温补为稳，杀人如麻，可叹也！汪按：何说乃据倒仓法[1]言之。

【注释】

[1] 倒仓法：始见于朱丹溪《格致余论·倒仓论》。此法治疗范围极广，丹溪云可"治瘫、痨、蛊、癞诸证"。制法如下：黄牡牛肉（公黄牛肉，肥嫩者二、三十斤），以长流水煮糜烂（其间不可加凉水），使其融入汤中为液，用布滤出渣滓，再放入锅中用文火熬成琥珀色即可。服用方法：隔宿不吃晚饭……五更于密室不通风处，温服一盏，伺膈间药行，又续服之七八盏，病人不欲服，强再与之，必身体皮毛皆病，方见吐下。初起三盏慢饮最紧要。

【提要】本条讨论湿热浊邪蒙闭上焦气分之证治。

【精解】眼欲闭，时谵语，属轻度的神志症状，与热入心包之昏愦谵语、舌质必红绛固然不同，与同属气分的湿热酿痰蒙蔽心包之神志昏蒙、时清时昧亦有轻重之别。

【原文】三十二、湿热证，经水适来，壮热口渴，谵语神昏，胸腹痛，或舌无苔，脉滑数，邪陷营分。宜大剂犀角、紫草、茜根、贯众、连翘、鲜菖蒲、银花露等味。雄按：世人但知小柴胡汤一法，而不分伤寒温暑之病何也？淦按：茜根不若以丹皮、赤芍易之。

热入血室不独妇女，男子亦有之。不第凉血，并须解毒，然必重剂，乃可奏功。仲景谓"阳明病，下血谵语者，此为热入血室"，即指男子而言，故无经水适来之语。

【提要】本条讨论湿热化燥化火，热入血室的证治。

【精解】一般认为热入血室的发生与月经来潮有关，故以女子为多见。本证始见于《伤寒论》，至《金匮要略》将此证全收列于妇人杂病篇。历代温病学家如吴又可、叶天士、吴鞠通、王孟英、何廉臣等分别论述了热入血室的多种类型，其病机、治法不一。薛生白提出热入血室男子亦有之，可供参考。

【原文】三十三、热证，上下失血，或汗血，毒邪深入营分，走窜欲泄。宜大剂犀角、生地、赤芍、丹皮、连翘、紫草、茜根、银花等味。雄按：以上四条，吴本无之。丹皮虽凉血，而气香走泄，能发汗，惟血热而瘀者宜之，又善动呕，胃弱者勿用。

热逼而上下失血、汗血，势极危而犹不即坏者，以毒从血出，生机在是。大进凉血解毒之剂，以救阴而泄邪，邪解而血自止矣。血止后须进参芪善后乃得。汪按：善后宜兼养血。汗血，即张氏所谓肌衄也。《内经》谓：热淫于内，治以咸寒。方中当增入咸寒之味。此说未知何人所注，亦甚有理也。汪按：可加牡蛎，并有止汗之功，不嫌其涩。此注乃后人所附评语，未羼入原注者，他条俱与原注并合，不可分析矣。雄按：此条本文但云"热证"，是感受暑热而不挟湿邪者也。暑热之气，极易伤营，故有是证。章氏乃云：此篇所谓湿热，即是暑也。然则此条不曰湿热，而曰热者，又是何病耶？夫寒暑二气，《易经》即以往来对待言之矣，后之妄逞臆说者，真是冷热未知。辛甫云：辨得是。

【提要】本条讨论湿热化燥深入营血，热盛动血的证治。

【精解】湿热化燥，热毒内陷，损伤血络，迫血外溢。阳络伤则血从上溢而为衄血、吐血；阴络伤则血从下溢而为溲血、便血；血从肌肤外溢则为汗血，又名肌衄。以上均属血热迫血妄行所致，病情危重而不至于即死，是因为热毒随血外出尚有生机。治疗应急以大剂凉血解毒。薛氏用犀角地黄汤凉血化瘀，再加银花、连翘、紫草清热解毒，茜草活血行瘀，可供参考。

【原文】三十四、湿热证，七八日，口不渴，声不出，与饮食亦不却，雄按：吴本有"二便自通"句。默默不语，神识昏迷，进辛香凉泄、芳香逐秽，俱不效，此邪入雄按：吴本下有"手"字。厥阴，主客浑受。宜仿吴又可三甲散，醉地鳖虫、醋炒鳖甲、土炒穿山甲、生僵蚕、雄按：吴本无此味。柴胡、桃仁泥等味。

暑湿先伤阳分，然病久不解，必及于阴，阴阳两困，气钝血滞而暑湿不得外泄，雄按：据章氏以此为薛氏自注，然叠以暑湿二气并言，以解湿热病证，若谓暑中原有湿，则暑下之湿，又为何物乎？一笑。余恐后学迷惑，故不觉其饶舌也。遂深入厥阴，络脉凝瘀，使一阳少阳生气也。不能萌动，生气有降无升，心主阻遏，灵气不通，所以神不清而昏迷默默也。破滞通瘀，斯络脉通而邪得解矣。

海昌许益斋云：此条即伤寒门百合病之类。赵以德、张路玉、陶厚堂以为心病，徐忠可以为肺病，本论又出厥阴治法，良以百脉一宗，悉致其病，元气不布，邪气淹留。乃祖仲景法，用异类灵动之物，鳖甲入厥阴，用柴胡引之，俾阴中之邪，尽达于表。蜃虫入血，用桃仁引之，俾血分之邪，尽泄于下；山甲入络，用僵蚕引之，俾络中之邪，亦从风化而散。缘病久气钝血滞，非拘拘于恒法所能愈也。汪按：此有神昏一证，可知其非百合病矣，故与百合病异，治百合病究宜治肺为是。

【提要】本条讨论湿热病深入厥阴，致络脉凝瘀、气血呆滞、灵机不运的证治。

【精解】"主客浑受"源于吴又可《温疫论》"主客交"学说。所谓"主"是就"正"而言，包括阴阳、气血、脏腑、血脉等。素体虚弱或慢性虚弱病患者，日久精亏，或气滞，或血瘀，或津停，是久病入络，导致络脉凝瘀的内在病理基础。所谓"客"指病邪，此指暑湿病邪。"主客浑受"即为暑湿病邪久留，乘精血正气亏耗衰微而深入阴分和血脉之中，并与瘀滞之气血胶结，锢结难解形成络脉凝瘀之顽疾。治疗主以活血通络、破滞散瘀，仿吴又可三甲散法，方解可参许注。

【原文】三十五、湿热证，口渴，苔黄起刺，脉弦缓，囊缩舌硬，谵语，昏不知人，两手搐搦，津枯邪滞。宜鲜生地、芦根、生首乌、鲜稻根等味。若脉有力，大便不通，大黄亦可加入。雄按：吴本无此条。汪按：首乌味涩，似未妥。

胃津劫夺，热邪内据，非润下以泄邪则不能达，故仿承气之例，以甘凉易苦寒，正恐胃气受伤，胃津不复也。

【提要】本条讨论湿热化燥，热结阴伤之痉厥的证治。

【精解】本证为阳明胃热引动肝风且劫烁阴液，筋脉拘急，证属危重。薛氏提出仿承气之例，以甘凉易苦寒，药用鲜生地、芦根、生首乌、鲜稻根滋养阴液，使肠中阴液得复而热结自下，即所谓"增水行舟"。若腑实较甚，脉有力而便秘者，也可用大黄。

【原文】三十六、湿热证，发痉撮空，神昏笑妄，舌苔干黄起刺，或转黑色，大便不通者，热邪闭结胃腑。宜用承气汤下之。雄按：此下十一条，从吴本补入。

撮空一证，昔贤谓非大实即大虚。虚则神明涣散，将有脱绝之虞；实则神明被逼，故多撩乱之象。今舌苔黄刺干涩，大便闭而不通，其为热邪内结阳明，腑热显然矣。徒事清热泄邪，止能散络中流走之热，不能除胃中蕴结之邪，故假承气以通地道。然舌不干黄起刺者，不可投也。雄按：第二十八条有曾开泄下夺之文，则湿热病原有可下之证。惟湿未化燥，腑实未结者不可下耳！下之则利不止。如已燥结，亟宜下夺，否则垢浊熏蒸，神明蔽塞，腐肠烁液，莫可挽回，较彼伤寒之下不嫌迟，去死更速也。杨云：通透之论。

承气用硝、黄，所以逐阳明之燥火实热，原非湿热内滞者所宜用。然胃中津液为热所耗，甚至撮空撩乱，舌苔干黄起刺，此时胃热极盛，胃津告竭，湿火转成燥火，故用承气以攻下。承气者，所以承接未亡之阴气于一线也。湿温病至此，亦危矣哉！汪按：治温热与伤寒异，而温热坏证多与伤寒同。

雄按：董废翁云："外感之邪，既不得从元腑透达，则必向里而走空隙。而十二脏腑之中，惟胃为水谷之海，其上有口，其下有口，最虚而善受，故诸邪皆能入之。邪入则胃实矣，胃实则津液干矣，津液干则死矣。"杨乘六云："此言道尽感证致死根由，彼肆用风燥之剂劫液，夭人生命者，正坐不知此义耳。"余谓凡治感证，须先审其胃汁之盛衰，如邪渐化热，即当濡润胃腑，俾得流通，则热有出路，液自不伤，斯为善治。若恃承气汤为焦头烂额之客，讵非曲突徙薪之不早耶？杨云：陈修园自谓读《伤寒论》数十年，然后悟出"存津液"三字，而其用药仍偏辛燥，不知其所悟者何在？得孟英反复申明，迷者庶可大悟乎。

汪按：此条语语破的。杨评亦妙。存津液固为治温暑诸证之要务，然非专恃承气汤急下存津一法也。

【提要】本条继续讨论湿热化燥致热结阳明而波及厥阴出现痉厥变证的证治。

【精解】本证见撮空，其表现为神志昏蒙时两手无意识地抓空而动，可见于大实或大虚之候。本条之证尚可见舌苔干黄起燥，或转黑色、大便不通等症，显然为腑实邪热扰于厥阴所致。故治疗仍当以"假阳明为出路"之法，用承气攻下邪热，承接未亡之阴气于一线。若阴津耗伤较甚者，当配合养阴生津之品以滋阴攻下。

【原文】三十七、湿热证，壮热口渴，自汗身重，胸痞，脉洪大而长者，此太阴之湿与阳明之热相合。宜白虎加苍术汤。

热、渴、自汗，阳明之热也。胸痞身重，太阴之湿兼见矣。脉洪大而长，知湿热滞于阳明之经，故用苍术白虎汤以清热散湿，然乃热多湿少之候。雄按：徐氏云：暑不挟湿，苍术禁用。

白虎汤，仲景用以清阳明无形之燥热也。胃汁枯涸者，加人参以生津，名曰白虎加人参汤；雄按：余于血虚，加生地；精虚，加枸杞；有痰者，加半夏，用之无不神效。身中素有痹气者，加桂枝以通络，名曰桂枝白虎汤，而其实意在清胃热也。是以后人治暑热伤气，身热而渴者，亦用白虎加人参汤；热渴汗泄，肢节烦疼者，亦用白虎加桂枝汤；胸痞身重兼见，则于白虎汤中加入苍术，以理太阴之湿；寒热往来兼集，则于白虎汤中加入柴胡，以散半表半里之邪。雄按：余治暑邪炽盛，热渴汗泄而痞满气滞者，以白虎加厚朴极效。凡此皆热盛阳明，他证兼见，故用白虎清热，而复各随证以加减。杨云：此论极圆活，可悟古方加减之法。苟非热渴汗泄，脉洪大者，白虎便不可投，辨证察脉，最宜详审也。雄按：热渴汗泄而脉虚者，宜甘药以养肺胃之津。汪按：若大汗脉虚，身凉不热，口润不渴，则为亡阳脱证，非参附回阳不能挽救。《洄溪医论》谓"阳未亡，则以凉药止汗；阳已亡，则以热药止汗"。此中转变介在几微，辨之精且详矣，学者宜究心焉。

【提要】本条讨论热重湿轻之候的证治，治宜清热为主兼以化湿，用白虎汤清阳明实热，佐以苍术专化太阴之湿。

【精解】壮热口渴、自汗、脉洪大而长为阳明热盛的典型表现，胸痞、身重为湿阻太阴的征象。对此，薛氏用白虎汤清阳明实热，佐以苍术专化太阴之湿。白虎加苍术汤出于朱肱《类证活人书》，历代医家多用于治湿温，近年也有用于治疗风湿热、暑热挟湿、疟疾等病证的相关研究。薛氏自注中详细列举了白虎汤加味诸法，王孟英又对其加减运用作了补充。由于阳明热盛在温热病中常见，又每兼其他见证，古人积累了丰富有效的治疗经验，可供临证参考。至于薛氏自注中所云："苟非热渴汗泄，脉洪大者，白虎便不可投"，临床上不必完全拘泥于四大症俱见方可投白虎汤，只要证属阳明热盛者便可灵活运用。

【医案举隅】

白虎加苍术汤

白虎加苍术汤具有清热燥湿，生津止渴之功效。现代临床常用于治疗外感高热、产后发热以及风湿免疫病伴发热者。

一、产后发热案

罗某，女，27岁。产后开始发热（39℃~40℃），午后为甚。血色素100g/L，白细胞14.5×10⁹/L，中性粒细胞0.86，淋巴细胞0.14，血沉32mm/h，血培养无菌生长，大小便正常，胸透与心电图检查显示心肺无异常。经以抗生素、激素等治疗，其发热持续不退。笔者会诊，症见发热月余，午后热盛，无恶寒，汗出热不退，头晕而重，胸闷纳呆，口干少饮，恶心欲吐，少腹坠痛，恶露不净稍闻其臭，小便黄少，大便不畅，脐下压痛，末触包块，舌质淡红、苔白腻而黄，脉弦而涩。平素体健，初产之后，由于多食甘肥，阻碍脾胃之运化，湿从内生，蕴而藏热，充斥三焦，宣泄郁闭，再则离经之血残留，病而为热。

［诊断］湿热痰三者相搏，壅塞于内，难以宣散消透，故发热不退，身重纳呆，腹部坠痛，恶露稍臭等。

［治法］治宜宣泄清透、活血行瘀。

［方药］方以白虎加苍术汤合生化汤化裁。石膏40克，竹叶10克，知母10克，苍术15克，连翘12克，山栀10克，薏苡仁15克，当归12克，桃仁12克，红花8克，甘草8克。

2剂后体温降至37.5℃，阴道流瘀块，腹部坠痛顿消。原方去桃仁、红花、山栀，石膏改为20克，加川芎10克，又进2剂，体温正常，胸闷消失，纳谷渐增，血象、血沉正常，感染控制。

胡有仁. 白虎加苍术汤合生化汤治疗产后发热［J］. 云南中医杂志，1985（3）：21-22.

按语： 本案患者产后发热持续不退，伴胸闷纳呆，辨证属湿蕴热壅于内。治疗以白虎加苍术汤清热燥湿、生津止渴，合生化汤活血行瘀而获效。

二、变应性亚败血症

缪某，女，29岁。

[病史] 患者曾于1984年2月、1985年10月先后2次恶寒、高热，伴有咽痛、周身关节疼痛、皮疹等，在南京市某医院就诊，经各项检查除白细胞总数、中性粒细胞增高、血沉加快外，其他各项指标均无异常，用多种抗生素治疗皆无效，拟诊断为变应性亚败血症，予地塞米松、吲哚美辛等治疗而愈。本次因产后起居不慎而受凉，宿恙又发，经服麦迪霉素片及羚羊感冒片等药物治疗无效，遂于1987年1月21日入院。刻诊：高热汗出，烦渴引饮，咽痛口苦，周身关节疼痛，小便色黄，大便自调，舌边尖红，苔黄厚腻，脉洪滑数。检查：体温40.4℃，胸颈部可见皮疹，压之褪色，脾大1cm。白细胞总数 $26 \times 10^9/L$，中性粒细胞0.86，淋巴细胞0.14，血沉76mm/h，肥达反应阳性，类风湿因子（−），抗O、骨髓穿刺、血培养、淋巴活检检查结果均无异常。

[诊断] 西医诊断：变应性亚败血症。中医属温病及热痹范畴，辨证系阳明气分热盛、兼夹太阴之湿。湿热蕴蒸充斥表里，是以诸症迭见。

[治法] 故治拟清热除湿，宣痹通络。

[方药] 方取白虎加苍术汤加减。生石膏30克，肥知母10克，生苍术8克，板蓝根、银花各15克，黄芩10克，连翘、虎杖各15克，羌活8克，薏苡仁、天花粉各10克，生甘草3克。1日2剂，每剂水煎2次，每6小时服1次。

二诊（1月23日）：周身关节疼痛略减，白细胞数为 $9 \times 10^9/L$，中性粒细胞0.78，体温下降不明显（39℃）。仍守前方日服2剂。

三诊：24日下午体温降至37.6℃，周身关节疼痛大减，苔转薄腻。再给原方日1剂，25日体温恢复正常，余症也消失。复查白细胞总数及血沉均正常，继以原方巩固。前后住院治疗18天，痊愈出院。

韩树人，游祖生. 白虎加苍术汤为主治愈变应性亚败血症二例[J]. 江苏中医药，1988（5）：5-6.

按语： 本案患者为变应性亚败血症，症见高热汗出、烦渴引饮、咽痛口苦、周身关节疼痛、苔黄厚腻。证属阳明气分热盛，兼夹太阴之湿。故治疗以白虎汤清泄阳明，加苍术等燥太阴之湿，再加诸清热泻火解毒之品而获效。

【原文】三十八、湿热证，湿热伤气，四肢困倦，精神减少，身热气高，心烦溺黄，口渴自汗，脉虚者，用东垣清暑益气汤主治。

同一热渴自汗，而脉虚、神倦，便是中气受伤，而非阳明郁热，清暑益气汤乃东垣所制，方中药味颇多，学者当于临证时斟酌去取可也。

雄按：此脉此证，自宜清暑益气以为治，但东垣之方，虽有清暑之名，而无清暑之实。观江南仲治孙子华之案、程杏轩治汪木工之案可知，故临证时须斟酌去取也。汪按：清暑益气汤，洄溪讥其用药杂乱固当，此云无清暑之实尤确。余每治此等证，辄用西洋参、石斛、麦冬、黄连、竹叶、荷秆、知母、甘草、粳米、西瓜翠衣等，以清暑热而益元气，无不应手取效也。汪按：此方较东垣之方为妥，然黄连尚宜酌用。

【提要】本条讨论湿热未净而津气已伤的证治。

【精解】湿邪易伤脾气，热邪多伤胃津，故湿热病常见脾胃气阴两伤之证。本条为湿热病瘥后，湿热余邪未净，正气未复之候。治以东垣清暑益气汤，该方益气力强，生津力较弱，兼可除湿。但王氏认为此方有清暑之名而无清暑之实，并出一治暑验方，即被后人称作王氏清暑益汤。其重点在于生津，适用于暑热未净、津虚较甚而无湿之证。两方作用各有偏重，适应证有所不同，临床应辨证使用。

【医案举隅】

东垣清暑益气汤

东垣清暑益气汤具有清暑益气、健脾除湿之功效，用于治疗素体脾胃气虚又感受暑湿证。现临床上多用于治疗糖尿病、慢性结肠炎、癌症放化疗后恢复、功能性发热等疾病。

一、暑湿感冒案

黄某，女，31岁。

[病史] 自诉近1周头晕沉重，时有头胀痛，恶风，四肢困倦，精神疲乏，颈部僵硬，口渴，汗出多，心烦气短，腹胀，饮食无味，大便正常，小便黄，舌淡红、苔白厚腻，脉虚。初服藿香正气液和感冒药后症状有所缓解，但近2日上述症状又加重，故前来就诊。

[诊断] 辨证：气阴两虚，暑湿内蕴。

[方药] 拟清暑益气汤加竹叶、羌活。黄芪30克，西洋参15克，泽泻15克，神曲15克，陈皮15克，白术15克，黄柏15克，葛根15克，当归15克，麦冬15克，生姜15克，大枣15克，竹叶15克，羌活10克，苍术10克，青皮10克，五味子10克，升麻5克，炙甘草5克。两日1剂，每日3次。

王浩中，段颖．李氏清暑益气汤临床应用探微［J］．辽宁中医杂志，2017，44（11）：2412-2413．

按语： 本案患者外感暑湿，耗伤气阴，此时治以东垣清暑益气汤清暑益气、恢复气阴，加竹叶增强清暑利湿之效，羌活祛风胜湿止痛，标本兼治，方能恢复如常。

二、甲状腺功能减退症案

患者，女，30岁。

［病史］患甲状腺功能减退症半年，经西药治疗病情并无改善，而来求治。诊见：易于疲劳，不喜多言，纳食欠佳，餐后易感脘腹饱胀，大便成形但便质软，晨起肌肤有肿胀感，月经量偏少、色淡，有少量血块。舌质淡、苔白微黄且根部稍腻，脉细而缓。

［方药］予东垣清暑益气汤加减。党参20克，黄芪30克，白术、当归、泽泻、陈皮、神曲、谷芽、麦芽、厚朴各10克，黄柏、甘草、五味子各6克，葛根15克，麦冬8克，薤白7克。

7剂后，疲劳感减轻，腹胀大减，大便变实而不结。

原方加减服用3个月后，复查甲状腺激素T3、T4已恢复正常，诸症悉除。

郭建生，钟洪，彭康，等．东垣清暑益气汤临床运用举隅［J］．浙江中医杂志，2004（6）：237．

按语： 患者诊见脾虚气弱之证且挟有湿邪蕴内，符合东垣清暑益气汤的应用范围，故用清暑益气汤去生升散之升麻、燥烈之苍术与青皮，加党参益气，谷芽、麦芽健脾消食，厚朴、薤白下气除满。

三、暑湿感冒案

某患者。

［病史］因夏暑季节田间连日劳作体乏，又淋雨冒寒饮冷而罹患感冒。症见：畏冷、身热，头重身困，气短心烦，欲沉睡而眠不安，不思饮食。曾在村卫生所输液、服药治疗1周余，感冒无缓解迹象，因而求诊中医。刻诊：体温38.5℃，血常规、X光胸透检查结果正常；自述时汗出而热不退，汗出后复畏冷，头重身困，咳痰黏白，舌苔腻黄滑相兼，脉虚濡稍数。

［诊断］诊为感冒。

［方药］予清暑益气汤加羌活、藿香、砂仁、茅根。

服3剂后病症消失大半，继照原方不予加减药味，稍减药量，服用3剂后痊愈。

齐群长．清暑益气汤治暑湿感冒体会［J］．国医论坛，2007（4）：18-19．

按语： 暑湿感冒患者往往都有平素正气不足、身体虚弱，和夏季外感暑湿，进而暑湿内蕴的病机特点，其病情多缠绵难愈。治疗当清暑益气，故用东垣清暑益气汤加味对症治之，方能痊愈。

【原文】 三十九、暑月热伤元气，气短倦怠，口渴多汗，肺虚而咳者，宜人参、麦冬、五味子等味。汪按：徐洄溪谓麦冬、五味咳证大忌，惟不咳者可用是也。

此即《千金》生脉散也。与第十八条同一肺病，而气粗与气短有分，则肺实与肺虚各异，实则泻而虚则补，一定之理也。然方名生脉，则热伤气之脉虚欲绝可知矣。汪按：脉虚为的验，若弦数者，岂可轻试乎。

雄按：徐洄溪云：此伤暑之后，存其津液之方也。观方下治证，无一字治暑邪者，庸医以之治暑病，误之甚矣。其命名之意，即于复脉汤内取用参、麦二味，因止汗故加五味子。近人不论何病，每用此方收住邪气，杀人无算。用此方者，须详审其邪之有无，不可徇俗而视为治暑之剂也。

【提要】 本条讨论暑热耗伤津气，气虚肺失肃降而致虚证咳喘的证治。

【精解】 本证治疗用生脉散，方中人参、麦冬益气生津，五味子敛津止汗，全方有甘酸敛津、益气养阴之功。临床运用时还当切记王孟英的告诫，"用此方者须详审其邪有无，不可循俗而视为治暑之剂也"。

【医案举隅】

生脉散

生脉散最早记载于金元时期张元素所著《医学启源》，其中论述"麦门冬，气寒，味微苦甘，治肺中伏火，脉气欲绝，加五味子、人参二味，为生脉散，补肺中元气不足"。本方具有益气养阴、补肺中元气不足之功效，主治暑月热伤元气证，症见汗多、短气、肢体痿软等。现代临床常用于治疗心血管系统疾病、呼吸系统疾病以及其他疾病如各种休克、恶性肿瘤、缺血性脑血管病、慢性肾功能不全等。

一、老年慢性心力衰竭案

患者，女，78岁。患阵发性胸闷、憋喘20年，加重3天。

［病史］20年前出现阵发性胸闷、憋喘，期间多次因感冒或劳累后出现胸闷、憋喘反复住院治疗，诊为慢性心力衰竭，给予利尿、强心、扩冠、抗凝、营养心肌治疗后，病情好转出院。随后每因劳累、感冒反复发作。3日前患者因受凉感冒，再次出现胸闷、憋喘，因病情反复，为求中医治疗，遂来诊。症见神志清，精神差，胸闷、憋喘，活动后加重，自述时有烦热，喜凉，口干，乏力，双下肢水肿。纳眠差，二便调。舌红，光滑少苔，脉细数。辅

助检查：常规心电图检查示：陈旧性心肌梗死；从末端B型脑钠肽前体（NT-proBNP）：2428pg/mL；6分钟步行试验：280m。

［诊断］西医诊断：慢性心力衰竭（NYHA心功能分级为Ⅲ级）；中医诊断：喘证（气阴两虚证）。

［治法］治以益气养阴。

［方药］生脉散。党参、麦冬各30克，五味子9克，石斛12克，炒白术15克，茯苓15克，当归12克，醋制鸡内金9克，焦山楂、麸炒神曲、炒麦芽各12克，三七粉3克，冲服。水煎400ml，1剂/天，嘱患者避风寒，畅情志，节饮食，适劳逸。

7天后复诊，胸闷、憋喘较前减轻，乏力、双下肢水肿减轻，仍时有烦热、口干渴，喜饮冷。守方加知母15克、秦艽9克。继服7剂后，诸症减轻。守方加减服用半年，随诊，病情稳定，无复发。

周源林，尤可．生脉散辨治老年慢性心力衰竭[J]．实用中医内科杂志，2016，30（6）：77-79.

按语： 本病例为老年女性，元气亏虚，无力行血，加之反复多次住院，长期使用利尿剂直伤阴津而见烦热、口干。方中以大量党参代替人参，气血双补，麦冬甘寒养阴、清热生津，五味子酸敛止汗、生津止渴，三药共奏益气生津、滋阴养血之效；石斛益胃生津、滋阴清热，配伍炒白术、茯苓益气健脾、燥湿利水；当归活血养血，配伍党参补气生血；鸡内金健胃消食，配伍焦三仙消积导滞，固护后天之本；加三七粉活血化瘀。

二、阴虚型中风案

张某，女，56岁。

［病史］因情绪激动于2001年3月突然出现左侧肢体无力，就近送医院急救。头颅CT示右侧丘脑出血。治疗半月，肌力达Ⅲ级，CT示血肿基本吸收。但患者不能行走，心烦急躁，遂转入我院。症见：眩晕，左侧肢体麻木无力，心烦急躁，食少眠差，二便尚可，舌嫩红少苔、呈草莓状，脉沉细。

［诊断］中医诊断：中风，中经络，阴虚型。

［方药］治疗以生脉散加味。枸杞子、麦冬各15克，五味子、生麦芽、甘草、当归各6克，怀牛膝、丹参、百合、刺蒺藜、人参各10克，每日1剂，分早、晚2次，温服。治疗半月，眩晕、肢体麻木缓解，能自己行走，肌力Ⅳ级，出院。后继服半月，随访1年，无复发。

李惠玲．生脉散治疗阴虚型中风30例[J]．陕西中医，2004，25（7）：605.

按语：中风病多见于中老年患者，病机在于平素积损，气血亏虚。治宜益气生津，敛阴补虚。方中人参为君药，补元气生津液；麦冬为臣药，清热养阴除烦，佐以五味子酸甘化阴、敛阴生津；配伍补益肝肾、活血化瘀之品，以获益气敛阴、清热生津、活血化瘀之效，使气复津回，阳潜阴存。

【原文】四十、暑月乘凉饮冷，阳气为阴寒所遏，皮肤蒸热，凛凛[1]畏寒，头痛头重，自汗烦渴，或腹痛吐泻者，宜香薷、厚朴、扁豆等味。

汪按：香薷惟暑月受凉无汗者宜之，有汗者宜慎用。

此由避暑而感受寒湿之邪，虽病于暑月，而实非暑病。昔人不日暑月伤寒湿，而日阴暑，以致后人淆惑，贻误匪轻，今特正之。其用香薷之辛温，以散阴邪而发越阳气；厚朴之苦温，除湿邪而通行滞气；扁豆甘淡，行水和中。倘无恶寒头痛之表证，即无取香薷之辛香走窜矣；无腹痛吐利之里证，亦无取厚朴、扁豆之疏滞和中矣。故热渴甚者，加黄连以清暑，名四味香薷饮；减去扁豆，名黄连香薷饮；湿盛于里，腹膨泄泻者，去黄连，加茯苓、甘草，名五物香薷饮；若中虚气怯，汗出多者，加入参、芪、白术、橘皮、木瓜，名十味香薷饮。然香薷之用，总为寒湿外袭而设，杨云：古人亦云：夏月之用香薷，犹冬月之用麻黄。不可用以治不挟寒湿之暑热也。略参拙意。汪按：十味香薷饮用药亦太杂。

【注释】

[1]凛凛：指寒冷，此形容畏寒怕冷的样子。

【提要】本条为暑月外感寒湿，见有表证的证治。

【精解】此为暑月寒湿外袭证，宜用清暑化湿散寒之法，方用三物香薷饮，以香薷辛温散寒兼能宣化湿邪，扁豆祛暑和脾渗湿，厚朴理气燥湿和中。前人有"夏月之用香薷，犹冬月之用麻黄"之说，可见香薷辛温散寒，更宜于无汗者。临床每见暑湿内蕴而兼外感寒邪者，常用黄连香薷饮或吴鞠通的新加香薷饮奏效。与本条所述仅见寒湿证候而无暑湿内蕴表现者不同，应注意鉴别。自注中详列诸多加减使用方法，可供临证参考。

【医案举隅】

香薷饮

香薷饮出自《太平惠民和剂局方》，具有祛暑解表、除湿和中之功效，主治暑月乘凉饮冷、外感于寒、内伤于湿引起的胸闷不舒、腹痛吐泻等症。研究显示，该方对胃肠道具有双向调节作用。临床多用于治疗暑湿感冒、发热不退、呕吐、泄泻等。

一、小儿疱疹性咽炎案

王某，女，1岁2个月，2001年7月25日初诊。

［病史］发热3天拒食1天，曾用青霉素、利巴韦林、柴胡注射液等治疗无效。查体：体温39.5℃，呼吸40次/分，心率160次/分，发育正常，急性热病容，哭闹不安，流涎，皮肤淋巴结（－），前囟闭合，口腔黏膜光滑，舌质红、苔薄黄腻，咽充血，扁桃体Ⅰ度肿大，表面无脓性分泌物，软腭可见数个绿豆大小的黄白色疱疹，周围充血，双肺呼吸音粗糙，无干湿啰音，心肺（－），肝脾未触及，脉数，指纹紫红。血常规：白细胞6×10^9/L，中性粒细胞0.35，淋巴细胞0.55。

［诊断］疱疹性咽炎。

［治法］解表清热化湿。

［方药］香薷饮加味。香薷、佩兰、厚朴各3克，银花、连翘、扁豆各5克，生大黄2克（另包）。泡服，每天1剂，另用50%酒精擦浴。

患儿服药2小时后全身微汗，体温逐渐下降至38℃，6小时后排糊状大便1次，量多，1天半后体温恢复正常，可进流食，1天内解稀大便4次，停用生大黄，继用上药泡服，4天后诸症消失痊愈。

张硕. 香薷饮加味治疗小儿疱疹性咽炎126例［J］. 陕西中医，2003，24（3）：224-225.

按语： 疱疹性咽炎多发于儿童，属特殊类型的上呼吸道感染性疾病。本病辨证要点为：起病急，高热，咽部充血，在软腭及腭垂上可见黄白色粟粒大或绿豆大小的疱疹，破溃后形成黄白色小溃疡。本案患者见苔薄黄腻，治宜清热化湿解表。香薷解表祛湿；扁豆、厚朴、佩兰健脾化湿，可增强香薷祛湿散表的作用；配伍银花、连翘解表清热，生大黄通腑泄热。

二、小儿夏令发热案

陈某，男，2岁3个月。

［病史］持续发热10天，体温浮动在39℃左右，神疲乏力，无汗，纳呆，咽红，口干而饮水不多，心烦爱哭，微微咳嗽，大便一日2次、质正常，尿微黄，舌质微红，舌苔薄黄而厚，指纹浮紫于风关。血常规：白细胞7.6×10^9/L，中性粒细胞0.72，淋巴细胞0.27，酸性粒细胞0.01，胸片结果正常。

［方药］治疗用三物香薷饮，加板蓝根或大青叶、地骨皮、青蒿，加葛根、生芪、车前子、山药。

服药2剂，汗出，体温退至正常，余症悉平。

王惠琼. 三物香薷饮加味治疗小儿夏令发热45例［J］. 福建中医药，1990，21（2）：14-15.

按语： 小儿夏令发热不退，多由暑湿、湿热为患，热处湿中，湿遏热不得外越，故病发热不退，治疗以香薷解表化湿，配伍青蒿芳香透化湿邪，湿化则热易化。

【原文】 四十一、湿热内滞太阴，郁久而为滞下，其证胸痞腹痛，下坠窘迫，脓血稠黏，里结后重，脉软数者，宜厚朴、黄芩、神曲、广皮、木香、槟榔、柴胡、煨葛根、银花炭、荆芥炭等味。汪按：柴葛终嫌不妥。凡病身热，脉数是其常也。惟痢疾身热脉数，其证必重。

古之所谓滞下，即今所谓痢疾也。由湿热之邪，内伏太阴，阻遏气机，以致太阴失健运，少阳失疏达，热郁湿蒸，传导失其常度，蒸为败浊脓血，下注肛门，故后重气壅不化，仍数至圊而不能便。伤气则下白，伤血则下赤；气血并伤，赤白兼下；湿热盛极，痢成五色。汪按：昔人有谓"红痢属热，白痢属寒"者，谬说也。痢疾大抵皆由暑热，其由于寒者千不得一。惟红属血、白属气则为定论。故用厚朴除湿而行滞气，槟榔下逆而破结气，黄芩清庚金之热，木香、神曲疏中气之滞，葛根升下陷之胃气，柴胡升土中之木气。汪按：蛮升无益而有害。热侵血分而便血，以银花、荆芥入营清热。汪按：地榆炭、丹皮炭亦可用。若热盛于里，当用黄连以清热；大实而痛，宜增大黄以逐邪。昔张洁古制芍药汤以治血痢，方用归、芍、芩、连、大黄、木香、槟榔、甘草、桂心等味。而以芍药名汤者，盖谓下血必调藏血之脏，故用之为君，不特欲其土中泻木，抑亦赖以敛肝和阴也。然芍药味酸性敛，终非湿热内蕴者所宜服。汪按：芍药、甘草乃治痢疾腹痛之圣剂，与湿热毫无所碍，不必疑虑。倘遇痢久中虚，而宜用芍药、甘草之化土者，恐难任芩、连、大黄之苦寒，木香、槟榔之破气。若其下痢初作，湿热正盛者，白芍酸敛滞邪，断不可投，汪按：初起用之亦无碍，并不滞邪，已屡试矣。此虽昔人已试之成方，不敢引为后学之楷式也。

雄按：呕恶者忌木香，汪按：后重非木香不能除，则用木香佐以止呕之品可也。无表证者忌柴、葛。汪按：即有表证亦宜慎用。盖胃以下行为顺，滞下者垢浊欲下而气滞也，杂以升药，浊气反上冲而为呕恶矣。汪按：升清降浊则可，今反升浊，岂不大谬？至洁古芍药汤之桂心，极宜审用。苟热邪内盛者，虽有芩、连、大黄之监制，亦恐其有跋扈之患也。若芍药之酸，不过苦中兼有酸味，考《本经》原主除血痹，破坚积，寒热疝瘕，为敛肝气、破血中气结之药，仲圣于腹中满痛之证多用之。故太阴病脉弱，其人续自便利，设当行大黄、芍药者，宜减之，以胃气弱易动故也。盖大黄开阳结，芍药开阴结，自便利者宜减，则欲下而窒滞不行之痢，正宜用矣。杨云：是极。芍药汤治湿热下利，屡有奇效，其功全在芍药，但桂心亦须除去为妥。汪按：白芍开结，佐以甘草和中，必不有碍胃气，乃治痢必用之品，不但治血痢也。况白芍之酸，嗽证尚且不忌，则治痢用之有何顾忌乎？

【提要】本条讨论湿热痢疾的证治。

【精解】湿热内滞太阴，郁久阻遏气机，脾之运化失常而致痢，中医古称滞下。治疗重以清热除湿、调气和血。薛氏提出张洁古的芍药汤中芍药味酸性敛，非湿热内蕴者所宜。而诸注家则认为芍药为治痢要药，既可缓急止痛又能和血，且治痢常配伍清化导滞之品，可使白芍酸敛之性得以制约，故无所顾忌。

【原文】四十二、痢久伤阳，脉虚滑脱者，真人养脏汤加甘草、当归、白芍。

脾阳虚者，当补而兼温。然方中用木香，必其腹痛未止，故兼疏滞气。用归、芍，必其阴分亏残，故兼和营阴。汪按：果系虚寒滑脱，固宜温涩。今既云阴分亏残，岂可妄投温燥以速其死乎？但痢虽脾疾，久必传肾，以肾为胃关，司下焦而开窍于二阴也。汪按：所伤者肾阴，非肾阳也，蛮助肾阳何益？况火为土母，欲温土中之阳，必补命门之火。若虚寒甚而滑脱者，当加附子以补阳，不得杂入阴药矣。汪按：虚寒滑脱，诚宜参、附、粟壳，然忘却此篇本专论湿热病矣。

雄按：观此条似非一瓢手笔，而注则断非本人自注。汪按：当亦后人所附评语。叶香岩云："夏月炎热，其气俱浮于外，故为蕃秀之月，过食寒冷，郁其暑热，不得外达，汪按：亦有不食寒冷而患痢者。食物厚味，为内伏之火，煅炼成积。伤于血分则为红；伤于气分则为白；气滞不行，火气逼迫于肛门，则为后重；滞于大肠，则为腹痛。故仲景用下药通之，河间、丹溪用调血和气而愈，此时令不得发越，至秋收敛于内而为痢也。"汪按：亦有夏月即痢者。此理甚明，何得误认为寒，而用温热之药？余历证四十余年，治痢惟以疏理、推荡、清火而愈者，不计其数。观其服热药而死者甚多，汪按：余生平治痢必宗叶氏之论，惟曾误服温涩者每多不救，其余无不愈者。同志之士，慎勿为景岳之书所误以杀人也。汪按：可谓苦口婆心，无如世之宗景岳者，必不肯信从也。聂久吾云："痢疾投补太早，锢塞邪热在内，久而正气已虚，邪气犹盛，欲补而涩之则助邪；欲清而攻之则愈滑，多致不救。"汪按：幸而不死，亦必成休息痢，终身不瘥。徐洄溪云："夏秋之间，总由湿热积滞，与伤寒三阴之利不同，汪按：学者切记。后人竟用温补，杀人无算，触目伤怀。"尤拙吾云："痢与泄泻，其病不同，其治亦异。泄泻多由寒湿，寒则宜温，湿则宜燥也；痢多成于湿热，热则宜清，湿则宜利也。虽泄泻有热证，毕竟寒多于热；痢病亦有寒证，毕竟热多于寒。是以泄泻经久，必伤于阳，而肿胀喘满之变生；痢病经久，必损于阴，而虚烦痿废之疾起。痢病兜涩太早，湿热流注，多成痛痹；泄泻疏利过当，中虚不复，多作脾劳。此余所亲历，非臆说也。或问：热则清而寒则温是矣。均是湿也，或从利，或从燥，何欤？曰：寒湿者，寒从湿生，故宜苦温燥其中；湿热者，湿从热化，故宜甘淡滑石之类。汪按：茯苓通草亦是。利其下。盖燥性多热，利药多寒，便利则热亦自去；中温则寒湿俱消。寒湿必本中虚，不可更行清利，湿热郁多成毒，不宜益以温燥也。"合诸论而观之，可见痢久伤阳之证，乃绝无而仅有者。然则真人养脏汤，须慎重而审用矣。犹谓其杂用阴药，岂未闻下多亡阴之语乎？须知阳脱者亦由阴先亡而阳无依，如盏中之油，干则火灭也。汪按：辨得明畅，庶免误人。

【提要】本条讨论痢久损伤脾阳的证治。

【精解】痢疾迁延日久损伤脾阳，而致虚寒内盛、中气下陷、大便滑脱不禁而脉虚，宜用真人养脏汤温中补虚、涩肠固脱。本证虽以脾阳虚滑脱为主，亦多有气滞而腹痛，故原方加木香以行气止痛；阳虚亦必及阴，故加当归、白芍和营养阴。

【医案举隅】

真人养脏汤

真人养脏汤具有温补脾肾、涩肠固脱之功效。主治脾肾虚寒之久泻久痢证。研究显示，本方具有抗炎、止痛、调理胃肠道功能、止泻等作用。现代临床常用于治疗慢性肠炎、慢性结肠炎、溃疡性结肠炎、肠结核、慢性痢疾、结直肠癌术后等久泻不愈属脾肾虚寒者。

一、久泻案

高某，女，58岁，2016年9月18日初诊。

［病史］主诉：间断性腹痛、腹泻伴脓血便3月余，加重1周。2016年6月10日曾就诊于某市医院，行结肠镜检查示：结肠炎，病理报告示：肠黏膜见较多淋巴细胞、浆细胞、少量嗜酸细胞浸润。住院治疗20余天，未见明显减轻。为求中医治疗故来我院。症见腹痛、腹泻、脓血便，每日4~5次，小便正常，怕冷，乏力，纳寐差，舌质淡胖，苔白，脉细沉无力。查体：左上腹压痛（＋），右下腹压痛（＋），左下腹压痛（＋＋），无反跳痛。便常规＋潜血试验（OB）示：潜血（＋），红细胞3~9个/高倍镜，白细胞5~13个/高倍镜。

［诊断］西医诊断：溃疡性结肠炎。中医诊断：痢疾，辨证为脾肾阳虚型。

［方药］治疗以口服真人养脏汤加减与中药灌肠相结合。口服方药（真人养脏汤加减）：党参15克，黄芪20克，焦白术10克，炙甘草10克，木香6克，砂仁（后下）6克，炮姜炭15克，赤石脂（先煎）15克，诃子10克，炒白芍30克，肉桂5克，肉豆蔻10克，红藤15克，败酱草15克，地榆炭15克，当归10克。5剂，水煎服200ml，日1剂，早晚各1次。中药灌肠（自拟方）：白头翁30克，红藤30克，败酱草30克，五倍子15克，白及15克，煅龙骨（先煎）30克，煅瓦楞子（先煎）30克，土茯苓20克，醋五灵脂（包煎）10克，地榆炭20克。5剂，水煎150ml，灌肠，日1次，每次灌肠20分钟左右。

二诊（2016年9月23日）：患者精神一般，神清语利，腹痛、腹泻症状明显缓解，脓血便基本消失，纳差、乏力稍有缓解，查体：左上腹、左下腹、右下腹部仍有压痛，但有所减轻。持续治疗1周。

三诊（2016年10月1日）：患者精神佳，神清语利，腹痛腹泻症状消失，纳寐差及乏力症状明显好转。查体：左上腹、左下腹、右下腹部压痛均消失。患者病情好转，持续治疗3日，出院后电话回访，诉诸症均已好转。

王灵玉，白玉昊，宫英武. 真人养脏汤加减联合中药灌肠治疗溃疡性结肠炎验案二则［J］. 中国民族民间医药，2017，26（19）：59-60.

按语：本案患者久泻久痢，伤及脾肾。脾肾阳虚，虚寒内生，寒凝邪滞，故腹部疼痛。脾阳虚则中气下陷，肾气不固则导致腹泻。治以真人养脏汤涩肠固脱、温补脾肾，对症治疗，涩温相伍，标本兼治。

二、放射性结肠炎案

患者，女，73岁，2015年8月初诊。

［病史］主诉腹泻、便血、便黏液伴里急后重3个月，伴神疲、肢冷1周。自述宫颈癌放疗半年后出现腹痛、腹胀、腹泻、便血伴里急后重，大便7~10次/天，贫血、乏力，动则气喘、汗出，小便短，腰膝酸软，形寒肢冷，消瘦，语声低微，舌质淡，脉细无力。肠镜显示：肠黏膜水肿、充血伴局部溃疡、糜烂。

［诊断］中医辨证为脾肾虚寒型放射性肠炎。

［治法］治宜温补脾肾，收涩固脱。

［方药］方用真人养脏汤合桃花汤加味。人参10克，当归10克，白术12克，肉桂6克，炙甘草6克，煨肉豆蔻12克，白芍15克，木香12克，诃子12克，赤石脂13克，罂粟壳18克，干姜5克，粳米30克，地榆炭15克，三七粉3克（冲），乌药12克，枳壳10克，槟榔12克。每日1剂，取汁约

300ml 温服。

连服 1 个疗程后，患者临床症状消失，肠镜显示肠黏膜恢复正常，临床痊愈，观察半年无复发。

董森，胡永琴. 真人养脏汤合桃花汤治疗脾肾虚寒型放射性肠炎 16 例［J］. 广西中医药，2017，40（2），55-56.

按语：放射性肠炎属中医"泄泻""便血""痢疾"等范畴。基本病机为脾虚湿盛、脾肾虚寒，属本虚标实证。治疗以真人养脏汤合桃花汤健脾利湿、温补脾肾、收涩固脱，取得很好疗效。

【原文】四十三、痢久伤阴，虚坐努责[1]者，宜用熟地炭、炒当归、炒白芍、炙甘草、广皮之属。

里结欲便，坐久而仍不得便者，谓之虚坐努责。凡里结属火居多，火性传送至速，郁于大肠，窘迫欲便，而便仍不舒，故痢疾门中，每用黄芩清火，甚者用大黄逐热。若痢久血虚，血不足则生热，亦急迫欲便，但久坐而不得便耳。此热由血虚所生，故治以补血为主。里结与后重不同，里结者急迫欲便，后重者肛门重坠。里结有虚实之分，实为火邪有余，虚为营阴不足。后重有虚实之异，实为邪实下壅，虚由气虚下陷。是以治里结者，有清热养阴之异；治后重者，有行气升补之殊。虚实之辨，不可不明。汪按：辨析精细允当，言言金玉。

雄按：审属痢久而气虚下陷者，始可参用升补。若初痢不挟风邪，久痢不因气陷者，升、柴不可轻用。故喻氏逆流挽舟之说，尧封斥为伪法也。

【注释】

［1］虚坐努责：指时时欲便，但登厕努挣而不排便。

【提要】本条为痢久伤阴的证治。

【精解】上条为痢久伤阳，以大便滑脱为主症；本条为痢久伤阴，以虚坐努责为主症，即里急窘迫欲便而坐久仍不得便，乃由阴血亏耗、虚热内生而下迫、气机阻滞所致。治疗一宜养阴，一宜清热。后重也分虚实，属实者为气滞下壅，治宜行气；属虚者多为气虚下陷，治宜升补。

【原文】四十四、暑湿内袭，腹痛吐利，胸痞脉缓者，湿浊内阻太阴。宜缩脾饮。

此暑湿浊邪，伤太阴之气，以致土用不宣，太阴告困，故以芳香涤秽，辛燥化湿为制也。

雄按：虽曰暑湿内袭，其实乃暑微湿盛之证，故用药如此。汪按：此有脉缓可征，故宜用温药。

【提要】本条为湿困脾阳而致吐利的证治。

【精解】暑湿浊邪内袭，脾阳为湿所困，运化升降失调，则腹痛吐利；湿邪内阻，气机宣化不利，故胸痞脉缓。治以缩脾饮温运脾阳。

【原文】四十五、暑月饮冷过多，寒湿内留，水谷不分，上吐下泻，肢冷脉伏者，宜大顺散。

暑月过于贪凉，寒湿外袭者，有香薷饮；寒湿内侵者，有大顺散。夫吐泻肢冷脉伏，是脾胃之阳为寒湿所蒙，不得升越，故宜温热之剂调脾胃，利气散寒，然广皮、茯苓似不可少。此即仲景治阴邪内侵之霍乱，而用理中汤之旨乎。略参拙意。

雄按：此条明言暑月饮冷过多，寒湿内留，水谷不分之吐利，宜大顺散治之。是治暑月之寒湿病，非治暑也，读者不可草率致误。若肢冷脉伏，而有苔黄、烦渴、溲赤、便秽之兼证，即为暑热致病，误投此剂，祸不旋踵。汪按：洄溪论大顺散语见第五卷本方下。

【提要】本条讨论寒湿内侵脾胃而致吐利的证治。

【精解】本证亦见吐利，但病证性质较上条寒湿更甚，以致阳气不能达于四肢，营气不能通达而并见四肢逆冷、脉沉伏。治疗以温脾祛寒化湿之大顺散投之。自注提出加入广皮、茯苓等理气渗湿之品，更为切证。临证仅大顺散恐力所不及，还可考虑加理中、四逆之类。王注指出夏月吐利见肢冷脉伏，尚有因暑热内闭、阳气不能通达而致热厥者，鉴别要点在于属暑热者当见苔黄、烦渴、溲赤、便秽等里热症状，颇具参考价值。

【医案举隅】

大顺散

大顺散出自《太平惠民和剂局方》，为治暑天内伤冷饮之方，具有温中散寒祛暑之功效。主治夏季饮冷过多，脾胃受湿，吐泻霍乱。现代临床多用于治疗湿伤脾阳而致泄泻等症。

一、暑湿伤脾案

陈某，男，8岁。

［病史］暑期与小朋友在烈日下玩耍，口渴时恣饮冷水，晚食瓜果。夜间出现烦热吐泻，且有乱语。其父从电话中告知患儿病情。嘱其：测体温为

37.8℃，观其舌苔白而滑。

[方药]干姜10克，肉桂5克，炒杏仁5克，生甘草5克（以上4味为大顺散方药），加藿香10克，鲜马齿苋30克，砂仁5克。水煎3次，每次煎沸20分钟，头煎取300ml饮服，二煎、三煎各取200ml饮服。3小时服用1次。

至翌日9时，电话中得知，患儿服头煎后，吐泻已止，精神转安。服二煎后，体温37.2℃。服三煎后，患儿安稳，已无痛。

毛开颜. 毛德西治疗暑病经验举隅［J］. 辽宁中医杂志，2007，34（8）：1150-1151.

按语： 本案患者外受暑热，内伤生冷，致脾阳下陷、胃中浊气上逆，导致吐泻。治疗用大顺散取效。方中干姜、肉桂散寒燥湿，杏仁、甘草利气调脾，配伍藿香解暑化湿和中，砂仁理脾化湿，马齿苋清热利湿、凉血止痢。

【原文】四十六、肠痛下利，胸痞，烦躁，口渴，脉数大、按之豁然空者，宜冷香饮子。

此不特湿邪伤脾，抑且寒邪伤肾，烦躁热渴，极似阳邪为病。惟数大之脉，按之豁然而空，知其躁渴等症，为虚阳外越，而非热邪内扰，故以此方冷服，俾下咽之后，冷气既消，热性乃发，庶药气与病气，无扞格之虞也。

雄按：此证亦当详审，如果虚阳外越，则其渴也，必不嗜饮，其舌色必淡白或红润，而无干黄黑燥之苔，其便溺必溏白而非秽赤，苟不细察，贻误必多。《医师秘笈》仅载前三十五条，江白仙本与《温热赘言》于三十五条止采二十条，而多后之十一条，且编次互异，无从订正。偶于友人顾听泉学博处见钞本《湿热条辨》云：囊得于吴人陈秋垞赞府者，虽别无发明，而四十六条全列，殆原稿次序固如是耶？今从之，俾学者得窥全豹焉！

又按：喻氏云：湿温一证，即藏疫疠在内，一人受之则为湿温，一方受之则为疫疠。杨云：以下论治疫之法，纲领已具，学者于此究心焉，庶免多歧之惑。余谓此即仲圣所云，清浊互中之邪也。石顽亦云：时疫之邪，皆从湿土郁蒸而发，土为受盛之区，平时污秽之物，无所不容，适当邪气蒸腾，不异瘴雾之毒，或发于山川原陆，或发于河井沟渠，人触之者，皆从口鼻流入膜原而至阳明之经，脉必右盛于左。盖湿土之邪，以类相从而犯于胃，所以右手脉盛也。阳明居太阳之里，少阳之外，为三阳经之中道，故初感一二日间，邪犯膜原，但觉背微恶寒，头额晕胀，胸膈痞满，手指酸麻，此为时疫之报使，与伤寒一感便发热头痛不同。至三日以后，邪乘表虚而外发，则有昏热头汗，或咽肿发斑之患；邪乘里虚而内陷，或挟饮食，则有呕逆痞满，嘈杂失血，自利吐蛔之患；若其人平素津枯，兼有停滞，则有谵语发狂言，舌苔黄黑，大便不通之患；平素阴亏，则有头面赤热，足膝逆冷，雄按：此二端，亦有不属阴虚，而胃中浊气上重，肺为热壅，无以清肃下行而使然者。至夜发热之患。若喘哕冷汗，烦扰瘛疭等证，皆因误治所致也。盖伤寒之邪，自表传里；温热之邪，自里达表。雄按：此谓伏气发为温热也。若外感风温暑热，皆上焦先受。疫疠之邪，自阳明中道，随表里虚实而发，不循经络传次也。以邪既伏中道，不能一发便尽，雄按：夏之湿温，秋之伏暑，病机皆如此，此治法有区别。故有得汗热除，二三日复热如前者；有得下里和，二三日复见表热者；有表和复见里证者。总由邪气内伏，故屡夺屡发，不可归咎于调理失宜，复伤风寒饮食也。汪按：此真阅历之言。外解无如香豉、葱白、连翘、薄荷之属；内清无如滑石、芩、连、山栀、人中黄之属；下夺无如硝、黄之属。如见发热自利，则宜葛根、芩、连；雄按：葛根宜慎用，余易以滑石、银花较妥。汪按：宜用绿豆。胸膈痞满，则宜枳、桔、香附；雄按：桔梗太升，须少用；香附太燥，宜酌用。余则以厚朴主湿满，石菖蒲主痰痞，贝母主郁结皆妙。汪按：用制香附无碍。呕吐呃逆，则宜藿香、芩、连；雄按：热炽者，以竹茹、枇杷叶易藿香。衄血、下血，则宜犀角、丹皮；发斑咽痛，则宜犀角、牛蒡；亚枝云：发斑咽烂者，宜用锡类散吹之。烦渴多汗，则宜知母、石膏；愈后食复劳复，则宜枳实、栀、豉，汪按：宜加竹茹。随证加葳蕤、茯苓、丹皮、芍药之类，汪按：葳蕤宜慎用。皆为合剂。而香豉、人中黄，又为时疫之专药，以其总解温热时行、外内热毒也。顾雁庭云：喻氏治疫以解毒为主，即又可之专用大黄，叶氏之银花、金汁同用，皆此意也。雄按：松峰之青蒿、绿豆，亦犹是耳。当知其证虽有内外之殊，一皆火毒为患，绝无辛温发散之例。每见穷乡僻壤，无医药之处，热极恣饮凉水，多有泱然汗出而解者，汪按：昔人亦有多饮杀人之戒，须知。又见乡人有捣鲜车前草汁饮之者，甚妙。此非宜寒凉，不宜辛热之明验乎？顾雁庭云：脉证不必大凉，而服大凉之药，似有害而终无害者疫也；脉证可进温补，而投温补之剂，始似安而渐不安者疫也。雄按：疫证皆属热毒，不过有微甚之分耳。间有服温补而得生者，必本非疫证，偶病于疫疠盛行之际，遂亦误指为疫也。或热邪不重，过服寒凉，亦宜温补回春，然非疫疠正治之法，学者辨之。汪按：温补得生者，乃暑月乘凉饮冷，中于寒湿之病，与中于热毒之病大相径庭，故云本非疫证，读者不以辞害意可也。故一切风燥辛热，皆不可犯。每见粗工用羌、独、柴、前、苍、芷、芎、防之类，引火上逆，亢热弥甚者，以风燥之药，性皆上升横散，如炉冶得鼓铸之力也；用朴、半、槟榔、青皮、木香等耗气之药，胸膈愈加痞满者，汪按：庸手见此必指为虚。揠苗助长之道也。雄按：又可达原饮，必湿盛热微者可用，未可执为定法。有下证已具，而迟疑不敢攻下，屡用芩、连不应者，此与扬汤止沸不殊也。至于发狂谵语，舌苔焦黑，而大便自利，证实脉虚，不可攻者；<u>雄按：清热救阴，间亦可愈</u>。及烦热痞闷，冷汗喘乏，四肢逆冷，六脉虚微，不受补者，皆难图治也。时疫变证多端，未能一一曲尽，聊陈大略如此。

<u>雄按：小儿痘证，多挟疫疠之气而发。伍氏谓痘毒藏于脾经，正与此论合，故贵氏专讲痘疫，以救非常痘证之偏，厥功伟矣。后人不察，訾其偏任寒凉，盖未知痘之同于疫也。审其为疫，必宗其法，又可曾亦论及，近惟王清任知之。余谓麻疹亦有因疫疠之气而发者，故治法亦与温热相埒也。习幼科者，于温热暑疫诸证因，其可不细心讨究耶？汪按：治痘专任寒凉，究非正轨，痘证本与斑疹不同也。此谓贵氏之法，特以救非常之痘，则知寻常之痘未可概施。若奉贵氏为治痘定法，而置温托诸法于不用，是又大误矣。即如温热病固大忌温补，而病情万变至其坏证，却与伤寒坏证无异，有必须温补挽救者，亦不可执一也，然岂可奉温补为治温热病之定法乎。</u>

又按：李东垣云：脾胃受劳役之疾，饮食又复失节，耽病日久，及事息心安，饱食太甚，病乃大作。向者壬辰改元，京师戒严，迨三月下旬，受敌者凡半月，解围之后，都人之不受病者，万无一二，既病而死者，继踵不绝。都门十有二所，每日各门所送，多者二千，少者不下一千。似此者几三月，此百万人，岂俱感风寒外伤者耶？大抵人在围城中，饮食失节，劳役所伤，不待言而知。由其朝饥暮饱，起居不时，寒温失所，动经两三月，胃气亏乏久矣。一旦饱食太过，感而伤人，而又调治失宜，或发表，或攻下，致变结胸发黄，又以陷胸、茵陈等汤下之，无不死者。盖初非伤寒，以误治而变似真伤寒之证，皆药之罪也。因以生平已试之效，著《内外伤辨惑论》一篇云。俞惺斋曰：此即大兵之后，继以大疫之谓也。观此论而始晓然于劳役饥饱之病源，诚哉其为内伤矣，必如是之疫，不宜凉泻，而宜温养矣。若白虎、承气、达原饮，正犯东垣所诃责也。考其时为金天兴元年，因蒙古兵退而改元耳，寻以疫后，医师僧道园户卖棺者擅厚利，命有司倍征以助国用，民生其时，岂不苦极？若太平之世，民皆逸乐饱暖，纵有劳役及饮食失节者，不过经营辛苦之辈，设不兼外感，亦不遽病，故如是之疫绝无，而恰合东垣内伤论之病亦甚少。惟饱暖思淫欲，凡逸乐者，真阴每耗，则外感病中之阴虚证反不少耳！

又按：罗谦甫云：总帅相公年近七旬，南征过扬州，俘虏万余口，内选美色室女近笄者四，置于左右。余曰：新房之人，其惊忧之气蓄于内，加以饮食失节，多致疾病，近之则邪气传染，为害最大，况年高气弱，尤宜慎也。总帅不听，至腊月班师大雪，新房人冻馁，皆病头疼咳嗽，自利腹痛，多致死亡。正月至汴，相公因赴贺宴，痛饮数次，遂病，脉沉细而弦，三四动一止，见证与新房人无异，三日而卒。《内经》云：乘年之虚，遇月之空，失时之和，因而感邪，其气至骨，可不畏哉！俞悭斋曰：按喻氏论疫引仲景《辨脉篇》中"寸口脉阴阳俱紧者"一节，阐发奥理。谓清邪中上，从鼻而入于阳；浊邪中下，从口而入于阴。在阳则发热头疼，项强颈挛；在阴则足膝逆冷，便溺妄出。大凡伤寒之邪，由外廓而入，故递传六经；疫邪由口鼻而入，故直达三焦，三焦相溷，内外不通，致有口烂食断，声哑咽塞，痈脓下血，脐筑湫痛等变。治法：未病前，预饮芳香正气药，使邪不能入。若邪既入，则以逐秽为第一义，此与吴又可之论暗合，较之李、罗二家所述劳疫、忧惊、冻馁致病者迥别，然各有至理，医者须详察病因，谛参脉证而施治也。汪按：据此则知疫病之因不一，断不能执一方以概治矣。惟云因病致死，病气尸气，混合不正之气、种种恶秽，交结互蒸，人在其中，无隙可避，斯无人不病，是诚诸疫所同然。囊崇祯十六年，自八月至十月，京城大疫，猝然而死，医祷不及，后有外省人员到京，能识此证，看膝弯后有筋肿起，紫色无救，红色速刺出血可无患，以此救活多人，病亦渐息。是亦医者所当知也。盖血出则疫毒外泄，故得生也。按：又有羊毛瘟者，病人心前背后有黑点如虼蚤斑者是也，以小针于黑处挑之，即有毛出，须挑拔净尽乃愈。又《辍耕录》载：元伯颜平宋后，搜取大黄数十车，满载而去，班师过淮，俘掠之民及降卒，与北来大兵咸病疫，以大黄疗之，全活甚众。《宋元通鉴》载作耶律楚材灭夏之事，则大黄洵治疫之妙品也。又可《温疫论》赞大黄为起死神丹，原非杜撰。然则李、罗二家之说，又未可为兵后病疫之定法矣。汪按：李、罗二说，虽非定法，然亦不可不知，近年所见，颇有合于李、罗之说者，但谓之非正疫治法则可，医家大抵各明一义，全在善读书者融会贯通也。盖今世谓治疫必宜温热之剂，固属谬论，然谓疫病断无宜用温热者，则又胶滞之见矣，要在随证施治用得其当耳。

雄按：《续医说》云：王宇泰谓圣散子方，因东坡先生作序，由是天下神之。宋末辛未年，永嘉瘟疫，服此方被害者，不可胜纪。余阅《石林避暑录话》云：宣和间，此药盛行于京师，太学生信之尤笃，杀人无算，医顿废之。昔坡翁谪居黄州时，其地濒江，多卑湿，而黄之居人所感者，或因中湿而病，或因雨水浸淫而得，所以服之多效，以是通行于世，遗祸无穷也。宏治癸丑年，吴中疫疠大作，吴邑令孙磐，令医人修合圣散子，遍施街衢，并以其方刊行，病者服之，十无一生，率皆狂躁昏瞀而死。噫！孙公之意，本以活人，殊不知圣散子方中，有附子、良姜、吴萸、豆蔻、麻黄、藿香等药，皆性味温燥，反助热邪，不死何待？苟不辨证而一概施治，杀人利于刀剑，有能广此说以告人，亦仁者之一端也。余谓疫疠多属热邪，如老君神明散、务成萤火丸、仓公辟瘟丹、子建杀鬼丸，皆为禁剂。设好仁不好学，轻以传人，其祸可胜道哉！汪按：曰辨证，曰好学，皆宜着眼。此等温燥之方，本以治寒湿，乃用以治燥热，宜其杀人也。即此论而反观之，则知遇寒湿之证，而以治燥热之方，投之亦必杀人矣。故传方者，非轻淡平稳之方，切勿妄传，否则有利，亦必有害也。夫以东坡之淹博，尚有误信圣散子之事，况下此者乎。今之搢绅先生，涉猎医书，未经临证，率尔著书立说，多见其不知量也。汪按：洄溪有涉猎医书误人论，皆切中。

【提要】本条讨论寒湿内伤脾胃，虚阳外越的证治。

【精解】一般见到腹痛下利，胸痞，烦躁，口渴，脉数大，极似湿热内盛之候，如按其脉豁然中空，即数大而芤之脉，可知乃寒湿内伤脾肾、阴寒内盛格阳于外所致。其烦渴、脉数大非阳热之征，而是阴阳格拒、虚阳外越所致真寒假热之象。临床诊断此证还要参考王注所论，详审其二便、舌苔及口渴的情况，如见小便清长、大便稀溏、舌苔淡白或红润且无干黄黑燥之苦、口渴不欲饮或喜热饮等证，方可定为寒湿两伤脾肾之重证。

薛氏选用冷香饮子治疗本证，是因方中有附子温阳散寒，草果祛湿温阳，广皮健脾利湿，生姜安脾和中。因虚阳上浮，投热药恐被虚阳格拒发生呕吐，故用冷服法。待药下咽后，冷气消而热性发，使药气与病气不发生抵触，即自注"无扞格之虞也"。

【医案举隅】

冷香饮子

冷香饮子主治伏暑中暑，内伤夹暑，霍乱呕吐，腹痛泻利，厥逆烦躁，引饮无度。临床可用于治疗因过食生冷致腹痛泻痢者。

一、吐利案

脉沉微，腹痛，吐利，汗出，太阴寒伤，拟冷香饮子。泡淡附子、草果仁、新会皮、甘草，煎好冷服。

陈伯涛. 叶天士伤寒中寒门医案评议［J］. 安徽中医学院学报，1987，6（1）：12-13.

按语：脾阳受损，肠胃虚寒，致腹痛吐利，治疗当温中祛寒、燥湿醒脾，故以冷香饮子取效。热药冷服，防其隔拒之意；如不吐，不必待冷再服。

余师愚疫病篇

【原文】雄按：《鸡峰普济方》论外感诸疾有云：四时之中，有寒暑燥湿风五气相搏，善变诸疾。今就五气中分其清浊，则暑燥为天气，系清邪；风寒湿为地气，系浊邪。然则仲圣所云：清邪中上者，不仅雾露之气已，而书传兵火之余，难免遗亡之憾。否则疫乃大证，圣人立论，何其略耶？后贤论疫，各有精义，亦皆本于仲圣清浊互中之旨。若但中暑燥之清邪，是淫热为病，治法又与嘉言、又可异，<small>汪按：须知此篇乃专治燥热之疫。学者切记，自不致误用矣。</small>后人从未道及。惟秦皇士云：燥热疫邪，肺胃先受。故时行热病，见唇焦消渴者，宜用白虎汤。惜语焉未详。夫暑即热也，燥即火也。金石不堪其流烁，况人非金石之质乎？徐后山《柳崖外编》尝云：乾隆甲子五六月间，京都大暑，冰至五百文一斤，热死者无算。九门出榇，日至千余。又纪文达公云：乾隆癸丑，京师大疫，以景岳法治者多死，以又可法治者亦不验。桐乡冯鸿胪星实姬人，呼吸将绝，桐城医士投大剂石膏药，应手而瘥。踵其法者，活人无算。道光癸未，吾乡郭云台纂《证治针经》，特采纪说，以补治疫之一法。然纪氏不详姓氏，读之令人怅怅，越五载，毗陵庄制亭官于长芦，重镌《疫疹一得》，书出始知纪氏所目击者，乃余君师愚也。原书初刻于乾隆甲寅，而世鲜流行，苟非庄氏，几失传矣。<small>汪按：余氏以亲所试验者笔之于书，发前人所未发，非妄作也。无如世皆崇信温补，余氏之书非所乐闻，间有信余氏之论者，又不问是否燥热为病，随手妄施，以致误人，论者益复集矢于余氏矣。此余氏之书，所以不行于时也，然岂余氏之过哉？昔王白田先生作石膏辨，力辟石膏，以为受害者甚多。岂知误用之而杀人者，善用之即可救人乎？</small>余读之虽纯疵互见，而独识淫热之疫，别开生面，洵补昔贤之未逮，堪为仲景之功臣。不揣疏庸，节取而删润之，纂作圣经之纬。

【提要】本篇主要记述暑热所致的疫病。

【精解】王氏提出，有关疫病论述，古已有之。五气相搏为患，暑燥为天之气属清邪，风寒湿为地之气属浊邪。余氏治疗暑热疫，最早由纪昀记载。郭云台编《证治针经》，录入纪氏所说，然并未注余氏之名。后庄制亭镌刻《疫疹一得》，明确作者为余师愚。

论疫与伤寒似同而异

【原文】疫证初起，有似伤寒太阳阳明证者。然太阳阳明头痛，不至如破，而疫则头痛如劈，沉不能举。伤寒无汗，而疫则下身无汗，上身有汗，惟头汗更盛。头为诸阳之首，火性炎上，毒火盘踞于内，五液受其煎熬，热气上腾，如笼上熏蒸之露，故头汗独多，此又痛虽同而汗独异也。有似少阳而呕者，有似太阴自利者。少阳之呕，胁必痛；疫证之呕，胁不痛。因内有伏毒，邪火干胃，毒气上冲，频频而作。太阴自利，腹必满；疫证自利，腹不满。大肠为传送之官，热注大肠，有下恶垢[1]者，有旁流清水者，有日及数十度者，此又证异而病同也。

【注释】

[1]恶垢：指大便之污秽浊臭。

【提要】本条从发热、头痛、出汗、呕、利等症状表现方面详述热疫与伤寒的区别。

【精解】热疫是外感热病中发病急迫、传染性甚强的一类疾病，但其某些初起表现类似伤寒，易被误认和误治。伤寒初起，寒邪束表，卫阳郁闭，故先发热而后恶寒；热疫初起，疫邪迅速由表入里，故先恶寒发热，一二日后即见发热而不恶寒的气分里热炽盛症状。在临床表现上，伤寒寒邪郁表，化热入里较慢，故恶寒发热时间较长；而热疫病邪入里甚速，寒热羁留时间短暂，迅即出现壮热不恶寒的里热征象。热疫与伤寒在头痛、汗出、呕逆及下利等其他症状方面也有区别，本文对两者进行了辨析。

总之，伤寒是寒邪致病，热疫是热毒之邪致病，其初期症状虽有些相似，但病变性质则完全不同。只有对病证的寒温性质正确辨别，在治疗时才能做到寒温有别。

论斑疹

【原文】余每论热疫不是伤寒，伤寒不发斑疹。或曰：热疫不是伤寒，固已。至云伤寒不发斑疹，古人何以谓伤寒热未入胃，下之太早，热乘虚入胃，故发斑；热已入胃，不即下之，热不得泄，亦发斑。斯何谓欤？曰：古人以温热皆统于伤寒，故《内经》云：热病者，伤寒之类也。《难经》分别五种之伤寒，《伤寒论》辨别五种之治法。既云热入胃，纵非温热，亦是寒邪化热，故可用白虎、三黄、化斑解毒等汤以凉解也。今人不悟此理，而因以自误误人。至论大者为斑，小者为疹。赤者胃热极，五死一生；紫黑者胃烂，九死一生。余断生死，则又不在斑之大小紫黑，总以其形之松浮紧束为凭耳！如斑一出，松活浮于皮面，红如朱点纸，黑如墨涂肤，此毒之松活外见者，虽紫黑成片可生；一出虽小如粟，紧束有根，如履透针[1]，如矢贯的[2]，此毒之有根锢结者，纵不紫黑亦死。苟能细心审量，神明于松浮紧束之间，决生死于临证之顷，始信余言之不谬也。

【注释】

[1] 如履透针：喻斑疹如针穿鞋底不易透出。履，鞋子。

[2] 如矢贯的：喻斑疹如箭射在靶上，穿透不易。矢，指箭，的，指靶。

【提要】本条论述斑疹在外感热病诊断中的临床意义；即斑疹是鉴别伤寒与温疫的依据，同时对斑疹在判断温疫预后方面提出了独到见解。

【精解】余氏提出"总以其形之松浮、紧束为凭"的独到见解。斑疹松浮洋溢，如洒于皮面者，为邪毒外泄，预后大多良好，属顺证；斑疹紧束有根，从皮里钻出，如履透针，如矢贯的，则系热毒深伏有根、锢结难出之象，多预后不良，属逆候。证之临床，根据斑疹的"松活""紧束"，以判断病情和预后，确有借鉴意义。

论治疫

【原文】仲景之书，原有十六卷，今世只传十卷，岂疫疹一门，亦在遗亡之数欤？以致后世立说纷纷。至河间清热解毒之论出，有高人之见，异人之识，其旨既微，其意甚远，后人未广其说，而反以为偏。《冯氏锦囊》[1]亦云：斑疹不可发表。此所谓大中[2]至正[3]之论。惜未畅明其旨，后人何所适从？又可辨疫甚析，如头痛、发热、恶寒，不可认为伤寒表证，强发其汗，徒伤表气。热不退，又不可下，徒伤胃气。斯语已得其奥妙。奈何以疫气从口鼻而入，不传于胃而传于膜原，此论似有语病。至用达原饮、三消、诸承气，犹有附会[4]表里之意。惟熊恁昭《热疫志验》，首用败毒散去其爪牙[5]，继用桔梗汤，同为舟楫之剂，治胸膈手六经邪热，以手足少阳俱下膈络胸中，三焦之气为火，同相火游行一身之表，膈与六经乃至高之分，此药浮载亦至高之剂，施于无形之中，随高下而退胸膈及六经之热，确系妙方。汪按：败毒散似未尽妥，究宜慎用。余今采用其法，减去硝、黄，以热疫乃无形之毒，难以当其猛烈，重用石膏，直入肺胃，先捣其窝巢之害，而十二经之患自易平矣，无不屡试屡验，明者察之。

【注释】

[1]《冯氏锦囊》：清代冯兆张著，又名《锦囊秘录》。

[2] 大中：无过与不及的中正之道。

[3] 至正：最正确的。

[4] 附会：把不相联系的事物说成有联系；把本来没有某种意义的事物硬说成有某种意义。

[5] 败毒散去其爪牙：本方系《活人书》败毒散去人参、生姜，加薄荷。败毒散，又名"人参败毒散"。去其爪牙，指用败毒散疏散其兼感的在表之邪。王孟英说："爪牙者，表邪之谓也。"

【提要】本条主要论述疫疹的治疗原则和治疗禁忌。

【精解】余氏提出，治疗疫疹的基本原则首先是"去其爪牙"，意要疏导经络，使郁于经络、胸膈之疫邪向外透达，将败毒散列为首方。其次"捣其窝巢"，意在"上升下行"，破巢逐邪。因疫为"无形热毒"，盘踞于胸膈肺胃，以桔梗汤重用石膏，直清肺胃。在"去其爪牙""捣其窝巢"的治疗原则指导下，他对热疫的主要治法，则是以气（营）血两清、解毒救阴的清瘟败毒饮为主方。

余氏强调治疗疫疹当禁忌辛温发汗与攻下。辛温之剂强行发汗，不仅耗伤表气，且助火劫阴，使热势嚣张，故不可妄用。而攻下法若在发斑之际使用，如里无燥结而误用之，会损害胃气，造成中虚邪陷的危局，故切忌妄用。

论治疹

【原文】疹出于胃。古人言：热未入胃而下之，热乘虚入胃，故发斑。热已入胃，不即下之，热不得泄，亦发斑，此指寒邪化热，误下、失下而言。若疫疹未经表下，有热不一日而即发者，故余谓热疫有斑疹，伤寒无斑疹也。热疫之斑疹，发之愈迟，其毒愈重。一病即发，以其胃本不虚，偶染疫邪，不能入胃，犹之墙垣高大，门户紧密，虽有小人，无从而入，此又可所谓达于膜原者也。有迟至四五日而仍不透者，非胃虚受毒已深，即发表攻里过当。胃为十二经之海，上下十二经，都朝宗[1]于胃，胃能敷布十二经，荣养百骸，毫发之间，靡所不贯，毒既入胃，势必敷布于十二经，戕害百骸，使不有以杀其炎炎之势，则百骸受其煎熬，不危何待？疫既曰毒，其为火也明矣。火之为病，其害甚大，土遇之而焦，金遇之而熔，木遇之而焚，水不能胜则涸。故《易》曰："燥万物者，莫熯乎火"。古人所谓元气之贼也。以是知火者疹之根，疹者火之苗也。如欲其苗之外透，非滋润其根，何能畅茂？一经表散，燔灼火焰，如火得风，其焰不愈炽乎？焰愈炽，苗愈过矣。疹之因表而死者，比比[2]然也。其有表而不死者，乃麻疹、风疹之类。有谓疹可治而斑难治者，殆指疫疹为斑耳！夫疫疹亦何难治哉，但人不知用此法也。

【注释】

[1] 朝宗：诸侯朝见天子，春见曰朝，夏见曰宗。借指百川入海。

［2］比比：频频，屡次。

【提要】本条进一步论述热疫发斑疹的机制，斑疹外发的早迟与病情轻重、预后的关系，以及斑疹治疗的注意事项。

【精解】热疫毒邪，侵犯阳明，内逼血分，血从肌肉外溢，故发斑疹。所谓"火者疹之根，疹者炎之苗"，即形象地说明了斑疹与火毒的关系。

因为斑疹的透发是邪气外露的表现，故"热疫之斑疹，发之愈迟，其毒愈盛"。斑疹透出迟缓，或是热毒过盛郁闭于内不能外透，或是正气不足一时难以托邪外出，病情较为重险。若斑疹透发较快，大多为正气较强，能托邪外出，斑疹透发后，热势便逐渐减轻；但也有的因热毒过盛，一发病就斑疹密布，热势壮盛，则为热毒直犯营血，病情危重。

对于斑疹的治疗，应当在清解营血热毒方中，加入辛凉透发药物以透邪外出。若误用辛温升散，热毒不仅不能外透，反而更助长邪热，贻害不浅，也即文中所谓"疹之因表而死者，比比然也"。

论疫疹之脉不能表下

【原文】疫疹之脉，未有不数者。有浮大而数者，有沉细而数者，有不浮不沉而数者，有按之若隐若见者。此《灵枢》所谓阳毒伏匿之象也。诊其脉，即知其病之吉凶。浮大而数者，其毒发扬，一经凉散，病自霍然；沉细而数者，其毒已深，大剂清解，犹可扑灭。至于若隐若见，或全伏者，其毒重矣，其证险矣！此脉得于初起者间有，得于七八日者颇多，何也？医者初认为寒，重用发表，先伤其阳。表而不散，继之以下，又伤其阴。殊不知伤寒五六日不解，法在当下，犹必审其脉之有力者宜之。疫热乃无形之毒，病形虽似大热，而脉象细数无力，所谓壮火食气也。若以无形之火热，而当硝、黄之猛烈，热毒焉有不乘虚而深入耶？怯弱之人，不为阳脱，即为阴脱。气血稍能驾驭者，亦必脉转沉伏，变证蜂起。或四肢逆冷，或神昏谵语，或郁冒直视，或遗溺旁流，甚至舌卷囊缩，循衣摸床，种种恶候，颇类伤寒。医者不悟引邪入内，阳极似阴，而曰变成阴证，妄投参、桂，死如服毒，遍身青紫，口鼻流血。如未服热药者，即用大剂清瘟败毒饮重加石膏，或可挽回。余因历救多人，故表而出之。

【提要】本条论热疫的脉象及误用汗、下等法的变证和治法。

【精解】热疫为阳热毒邪所致，热疫以数脉为主脉，并贯穿疾病之始终。

脉见浮大而数，是正气能够逐邪，邪毒透发于表，有外达之势，治当辛凉透发。脉沉细而数者，多为邪热闭伏于内，毒势已深，治疗宜大剂辛透清解。脉见伏象，是热毒内闭太甚，只要体壮而无败证，尚无足怪，依证而投辛透清解之法，谨慎处理即可。若在病势亢进阶段，因误治而脉忽然伏匿不见，为极险之象。

余氏强调治疗热疫时不能妄用表散、攻下。所谓"表散"，是就辛温强行发汗而言，热疫如果误用表散，则邪热内闭而疹邪不能外发。若误用攻下，则正伤里虚，邪陷斑隐，就会造成阴阳疑似、虚实错杂的严重变化。对此等变证，余氏强调用大剂清瘟败毒饮，并重用石膏清热泻火解毒，或可挽救于万一。当然余氏的禁表、禁下之说并非绝对，临证仍当以辨证为要。

【医案举隅】

清瘟败毒饮

清瘟败毒饮具有气血两清、清热解毒、凉血泻火之功效。主治温疫热毒，气营（血）两燔证。研究显示，该方具有解热、抗炎、抗菌、抗病毒、解毒、抗血小板聚集、降低血液黏度、镇静、镇痛、保肝、强心、利尿等作用。现代临床多用于治疗流行性感冒、流行性脑脊髓膜炎、流行性出血热、登革热等传染性疾病，以及重症肝炎、泌尿系统疾病、皮肤科疾病。

一、乙型脑炎案

徐某，男，10岁。初诊：1957年8月1日。

［病史］发热5天，伴有头痛，继而嗜睡昏迷，溲黄，舌苔薄腻。

［诊断］乙型脑炎。辨证为气营两燔，热陷心气。

［治法］治拟清营透热，芳香开窍。

［方药］至宝丹1粒（研，分2次吞服）；羚羊角1.5克，犀角18克，将两味药用文火煎饮。鸡苏散9克（包），鲜藿香、鲜佩兰各9克，玉泉散15克（包），金银花、连翘各9克，僵蚕9克，钩藤9克（后入），黄芩9克，石菖蒲9克。1剂。

二诊（8月2日）：热升面赤，头痛加剧，烦躁谵语，继而抽搐，牙关紧急，角弓反张，痰涎上涌。辨证为气营火盛，肝风内动。急以凉肝息风，清心化痰。

［方药］予清瘟败毒饮加减。

石膏60克（先煎），知母6克，甘草3克，石菖蒲9克，黄连6克，黄芩9克，金银花、连翘各9克，栀子9克，赤芍9克，丹皮9克，鲜生地30克，鲜竹叶30片。1剂。紫雪丹1.5克，至宝丹1粒（分2次鼻饲灌服）。

三诊（8月3日）：热降肢凉，整夜烦躁，面赤唇红，舌苔浊腻，脉软。邪势虽盛，正气见衰，拟仿白虎加人参汤意。

［方药］原方加别直参3克、犀角18克，文火另煎，服1剂。另备莱菔子12克，若有腹胀时服（后未服）。

四诊（8月4日）：身热，面红，头痛烦躁，口渴有汗，嗜睡，神志尚清，舌苔浊腻，脉洪滑。正气已振，邪正剧争。仍守前意扶正达邪。原方续服1剂。下午3时，热势有增无减，头痛口渴，嗜睡，舌苔黄浊厚腻。于清热之中，再佐祛暑化湿之品。

［方药］清瘟败毒饮加鲜藿香、鲜佩兰各9克，鸡苏散9克，甘露消毒丹9克，枳实导滞丸9克。另羚羊角1.5克，文火煎，连末吞。

此后神志清，头痛减，仍以原方出入。3剂后，继予以养阴泄热化湿调治，最后以气阴双补而收功。

上海市卫生局. 上海老中医经验选编［M］. 上海：上海科学技术出版社，1980.

按语：本案乙型脑炎患者，见发热神昏，证属气营两燔、热陷心包。二诊见热升、烦躁谵语、抽搐、角弓反张，证转加重，属气营火盛、肝风内动，故治以清瘟败毒饮加减，大清气营而效。方中石膏60克，病重非重剂不可收功，临床使用当注意。

二、急性视网膜坏死验案

范某，男，46岁。因"右眼红痛、视物模糊7天"于2019年6月9日初诊。

［病史］右眼矫正视力为0.2，扩瞳后查见下方视网膜小动脉多处闭塞呈白线状，下方周边视网膜斑片状黄白色坏死及点片状出血，患眼可见抱轮红赤，黑睛后壁大量脂状渗出，神水、神膏混浊明显，视衣水肿、周边视衣坏死明显，络脉闭塞出血。舌红绛、苔黄，脉弦数。

［诊断］西医诊断：右眼急性视网膜坏死；中医诊断：瞳神紧小。予全身抗病毒治疗，中医辨证为热毒炽盛证。

［治法］治以泻火解毒。

［方药］清瘟败毒饮加减。石膏30克，知母、玄参、桔梗各12克，赤芍、丹皮、黄连、黄芩、龙胆草、牛膝、栀子各10克，金银花、生地、连翘各15克，甘草3克。7剂。每日1剂，水煎分2次服。

二诊：右眼炎症明显好转，黑睛后壁脂状渗出物明显减少，神水、神膏混浊减轻，视衣坏死病灶无明显进展，小孔视力0.4。患者便秘，舌红、苔黄，前方加大黄10克、芒硝6克，以攻下泄热。5剂。

三诊： 便通，视衣出血仍较多，去大黄、芒硝，加生地黄、牛膝各 10 克清热凉血。15 剂。

四诊： 视衣坏死灶部分吸收，小孔视力提升至 1.0，患者目赤胀痛消失，自觉口干，舌干红、少苔，脉涩，前方去龙胆草、石膏、黄连、黄芩苦寒清热之品，加麦冬、天花粉各 10 克以益气养阴，加当归、益母草各 10 克以活血化瘀。15 剂。

五诊： 右眼神膏转清，视衣出血、坏死灶大部分吸收，前方再续服 10 剂。

六诊： 视衣出血及坏死灶基本吸收，舌淡、苔薄、脉细，辨证为肝肾亏虚，予杞菊地黄丸每次 8 丸，每日 2 次，口服，补益肝肾，巩固病情 1 月。随访至今，右眼视力仍 1.0，未发生视网膜脱离。

林文君，余其智，杜诚，等. 清瘟败毒饮加减治疗急性视网膜坏死验案［J］. 浙江中医杂志，2020，55（7）：484.

按： 急性视网膜坏死属于中医眼科"瞳神紧小""瞳神干缺"范畴。病机为外感疫疠之气上攻目珠而发病。急性期治宜疏风散邪，清热解毒，故选清瘟败毒饮加减。重用石膏，配知母、生地、玄参清热保津，黄连、黄芩、栀子共用通泻三焦之火，龙胆草清热利湿，金银花、连翘祛风清热，牛膝、生地、赤芍、丹皮清热解毒、凉血散瘀，桔梗载药上行。

论疹形治法

【原文】 松浮洒于皮面，或红或赤，或紫或黑，此毒之外见者，虽有恶证，不足虑也。若紧束有根，如从皮里钻出，其色青紫，宛如浮萍之背，多见于胸背，此胃热将烂之候，即宜大清胃热，兼凉其血，以清瘟败毒饮加紫草、红花、桃仁、归尾，务使松活色淡，方可挽回，稍存疑虑，即不能救。

【提要】 本条讨论疹形的临床意义及治法。

【精解】 临床可通过疹出形态判断疾病的预后及病情轻重。疹出，松浮洒于皮面，则邪热透发顺畅，邪热外泄，为顺证；若紧束有根，从皮里钻出，则邪热外泄不畅，胃热炽盛，邪热深入营血，病情危重。治疗当大清胃热，兼凉血解毒。方用清瘟败毒饮，加紫草、红花、桃仁、归尾，以大清气血，解毒凉血散血。

论疹色治法

【原文】血之体本红，血得其畅，则红而活、荣而润，敷布洋溢[1]，是疹之佳境也。淡红有美有疵[2]，色淡而润，此色之上者也。若淡而不荣，或娇而艳、干而滞，血之最热者。深红者，较淡红为稍重，亦血热之象，凉其血即转淡红。色艳如胭脂，此血热之极，较深红为更恶，必大用凉血，始转深红，再凉其血，而淡红矣。紫赤类鸡冠花而更艳，较艳红为火更盛，不急凉之，必至变黑，须服清瘟败毒饮加紫草、桃仁。细碎宛如粟米，红者谓之红砂[3]，白者谓之白砂[4]，疹后多有此证，乃余毒尽透，最美之境，愈后蜕皮。若初病未认是疫，后十日半月而出者，烦躁作渴，大热不退，毒发于颐者，死不可救。

【注释】

［1］洋溢：充满之意。此处形容斑疹外出广泛、分布均匀。

［2］有美有疵：疵，《说文》："病也。"凡事物之有过失者，皆曰疵。此处之"美""疵"是指斑疹淡红色，其病机有轻重良恶之异。

［3］红砂：即皮肤出现细碎如砂粒的红色疹子。

［4］白砂：即皮肤出现细碎如砂粒的白色疹子。

【提要】本条论述疫疹色泽变化的诊断意义及其治法。

【精解】斑疹色泽的变化对判断热毒的轻重、气血的盛衰具有重要的临床意义。文中所谓"红砂""白砂"，是由于斑疹后毒邪未净，又发生细小的红色疹子或白色疹子。是血分或气分余邪得以向外透泄之象，往往由此热退脉静而愈。"发颐"是热毒不能外达而结于少阳、阳明之络所致，为疫疹的并发症。如症见高热、烦躁、口大渴，表示热毒极重，故文中曰"死不可救"。

论发疮

【原文】疫毒发斑，毒之散者也。疫毒发疮，毒之聚者也。初起之时，恶寒发热，红肿硬痛，此毒之发扬者。但寒不热，平扁不起，此毒之内伏者。或发于要地，发于无名，发于头面，发于四肢，种种形状，总是疮证，何以知其是疫毒所聚？寻常疮脉，洪大而数；疫毒之脉，沉细而数。寻常疮证，头或不痛，疫毒则头痛如劈，沉不能举，是其验也。稽[1]其证，有目红面赤而青惨者，有忽汗忽呕者，有昏愦如迷者，有身热肢冷者，有腹痛不已者，有大吐干呕者，有大泄如注者，有谵语不止者，有妄闻妄见者，有大渴思水者，有烦躁如狂者，有喊叫时作若惊若惕者。病态多端，大率类是。误认寻常疮证，温托妄施，断不能救。

雄按：暑湿热疫诸病，皆能外发痈疮。然病人不自知其证发之由，外科亦但见其外露之疮，因而误事者最多，人亦仅知其死于外证也。噫！

【注释】

[1] 稽：考核。

【提要】本条讨论疫毒发疮的证候。

【精解】疫毒发斑病机为邪毒外泄。疫毒壅聚，则发痈疮。痈疮初起症见恶寒发热，红肿硬痛，为毒邪与正气剧争，热毒炽盛之象；但寒不热，扁平不起，为邪毒内陷内伏之象。临床普通痈疮与疫毒痈疮辨别方法如下：疫毒痈疮多伴见头痛如劈，头重不能抬头，同时可伴见面红目赤，或面色青惨，或急见大汗、呕者，或神志昏愦，或身热肢冷，或腹痛不止，或烦躁如狂，或时有惊惕呼叫等。痈疮见这些症状多由疫毒引起，不可误认为普通痈疮，若用温托等法治疗，则病情加重而难治。王氏提出暑湿热疫，皆能外发痈疮，临床不可误治。

论妊娠病疫

【原文】娠妇有病，安胎为先，所谓有病以末治之也。独至于疫，则又不然，何也？母之于胎，一气相连。盖胎赖母血以养，母病热疫，毒火蕴于血中，是母之血即毒血矣。苟不亟清其血中之毒，则胎能独无恙乎？须知胎热则动，胎凉则安，母病热疫，胎自热矣。竭力清解以凉血，使母病去而胎可无虞。若不知此，而舍病以保胎，必至母子两不保也。至于产后以及病中适逢经至，当以类推。若云产后经期，禁用凉剂，则误人性命，即在此言。

【提要】本条论述妇女妊娠、产后病疫的治疗原则。

【精解】妊娠妇女患病，治疗当以安胎为主，这是治疗的一般原则。但孕妇感受疫毒而发为疫病，治疗则当针对病因，清除病邪。因为胎儿在母腹中，全赖母体之气血以养，故凡引起母体气血不能正常供养胎儿的任何原因，都可使胎动不安，甚或流产。疫本为热毒所致，最易灼营动血，胎靠血养，毒随血播，胎必受其伤害。因此，对妊娠妇女病疫甚至触动胎气而胎动不安的治疗，亦应清热、凉血、解毒，以除去造成胎动的直接原因，热毒去，胎自可安。若拘于养血安胎，便会助长毒势，不但不能保胎，反使母体病转重危，其结果母子两不能保。妇女产后病疫，也当以治疫病为主，不能拘于产后"禁用凉剂"而不敢清热。如反用温补，则必致火上加油。但应注意的是，产后气血大虚，感邪病实，这是产后病疫的特点。产后病热既要治其实，又应注意补其虚，毫不拖延，中病即止，绝不可蛮攻，也不可妄事投补。

论闷证

【原文】疫疹初起，六脉细数沉伏，面色青惨，昏愦如迷，四肢逆冷，头汗如雨，其痛如劈，腹内搅肠[1]，欲吐不吐，欲泄不泄，男则仰卧，女则覆卧[2]，摇头鼓颌[3]，百般不足，此为闷疫[4]，毙不终朝。如欲挽回于万一，非大剂清瘟败毒饮不可。医即敢用，病家决不敢服。与其束手待毙，不如含药而亡，虽然，难矣哉！

雄按：所谓闷者，热毒深伏于内，而不发露于外也。渐伏渐深，入脏而死，不俟终日也，固已。治法宜刺曲池、委中，以泄营分之毒，再灌以紫雪，清透伏邪，使其外越，杨云：治法精良。或可挽回，清瘟败毒饮何可试耶？汪按：本方有遏抑而无宣透，故决不可用。

【注释】

[1]腹内搅肠：指腹部绞痛，伴见烦躁闷乱、吐泻不得等症状。

[2]男则仰卧，女则覆卧：男为阳，女为阴，仰是阳的象征，覆是阴的征象，故说男仰女覆。这一说法并不切合实际，对辨证意义不大。

[3]鼓颌：形容恶寒时颊车颤动，上下牙齿不断相击的状态。颌有多义，此处指颊车部位。

[4]闷疫：病名，指突然暴发的疫病。表现为热毒秽浊闭遏于内，外有似脱的险恶症状。以闷乱阻闭为特征，故名"闷疫"。

【提要】本条论述疫疹中的危重病证"闷疫"的临床表现及其治疗方法。

【精解】闷疫是热疫的暴发证，多因热毒秽浊伏闭于内，不能外达而上迫所致。闷疫与内闭外脱虽症状类似，而实则完全不同。一般来说，内闭外脱证多见于病之极期或后期，属正虚邪陷证；闷疫则是病发初起即秽毒内闭，正与邪争而难于舒展所致。余氏认为本证治疗当以大剂清瘟败毒饮，辟秽开闭，清透解毒，调气活血，或可挽回于万一。但如不加详辨而一概用清瘟败毒饮，则也与临床实际不符合。王孟英认为："宜刺曲池、委中以泄营分之毒，再灌以紫雪清透伏邪，使其外越，或可挽回。"汪曰桢也说："清瘟败毒饮有遏抑而无宣泄，故决不可用于本证"，皆有见地。

疫疹治验

【原文】乾隆戊子年，吾邑疫疹流行。初起之时，先恶寒而后发热，头痛如劈，腰如被杖，腹如搅肠，呕泄兼作，大小同病，万人一辙，有作三阳治者，有作两感治者，有作霍乱治者，迨至两日，恶候蜂起，种种危证，难以枚举，如此死者，不可胜计。良由医者固执古方之所致也。要之，执伤寒之方以治疫，焉有不死者乎？是人之死，不死于病，而死于药。不死于药，而死于执古方之医也。疫证乃外来之淫热，非石膏不能取效。且医者，意也；石膏者，寒水也。以寒胜热，以水胜火，投之百发百中。五月间，余亦染疫，凡邀治者不能赴诊，叩其证状，录方授之，互相传送，活人无算。癸丑京师多疫，即汪副宪、冯鸿胪亦以余方传送，服他药不效者，并皆霍然。故笔之于书，名曰清瘟败毒饮。随证加减，详列于后。

雄按：吴门顾松园靖远因父患热病，为庸医投参、附所杀，于是发愤习医，寒暑靡间者，阅三十年，尝著《医镜》十六卷。徐侍郎秉义为之序，称其简而明，约而赅，切于时用而必效。惜无刊本，余求其书而不得。近见桐乡陆定圃进士《冷庐医话》，载其治汪缵功阳明热证，主白虎汤。每剂石膏用三两，两服热顿减，而遍身冷汗，肢冷发呃。郡中著名老医，谓非参、附，弗克回阳，诸医和之，群哗白虎再投必毙。顾引仲景热深厥亦深之文，及嘉言阳证忽变阴厥，万中无一之说，谆谆力辨，诸医固执不从，投参、附回阳敛汗之剂，汗益多而体益冷，反诋白虎之害。微阳脱在旦暮，势甚危，举家惊惶，复求顾诊，仍主白虎，用石膏三两，大剂二服，汗止身温。再以前汤加减，数服而瘥。因著《辨治论》，以为温热病中，宜用白虎汤，并不伤人，以解世俗之惑。陆进士云：此说与师愚之论合，且《医镜》中佳方不少。其治虚劳方用生地、熟地、天冬、麦冬、龟甲、龙眼肉、玉竹、茯苓、山药、人乳。《吴医汇讲》乃属之汪缵功，方中增入牛膝一味，岂顾著《医镜》一书，为汪氏所窃取耶？附及之以质博雅。汪按：虚劳而咳者，肺中必有邪，麦冬玉竹不宜用。

【提要】论述疫疹流行的临床表现及治疗用方。

【精解】疫疹流行，初起见先恶寒而后发热，头痛如劈，腰如被杖，腹痛如搅，上吐下泻。大小同病，万人一辙，表明该病有明显传染性、流行性。治法不同，误治较多。文中提出了固守古方之弊端，不可以伤寒方治疗该疫病，但并不是说伤寒不可以治疫病，本处当辨证看待。石膏辛寒清气，大清气热。余氏以石膏为主药制清瘟败毒饮治疗疫疹。对于疫病见气分邪热炽盛，证属温热类者，用之每获佳效。

疫证条辨

【原文】一、头痛目痛，颇似伤寒。然太阳阳明头痛，不至于倾侧难举。而此则头痛如劈，两目昏瞀，势若难支。总因火毒达于二经，毒参阳位[1]，用釜底抽薪法，彻火下降，其痛立止，其疹自透。宜清瘟败毒饮增石膏、元参，加菊花。误用辛凉表散，燔灼火焰，必转闷证。

【注释】

[1] 毒参阳位：指邪毒侵犯头面阳位。

【提要】本条论热疫头痛与伤寒头痛的鉴别及其治疗方法。

【精解】两者鉴别，前文已述及，不作赘述。对热疫头痛的治疗必急清在里的热毒，余氏以清瘟败毒饮增石膏、玄参以清气凉营、解毒泄热，加菊花清上彻下，使里热得清、火不上炎，里热不郁则头痛可止。应注意，热疫头痛不但绝对禁用辛温发散之剂，即使辛凉宣表剂也不适宜用。

【原文】二、骨节烦疼，腰如被杖。骨与腰皆肾经所属，其痛若此，是淫热之气，已流于肾经。宜本方增石膏、元参，加黄柏。误用温散，死不终朝矣。

【提要】本条论述疫病热毒下窜肾经的证治。

【精解】肾主骨，腰为肾之腑。邪热下窜肾经，故见骨节烦疼，腰如被杖。治疗宜清瘟败毒饮重用石膏、元参，加黄柏。不可因骨节烦疼，认为伤寒初起而误用辛温发汗之品。

【原文】三、热宜和，不宜燥[1]。若热至遍体炎炎，较之昏沉肢冷者，而此则发扬，以其气血尚堪胜毒，一经清解，而疹自透。妄肆发表，必至内伏。宜本方增石膏、生地、丹皮、芩、连。

【注释】

[1] 热宜和，不宜燥："和"指热势温和；"燥"指发热急，热势高。

【提要】本条论述疫证遍身高热的治疗方法。

【精解】发热是温疫病过程中的主要症状，且贯穿于病情之始终。对于这种遍身高热的疫证，治当因势利导，促使邪热内清外解。

【原文】四、有似乎静而忽躁，有似乎躁而忽静，谓之静躁不常，较之颠狂，彼乃发扬，而此嫌郁遏，总为毒火内扰，以至坐卧不安。宜本方增石膏、犀角、黄连。

【提要】本条论述毒火内扰心神证治。

【精解】热疫病程中出现时而安静如常，时而烦乱躁扰，即余氏所谓的"静躁不常"，此乃热毒干扰心神，不能正常控制情绪所致，但尚未达到神识完全丧失的程度，比热病中出现狂躁及神昏谵妄的程度要轻。对于热毒扰乱心神的静躁不常，可用清瘟败毒饮重用石膏、黄芩、丹皮，气营热清则火不上扰；同时加重犀角、黄连用量，直清心经邪热，热清则躁自止。

【原文】五、寤，从阳主上；寐，从阴主下。胃为六腑之海，热毒壅遏，阻隔上下，故火扰不寐。宜本方增石膏、犀、连，加琥珀。

雄按：火扰不寐，何必琥珀？若欲导下，宜用木通。

【提要】本条论述火扰不寐的证治。

【精解】阳入于阴则寐；阳出于阴则寤。阳明胃热炽盛，热毒壅遏，阳明邪热上扰心神，故易见不寐。治疗宜重用石膏、犀角、黄连清泄心胃，加琥珀镇心安神。

【原文】六、初病周身如冰，色如蒙垢，满口如霜[1]，头痛如劈，饮热恶冷，六脉沉细，此阳极似阴，毒之隐伏者也。重清内热，使毒热外透，身忽大热，脉转洪数，烦躁谵妄，大渴思冰，证虽枭恶[2]，尚可为力。宜本方增石膏、丹皮、犀、连，加黄柏。若遇庸手，妄投桂、附，药不终剂，死如服毒。

【注释】

[1]满口如霜：指白色舌苔满布，口腔黏膜上也有白色如霜之物。

[2]枭恶：即凶恶之意。此处用以喻证候之凶猛不善。枭，是一种凶猛的鸟；恶，乃不善之谓。

【提要】本条论述疫病热深厥深的证治。

【精解】热疫初起即见通身逆冷，面色晦暗如蒙尘垢，舌上满布白苔，甚至口腔黏膜也色白如霜，头痛如劈，喜饮热汤而恶冷，六脉沉细者，此为暴感热毒兼挟秽浊深伏于内闭塞不能外透而热深厥甚的险恶表现。治疗宜用清瘟败毒饮加重石膏、川连、犀角、丹皮，加黄柏以重清内热，冀热毒解，闭郁开，则邪从外透。如重用清解之后，患者忽由原来的厥冷转为通身大热，脉由沉细转为洪数，并由饮热恶冷转为大渴思冰，则是热毒向外发扬的征象，病有转机，故余氏认为此时"症虽枭恶，尚可为力"。若将此热深厥甚的真热假寒证误认为阳虚阴寒内盛所致，而投以肉桂、附子等辛热温阳之品，则易致病情加重。

【原文】七、四肢属脾，至于逆冷，杂证见之，是脾经虚寒，元阳将脱之象。惟疫则不然，通身大热，而四肢独冷，此烈毒郁遏脾经，邪火莫透，重清脾热，手足自温。宜本方增石膏。

雄按：四肢逆冷，在杂证不仅脾经虚寒，在疫证亦非毒壅脾经，增石膏原是清胃，胃气行则肢自和也。亦有热伏厥阴而逆冷者，温疫证中最多，不可不知也。

【提要】本条论述杂病阳虚肢冷与疫病阳厥的区别。

【精解】杂证见四肢逆冷，多因脾阳虚衰或元阳将脱，但也非绝对，属于其他脏腑阳虚或阳热内郁者也常可见到，总与阳气衰微或难以外布有关。

热疫四肢逆冷，则多为热毒内伏、火不外透所致，故四肢虽冷而犹通身大热，与阳虚厥逆显然不同。治疗可用清瘟败毒饮加重石膏以清泄里热，热毒得清，阳郁得伸，则手足自温。余氏治热厥重在气分。证之临床，热病肢厥的原因较多，并非仅此一证，若伴有昏谵者，其厥闭涉及手厥阴；伴有动风者，则兼及足厥阴，故王孟英指出："热伏厥阴而逆冷者，温疫证中最多，不可不知也。"此外，在疫病后期如阳气外脱，也可出现通体厥冷的症状，与本证所述的肢厥而身热者显然不同。

【原文】八、筋属肝，赖血以养，热毒流于肝经，斑疹不能寻窍而出，筋脉受其冲激，则抽惕若惊[1]。宜本方增石膏、丹皮，加胆草。

【注释】

［1］抽惕若惊：指肢体间断抽动，好似突然受惊状。

【提要】本条论述疫病疹不能寻窍而出甚则抽搐的证治。

【精解】疫病发斑，是热毒深入营血、迫血伤络而随血外达体表之象。疫疹以斑疹外透为顺，久郁不达为逆。治疗可用清瘟败毒饮重用石膏、丹皮，加龙胆草，以清解郁热、凉肝息风而透邪外出。若抽搐较甚者，可再加羚羊角、钩藤以息风止痉。

【原文】九、杂证有精液枯涸，水不上升，咽干思饮，不及半杯。而此则思冰饮水，百杯不足。缘毒火熬煎于内，非冰水不足以救其燥，非石膏不足以制其焰。庸工犹戒生冷，病家奉为至言，即温水亦不敢与，以致唇焦舌黑。宜本方增石膏，加花粉。

【提要】本条论述疫病渴欲饮凉的证治。

【精解】疫病见口大渴欲凉饮，病机为火毒燔灼于内。治疗当重用石膏辛寒清气，加天花粉清热生津。

【原文】十、四时百病，胃气为本，至于不食，似难为也。而非所论于疫证，此乃邪火犯胃，热毒上冲，频频干呕者有之，旋食旋吐者有之。胃气一清，不必强之食，自无不食矣。宜本方增石膏，加枳壳。

雄按：热壅于胃，杳不知饥，强进粥糜，反助邪气。虽粒米不进，而病势未衰者，不可疑为胃败也。若干呕吐食，则本方之甘、桔、丹皮，皆不可用。宜加竹茹、枇杷叶、半夏之类。

【提要】本条论述热疫不能食或食入即吐的证治。

【精解】胃主受纳，为人身后天之本，大凡呕逆不食，病主在胃。热疫出现频频干呕、不能进食或随食随吐，即为热毒犯胃，胃气失降，挟邪冲逆之故。治疗可用清瘟败毒饮增石膏、加枳壳，以清热解毒、和胃降逆。胃热一清，胃气得降，则呕逆不食自止。胃热不食、呕逆者，不可强迫进食。治疗方药中甘、桔升提，丹皮易动胃致呕，皆宜去而不用。竹茹、枇杷叶皆属清降之品，于本证甚合。半夏虽嫌辛燥，但用于大剂清热泻火方中能制其温燥而用其辛开，以发挥其开郁和胃降逆作用，只是用量宜轻不宜重。如果出现不食或吐、胃不受纳的症状，病机当从热干于胃致胃气上逆以及邪热煎灼胃阴致受纳失职两方面考虑，治疗宜清胃热，养胃津。

【原文】十一、胸膈乃上焦心肺之地，而邪不易犯。惟火上炎，易及于心，以火济火，移热于肺，金被火灼，其燥愈甚。胸膈郁遏，而气必长吁矣。宜本方增连、桔，加枳壳、瓜蒌仁。

雄按：邪火上炎，固能郁遏肺气，而为膈满，第平素有停痰伏饮者，或起病之先，兼有食滞者。本方地、芍，未可浪投。临证须辨别施治，惟莱菔汁，既清燥火之闭郁，亦开痰食之停留，用得其宜，取效甚捷。

【提要】本条讨论热疫胸膈郁遏见长吁的证治。

【精解】热疫中出现胸痞气塞、吁气，为热毒犯肺、金被火灼、气机郁遏之象，较其他温病之热郁胸膈证，病机并不相同，故非栀子豉汤所能治，需用清瘟败毒饮加瓜蒌仁、枳壳清热解毒，宣肺宽胸。对有痰饮内停者，熟地、白芍之类阴柔滋腻自不相宜，应以橘皮、枳实、桔梗之类化痰降逆为宜。王孟英治疗本证喜用莱菔汁，认为其"既清燥火之闭郁，亦开痰食之停留，用得其宜，取效甚捷"，实为经验之谈，临证尤以生用为佳。

【原文】十二、昏闷无声者，心之气出于肺而为声，窍因气闭，气因毒滞，心迷而神不清，窍闭而声不出。宜本方增石膏、犀角、芩、连，加羚羊角、桑皮。

雄按：桑皮虽走肺，而无通气宣窍之能。宜用马兜铃、射干、通草之类；清神化毒，当参紫雪之类。

【提要】本条讨论疫病毒邪闭窍而声不出的证治。

【精解】疫病声不出，为毒邪内闭的阻塞机窍致窍闭所致。治疗重用石膏、犀角、黄芩、川连，加羚羊角、桑皮。王氏提出宜用马兜铃、射干、通草之类，也可用紫雪之类清心开窍。

【原文】十三、胃气弱者，偏寒偏热，水停食积，皆与真气相搏而痛，此言寻常受病之源也。至于疫证腹痛，或左或右，或痛引小肠，乃毒火冲突，发泄无门。若按寻常腹痛分经络而治之，必死。如初起只用败毒散、或凉膈散加黄连，其痛立止。

雄按：疫证腹痛，固与杂证迥殊，然夹食、夹瘀、夹疝，因病疫而宿疾兼发者，亦正多也。临证处方，岂可不为顾及。

【提要】本条讨论疫病腹痛的证治。

【精解】疫证毒火内闭，见腹痛，治疗须清热解毒泻火，方用败毒散或凉膈散加黄连。王氏提出，疫证腹痛与杂证迥然不同。疫病也可兼有其他病邪，如夹食、夹瘀、夹疝，临床当根据情况，加减治疗。

【原文】十四、筋肉瞤动，在伤寒则为亡阳，而此则不然。盖汗者心之液，血之所化也。血生于心，藏于肝，统于脾。血被煎熬，筋失其养，故筋肉为之瞤动。宜本方增石膏、生地、元参，加黄柏。

雄按：亡阳瞤动，宜补土制水。淫热瞤动，宜泻火息风。本方尚少镇静息风之品，宜去丹、桔，加菊花、胆草。

【提要】本条论述疫病见筋肉眴动证治。

【精解】疫病见筋肉眴动，与伤寒亡阳不同。汗为心之液。热邪炽盛，煎灼阴液，筋脉失养，故见筋肉眴动。治疗重用石膏、生地黄、元参，加黄柏。王氏提出治宜泻火息风，可去丹、桔，加菊花、龙胆草。

【原文】十五、病人自言胃出冷气，非真冷也。乃上升之气，自肝而出，中挟相火，自下而上，其热尤甚。此火极似水，热极之征，阳亢逼阴，故有冷气。宜本方增石膏、犀、地、丹、连，加胆草。

雄按：冷气上升，虽在别证中见之，亦多属火。不知者妄投温热，贻害可胜道哉！本方桔、芍，亦属非宜。更有挟痰者，须加海蛰、竹沥、莱菔汁之类。汪按：此证挟痰者最多。

【提要】本条论述胃出冷气的证治。

【精解】胃出冷气，临床多由脾胃虚寒或素有痰饮所致。热疫所见冷气上升，则为火极似水，阳亢逼阴，阴气上冲形成的上寒下热之寒热失调证。故治疗当清热解毒坚阴，重用石膏、生地、丹皮、川连、犀角，加胆草。对寒热真假的辨析在临证时应特别慎重，如属"火极化水"，必然要具备病急、证险，病始即见热毒遏伏等一系列热疫见证。

【原文】十六、口中臭气，令人难近，使非毒火熏蒸于内，何以口秽喷人乃尔耶。宜本方增石膏、犀、连。

雄按：宜加兰草、竹茹、枇杷叶、金银花、蔷薇露、莹白金汁之类，以导秽浊下行。

【提要】本条论述疫病口中臭气的治疗。

【精解】疫病见口中臭气熏人，难以靠近，病机属毒火熏蒸于内，治疗以清瘟败毒饮重用石膏、犀角、黄连。王氏提出宜加佩兰、竹茹、枇杷叶、金银花、蔷薇露、莹白金汁之类，导秽浊下行，临床当据舌脉表现以灵活用药。若舌红或绛、苔燥者，治以余氏所论方药；若苔浊腻、黄腻或黄浊，则宜用王氏所出方药。

【原文】十七、舌苔满口如霜，在伤寒为寒证的据，故当温散。而疫证见此，舌必厚大，为火极水化。宜本方增石膏、犀、地、翘、连，加黄柏。误用温散，旋即变黑。汪按：凡温热暑疫，见此舌者，病必见重，最宜详慎。

雄按：凡热证疫证见此苔者，固不可误指为寒，良由兼痰挟湿，遏伏热毒使然，清解方中，宜佐开泄之品为治。

【提要】本条论述疫证见舌白如霜的证治。

【精解】疫证见舌苔白厚腻如霜，为火毒炽盛、火极水化所致。治疗宜重用石膏、犀角、地黄、连翘、黄连，加黄柏。如果误用温散，则很快会变为黑苔。王氏提出，证属疫邪兼挟痰湿，为遏伏热毒所致。治疗当佐开泄之品。从证候看，病机类似于膜原证舌苔厚腻如积粉的表现，治疗可仿吴又可达原饮治疗。同时须视其舌质表现，如果舌质红绛者，则加入清热解毒之品；若舌不绛，则治以开泄之品。

【原文】十八、咽喉者，水谷之道路，呼吸之出入。毒火熏蒸，至于肿痛，亟当清解以开闭塞。宜本方增石膏、元、桔，加牛蒡、射干、山豆根。

雄按：加莹白金汁最妙。药汁碍咽者，亟以锡类散吹之。

【提要】本条讨论疫病见咽喉肿痛的证治。

【精解】疫病见咽喉肿痛，为毒火熏蒸所致，治疗当清热解毒以开闭塞。治疗当重用石膏、元参、桔梗，加牛蒡子、射干、山豆根。王氏提出加莹白金汁。如咽肿痛药汁无法下咽者，急用锡类散吹喉。

【原文】十九、唇者，脾之华。唇燔肿，火炎土燥也。宜本方增石膏、翘、连，加天花粉。

【提要】本条讨论疫病见唇红肿的证治。

【精解】疫病见唇部红赤肿大，是由于邪火燔灼于脾所致。应当以本方重用石膏、连翘、黄连，加天花粉。

【原文】二十、头为诸阳之首，头面肿大，此毒火上攻。宜本方增石膏、元参，加银花、马勃、僵蚕、板蓝根、紫花地丁、归尾。脉实者，量加酒洗生大黄。

【提要】本条讨论疫病见头面肿大的证治。

【精解】头为诸阳之首，头面肿大是由于毒火上攻所致。治疗当重用石膏、元参，加金银花、马勃、僵蚕、板蓝根、紫花地丁、归尾。脉象实者，酌加酒洗生大黄。

【原文】二十一、面上燎疱[1]，宛如火烫，大小不一，有红有白，有紫黑相间，痛不可忍，破流清水，亦有流血水者，治同上条。

【注释】

[1] 燎疱：较大的疱疹。

【提要】本条论述疫病见面上燎疱的证治。

【精解】面上出现燎疱，犹如被火烫，疱疹大小不等，颜色红白或紫黑相间，疼痛剧烈不能忍受，破溃后流清水或血水，其病机为火毒上攻所致，治疗同上条。

【原文】二十二、腮者，肝肾所属，有左肿者，有右肿者，有右及左、左及右者，名曰痄腮。不亟清解，必成大头[1]，治同上条。

【注释】

[1] 大头：即"大头瘟"的简称。

【提要】本条论述大头瘟的证治。

【精解】痄腮与大头瘟的临床表现虽都以头面肿痛为主，但肿痛部位、范围、形状、皮色各有特征，故两者是不同的急性传染病。因此，余氏所说痄腮"不即清解，必成大头"，似无临床依据。

【原文】二十三、颈[1]属足太阳膀胱经，热毒入于太阳则颈肿。宜本方增石膏、元参、翘、桔，加银花、夏枯草、牛蒡、紫花地丁、山豆根。

【注释】

[1] 颈：足太阳经循背项而足阳明、足少阳经循颈，临床上多见颈肿，似应责之足阳明、足少阳经。《说文》："颈在前，项在后。"

【提要】本条讨论疫病热毒上攻致颈肿的证治。

【精解】颈部属足太阳膀胱经，热毒侵入太阳经则出现颈肿。治当重用石膏、元参、连翘、桔梗，加金银花、夏枯草、牛蒡、紫花地丁、山豆根。

【原文】二十四、耳后肾经所属，此处硬肿，其病甚恶。宜本方增石膏、元、地、丹、翘，加银花、花粉、板蓝根、紫花地丁。耳中出血者，不治。

雄按：坎为耳，故耳为肾水之外候。然肺经之结穴在耳中，名曰龙葱，专主乎听，金受火烁则耳聋。凡温热暑疫等证，耳聋者，职是故也。不可泥于伤寒少阳之文，而妄用柴胡以煽其焰。古云：耳聋治肺，旨哉言乎。

【提要】本条讨论疫病见耳后硬肿的治疗。

【精解】耳后属肾经，耳后出现硬肿则病情险恶。治当重用石膏、元参、生地黄、丹皮、连翘，加金银花、花粉、板蓝根、紫花地丁。耳中出血者，难治。

【原文】二十五、舌乃心之苗。心属火，毒火冲突，二火相并，心苗乃动，而嗒舌[1]弄舌。宜本方增石膏、犀、连、元参，加黄柏。

雄按：宜加木通、莲子心、朱砂、童溺之类。

【注释】

[1] 嗒舌：指用舌尖抵于上腭时，下腭随即向下而舌也同时弹动的动作和发出"嗒"的声音，俗称"弹舌"。多见于小儿热病过程中。

【提要】本条讨论疫病出现嗒舌、弄舌的证治。

【精解】热疫出现舌不时弹动发出嗒嗒声响，或伸出口外，扰动不已，皆为热毒挟心火上炎所致，治当重用石膏、川连、犀角、玄参，加黄柏以清心热泄热毒。

【原文】二十六、红丝绕目，清其浮僭之火而红自退。误以眼科治之，为害不浅。宜本方加菊花、红花、蝉蜕、归尾、谷精。

雄按：加味亦是眼科之药，不若但加羚羊角、龙胆草二味为精当也。

【提要】本条讨论热疫目赤的证治。

【精解】热疫目赤，是热毒内盛、循经上攻的表现，其他温热病热入气营时也可见。如斑疹伤寒、恙虫病、猩红热、麻疹、流行性出血热等病都有结膜充血这一特征。所以目赤是以上这些全身性病变的局部反应，而不是眼病，治疗应针对热疫本病，只要本病痊愈，目赤即可消失。余氏所谓："误以眼科治之，为害不浅"，确为经验之谈。在热病中见红丝绕目又每与热瘀有关，所以余氏在清火的同时加用归尾、红花等活血之品。王氏提出加羚羊角、龙胆草二味，更为精当。

【原文】二十七、头为一身之元首，最轻清而邪不易干。通身焦燥，独头汗涌出，此烈毒鼎沸[1]于内，热气上腾，故汗出如淋。宜本方增石膏、元参。

雄按：本方宜去芍、桔、丹皮，加童溺、花粉。

【注释】

[1] 鼎沸：喻热毒在里，犹如鼎内之水被煮沸蒸腾之状。

【提要】本条讨论热疫见头汗涌出的证治。

【精解】热疫见通身焦燥、头汗涌出，为热毒炽盛、郁闭于内、蒸腾于上所致，治当重用石膏、玄参，清热生津，解郁透邪，使里清表和、热达腠开，则头汗自愈。王氏提出去白芍、桔梗、丹皮，加花粉、童溺。

【原文】二十八、齿者，骨之余。杂证齘齿[1]为血虚；疫证见之为肝热。宜本方增石膏、生地、丹、栀，加胆草。

雄按：齿龈属阳明，不可全责之肝也。

【注释】

[1] 齘齿：咬紧牙齿，表示牙关紧闭。

【提要】本条讨论疫病见齘齿的证治。

【精解】齿为骨之余。杂证出现齘齿为血虚；疫证出现齘齿则是由肝热所引起，其病机当属邪热内陷肝经，热盛动风之候。治疗应当以本方重用石膏、生地黄、丹皮、栀子，加胆草，清泻肝热，清热息风。王氏所论齿龈属阳明，不可将病机全归于肝。此论可供参考。

【原文】二十九、疫证，鼻衄如泉，乃阳明郁热上冲于脑，脑通于鼻，故衄如涌泉。宜本方增石膏、元、地、芩、连，加羚羊角、生桑皮、棕榈灰。

雄按：本方宜去桔梗，加白茅根。

【提要】本条论述疫病见鼻衄的证治。

【精解】疫证见鼻衄，是由于阳明郁热上冲于脑，脑通于鼻，所以鼻衄如涌泉。治疗当重用石膏、元参、生地黄、黄芩、川连，加羚羊角、生桑皮、棕榈灰，清泻上焦，凉血止血。王氏提出宜去桔梗以防升浮太过，加白茅根凉血止血，治法确当。

【原文】三十、舌上白点如珍珠，乃水化之象，较之紫赤黄黑，古人谓之芒刺者更重。宜本方增石膏、犀、连、元、翘，加花粉、银花。

雄按：宜加蔷薇根、莹白金汁之类。

【提要】本条论述疫病见舌上白点如珍珠的治疗。

【精解】舌上白点如珍珠，这是火极水化的表现，与舌苔紫赤黄黑相比较，出现芒刺病情更重。治疗应当重用石膏、犀角、川连、元参、连翘，加花粉、金银花以清泄热毒。

【原文】三十一、疫证初起，苔如腻粉，此火极水化。设误认为寒，妄投温燥，其病反剧，其苔愈厚，精液愈耗，水不上升，二火煎熬，变白为黑，其坚如铁，其厚如甲，敲之戛戛有声，言语不清，非舌卷也。治之得法，其甲整脱。宜本方增石膏、元参、犀、连、知、翘，加花粉、黄柏。

雄按：此证专宜甘寒以充津液，不当参用苦燥。余如梨汁、蔗浆、竹沥、西瓜汁、藕汁，皆可频灌。如得蕉花上露更良。杨云：蕉花上露为清热无上妙品，但不可必得，即蕉根取汁，亦极妙也。若邪火已衰，津不能回者，宜用鲜猪肉数斤，切大块，急火煮清汤，吹净浮油，恣意凉饮，乃急救津液之无上妙品。故友范庆簪尝谓余云：酷热炎天，正银匠熔铸各州县奏销银两之时，而银炉甚高，火光扑面，非壮盛之人，不能为也。口渴不敢啜茗，惟以淡煮猪肉取汤凉饮，故裸身近火，而津液不致枯竭。余因推展其义，颇多妙用，拙案中可证也。

【提要】本条讨论热疫初起见积粉苔的证治。

【精解】热疫初起，热毒秽浊内盛，舌苔白厚如积粉，若误以为寒，妄投温热表散之品，助热化燥，致热毒挟胃火劫伤阴液，则白苔转黑坚厚如甲，治从清热解毒坚阴，则焦厚硬苔自能脱落。治疗当重用石膏、元参、犀角、黄连、知母、连翘，加花粉、黄柏，以大清气营。王氏认为治疗当用甘寒清热生津之品，不可用苦燥之品。文中淡煮猪肉取汤凉饮为经验之谈，可供参考。

【原文】三十二、舌上发丁，或红或紫，大如马乳，小如樱桃，三五不等，流脓出血，重清心火。宜本方增石膏、犀角、翘、连，加银花。舌上成坑，愈后自平。此二条乃三十六舌未有者。

雄按：亦宜加蔷薇根、金汁之类。外以锡类散，或珍珠、牛黄研细糁之，则坑易平。

【提要】本条论述疫病见舌上发疔的证治。

【精解】热疫舌疔，生于舌之左、右边，大似马乳，小如樱桃，色红或紫，甚至流脓出血，皆是心脾火毒上熏所致。治疗当重用石膏、犀角、连翘、黄连，加金银花，以清泄心脾热毒。王氏指出也可加蔷薇根、金汁之类。外用锡类散，或外用珍珠、牛黄粉，则舌疔疱疹坑易平，可供临床参考。

【原文】三十三、舌衄乃血热上溢心苗。宜本方增石膏、黄连、犀、地、栀、丹，加败棕灰。

雄按：外宜蒲黄炒黑糁之。

【提要】本条论述热疫见舌衄的证治。

【精解】热疫见舌衄，因热毒上冲于舌，舌为心之苗，灼伤血络，逼血上溢所致，治当清热凉血止血，重用石膏、黄连、犀角、地黄、栀子、丹皮，加败棕灰。

【原文】三十四、齿衄乃阳明少阴二经之热相并。宜本方增石膏、元参、芩、连、犀、地、丹、栀，加黄柏。

【提要】本条论述热疫见齿衄的证治。

【精解】热疫齿衄为阳明少阴邪热相并，治疗当清泻阳明、少阴，重用石膏、元参、黄芩、黄连、犀角、地黄、丹皮、栀子，加黄柏以清肾之火。

【原文】三十五、心主神，心静则神爽，心为烈火所燔，则神不清而谵语。宜本方增石膏、犀、连、丹、栀，加黄柏、胆草。

雄按：须参叶氏《温热论》逆传治法，且此证挟痰者多，最宜谛审。

【提要】本条讨论热疫见神昏谵语的证治。

【精解】热疫见谵语，乃毒火燔灼心神使心主神明的功能一时性丧失所致。谵语多为一过性，程度较轻，与热闭心包所致谵语有明显区别。因其病位并不在心，只是由于热盛燔灼心包，故治以大剂清热泻火解毒，热毒得清则心神自安。若见热入心包而引起神昏谵语者，则必须配合清心开窍之法，如加用安宫牛黄丸、紫雪、至宝丹等。王氏提出，此证多挟痰，临床当详审病机，治疗时当配伍清热化痰开窍之品。

【原文】三十六、呃逆，有因胃热上冲者，有因肝胆之火上逆者，有因肺气不能下降者。宜本方增石膏，加竹茹、枇杷叶、柿蒂、羚羊角、银杏仁。如不止，用沉香、槟榔、乌药、枳壳，各磨数分，名四磨饮，仍以本方调服。

雄按：此三候固皆实证，尚有痰阻于中者，便秘于下者，另有治法。银杏仁温涩气分，但可以治虚呃，不宜加入此方。

【提要】本条论述疫病见呃逆的证治。

【精解】热疫见呃逆，可因胃热冲逆，可因肝胆火逆，亦可因肺气不降，但皆起因于热毒内盛，因此治疗皆当急清热毒，然后据证选用清胃、凉肝、肃肺之品。若呃逆不止，可加入四磨饮等开郁降逆之品以加强止呃之力。王氏提出，临床也可兼见痰阻于中、热结便秘等，治疗须兼顾。

【原文】三十七、邪入于胃则吐，毒犹因吐而得发越，至于干呕则重矣。总由内有伏毒、清解不容少缓。宜本方增石膏、甘、连，加滑石、伏龙肝。

雄按：甘草宜去，伏龙肝温燥之品，但可以治虚寒呕吐，不宜加入此方。本方桔梗、丹、芍，亦当去之。可加旋覆花、竹茹、半夏、枇杷叶。如用反佐，则生姜汁为妥。汪按：此方中生姜不可少。

【提要】本条论述疫病见呕吐的证治。

【精解】热疫呕吐，多因热毒犯胃使胃气失降挟邪冲逆所致。由于热毒往往随呕吐而得以发越，故病情较干呕无物之火毒内郁者相对较轻。治疗应以清热解毒、和胃降逆为法。重用石膏、甘草、黄连，加滑石、伏龙肝。王氏指出，宜去甘草、桔梗、丹皮、芍药，另外由于伏龙肝偏温燥也不宜用，临床使用应注意。

【原文】三十八、疫毒移于大肠，里急后重，赤白相兼，或下恶垢，或下紫血，虽似痢实非痢也。其人必恶寒发热，小水短赤，但当清热利水。宜本方增石膏、黄连，加滑石、猪苓、泽泻、木通，其痢自止。误用通利止涩之剂不救。

雄按：热移大肠，恶垢既下，病有出路，化毒为宜。既知不可通利，何以仍加苓、泽等利水？毋乃疏乎。惟滑石用得对证，他如金银花、槐蕊、黄柏、青蒿、白头翁、苦参、莱菔之类，皆可采也。

【提要】本条论述疫毒下移大肠，似痢非痢的证治。

【精解】热疫里急后重，大便赤白相兼，或大便溏垢恶臭，或见紫暗血块，并伴恶寒发热、小便短赤，为疫毒移于大肠致肠道传导失司之象，治疗以本方重用石膏、黄连，加滑石、猪苓、泽泻、木通，以清热解毒、凉血止利。大便溏垢恶臭者，多兼秽浊或宿滞，治宜佐以化浊导滞之品；大便兼见紫暗血块者，则为毒伤肠络、热迫血溢、瘀热内阻所致，治宜加强凉血宁络。

【原文】三十九、毒火注于大肠，有下恶垢者，有利清水者，有倾肠直注者，有完谷不化者。此邪热不杀谷[1]，非脾虚也。较之似痢者，稍轻。考其证，身必大热，气必粗壮，小溲必短，唇必焦紫，大渴喜冷，腹痛不已，四肢时而厥逆。宜因其势而清利之。治同上条。

　　雄按：唇焦大渴，津液耗伤，清化为宜，毋过渗利。惟冬瓜煮汤代茶、煎药，恣用甚佳。汪按：此及上条皆宜用绿豆。

【注释】

[1] 邪热不杀谷：大便完谷不化，通常是脾肾阳虚不能化谷所致。但当热毒暴注下迫时，使水谷不能在肠中停留消化而立即排出，此称作"邪热不杀谷"。

【提要】本条讨论疫病见毒火注于大肠的证治。

【精解】疫病热毒注于大肠，使肠道传导功能异常亢进而致下利溏垢，或下利清水，或下利甚急，倾肠直注，或大便中夹有不消化食物，必伴有壮热、息粗、大渴喜冷饮、唇焦紫、小便短赤、腹痛肢厥等症，显非脾肾阳虚不能化谷之象，治当急清热毒，热毒清则利自止。温病阳明腑实证"热结旁流"，也可见下利稀水，治当通下腑实，与本证利下清水不同，二者应从有无里实之舌苔、腹痛等方面仔细辨别。

【原文】四十、疫证大便不通，因毒火煎熬，大肠枯燥不能润下，不可徒攻其闭结而速其死也。宜本方加生大黄，或外用蜜煎导法。汪按：此证宜用麻仁。

【提要】本条讨论热疫毒火煎熬大肠致大便不通的证治。

【精解】热疫毒火煎熬大肠，津液枯燥致大便秘结。治以大剂清热解毒，佐以生大黄泻火通下，或外用蜜煎导法润下。疫病便闭若"因毒火煎熬，大肠枯燥不能润下"，则比一般温病见津枯肠燥更甚，故治疗除清热解毒外，应兼用增水行舟之品，方用增液承气汤似更合病情。但在疫病中见大便不通也不乏燥热内结者，则余氏本条所述之法甚为适用。

【原文】四十一、邪犯五脏，则三阴脉络不和，血乖行度，渗入大肠而便血。宜本方增生地，加槐花、柏叶、棕灰。

　　雄按：棕灰温涩，即欲止之，宜易地榆炭。

【提要】本条讨论热疫火毒灼伤大肠致便血的证治。

【精解】热疫大便下血，乃火毒灼伤大肠之络所致，用本方加生地黄、槐花、棕灰、侧柏叶清热解毒、凉血止血为正治。王氏指出棕灰偏温涩，宜改用地榆炭。

【原文】四十二、膀胱热极，小溲短赤而涩，热毒甚者，溲色如油。宜本方加滑石、泽泻、猪苓、木通、通草、萹蓄。

雄按：苓、泽等药，皆渗利之品，溺阻膀胱者，藉以通导。此证既云热毒内炽，则水已耗夺，小溲自然浑赤短涩，但宜治其所以然，则源清而流洁，岂可强投分利，而为砻糠打油之事乎？或量证少佐一二味，慎毋忽视而泛施也。

【提要】本条讨论热疫膀胱热极致小便短涩的证治。

【精解】热疫小便短涩，色由红赤转为乌紫，如酱油之色，皆因热毒内灼、津液耗伤所致，也就是"膀胱热极"。余氏治疗本证加滑石、泽泻、猪苓、木通、通草、萹蓄等淡渗利湿之品，恐更伤其阴，似嫌不妥，正如吴鞠通指出："温病小便不利者，淡渗不可与也，忌五苓、八正辈"。热病小便短赤，是热盛津伤全身反应的表现之一，治疗以清泄邪热、滋阴生津为正治。若湿热阻滞下焦，见小便涩少、不通，治疗可用渗利、清热利湿之品。

【原文】四十三、溺血，小便出血而不痛。血淋，则小腹阴茎必兼胀痛，在疫证总由血因热迫。宜本方增生地，加滑石、桃仁、茅根、琥珀、牛膝、棕灰。

雄按：设兼痛胀，忌用棕灰。汪按：亦宜用地榆炭。

【提要】本条论述热疫溺血的证治。

【精解】小便出血、小腹胀痛为血淋，而血出不痛为溺血。二者病因不同，病种各异，不能混为一谈。在热疫中出现本证，均为热毒郁滞下焦伤及阴络，只是前者病机重在热结膀胱、水道阻滞，而后者重在热盛迫血下行。故在治疗时，除清解热毒外，前者还须佐以通降之品，后者当用凉血止血之剂。余氏从排尿时小腹及尿道有无胀痛来区分血淋和溺血，确是一个简便的辨别方法。治疗以本方重用生地黄，加滑石、桃仁、茅根、琥珀、牛膝、棕灰。王氏提出若兼痛胀，忌用温涩之棕灰。

【原文】四十四、发狂骂詈[1]，不避亲疏，甚则登高而歌，弃衣而走，逾垣上屋，力倍常时。或语生平未有之事，未见之人，如有邪附者，此阳明邪热，上扰神明，病人亦不自知。僧道巫尼，徒乱人意。宜本方增石膏、犀、连、丹、栀，加黄柏。

雄按：宜加朱砂、青黛，挟痰，加石菖蒲、竹沥之类。

【注释】

［1］詈（lì立）：意同"骂"。《韵会》云："正斥曰骂，旁及曰詈。"

【提要】论述热疫发狂的证治。

【精解】热疫发狂为阳明邪热扰乱心神所致，治当重用石膏、犀角、川连、栀子、丹皮，加黄柏以清泄阳明热毒，宁心安神。王孟英提出疫病发狂多有夹痰浊的情况，治疗时应加石菖蒲、竹沥以豁痰开窍，甚为对证。如阳明燥结明显者，还应加入大黄、芒硝等苦寒通下之品去燥结，热毒才能得解。

【原文】四十五、疫证之痰，皆属于热，痰中带血，热极之征。宜本方增石膏、芩、地，加蒌仁、羚羊角、生桑皮、棕灰。

雄按：桑皮、棕灰可商，宜加滑石、桃仁、苇茎、瓜瓣之类。

【提要】本条论述热疫痰中带血的证治。

【精解】热疫热毒灼津成痰，损伤肺络，则痰中带血，治当清肺化痰、宁络止血，原方重用石膏、黄芩、生地黄，加瓜蒌仁、生桑皮、羚羊角、棕灰。桑皮利水，棕灰温涩，王氏认为使用此药需商榷。

【原文】四十六、疫证遗溺，非虚不能约，乃热不自持。其人必昏沉谵语，遗不自知。宜本方增石膏、犀、连，加滑石。

【提要】本条讨论热疫遗尿的证治。

【精解】热疫遗尿，并非肾虚下元失固，而是热毒侵犯神明，神明失司，膀胱失约所致。患者往往伴有昏沉谵语，治疗当清热解毒，重用石膏、犀角、黄连，加滑石。伴昏沉谵语者，应开窍醒神为主。

【原文】四十七、诸病喘满，皆属于热，况疫证乎？宜本方增石膏、黄芩，加桑皮、羚羊角。

雄按：杏仁、厚朴、半夏、旋覆花、枇杷叶、蒌仁、芦菔、海蛇、芦根之类，皆可随证采用。本方地、芍宜去之。汪按：下条亦宜去地、芍。

【提要】本条论述热疫气喘的证治。

【精解】热疫气喘、咳嗽，胸中烦满，属热毒壅聚，肺失肃降，治当重用黄芩、石膏，加桑皮、羚羊角清热解毒，肃降肺气。王氏提出宜去生地黄、芍药，降气化痰平喘之品可随证加入。

【原文】四十八、淫热熏蒸，湿浊壅遏，则周身发黄。宜本方增石膏、栀子，加茵陈、滑石、猪苓、泽泻、木通。汪按：湿盛而用石膏，似宜佐以苍术、厚朴之类。

雄按：此证亦有宜下者。汪按：青壳鸭蛋敲小孔，纳朴硝于孔中，纸封炖熟，日日服之。义取一补一消，治黄疸甚效。余尝亲试，初时便溏不爽，服朴硝而便反干畅矣。

【提要】本条论述热疫见用身发黄的证治。

【精解】邪热熏蒸，湿浊壅遏，热疫热毒挟湿浊熏蒸，则出现周身发黄。治疗当重用石膏、栀子，加茵陈、滑石、猪苓、泽泻、木通，以清热解毒、化浊祛湿退黄。

【原文】四十九、疫证循衣摸床、撮空，此肝经淫热也。肝属木，木动风摇，风自火出。《左传》云："风淫末疾"。四末四肢也，肢动即风淫之疾也。宜本方增石膏、犀、连、栀、丹，加胆草。

雄按：桑枝、菊花、丝瓜络、羚羊角、白薇之类，皆可采用。实者宜兼通腑，虚者宜兼养阴。

【提要】本条论述热疫循衣摸床、撮空的证治。

【精解】热疫见循衣摸床、撮空表现，为邪热内陷肝经，木动风摇、热盛动风之象，治以凉肝息风。临证所见热疫病程中的循衣摸床，是一种无意识的动作，常常在神识模糊中出现，因此其不仅是足厥阴证，而且是由于热毒自手厥阴心包进犯足厥阴肝经的两厥阴病变。其出现往往提示心、脑为热毒所伤。

【原文】五十、狐惑，宜本方增石膏、犀角，加苦参、乌梅、槐子。

以上五十证，热疫恶候，变态无恒，失治于前，多致莫救。慎之！慎之！

【提要】本条论述狐惑的证治。

【精解】狐惑是一个病名，类似现代医学之"口、眼、生殖器三联综合征"，又称白塞病。多属湿热毒邪，久郁化火阴伤，余邪留滞不解，熏蒸上下而成。治以清热化湿解毒，兼以活血护阴。原方重用石膏、犀角，加苦参、乌梅、槐子。

【原文】五十一、疫证热毒盘踞于内外，则遍体炎炎。夫热极之病，是必投以寒凉，火被水克，其焰必伏，火伏于内，必生外寒。阴阳相搏则战，一战而经气输泄，大汗出而病邪解矣。

【提要】本条论述热疫战汗而解。

【精解】疫病热毒炽盛于表里内外，通体皆热。治疗投以寒凉，寒遏冰伏，阴阳相搏，可通过战汗而解。

【原文】五十二、疫证瘥后，四肢浮肿，勿遽温补。

雄按：宜清余热，兼佐充津。

【提要】本条讨论疫证瘥后调护。

【精解】疫证愈后，四肢浮肿，不可马上用温补药物。王氏提出应当清余热，兼养津液。

【原文】五十三、瘥后饮食渐增，而大便久不行，亦无所苦。此营液未充，若误投通利，死不终朝矣。汪按：宜食黑脂麻。

【提要】本条论述疫病瘥后大便不行的证治。

【精解】病愈后饮食逐渐增加，而一直不能大便，也没有其他异常症状。这是因营阴不足所致，不可误用通利方药，否则会致病情加重。

【原文】五十四、热疫为病，气血被其煎熬，瘥后饮食渐进，气血滋生，润皮肤而灌筋骸。或痛或痒，宛如虫行，最是佳境，不过数日，气血通畅而自愈矣。

【提要】本条讨论热疫瘥后气血恢复后的皮肤表现。

【精解】热疫病愈后饮食渐复，气血滋养皮肤可出现或痛或痒、宛如虫行的感觉，气血通畅后会恢复正常。

【原文】五十五、疫证失治于前，热流下部，滞于经络，以致腰膝疼痛，甚者起不能立，卧不能动，误作痿治，必成废人。宜本方小剂，加木瓜、牛膝、续断、萆薢、黄柏、威灵仙。

【提要】本条讨论疫证失治，热流下部致腰膝疼痛的证治。

【精解】热疫病失治，热流下部，煎灼经络，见证类似痿证，不可误认作痿治疗。宜用小剂清瘟败毒饮，加木瓜、牛膝、续断、萆薢、黄柏、威灵仙，以清泻下焦。

【原文】五十六、瘟后不欲饮食，食亦不化，此脾胃虚弱，宜健脾养胃。

雄按：不欲食，病在胃，宜养以甘凉。食不化，病在脾，当补以温运。医者须分别论治。汪按：叶香岩论脾胃辨析最明畅。余以为胜于东垣之专事升脾，学者所当师法也。

【提要】本条论述热疫瘟后不欲食及食不化的证治。

【精解】瘟后见不欲饮食或食不化，由脾胃虚弱所致，治疗宜健脾养胃。王氏提出：不欲食，病在胃，宜甘凉清养胃阴；食不化，病在脾，脾运失健，治疗当健脾助运。

【原文】五十七、瘟后惊悸属血虚，宜养血镇惊。

雄按：亦有因痰热未清者，不可不知也。汪按：因痰者颇多。

【提要】本条讨论热疫瘟后惊悸的证治。

【精解】瘟后惊悸，证属血虚，治宜养血镇惊；或痰热未清所致，当清化痰热。

【原文】五十八、瘟后怔忡，乃水衰火旺，心肾不交，宜补水养心。

雄按：朱砂安神丸最妙。汪按：亦有兼挟痰者。

【提要】本条论述热疫瘟后怔忡的证治。

【精解】热疫瘟后见怔忡，为肾阴虚、心火亢、心肾不交所致，治疗应补肾阴、清心火，王氏提出方用朱砂安神丸，清养并施。临床也可用黄连阿胶汤加益气养阴之品。

【医案举隅】

朱砂安神丸

朱砂安神丸具有镇心安神、清热养血之功效。主治心火亢盛，阴血不足证。临床常用于治疗神经衰弱所致的失眠、健忘、心悸、神志恍惚等属于心火亢盛，阴血不足者。本方朱砂含硫化汞，不宜多服、久服，以防汞中毒；阴虚或脾弱者不宜服用。

一、郁证案

高某，女，76岁，退休教师。2010年4月30日初诊。

[病史] 头昏伴焦虑1个月。患高血压多年，长期口服苯磺酸氨氯地平片、缬沙坦胶囊，血压控制尚可。一月前因情志不遂，患者出现焦躁不安、多疑、情绪易激动、失眠症状且血压波动，故住院治疗。查三大常规、肝肾功能、血

脂、血糖、甲状腺功能、心脏彩超等无明显异常，诊断为高血压病合并焦虑状态，加服酒石酸美托洛尔片、氟哌酸吨美利曲辛片，经治4周后症状稍缓出院。2日后来院门诊，刻下：心烦，急躁易怒，少寐，口苦，舌红、苔薄黄，脉弦。

［诊断］辨证属心肝火旺，阴血不足，心神不宁。

［治法］清心泻火，滋阴宁心。

［方药］朱砂安神丸。黄连5克，生地黄10克，炒当归10克，生甘草6克，丹皮10克，黑山栀10克，郁金10克，佛手片10克，珍珠母30克（先煎），生龙齿30克（先煎），酸枣仁20克，炙远志10克，夜交藤30克。7剂。并嘱继续口服降压药。

药后心烦、急躁易怒稍减，效不更方，继续服药调治月余症状缓解。

陈建明，钱旻，孔俊虹. 朱砂安神丸验案2则［J］. 江苏中医药，2012，44（7）：49-50.

按语：本案患者焦躁不安、多疑，血压随情绪波动，病机属心火内炽，肝火亢盛之证，治以朱砂安神丸加丹皮、山栀以清心肝之火，郁金、佛手片疏理气机，珍珠母、生龙齿重镇宁心，酸枣仁、炙远志、夜交藤养心安神，配合降压和抗焦虑治疗，故能较好地缓解症状。

二、心悸案

韩某，男，57岁，营销人员。2011年6月2日初诊。

［病史］患者心慌半年。有多年高血压病史，长期口服缬沙坦80mg/天、硝苯地平30mg/天，血压控制尚可。半年来反复心慌、胸闷而收住他院。查三大常规、肝肾功能、血脂、血糖、甲状腺功能、肿瘤标志物、心脏彩超均未见异常。24小时动态心电图：窦性心动过缓，室性期前收缩5440次，房性期前收缩15次，部分ST-T改变。心率40~103次/分，平均心率57次/分。加服盐酸曲美他嗪片、血塞通，10天后出院。患者自觉心慌未能缓解，转来我院门诊。刻下：心悸不宁，心烦少寐，或有胸闷，叹息为舒，口干口苦，舌红少苔，脉缓结代。

［诊断］辨证属心火亢盛，灼伤阴血，心神不宁。

［治法］清心泻火，滋阴宁心。

［方药］朱砂安神丸。黄连5克，生地黄15克，炒当归10克，生甘草6克，郁金10克，丹参15克，佛手片10克，珍珠母30克（先煎），生龙齿30g（先煎），酸枣仁20克，炙远志10克，夜交藤30克。7剂。

服药后心悸减，心烦少寐、口干等症亦减，唯大便偏干，睡眠不实，守原方加柏子仁15克，改当归10克继服。前后调治月余而症状不显，嘱其择期行冠状动脉造影以明确诊断。

陈建明，钱旻，孔俊虹. 朱砂安神丸验案2则［J］. 江苏中医药，2012，44（7）：49-50.

按：本案患者患高血压病、室性期前收缩，心悸不适、胸闷，口干口苦，舌红少苔，为心火内扰，心神不宁。治疗以朱砂安神丸，重用黄连清心泻火，加珍珠母、生龙齿以重镇宁心，丹参、酸枣仁、炙远志、夜交藤、柏子仁养心安神，郁金、佛手疏理气机。

三、舌体灼热症案

赖某，男，72岁。1984年10月20日初诊。

［病史］近一月来感舌体灼热如火燎，昼甚夜轻。伴口干苦，喜张口呼吸及含漱冷水。诊见：鼻尖发红，舌边尖稍红，苔薄黄，脉弦数。

［方药］黄连9克，生地黄30克，当归12克，生甘草、竹叶心各10克，朱砂2克（每日冲服1克）。

服4剂，舌灼热症退。半年后复发，又用上方2剂获愈，至今未再复发。

李天杰. 朱砂安神丸临床运用举隅［J］. 四川中医，1986（9）：7.

按语：舌为心之苗窍。患者舌体灼热如火燎，病机属心阴不足，心火上炎，灼其苗窍。治以朱砂安神丸养心阴，清心火，折其火势而获效。

【原文】五十九、瘥后有声不能言，此水亏不能上接于阳也，宜补水。

雄按：有痰热滞于肺络者宜清肃；有疫热耗伤肺阴者宜清养，不仅水亏为然也。

【提要】本条论述热疫瘥后有声不能言的证治。

【精解】余氏提出热疫瘥后有声不能言，证属水亏不能上接于阳，治疗当补水。王氏指出因痰热阻滞肺络者，治宜清肃肺络；因热邪耗伤肺阴者，治宜清热养阴。

【原文】六十、瘥后声颤无力，语不接续，名曰郑声，乃气虚也。宜补中益气汤。汪按：第五卷方论不录此方，附论在清暑益气汤下。

雄按：此证虽属气虚，实由元气无根，补中益气升阳之剂，切勿误投。宜集灵膏。

【提要】本条论述热疫瘥后郑声的证治。

【精解】热疫瘥后，元气虚，见语不接续，为郑声。治疗以补中益气汤。王氏提出宜用集灵膏，临床可参考。

【医案举隅】

补中益气汤

补中益气汤具有补中益气、升阳举陷之功效，体现"甘温除热"法，是治疗脾胃气虚证、气虚发热证及气虚下陷证的代表方。现代研究显示，本方具有调节机体免疫功能、预防骨质疏松症、保护胃黏膜、辅助治疗高血压等作用，广泛应用于临床各科且疗效显著。

一、老年性大便失禁案

曾某，男，72 岁。

［病史］患者无明显诱因出现大便失禁近 10 年，多年来辗转于国内各大医院诊治，行肠镜及大便常规检查未见明显异常，予口服益生菌及其他西药治疗后，效果欠佳。诊见：大便稀溏，白天每 30 分钟排便 1 次，量少，夜间便不自知，需使用纸尿裤，伴便不尽感、肛门坠胀感，无里急后重，无黏液、脓血便，疲倦乏力，食少纳呆，舌淡胖、苔薄白，脉沉细。

［诊断］辨证属脾气下陷证。

［治法］治宜补益中气、升阳举陷。

［方药］方用补中益气汤加减。黄芪、五指毛桃各 50 克，炒麦芽 30 克，太子参、炒白术、茯苓各 15 克，泽泻、升麻、柴胡、当归各 10 克，陈皮 6 克，山药 20 克。7 剂，每天 1 剂，水煎服，分早晚各服 1 次，餐后温服。

7 剂服尽，患者白天排便间隔已由 30 分钟延长至 2 小时。效不更方，守原方加减续服 14 剂，患者已不需使用"纸尿裤"过夜，白天大便 4~5 次，无其他特殊不适，嘱其服补中益气丸善后，随访至今未复发。

李阳光，陶双友. 补中益气汤临床应用医案 4 则［J］. 新中医，2018，50（3）：196–198.

按语：本案患者年老体弱，正气虚损，脾胃之气不能充养肾气而致先后天二者俱虚，故大便失禁。本案属脾气下陷证，治宜补中益气、升阳举陷，故用补中益气汤加减治疗。

二、月经量少案

张某，女，24 岁，未婚未育，于 2012 年 7 月 5 日初诊。

［病史］月经量少，伴腰膝酸软、头晕耳鸣，舌质淡，脉沉迟。

［诊断］中医诊断为月经过少，证属脾肾两虚型。

［治法］补中益气，补肾养血调经。

［方药］补中益气汤加减。黄芪 50 克，党参 20 克，白术 15 克，炙甘草 6 克，当归 20 克，丹参 15 克，玄参 10 克，五味子 10 克，菟丝子 15 克，柴胡

10 克，升麻 6 克。日服 1 剂，水煎服，共 14 剂，月经干净后开始服用。

连服 2 周期，经量增多，症状改善。

张爱洁. 名老中医朱致纯运用补中益气汤治疗月经过少医案举隅［J］. 内蒙古中医药，2015，34（5）：67.

按语：脾胃气虚，气血生化乏源，先天之本常累及后天之本，以致脾肾两虚，见腰膝酸软、头晕耳鸣、舌质淡、脉沉迟。治宜补中益气，养血调经，故用补中益气汤加减治疗。

三、高热不退医案

患儿，男，9 岁。

［病史］医院诊为单核细胞增多症，白细胞 25×10^9/L，异型淋巴细胞 0.12。持续多日高热不退，神疲乏力，面色萎黄，便溏。西药治疗不效。

［方药］经辨证后予本方加黄柏、青蒿。

3 剂后热退病安，化验结果亦恢复正常。

孙成力，杨毅勇，瞿舒. 补中益气汤医案偶识［J］. 辽宁中医药大学学报，2008，10（4）：37-38.

按语：本案为补中益气汤"甘温除热"法之应用。患儿多日高热不退而伤气，属"气虚发热"范畴，故用补中益气汤而获效。

【原文】六十一、瘥后喜唾，胃虚而有余热也。乌梅十个、北枣五枚，俱去核，共杵如泥，加炼蜜丸弹子大，每用一丸嚼化。

雄按：此方甚佳。

【提要】本条论述热疫瘥后喜唾的证治。

【精解】热疫瘥后喜唾，病机为胃气阴两虚，余热扰动。治疗以乌梅、北枣益胃、清热、摄唾。

【原文】六十二、言者心之声也。病中谵妄，乃热扰于心。瘥后多言，余热未净。譬如灭火，其火已息，犹存余焰也。

雄按：宜导赤散加麦冬、莲子心、朱砂染灯心。

【提要】本条讨论热疫瘥后多言的证治。

【精解】热疫瘥后多言，病机为余热未净扰神。治疗当清心，药如导赤散加麦冬、莲子心、朱砂染灯心，以清泻心经余热兼重镇安神。

【原文】六十三、瘥后遗精，宜交心肾。

雄按：精因火动者多，宜清余热，黄连、黄柏，最是要药。

【提要】本条论述瘥后遗精的证治。

【精解】热疫瘥后见遗精，为心肾不交，余热邪火扰动精室，治疗宜黄连、黄柏清泻。

【原文】六十四、瘥后触事易惊，梦寐不安，乃有余热挟痰也。痰与气搏，故恐惧。

雄按：宜用竹茹、黄连、石菖蒲、半夏、胆星、栀子、知母、茯苓、旋覆花、橘红等药。

【提要】本条论述热疫瘥后惊惕不安的证治。

【精解】热疫瘥后，余热挟痰，痰气相搏，可见易惊、梦寐不安。治疗宜用清化痰热之品，药如竹茹、黄连、石菖蒲、半夏、胆南星、栀子、知母、茯苓、旋覆花、橘红等。

【原文】六十五、瘥后终日昏睡不醒，或错语呻吟，此因邪热未净，伏于心包络所致。

雄按：宜用丹参、白薇、栀子、麦冬、甘草、木通、盐水炒黄连、竹叶、朱砂染灯心、细茶等药。挟痰者，花粉、天竺黄、石菖蒲、省头草之类。或万氏牛黄清心丸，皆可采用。

【提要】本条讨论热疫瘥后邪热未净伏于心包的证治。

【精解】热疫瘥后余热未净，伏于心包，可见神昏，或谵语、呻吟。治疗宜用清心之品。挟痰者加清化痰湿、豁痰开窍之品。

【医案举隅】

牛黄清心丸

牛黄清心丸是临床常用方，现代研究显示本方具有清热泻火、散风止痛、开窍安神等功效，常用于治疗头痛眩晕、目赤耳鸣、咽喉肿痛、口舌生疮、牙龈肿痛、大便干燥等疾病。

一、格林－巴利综合征案

马某，男，9岁，学生。

［病史］因四肢软瘫且伴吞咽呛咳1天，由他院急诊转入，入院3天后病情逐渐加重，大汗淋漓，呼吸急促行气管切开术，并使用呼吸机维持呼吸。神志虽清，精神萎靡，四肢软瘫，呼吸困难，舌淡红、苔薄白，脉细濡。

［诊断］患者素体柔弱，外感风热，客于上焦，致肺热叶焦发为痿躄。

［治法］治痿取阳明以补气养血，投药数剂，证情未改，继而体温反增至38.5℃，神志恍惚，肌肉见萎缩。

［方药］改用牛黄清心丸1粒，日1次，连服3天。体温复常，精神好转，两肩胛稍可活动，后又因体温再次升高，又给予安宫牛黄丸1粒，日1次，连服7天，药后第2天体温降至正常，9月初病情趋于好转，有自主呼吸，后停用呼吸机。为恢复四肢肌力，继用补中益气汤调治，直至10月中旬，患者肌力恢复，能起床行走，痊愈出院。

陈林囡，于德勇，吴利群. 清热开窍法临床案例［J］. 新中医，1992（10）：25-26.

按语： 本案患者热闭心包，发为高热、神志恍惚。治以牛黄清心丸清热开窍，其效如神。

二、败血症案

李某，男，32岁。因畏寒发热5天于1983年8月30日入院。

［病史］患者入院20天前左肘生疮，局部红肿疼痛、溃烂伴发热，经乡卫生院抗炎治疗后热退，局部红肿溃烂好转。5天前又突发恶寒发热，当时无咽痛、咳嗽等症状，二便正常。入院体检：体温40.6℃，心率106次/分，血压113/68mmHg，呼吸28次/分。心肺（－），腹软，肝脾肋下未及，左肘皮肤有数个小脓点，左腋下淋巴结肿大如绿豆大小，压痛明显，舌质红苔黄腻，脉滑数。理化检查：白细胞11.8×10^9/L，中性粒细胞0.8，淋巴粒细胞0.2。便常规正常。肝肾功能正常。肥达氏反应（－）。胸片报告无殊。血沉55mm/h。血培养分离出金黄色葡萄球菌。

［诊断］中医诊断为火毒流注；西医诊断为皮肤感染、败血症。

［治法］治拟清热解毒、凉血泻火。

［方药］银花30克，连翘30克，蚤休30克，生军（后下）9克，黄柏12克，黄连12克，紫、黄地丁各30克，赤芍30克，丹皮15克，青皮9克，川连4.5克。日1剂，煎3汁分服。另口服牛黄清心丸1粒，3次/日，局部外敷清凉膏（用当归、紫草、麻油等按比例混合研调而成）。

2剂后体温降至38℃，4剂后体温正常，10剂后复查血常规：白细胞4.3×10^9/L，中性粒细胞0.7，淋巴细胞0.29，嗜酸性粒细胞0.01。血沉5mm/h，血培养无菌生长。患者痊愈出院。

乔樵，李树康. 败血症治验二则［J］. 浙江中医学院学报，1992（4）：54.

按语： 本案为火毒流注，发为败血症，病机属火毒流注，血败肉腐。治以牛黄清心丸清热解毒泻火，配合凉血泻火方药内服而取效。

【原文】六十六、瘥后自汗、盗汗，虚象也，宜分阴阳而补益。

雄按：固属虚候，多内余热未清，心阳内炽，慎勿骤补，清养为宜。如西洋参、生地、麦冬、黄连、甘草、小麦、百合、竹叶、茯苓、莲子心之类，择而为剂可也。

【提要】本条论述疫病瘥后自汗、盗汗的证治。

【精解】瘥后见自汗、盗汗，余氏提出为虚证。王氏提出多兼余热未清，心火亢盛。治疗不可骤补，应治以清养，此论述更贴合病机，以下同本条。药用西洋参、生地黄、麦冬、黄连、甘草、小麦、百合、竹叶、茯苓、莲子心等药，随证加减选用。

【原文】六十七、瘥后心神不安，乃心血亏损，宜养心。

雄按：固是心营不足，亦因余热未清，治如上条可也。

【提要】本条论述瘥后心神不安的证治。

【精解】余氏提出瘥后心神不安，由心血亏损所致，治宜养心血。王氏提出心营不足，兼余热未清，治同上条。

【原文】六十八、瘥后虚烦不寐者，血虚神不守舍也。

雄按：非神不守舍也，亦余火扰动耳！治如上法，或加阿胶，或加生鸡子黄，或加珍珠，审证而用得其宜，贵乎医者之神悟矣。

【提要】本条论述瘥后见虚烦不寐的病机、治疗。

【精解】余氏提出愈后见虚烦不眠，病机为血虚神不守舍。但王氏提出应由余火扰动所致。治疗同上法。

【原文】六十九、瘥后余热未净，肠胃虚弱，饮食不节，谷气与热气两阳相搏，身复发热，名曰食复。

雄按：治法与伤寒食复同，更有瘥后起居不慎，作劳太早，虚阳浮扰而发热者，名曰劳复，治宜调气血。

【提要】本条论述疫病瘥后见食复的证治。

【精解】病愈后余热未净，肠胃虚弱，饮食不节，谷气与余热两阳相搏，又出现发热症状，称为食复。王氏提出劳复因病愈后起居不慎，劳作太早，虚阳浮扰而见发热，治宜调理气血。

【原文】七十、瘥后早犯女色而病者，名女劳复，女犯者为男劳复。其证头重目眩，腰痛肢酸，面热如烘，心胸烦闷。宜麦冬汤主之。若舌出寸余，累日不收，名曰阳强，以冰片研细糁之即缩。长至数寸者多不救。

雄按：此方甚妙，宜加竹茹、枸杞子。

【提要】本条论述疫病瘥后见房劳复的证治。

【精解】病愈后早近女色而病者，称为女劳复，女性患者则称为男劳复。证候表现为头重目眩，腰痛肢酸，面热如烘，心胸烦闷。治以麦冬汤。如舌出寸余，多日不收，称为阳强，用冰片研细外敷即可缩回。

【原文】七十一、男子新瘥，余热未净，而女人与之交接得病者，名阳易；女人新瘥，余热未清，而男子与之交接得病者，名阴易。其证男子则阴肿入腹，绞痛难忍；女人则乳抽里急，腰胯痛引腹内，热攻胸膈，头重难抬，仰卧不安，动摇不得，最危之证。

雄按：阴阳二易，余谓之热入精室证。第阴易较重于阳易，以女人疫热之气，本从阴户出也。古人用裈裆之义最精，取其能引热邪，仍由原路去。故阴易须剪所交接女人身穿未浣之裈裆，《千金》用月经赤帛，亦从此脱胎。阳易须剪所交接男子身穿未浣之裈裆，并取近阴处之数寸，烧灰服下，奏效甚捷。后人之用鼠矢，亦取其以浊导浊之义，然究不如烧裈散之贴切矣。余如竹茹、花粉、韭白、滑石、白薇、槐米、楝实、绿豆、甘草梢、土茯苓等药，并走精室，皆可随证采用。以上三条，温热病后亦同，不仅疫证尔也。

【提要】本条论述疫病瘥后见阴阳易的证治。

【精解】疫病瘥后见阴阳易，男子表现为阴肿入腹，绞痛难忍；女子表现为乳房抽痛挛急，腰胯疼痛牵引腹内，热攻胸膈，头重难抬，仰卧不安，动摇不得，病情危重。阴阳易为热入精室证，治疗用烧裈散。王氏提出还可随证选用竹茹、花粉、韭白、滑石、白薇、槐米、楝实、绿豆、甘草梢、土茯苓等。

卷五

方论

【原文】一、甘草汤

甘草二两。水三升，煮取一升半，去滓。温服七合，日二服。

王晋三曰：一药治病，是曰奇方。

徐洄溪曰：大甘为土之正味，能制肾水越上之火。

王朴庄曰：自《灵》《素》至汉、晋、宋、齐诸古方，凡云一两者，以今之七分六厘[1]准之；凡云一升者，以今之六勺七抄[2]准之。汪按：唐人之方，则一两当古之三两。雄按：鞠通凡引古方，辄改定其分两，而轻重甚未当也，学人审之。

雄按：《伤寒类要》治伤寒心悸，脉结代；《圣济总录》治舌肿塞口；《外科精要》治一切痈疽诸发及丹石烟火药发；《兵部手集》治悬痈。《直指方》治痘疮、烦渴及虫毒、药毒。《金匮玉函》治小儿撮口及小儿羸瘦；《得效方》治小儿遗溺，皆以一味甘草为方，妙用良多，总不外乎养阴缓急，清热化毒也。汪按：亦兼取和中利水。

【注释】

[1] 七分六厘：分、厘均为古代重量单位，十厘为一分，十分为一钱，十钱为一两。

[2] 六勺七抄：勺、抄均为古代重量单位，十撮为一抄，十抄为一勺，十

勾为一合，十合为一升。

【提要】本条论述甘草汤的组成、服法、诸家注解及临床运用。

【精解】甘草汤以一味甘草入药，临床可用于多种病证。王氏归纳如下：《伤寒类要》治伤寒心悸，脉结代；《圣济总录》治舌肿塞口；《外科精要》治一切痈疽诸发及丹石烟火药发；《兵部手集》治悬痈；《直指方》治痘疮、烦渴及虫毒、药毒；《金匮玉函》治小儿撮口及小儿赢瘦；《得效方》治小儿遗溺，具有养阴缓急、清热化毒的功效。汪氏补充尚有和中利水。

【原文】二、桔梗汤

桔梗一两　甘草二两。水三升，煮取一升，去滓，分温，再服。

邹润安曰：肾家邪热，循经而上，肺不任受，遂相争竞。二三日邪热未盛，故可以甘草泻火而愈。若不愈，是肺窍不利，气不宣泄也。以桔梗开之，肺窍既通，气遂宣泄，热自透达矣。

雄按：虽以桔梗名汤，而倍用甘草以为驾驭，后人改称甘桔汤是矣。但须审证而投，不可泥为通治咽痛之方也。黄锦芳《医案求真》尝论及之，医者不可不知。

【提要】本条论述桔梗汤的适应证、方义及运用。

【精解】桔梗汤以甘草泻火，桔梗开宣肺气，可治疗咽痛。王氏指出因方中倍用甘草，后人将其改称为甘桔汤。临床运用须审证用药，不可拘泥为通治咽痛之方。

【原文】三、猪肤汤

猪肤一斤。雄按：以猪皮去其肉肥，刮如纸薄，杭人能造，名曰肉鲊。可以充馔[1]。水一斗，煮取五升，去滓，加白蜜一升，白粉五合，即是米粉。熬香，和令相得，温分六服。

王晋三曰：肾应彘[2]，而肺主肤。肾液下泄，不能上蒸于肺，致络燥而为咽痛者，又非甘草所能治矣。当以猪肤润肺肾之燥，解虚烦之热，白粉、白蜜缓中。俾猪肤比类而致津液从肾上入肺中，循喉咙，复从肺出络心，注胸中，而上中下燥邪解矣。

【注释】

[1]馔：食物，食品。

[2]彘：猪。

【提要】本条论述猪肤汤的组成、用法及方解。

【精解】猪肤汤具有清热止痛除烦，益胃生津滋阴作用，仲景以此方治疗少阴病，下利、咽喉痛，胸满心烦者。王晋三指出因肾水下泄，不能上滋，致肺络燥而发为咽痛。药用猪肤汤润肺肾之燥、清热除烦，可配伍白粉、白蜜缓中。

【原文】四、黄连阿胶汤

黄连四两　黄芩一两　芍药二两　阿胶三两　鸡子黄二枚。水五升，先煮三物，取二升，去滓，内胶烊尽，小冷，内鸡子黄，搅令相得。温服七合，日三服。

邹润安曰：尤氏云：阳经之寒，变为热则归于气；阴经之寒，变为热则归于血。阳经或有归于血者，惟阴经之热，则必不归于气。故三阴有热结证，不用调胃承气、小承气，而独用大承气。诸下利证不已，必便脓血，是其验也。心中烦，不得卧，热证也。至二三日以上，乃心中烦，不得卧，则非始即属热矣。始即属热，心中烦，不得卧者，为阴虚，阴虚则不得泻火。今至二三日以上始见，则为阳盛，阳盛则宜泻火。然致此阳盛，亦必其阴本虚。故阿胶、芍药、鸡子黄、无非救阴之品。泻火则惟恃芩、连。而芩止一两，连乃四两，此黄连之任，独冠一方，而为补剂中泻药矣。

【提要】本条论述黄连阿胶汤的适应证和病机。

【精解】黄连阿胶汤用于治疗热病后期心烦不眠。病机属肾阴虚于下，心火亢于上，水火失既证候。杂病见此类病机也多辨证使用。方中以阿胶、芍药救阴，黄芩、黄连泻火，鸡子黄填精。诸药合用，交通心肾。

【原文】五、猪苓汤

猪苓去皮　茯苓　泽泻　滑石　阿胶各一两。水四升，先煮四味，取二升，去滓，内阿胶烊消。温服七合，日二。

周禹载曰：热盛膀胱，非水能解，何者？水有止渴之功，而无祛热之力也。故用猪苓之淡渗，与泽泻之咸寒，与五苓不异。而此易术以胶者，彼属气，此属血也；易桂以滑石者，彼有表，而此为消热也。然则所蓄之水去，则热消矣；润液之味投，则渴除矣。

邹润安曰：松之概挺拔劲正，枫之概柔弱易摇；松之理粗疏，枫之理坚细；松之叶至冬益苍翠而不凋，枫之叶至冬遂鲜赤而即落，是其一柔一刚，显然殊致。茯苓属阳，治停蓄之水不从阳化者。猪苓属阴，治鼓荡之水不从阴化者。是故仲景以猪苓名方者，其所治之证曰：少阴病，下利，咳而呕渴，心烦不得眠者，猪苓汤主之。若五苓散，则其治有渴者，有不渴者。至茯苓入他方，所治之病，则不渴者居多。盖渴者，水气被阳逼迫，欲得阴和而不能也。与之猪苓，使起阴气以和阳化水。譬之枫叶已丹，遂能即落也。

【提要】本条论述猪苓汤的适应证、病机以及与五苓散的区别。

【精解】猪苓汤的功效为养阴清热利水，用于治疗水热互结于下焦证。症见小便不利、发热、口渴欲饮等。方用猪苓、茯苓淡渗利水，泽泻、滑石利水泄热，阿胶滋阴润燥。诸药合用，共奏利水渗湿、清热养阴之效，具有利水而不伤阴、滋阴而不碍湿的配伍特点。

【原文】六、大承气汤

厚朴去皮，炙，八两　枳实炙，五枚　大黄四两，酒洗　芒硝三合。水一斗，先煎二物，取五升，去滓，内大黄，煮取二升，去滓，内硝，更上微火一二沸，温再服。得下，余勿服。

邹润安曰：柯氏云：厚朴倍大黄为大承气，大黄倍厚朴为小承气。是承气者，在枳、朴，应不在大黄矣。但调胃承气汤，不用枳、朴，亦名承气，何也？且三承气汤中，有用枳、朴者，有不用枳朴者；有用芒硝者，有不用芒硝者；有用甘草者，有不用甘草者。惟大黄则无不用，是承气之名，固当属之大黄。况厚朴三物汤，即小承气汤，厚朴分数且倍于大黄，而命名反不加"承气"字，犹不可见承气不在枳、朴乎？自金元人以"顺"释"承"，而大黄之功不显。考《本经》首推大黄通血，再以《六微旨大论》"亢则害，承乃制"之义参之，则承气者，非血而何？夫气者，血之帅，故血随气行，亦随气滞。气滞血不随之滞者，是气之不足，非气之有余。惟气滞并波及于血，于是气以血为窟宅，血以气为御侮[1]，遂连衡[2]宿食，蒸逼津液，悉化为火。此时惟大黄能直捣其巢，倾其窟穴，气之结于血者散，则枳、朴遂能效其通气之职，此大黄所以为承气也。雄按：此余凤论如此，邹氏先得我心。汪按：大黄本血分之药，故知此说确不可易。

【注释】

[1]御侮：抵抗外来欺侮。

[2]连衡：即连横，泛指联合，联盟。

【提要】论述承气汤的方义及承气内涵。

【精解】大承气汤具有通腑泄热的功效，用于治疗阳明腑实证。方中大黄苦寒攻下，芒硝咸寒软坚，配合厚朴、枳实行气消痞导滞。有关承气之名，邹氏所述颇为有理。

【原文】七、白虎汤

石膏一斤　知母六两　甘草炙，二两　粳米六合。水一斗，煮，米熟汤成，去滓。温服一升，日三服。

方中行曰：白虎者，西方之金神，司秋之阴兽。虎啸谷风冷，凉风酷暑消，神于解热，莫如白虎。石膏、知母，辛甘而寒，辛者，金之味；寒者，金之性。辛甘体寒，得白虎之体焉。甘草、粳米，甘平而温，甘取其缓，温取其和，缓而且和，得伏虎之用焉。饮四物之成汤，来白虎之嗥啸。阳气者，以天地之疾风名也。风行而虎啸者，同气相求也；虎啸而风生者，同声相应也；风生而热解者，物理必至也。抑尝以此合大小青龙、真武而论之，四物者四方之通神也，而以命名。盖谓化裁四时，神妙万世，名义两符，实自然而然者也。方[1]而若此，可谓至[2]矣。然不明言其神，而神卒[3]莫之掩者，君子慎德[4]，此其道之所以大也。汪按："饮四物之成汤"以下数行语，多支离牵强，必宜削去。夫白虎汤清热，乃甘雨非凉风也。既备四方之神，朱鸟一方，何以独缺？且热剂而名真武，名与实爽[5]矣。医者不能研究医理，乃附会经义以自文[6]，其浅陋甚，且衍[7]先天论太极以欺人，实则无关于辨证处方也。自明以来，庸医陋习，大率如此，学人戒之。

【注释】

[1]方：比方，比拟。

[2]至：恰当。

[3]卒：终究。

[4]慎德：注重个人修养。

[5]爽：违背，差失。

[6]自文：自为文饰，掩盖过错。

[7]衍：多余的文字。

【提要】本条论述白虎的方名涵义。

【精解】白虎汤具有辛寒清气、清热保津的功效，用于治疗阳明气分无形邪热炽盛，热炽津伤者。临床热病见肺胃无形邪热炽盛，或杂病见肺胃热盛，皆可辨证使用。

【原文】八、白虎加人参汤

原方加人参三两。煮服同前法。

邹润安曰：伤寒脉浮，发热无汗，其表不解者，不可与白虎汤。汪按：洄溪云："无汗"二字，最为白虎所忌。渴欲饮水，无表证者，白虎加人参汤主之。可见白虎加人参汤之治，重在渴也。其时时恶风，则非常常恶风矣。背微恶寒，则非遍身恶寒矣。常常恶风，遍身恶寒者，谓之表证。时时恶风，背微恶寒者，表邪已经化热，特尚未尽耳，谓之无表证可也。然热邪充斥，津液消亡，用栝楼根，生津止渴可也，何以必用人参？《灵枢·决气篇》："腠理发泄，汗出溱溱[1]，是谓津。"津为水，阴属也，能外达上通则阳矣。夫是之谓阴中之阳，人参亦阴中之阳，惟其入阴，故能补阴。惟其为阴中之阳，故能入阴，使人阴中之气化为津，不化为火，是非栝楼根可为力矣。

雄按：朱奉议云：再三汗下，热不退者，以此汤加苍术一钱，如神。

【注释】

[1] 溱溱：汗出貌。

【提要】本条论述白虎加人参汤的适应证、病机及加人参的方义。

【精解】白虎加人参汤，用于治疗阳明无形热盛，兼津气耗伤。方中白虎辛寒清气，人参益气生津。邪热炽盛，腠理开泄，故见背微恶寒，与遍身恶寒之表证不同。

【原文】九、黄芩汤

黄芩三两　甘草炙　芍药各二两　大枣十二枚。水一斗，煮取三升，去滓。温服一升，日再，夜一服。

邹润安曰：或问黄芩汤治何等证？其证腹痛与否？若腹痛何以用黄芩？若腹不痛何以用芍药？汪按：腹痛因乎热者甚多，谓腹痛必因寒者，前人拘滞之见也。曰：其证身热不恶风，亦不恶热，或下利，或呕，腹则不痛。盖芍药、甘草、大枣，桂枝汤里药也，以不恶风，故不用姜、桂；黄芩、甘草、大枣，小柴胡里药也，以不往来寒热，故不用柴胡；以其常热，故不用人参；若不呕则并不用半夏、生姜。至芍药则并不因腹痛而用，以桂枝汤证原无腹痛也。亦不心下痞硬，故不去大枣也。又《厥阴篇》云：伤寒脉迟，与黄芩汤除其热，腹中则冷不能食，可知黄芩汤证之脉必数。黄芩所治之热，必自里达外，不治但在表分之热矣。然仲景用黄芩有三耦[1]焉：气分热结者，与柴胡为耦；血分热结者，与芍药为耦；湿热阻中者，与黄连为耦。以柴胡能开气分之结，不能泄气分之热；芍药能开血分之结，不能清迫血之热；黄连能治湿生之热，不能治热生之湿。譬之解斗[2]，但去其斗者，未平其致斗之怒，斗终未已也。故黄芩协柴胡能清气分之热，协芍药能泄迫血之热，协黄连能解热生之湿也。汪按：前人方解，不过望文生义，必如邹氏诸条，始觉有味可咀矣。

【注释】

[1] 耦：与"偶"同义，古时候两人并耕称为耦，此处当作配伍讲。

[2] 解斗：使争斗的双方和解。

【提要】论述黄芩汤中黄芩配伍芍药的方义。

【精解】《伤寒论》黄芩汤用于太少合病。方中黄芩清热泻火，配合芍药清泻迫血之热，此论发前人所未发。

【原文】十、黄芩加半夏生姜汤

原方加半夏半升，生姜三两。煮服法同前。

邹润安曰：呕而脉数、口渴者，为火气犯胃，不宜加此。

雄按：章虚谷云：生姜性热，仅能治寒，不可泛施于诸感也。汪按：伤寒一百十三方，用姜者五十七。则此味原非禁剂。然温暑证最宜慎用，用之不当，或致杀人。洄溪谓虽与芩连同用，亦尚有害是也。又古时未有炮制之法，凡方用半夏无不兼用姜者，义取制半夏之毒。其所以治病者，功在半夏，不在姜也。今所用半夏，必先已姜制，可不必兼用姜矣。后人不察，但见古方用姜者不少，遂不论何证，随手妄施，其中必有误人而不自觉者，戒之。

【提要】本条论述黄芩加半夏生姜汤，及关于是否加半夏及生姜的见解。

【精解】在《伤寒论》中，黄芩加半夏生姜汤用于治疗"太阳与少阳合病，自下利而兼呕者"。邹氏提出，呕而脉数、口渴者，病属火气犯胃，不宜加半夏、生姜，临床当注意。

【原文】十一、栀子豉汤

栀子十四枚　香豉四合，绵裹。水四升，先煮栀子得二升半，纳豉，煮取升半，去滓。分为二服，温进一服，得吐，止后服。

徐洄溪曰：此剂分两最小，凡治上焦之药皆然。按此汤加减七方，既不注定何经，亦不专治何误。总由汗、吐、下之后，正气已虚，尚有痰涎滞气，凝结上焦，非汗、下之所能除。雄按：温暑、湿热之证，每有痰涎滞气，凝结上焦，不必在汗、吐、下后也。既非汗、下可除，尤忌妄投补剂。经所云："在上者，因而越之[1]"，则不动经气，而正不重伤，此为最便，乃不易之法也。古方栀子皆生用，故入口即吐。后人作汤，以栀子炒黑，不复作吐，全失用栀子之意。然服之于虚烦证亦有验，想其清肺除烦之性故在也。汪按：欲取吐者，必宜生用。

【注释】

[1] 因而越之：指用升散或者涌吐的方法治疗。

【提要】本条论述栀子豉汤的适应证。

【精解】栀子豉汤具有轻清宣气的功能，主治热郁胸膈证。本方药用轻清，宣透上焦郁热。所谓"得吐，止后服"，徐氏及汪氏谓生用则吐，但现代临床研究表明无论焦栀子或生栀子，用之多不见吐，故不必拘泥。

【原文】十二、一物瓜蒂汤

瓜蒂二个，剉[1]。水一升，煮取五合，去滓。顿服。

尤在泾曰：暑之中人也，阴虚而多火者，暑即寓于火之中，为汗出而烦渴，宜白虎加人参，以清热生阴。阳虚而多湿者，暑即伏于湿之内，为身热而疼重。故暑病恒以湿为病，而治湿即所以治暑。瓜蒂苦寒，能吐能下，去身面四肢水气。水去而暑无所依，将不治而自解矣。此治中暑兼湿者之法也。

【注释】

[1] 剉（cuò 错）：古同"锉"，折损，铡切。

【提要】本条论述一物瓜蒂汤的功效主治。

【精解】瓜蒂用于暑湿兼水内伏于中焦者。注中言此方主治中暑兼湿者，现临床多不用。

【原文】十三、炙甘草汤一名复脉汤

甘草四两，炙　生地黄一斤　麦冬　麻仁各半斤　桂枝　生姜各三两　人参　阿胶各二两　大枣三十枚。方中行曰：地黄上不当有"生"字。清酒七升，水八升，先煮八味，取三升，去滓，内胶烊消尽。温服一升，日三。

沈亮宸曰：此汤为千古养阴之祖方也。

邹润安曰：地黄分数，独甲于炙甘草汤者，盖地黄之用，在其脂液能荣养筋骸，经脉干者、枯者，皆能使之润泽也。功能复脉，故又名复脉汤。脉者原于肾而主于心，心血枯槁，则脉道泣涩。此《伤寒论》所以"脉结代"与"心动悸"并称，《金匮要略》又以"脉结悸"与"汗出而闷"并述。至肺痿之心中温温液液[1]，涎唾多，则阴皆将尽之孤注，阳仅膏[2]覆之残焰，惟此汤可增其壳[3]内络外之脂液也。

【注释】

[1] 温温液液：温温、液液均指润泽貌，这里指心中泛恶欲吐。

[2] 膏：心下部心尖的脂肪，是药力所达不到的地方。

[3] 壳：躯壳。

【提要】本条论述炙甘草汤的方义及方中生地黄的功效。

【精解】炙甘草汤，又名复脉汤，用于治疗热病后期气阴两伤之心悸、脉结代者。注中邹氏生地黄用量最大，在于其荣养筋骸。心血枯槁，则脉道滞涩，故重用地黄配伍炙甘草、麻仁滋润通脉。

【原文】十四、瓜蒂散

瓜蒂熬黄 赤小豆各一分。汪按：赤小豆乃小粒赤豆，俗名米赤者是也。勿误用相思子。各别筛为散已，合治之，取一钱匕，以香豉一合，用热汤七合，煮作稀糜，去滓。取汁和散，温顿服之。不吐者，少少加，得快吐为止。诸亡血虚家，不可与之。

卢子繇曰：瓜象[1]实在须蔓间也，蒂，瓜之缀蔓处也，性遍蔓延。末繁于本，故少延辄腐。《尔雅》云：其绍[2]瓞[3]。《疏》云：继本曰绍，形小曰瓞。故近本之瓜常小，近末之瓜转大也。凡实之呒抽津液，惟瓜称最。而呒抽津液之枢惟蒂，是以瓜蒂具彻下炎上之用，乃蒂味苦而瓜本甘，以见中枢之所以别于上下、内外，诚涌泄之宣剂、通剂也。

【注释】

[1] 象：形状，样子。

[2] 绍：继承，接着，连续。

[3] 瓞（dié 叠）：指小瓜。

【提要】本条讨论瓜蒂散的功效主治。

【精解】瓜蒂苦泄涌吐；赤小豆健脾和中，祛湿利水除烦；豆豉，轻清宣泄胸中邪气，兼顾护胃气。临床应用以痰涎壅滞影响呼吸、食积脾胃恶心欲吐不出以及误食毒物尚停胃中为辨证要点。

【原文】十五、麻黄连轺赤小豆汤

麻黄 连轺 甘草炙 生姜各二两 赤小豆 生梓白皮各一升 杏仁四十个 大枣十二枚。潦水一斗，先煮麻黄，再沸，去上沫，内诸药，煮取三升。分温三服，半日服尽。

邹润安曰：《本经》胪列[1]连翘之功，以寒热起，以热结终。此条

"瘀热在里"句，适与连翘功用不异。郭景纯《尔雅》注：一名连苕。苕、轺声同字异耳。而今本《伤寒论》注曰：连轺即连翘根，遂以《本经》有名未用，翘根当之。陶隐居云：方药不用，人无识者，故《唐本草》去之。岂仲景书有此，六朝人皆不及见，至王海藏忽见之耶？噫！亦必无之事矣。

【注释】

［1］胪列：罗列，列举。

【提要】 本条论述麻黄连轺赤小豆汤中连轺的药用功效。

【精解】 伤寒各家注解多指出连轺即连翘根，现代临床多用连翘代替。

【原文】 十六、栀子柏皮汤

栀子十五枚　黄柏二两　甘草一两。水四升，煮取升半，去滓。分温再服。

邹润安曰：栀子大黄汤、茵陈蒿汤、大黄硝石汤、栀子柏皮汤证，其标皆见于阳明。阳明者，有在经、在腑之分。发热、汗出、懊侬，皆经证也；腹满、小便不利，皆腑证也。栀子大黄汤证，经多而腑少；茵陈蒿汤证，有腑而无经；栀子柏皮汤证，有经而无腑；大黄硝石汤证，经少而腑多。

雄按：《金鉴》云：此方之甘草，当是茵陈蒿，必传写之讹也。

【提要】 本条论述栀子大黄汤、茵陈蒿汤、大黄硝石汤、栀子柏皮汤证的主治。

【精解】 栀子大黄汤、茵陈蒿汤、大黄硝石汤、栀子柏皮汤证，这些症状都表现为阳明病。阳明病，有在经、在腑区别。发热、汗出、懊侬，是阳明经证；腹满、小便不利，是阳明腑证。栀子大黄汤证，主治阳明经证多而阳明腑证少的证候；茵陈蒿汤证，主治有阳明腑证而无阳明经证的证候；栀子柏皮汤证，主治有阳明经证而无阳明腑证的证候；大黄硝石汤证，主治阳明经证少而阳明腑证多的证候。

【原文】 十七、茵陈蒿汤

茵陈蒿六两　栀子十四枚　大黄二两。水一斗，先煮茵陈，减六升，内二味，煮取三升，去滓。分温三服。小便当利，溺如皂角汁状，色正赤，一宿腹减，病从小便去也。徐洄溪曰：先煮茵陈，则大黄从小便出，此秘法也。

邹润安曰：新感之邪，为素有之热结成黄疸，此证已所谓因陈矣。故《伤寒》《金匮》二书，几若无疸不因陈者。然栀子柏皮汤证，有外热而无里热；麻黄连翘赤小豆汤证，有里热而无外热；小建中汤证，小便自利；小柴胡汤证，腹痛而呕；小半夏汤证，小便色不变而哕；桂枝加黄芪汤证，脉浮；栀子大黄汤证，心中懊恼；硝石矾石散证，额上黑，日晡发热；则内外有热，但头汗出，齐颈而还，腹满，小便不利，口渴，为茵陈蒿汤证矣。第腹满之治在大黄，内热之治在栀子。惟外复有热，但头汗出，小便不利，始为茵陈的治。其所以能治此者，以其新叶因陈干而生，清芬可以解郁热，苦寒可以泄停湿也。盖陈干本能降热利水，复加以叶之如丝如缕，挺然于暑湿蒸逼之时，先草木而生，后草木而凋，不必能发散。而清芳扬溢，气畅不敛，则新感者遂不得不解，自是[1]汗出不止于头矣。故曰发热汗出，此为热越，不能发黄也。

【注释】

[1] 自是：从此。

【提要】 本条论述茵陈蒿汤证及黄疸证治。

【精解】 湿热蕴结，小便不利，郁热在里，故见发黄。若发热仅伴头汗出到颈部而止、腹满、小便不利、口渴，为茵陈蒿汤适应证。

【原文】 十八、抵当汤

水蛭熬　虻虫去翅、足，熬　桃仁去皮尖，各三十个　大黄三两，酒浸。上为末，以水五升，煮取三升，去滓。温服一升，不下，再服。

徐洄溪曰：凡人身瘀血方阻，尚有生气者易治；阻之久，则无生气而难治。盖血既离经，与正气全不相属，投以轻药，则拒而不纳；药过峻，又能伤未败之血，故治之极难。水蛭，最喜食人之血。而性又迟缓善入，迟则生血不伤，善入则坚积易破，借其力以攻积久之滞，自有利而无害也。雄按：王肯堂云：人溺、蜂蜜，皆制蛭毒。

章虚谷曰：经言："阳络伤则血外溢，阴络伤则血内溢"，外溢则吐衄，内溢则便血。盖阴阳手足十二经交接，皆由络贯通，接连细络，分布周身，而血随气行，必由经络流注，表里循环。是故络伤则血不能循行，随阴阳之部而溢出，其伤处即瘀阻。阻久而蓄积，无阳气以化之，乃成死血矣。故仲景用飞走虫药，引桃仁专攻络结之血；大黄本入血分，再用酒浸，使其气浮，随虫药循行表里，以导死血归肠腑而出，岂非为至妙至当之法哉！由是类推，失血诸证，要必以化瘀、调经络为主矣。余每见有初治即用呆补之法，使瘀结络闭，不能开通，终至于死，良可慨也！雄按：王清任论虚劳亦主瘀阻。盖本大黄䗪虫丸之义而言也。

【提要】本条论述抵当汤的方义。

【精解】抵当汤以虫类药水蛭、虻虫入络，伍桃仁攻瘀破结，大黄入血分，酒浸则下瘀结。方中水蛭性缓善入，破坚积而不伤血。

【原文】十九、文蛤散

文蛤五两。为散，以沸汤和一钱匕服，汤用五合。

【提要】本条论述文蛤散的组成、用法。

【精解】文蛤散，治疗引饮不止者。以文蛤一味，性寒味咸，利水胜热，生津止渴。

【原文】二十、文蛤汤

文蛤 石膏各五两 麻黄 甘草 生姜各三两 杏仁五十粒 大枣十二枚。水六升，煮取二升。温服一升，汗出即愈。

邹润安曰：文蛤即海蛤之有纹理者，吴人谓之花蛤。雄按：王晋三云：若黯色无纹者，服之令人狂走赴水。《夏小正》：季秋之月，雀入于海为蛤。安氏云：雀，羽虫也。羽虫属火，火炎上，故鸟上飞，曷为入海而为蛤？盖九月火伏于戌，十月纯阴，金水之令，故羽虫感之而化也。蛤属水，水性下，故下潜。秋冬，水胜火，雀为蛤，象火之伏于水也。又离为火、为雉、为蚌，雀雉之类、蛤蚌之类，外刚内柔，皆离之变化也。因而思《伤寒论》反以冷水潠[1]灌之证，非火厄[2]于水而何？《金匮要略》"吐后渴欲得水"之条，非火之溺[3]于水而何？惟其[4]火在水中而病，故以火入水中而生者治之。然厄于水者恶水，恶水则火与水未相浃[5]也。故直以是使水中之火，仍畅茂得生而可已。溺于水者喜水，喜水则火与水渐相浃矣。故必合麻杏甘膏加姜、枣，以清发之，乃能已也。

【注释】

[1]潠（xùn迅）：用水喷洗。

[2]厄：困厄，阻遏。

[3]溺：淹没，此处指融合。

[4]惟其：正因为。

[5]浃：融合。

【提要】本条论述文蛤汤的功用。

【精解】火困厄在水中，渴欲得水而贪饮，治以文蛤汤。方用文蛤清热利水，配伍麻黄、杏仁、石膏、甘草清泻兼疏表。

【原文】二十一、五苓散

泽泻一两六铢　猪苓　茯苓　白术各十八铢　方中行曰:术上不当有"白"字。雄按:二十四铢[1]为一两,每铢重四分二厘弱[2],六铢为锱,即二钱五分,十八铢,即七钱五分也。桂枝半两。为末。以白饮和服方寸匕,日三,多服暖水,汗出愈。

沈果之曰:中风发热,六七日不解而烦,有表里证,渴欲饮水,水入即吐者,名曰水逆,五苓散主之。盖表证为太阳不足,故用桂以宣阳气、通津液于周身,即《内经》"水精四布,五经并行"之旨,非用之以通水道下出也。里证为三焦之气化不宣,故用泻、术、二苓以通三焦之闭塞,非开膀胱之溺窍也。夫下焦之气化不宣,则腹膨而小便不利,水蓄膀胱,是为胞[3]痹。此乃水蓄于膀胱之外,不能化入膀胱,故用五苓以化之。至小便不利,汗出而渴者,亦主以是方。而不渴者,茯苓甘草汤主之。盖渴为阳气不足,水不上升也,不升则不降,故用桂以升之,二苓、泽泻以降之,而用术以为中枢。乃[4]注者莫不以渴为热入膀胱,津液被劫所致。如果热入而复用桂、术以温液耗津,又加苓、泽以渗之,是热之又热,耗之又耗,速之毙矣。且不渴者,反不用五苓而用茯苓甘草汤,可知不渴则无须桂、术之蒸腾津液,而桂、术之非治太阳而治三焦,更不待言矣。

【注释】

[1]铢:古代重量单位,一株四分二厘左右,六铢为一锱,四锱为一两。

[2]弱:不够,差一点儿。

[3]胞:膀胱。

[4]乃:竟然。

【提要】本条论述五苓散的方义及主治。

【精解】中风发热,六七日不解而心烦,有表里证,渴欲饮水,水入即吐的,称之为水逆,用五苓散主治。表证用桂枝来宣通阳气,疏通全身津液;里证为三焦气化不宣,所以用泽泻、白术、猪苓、茯苓来通三焦闭塞。

【原文】二十二、小陷胸汤

栝楼实大者,一枚　黄连一两　半夏半升。水六升,先煮瓜蒌,取三升,去滓,纳诸药,煮取二升,去滓。分温三服。

邹润安曰:观仲景之用栝楼实,在此汤曰:小结胸,正在心下,按之则痛;在瓜蒌薤白白酒汤曰:喘息咳唾,胸背痛,短气。而其脉,一则曰浮滑,一则曰寸口沉迟,关上小紧数,是皆阴中有阳,且踞于阳位者也。夫胸背痛,较按之方痛则甚,痹则较结为轻,咳唾喘息,是其势为上冲，而居于心下，按之才痛，似反静而不动，此其机总缘气与饮相阻，寒与热相纠。热甚于寒者，其束缚反急而为结；寒甚于热者，其蔽塞自盛而为痹。是故结胸之病伏，胸痹之病散，伏者宜开；散者宜行。故一则佐以连、夏之逐饮泄热；一则佐以薤、酒之滑利通阳。栝楼实之裹无形，攒聚有形，使之滑润而下则同，能使之下，似是治实之方；仅能使之下，不能使其必通，又非纯乎治实之道矣。何以知不能使之必通？盖有停饮，痛甚至不得卧，即当加半夏。若兼胸满胁下逆抢心，则仍加枳、朴、桂枝。倘竟能通，又何必如是哉？是知栝楼实之治，大旨在火与痰结于阳位，不纯乎虚，亦不纯乎实者，皆能裹之而下，此其擅长矣。

【提要】本条论述小陷胸汤配伍方义及主治。

【精解】黄连、半夏逐饮泄热；栝楼实清热化痰开结，治疗痰热或饮热结于胸中之小结胸，症见胸脘痞满心下，按之则痛。与瓜蒌薤白白酒汤所治胸痹见胸背痛、短气不同。

【原文】二十三、白散

桔梗　贝母各三分　巴豆一分，去皮心膜，熬黑，研如脂。雄按：古人以六铢为一分，"分"字去声，即二钱五分也。为末，内巴豆，更于白中杵之。以白饮和服，强人半钱，羸者减之。病在膈上必吐，在膈下必利。不利，进热粥一杯；利过不止，进冷粥一杯。汪曰桢按：半钱者，以铜钱取药末，仅没钱文之半，即半钱匕，而省"匕"字，非若今人以五分为半钱也。

邹润安曰：寒实结胸，无热证者，治以白散。散中用桔梗为疏通气分之主。夫开导胸中之气，仲景于大承气汤、栀子厚朴等汤，莫不用枳、朴，此偏不用何哉？盖病有上下，治有操纵[1]。结在上者，宿痰停饮也。故凡结胸，无论热实、寒实，宁用甘遂、葶苈、巴豆，不用枳、朴，如大陷胸汤、丸、白散是也。结在中下，始热与实浃，气随热化，则于荡涤邪秽中，疏利其与邪为伍之气，大小承气诸汤是也。况桔梗之用，使气上越，而不使气下泄。今病在至高，固宜操上而纵下，不使中下无过之地，横被侵陵。故曰，病在膈上必吐，在膈下必利也。热邪与停饮结，治以瓜蒌，而佐之者，反用半夏、黄连；寒邪与停饮结，治以巴豆，而佐之者，反用桔梗、贝母。于寒因热用、热因寒用之中，反佐以取之，可谓精义入神[2]以致用者矣。

【注释】

[1] 操纵：收与放。

［2］精义入神：精研微妙的义理，达到神妙的境界。

【提要】本条论述白散的功效主治。

【精解】寒实结胸，无热证者，用白散主治。方以桔梗疏通气分，配伍贝母以开结、巴豆辛热以攻寒逐水。结在中下，治以承气诸汤；热实结胸，治疗以大陷胸汤、丸；寒实结胸于上，治以白散。

【原文】二十四、调胃承气汤

大黄四两，去皮，清酒浸　甘草二两，炙　芒硝半升。水三升，先煮大黄、甘草，取一升，去滓，内芒硝，更上火微煮令沸。少少温服之。

徐洄溪曰：芒硝善解结热之邪，大承气用之，以解已结之热邪；此方用之，以解将结之热邪，其能调胃，则全赖甘草也。

【提要】本条论述调胃承气汤中芒硝的功用。

【精解】调胃承气汤用芒硝、大黄通腑泄热，配伍甘草扶助胃气，用于热病热结兼胃气阴不足。方中芒硝解热结，以其咸寒之性，软坚散结，对已结、未结之热邪皆可奏功。

【原文】二十五、升麻鳖甲汤

升麻　当归　甘草各二两　蜀椒炒，去汗，一两　鳖甲手指大一片，炙　雄黄半两，研。水四升，煮取一升。顿服之。老小再服，取汗。《金匮要略》阳毒用此方；阴毒去雄黄、蜀椒。《肘后》《千金方》阳毒用升麻汤，无鳖甲，有桂；阴毒用甘草汤，即本方无雄黄。《活人书》阳毒升麻汤，用犀角、射干、黄芩、人参，无当归、蜀椒、鳖甲、雄黄。

徐洄溪曰：蜀椒辛热之品，阳毒用而阴毒反去之，疑误。《活人书》加犀角等四味，颇切当。

【提要】本条论述升麻鳖甲汤的组成、功用。

【精解】《金匮要略》治疗阳毒用升麻鳖甲汤。治疗阴毒则去雄黄、蜀椒。《肘后》《千金方》中治疗阳毒用升麻汤，没有鳖甲、有肉桂；治疗阴毒则用甘草汤，即本方去雄黄。《活人书》中阳毒升麻汤用犀角、射干、黄芩、人参，没有当归、蜀椒、鳖甲、雄黄，颇为恰当。

【原文】二十六、百合知母汤

百合七枚　知母三两。先以水洗百合，渍一宿，当白沫出，去其水，别以泉水二升，煎取一升，去滓。别以泉水二升，煎知母取一升后，合煎取一升五合。分温再服。

王朴庄曰：百合入药，以野生极小者为胜。

【提要】本条论述百合知母汤的组成、用法。

【精解】百合知母汤具有清热养阴的作用，主治百合病误汗后心烦口渴者。君以百合，甘凉清肺；佐以知母，清热生津救肺阴。

【原文】二十七、百合鸡子黄汤

百合七枚　鸡子黄一枚。先煎百合，如前法了，内鸡子黄搅匀，煎五分。温服。

【提要】本条讨论百合鸡子黄汤的组成、用法。

【精解】百合鸡子黄汤的功效为滋阴养胃，降逆除烦。主治百合病误吐之后虚烦不安者。君以百合，甘凉清肺；佐以鸡子黄救厥阴之阴，安胃气。

【原文】二十八、百合滑石代赭汤

百合七枚，擘　滑石三两，碎，绵裹　代赭石如弹丸大一枚，碎，绵裹。先煎百合如前法，别以泉水二升，煎滑石、代赭，取一升，去滓后，合和重煎取一升五合。分温再服。

【原文】二十九、百合地黄汤

百合七枚，擘　生地黄汁一升。先煮百合如前法了，内地黄汁，煎取一升五合。分温再服，中病勿更服，大便当如漆。

【原文】三十、百合滑石散

百合一两，炙　滑石三两。为散。饮方寸匕，日三服。当微利者，止服，热则除。

邹润安曰：玩[1]百合知母汤，可以见汗则伤气，邪搏于气分，为消渴热中也。玩百合鸡子黄汤，可以见吐则伤上，邪扰于心，为烦懊不寐也。玩百合代赭汤，可以见下则伤血，邪搏于血分，为血脉中热也。玩百合地黄汤，可以见不经吐、下、发汗，则系百脉一宗，悉致其病，无气血上下之偏矣。所谓百脉一宗者何？《平人气象论》曰：胃之大络，名曰虚里，出于左乳下，其动应衣，为脉宗气，是最近于心，乃著邪焉。是以见证行卧不安，如有神灵，皆心中辗转不适之状。口苦，小便数，身形如和，其脉微数，皆心中热郁气愊[2]之征。以此例之，《本经》：百合主邪气腹满心痛。盖有若合符节[3]者，而治法始终不外百合，则以心本不任受邪，心而竟为邪扰，则不责将之谋虑不审，即责相之治节不行。今邪阻于上而不下行，为肺之不主肃降，无能遁矣。故欲征其愈期，极宜验其小便。凡溺时，必肺气下导，小便乃出。今气挂于头，即欲下行，上先有故，则肺形之轩举不随，气之支结不降，亦又何疑。乃头中之不适，复分三等：其最甚者，至气上挂而为痛；其次则不痛而为淅淅然；又其次则因小便通而快然。即此验其轩举[4]支结之浅深微甚，既了如指掌矣。况合之以百合地黄汤下云：大便当如漆。百合滑石散下云：微利者止服，热则除。则百合之利大小便，又与《本经》吻合矣。

【注释】

[1] 玩：研讨，反复体会。

[2] 气悗（mán 瞒）：烦闷。

[3] 符节：古代派遣使者或调兵时用作凭证的东西。用竹、木、玉、铜等制成，刻上文字，分成两半，一半存朝廷，一半给外任官员或出征将帅。

[4] 轩举：高举飞扬。

【提要】以上几条讨论百合知母汤、百合鸡子黄汤、百合滑石代赭汤、百合地黄汤、百合滑石散等百合系列方的组成、用法。

【精解】百合知母汤，适用于汗则伤气，邪搏于气分，出现消渴热中者；百合鸡子黄汤，适用于吐则伤上，邪扰于心，出现烦懊不寐者；百合滑石代赭汤，适用于下则伤血，邪搏于血分，出现血脉中热者；百合地黄汤，适用于不经过吐、下、发汗等方法的误治，心中热郁烦闷者；百合滑石散滋阴润肺，清热利尿，主治百合病邪郁日久，见发热、小便赤涩者。

【原文】三十一、栝楼牡蛎散

栝楼根　牡蛎熬，等份。为细末。饮服方寸匕，日三服。

邹润安曰：百合病至一月不解，而变成渴，以百合汤洗之。而仍不瘥，则病为伤中上之阴无疑。虽然，仅曰渴，不曰欲饮水，且不烦不热，究竟病无驻足之所，仅渴之一端，为得所依藉耳！于此见昔之百脉一宗，悉致其病者，今则上焦已化，而在下者尚未化也。上焦已化，百脉之病已蠲[1]其半，百合遂无所用之。而下焦之未化者，不得不选用牡蛎，使之召阳归阴。而其主脑，尤在治上焦之已化者，故方中配以从阳化阴之栝楼根，两物等份，标名则升栝楼于牡蛎之上，为一方之统摄也。

[1] 蠲：除去，免除。

【提要】本条讨论栝楼牡蛎散的组成、功用。

【精解】百合病口渴不止，经内服外洗治疗，渴仍不解者，证属阴虚内热较甚，治疗以栝楼牡蛎散。

【原文】三十二、甘草泻心汤

甘草_{四两，炙} 黄芩 人参 干姜_{各三两} 半夏_{半升} 黄连_{一两} 大枣_{十二枚}。《伤寒论》无人参。水一斗，煮取六升，去滓，再煎取三升。温服一升，日三。

王晋三曰：甘草泻心，非泻结热。因胃虚不能调剂上下，水寒上逆，火热不得下降，结为痞。故君以甘草、大枣和胃之阴；干姜、半夏启胃之阳。坐镇下焦客气，使不上逆；仍用芩、连，将已逆为痞之气，轻轻泻却，而痞乃成泰[1]矣。

【注释】

[1] 泰：平安，安定。

【提要】本条讨论甘草泻心汤的配伍意义。

【精解】甘草泻心汤益气和胃消痞，为半夏泻心汤重用甘草而成。君以甘草，补中缓急，配伍大枣和胃阴，干姜、半夏启胃阳，芩连泄热消痞。

【原文】三十三、赤豆当归散

赤小豆_{三升，浸，令芽出，曝干} 当归_{十分}。杵为散。浆水服方寸匕，日三。

汪按：赤小豆，乃赤豆之小种。今药肆以半红半黑之相思子为赤小豆，医者亦多误用。然相思子不能出芽，即此方可证其譌[1]。

【注释】

[1] 譌（é讹）：讹误；差错。

【提要】本条讨论赤豆当归散的组成、用法。

【精解】赤豆当归散方用赤小豆清热利湿排脓，用当归活血祛瘀。全方具有清利湿热、解毒排脓之功效，用于治疗狐惑蓄血、便脓血等。

【原文】三十四、二妙散

茅山苍术_{生用} 川黄柏_{炒黑}。为末。捣生姜，煎沸汤，调服。

王晋三曰：此偶方之小制也。苍术生用入阳明经，能发二阳之汗；黄柏炒黑入太阴经，能除至阴之湿。一生一熟，相为表里，治阴分之湿热，有如鼓应桴^[1]之妙。

【注释】

[1] 桴：击鼓的槌。

【提要】本条讨论二妙散的组成、配伍意义及适应证。

【精解】苍术生用，入阳明经，能发二阳之汗；黄柏炒黑，入太阴经，能除至阴之湿。一生一熟，相为表里，治阴分之湿热。该方具有清热燥湿之功效，用于治疗病属湿热下注证者。

【原文】三十五、生姜泻心汤

生姜四两　甘草炙　人参　黄芩各三两　半夏半升　黄连　干姜各一两　大枣十二枚。水一斗，煮取六升，去渣，煎取三升。温服一升，日三。

徐洄溪曰：汗后而邪未尽，必有留饮在心下，其证甚杂。而方中诸药，一一对证。内中又有一药治两证者；亦有两药合治一证者，错综变化，攻补兼施，寒热互用，皆本《内经》立方诸法，其药性又皆与《神农本草》所载无处不合，学人能于此等方，讲求其理而推广之，则操纵在我矣。

【提要】本条讨论生姜泻心汤的组成、用法。

【精解】生姜泻心汤主治伤寒汗后，饮在心下致痞。方用生姜、半夏散饮，参、枣、草补中，干姜温里，芩、连泄热。

【原文】三十六、半夏泻心汤

半夏半升　黄芩　干姜　甘草炙　人参各三两　黄连一两　大枣十二枚。水一斗，煮取六升，去渣，再煎取三升。温服一升，日三。

方中行曰：半夏、干姜，辛以散虚满之痞；黄芩、黄连，苦以泄心膈之热；人参、甘草，甘以益下后之虚；大枣，甘温润以滋脾胃之液。曰泻心者，言满在心膈而不在胃也。

【提要】本条讨论半夏泻心汤的配伍意义及主治。

【精解】半夏泻心汤用于寒热错杂之痞证。方用半夏、干姜味辛，散虚满之痞；黄芩、黄连味苦，泄心膈之热；人参、甘草味甘，补益下后之虚；大枣味甘性温，滋养脾胃之液。

【原文】三十七、大黄黄连泻心汤

大黄二两　黄连一两。麻沸汤二升，渍之，须臾，绞去滓。分温再服。

尤在泾曰：成氏云：此导虚热之方也。按[1]所谓虚热者，对燥矢而言也。盖邪热入里，与糟粕相结，则为实热；不与糟粕相结，则为虚热，非阴虚、阳虚之谓。本方以大黄、黄连为剂，而不用枳、朴等药者，盖以泄虚热，非以荡实热也。雄按：不但不用枳、朴等药也。二味仅以麻沸汤[2]渍须臾即绞[3]，其味甚薄，乃可泄虚热。若久渍味厚，虽无枳、朴，亦能下走肠胃也。汪按：尤氏解释极精妙，梦隐更以煎法释之，亦妙！

【注释】

[1] 按：考查，研求。

[2] 麻沸汤：指刚开始冒泡的开水。

[3] 绞：挤压，扭拧。绞渣，为了充分将中药的有效成分滤出，所以将药渣放进双层纱布或者透水性较好的棉布中绞取药汁，滤出的药液与煎好的药液同服。

【提要】 本条论述大黄黄连泻心汤的组成、配伍意义。

【精解】 大黄黄连泻心汤用于治疗无形邪热致痞之证。方用大黄、黄连泄热。服用时以沸水泡服，取其气而不取其味。文中所述虚热即无形邪热，实热为邪热与糟粕相结。

【原文】三十八、附子泻心汤

大黄二两，酒浸　黄连炒　黄芩炒，各一两　附子一枚，去皮，别煮取汁。以麻沸汤二升，渍三味，须臾绞去渣，内附子汁。分温再服。

徐洄溪曰：前方乃法之最奇者，不取煎而取泡，欲其轻扬清淡，以涤上焦之邪。此法更精，附子用煎，三味用泡。扶阳，欲其热而性重；开痞，欲其生而性轻也。雄按：观此可知用药之道。

邹润安曰：心之为体，于卦象离，今被邪逼，则外阳内伐，内阴沸腾。故半夏、甘草、生姜三泻心汤，治阴邪之未化者也。大黄黄连、附子二泻心汤，治阴邪之已化者也。阴邪已化，不逼心阳，则在内之沸乱略定，惟在外之邪气尚阻，则取二黄之泄热，荡去其邪，邪去正自安矣。恶寒汗出者，在上之阴邪才化，在下之阴气复逆，故轻取二黄之气，以荡热除秽。重任附子之威，以追逐逆阴，使之异趋同归，相成而不相背也。其未化者，阳馁朒[1]于阳位，而恣肆于阴分，邪盘踞于清道，而溃泄于下焦，非干姜、半夏、生姜之振散阴霾，不足以廓清[2]心之外郭[3]；非人参、黄连之养阴泄热，不足以安扰[4]心之内讧也。

又曰：余治疟，发时先呕者，用半夏泻心；吐泻交作者，用生姜泻心；胸痞下利者，用甘草泻心，皆应如桴鼓。

【注释】

[1] 馁衄（nǔ nǜ）腑：馁，气馁，泄气；腑，亏缺，不足。

[2] 廓清：澄清，肃清。

[3] 外郭：内城外围加筑的一道城墙。

[4] 安扰：安定，安抚。

【提要】本条论述附子泻心汤的用法、方义。

【精解】阳虚热郁致痞，治以附子泻心汤。附子用煎扶阳，其余三味浸泡取气泄热。扶阳需用其热而性重，开痞用其生而性轻。

【原文】三十九、小承气汤

大黄四两 厚朴二两 枳实三枚。水四升，煮取一升二合，去滓。分温二服。初服汤，当更衣；不尔者，尽饮之。若更衣，勿服。

雄按：于大承气汤，既去芒硝而减枳、朴，复以大黄同煎，而缓其荡涤之性。古人谓之和胃之剂，故曰小承气汤。

【提要】本条论述小承气汤的组成、用法。

【精解】小承气汤为大承气汤去芒硝而减少枳实、厚朴的用量，再和大黄同煎，从而缓和其荡涤之性，古人称之为和胃之剂。

【原文】四十、牛黄清心丸

陕西牛黄二分五厘 镜面朱砂一钱五分 生黄连五钱 黄芩 山栀各三钱 郁金二钱。为末，蒸饼为糊丸，如黍米大。每服七八九。

王晋三曰：此丸古有数方，其义各别。若治温邪内陷包络，神昏者，惟万氏此方为妙。盖温热入于心包络，邪在里矣。草木之香，仅能达表，不能透里，必借牛黄幽香物性，乃能内透包络，与神明相合，然尤在佐使之品，配合咸宜。万氏用芩、连、山栀以泻心火；郁金以通心气；辰砂以镇心神，合之牛黄相使之妙。是丸调入犀角、羚羊角、金汁、甘草、人中黄、连翘、薄荷等汤剂中，颇建奇功。

雄按：周公谨云：《局方》牛黄清心丸，止是前八味至蒲黄而止，自山药以后，凡二十一味，乃补虚中山芋丸，当时不知何以误并为一，因循不曾改正，贻误后人匪细。凡此之类，读书者不可不知也。一方用牛黄、雄黄、黄连、黄芩、栀子、犀角、郁金、朱砂各一两、真珠五钱，冰片、麝香各二钱五分，研，炼蜜丸，每重一钱，金箔为衣，蜡匮。功效较万方为胜。汪按：万方太轻，此方较有力。

【提要】本条论述万氏牛黄清心丸的配伍、用法。

【精解】牛黄清心丸用于治疗温热病邪入心包之证。温热邪入心包，邪在里。草木之香，仅能达表，不能透里，必借牛黄幽香物性，内透包络；配伍黄芩、黄连、山栀泻心火；郁金通心气；辰砂镇心神。全方诸药配伍，共奏泻火透络开窍之效。但本方药力较轻，现代临床多用安宫牛黄丸，重在清热开窍，为临床常用。

【原文】四十一、至宝丹

生乌犀角　生玳瑁　琥珀　镜面朱砂研，飞　雄黄研，飞，各一两　西牛黄五钱　龙脑研　麝香研，各一钱　安息香一两五钱，为末，酒研，飞净一两，熬膏，用水安息尤妙　金箔　银箔各五十片，研细为衣。先将犀、玳为细末，入余药研匀，将安息香膏重汤煮，凝成后，入诸药中，和搜成剂，丸如梧子大，蜡护。临服剖，用人参汤化下三丸至五丸。《本事方》有人参、南星、天竺黄。

王晋三曰：此治心脏神昏，从表透里之方也。黄、犀、玳、珀，以有灵之物，内通心窍；朱、雄、二箔，以重坠之品，安镇心神；佐以脑、麝、安息，搜剔幽隐诸窍。东垣云：冰、雄、牛、麝，入骨髓，透肌肤。《抱朴子》言：金箔、雄黄，合饵[1]为地仙[2]，若与丹砂同用为圣金，饵之可以飞升。故热入心包络，舌绛，神昏者，以此丹入寒凉汤药中用之，能祛阴起阳，立展神明，有非他药所可及。徐氏云：安神定魄，必备之方，真神丹也。若病因头痛而即神昏不语者，此肝虚，魂升于顶，当用牡蛎救逆以降之，又非至宝丹所宜轻试。

【注释】

[1]饵：服食，吃。

[2]地仙：方士称住在人间的仙人。

【提要】本条论述至宝丹方用。

【精解】至宝丹重在辟秽开窍，其清热之力较轻。

【原文】四十二、凉膈散一名连翘饮子

连翘四两　大黄酒浸　芒硝　甘草各二两　黄芩酒炒　薄荷　栀子各一两。为粗末。每服三五钱，加竹叶七片，水一碗半，煎一碗，去滓，入生白蜜一匙，微煎，温服。与四物各半服，能和营泄热，名双和散。《本事方》加赤芍、干葛，治诸热，累效。《玉机》云：轻者，宜桔梗汤。汪按：此方与第二方桔梗汤名同实异。即本方去硝、黄，加桔梗舟楫[1]之品，浮而上之，去膈中无形之热，且不犯中下二焦也。雄按：此方加减法，详《宣明论》。

徐洄溪曰：此泻中上二焦之火，即调胃承气加疏风清火之品也。

余师愚曰：热淫于内，治以咸寒，佐以苦甘，故以连翘、黄芩、竹叶、薄荷升散于上；大黄、芒硝推荡其中。使上升下行，而膈自清矣。余谓疫疹乃无形之热，投以硝、黄之猛烈，必致内溃，因去硝、黄，加生石膏、桔梗，使热降清升，而疹自透，亦上升下行之义也。雄按：法本《宣明》，剪裁甚善。

【注释】

［1］舟楫：船桨。

【提要】本条论述凉膈散的组成、配伍及用法。

【精解】凉膈散，即调胃承气汤加疏风清火之品，可泻中上二焦之火。方以连翘、黄芩、竹叶、薄荷升散于上焦；以大黄、芒硝推荡中焦，使清阳上升而热邪下。余氏用此方加减治疗无形邪热所致疫疹，去芒硝、大黄，加生石膏、桔梗，使热邪下降而清阳上升，则疫疹自然透发，这也就是上升下行的意义所在。

【原文】四十三、犀角地黄汤

暹罗犀角磨汁　连翘各三钱　生地五钱　生甘草五分。水二盏，武火煎三物至八分，去滓，入犀汁和服。

王晋三曰：温热入络，舌绛烦热，八九日不解，医反治经，寒之、散之、攻之，热势益炽，得此汤立效者，非解阳明热邪，解心经之络热也。按《本草》：犀角、地黄能走心经，专解营热；连翘入心，散客热；甘草入心，和络血。以治温热证热邪入络，功胜《局方》。

【提要】本条论述犀角地黄汤方用。

【精解】犀角、地黄走心经，专解营热；连翘入心，散客热；甘草入心，和络血。本方用于治疗温热证之热邪入络。本方出自王晋三《绛雪园古方选注》，与《备急千金要方》《温病条辨》所载犀角地黄汤不同。犀角现代多用水牛角代替。

【原文】四十四、导赤散

生地　木通　甘草梢各等份。雄按：生地、木通不应等份。水煎服，或加淡竹叶。汪按：古方淡竹叶，即竹叶也。淡竹，乃竹名耳。今药肆所售淡竹叶草，是小青之别种，性能凉胃，不能清心，医人每多误用。雄按：本方去甘草，加黄芩，蜜丸，名火府丹，亦治心热、溺涩、淋、渴等证。本方加升麻、黄连、丹皮，名升麻清胃汤，轻清凉血，乃秦皇士透化斑疹之良剂。

徐洄溪曰：此泻心火从小肠中出也。

【提要】本条论述导赤散方用。

【精解】导赤散为清热利尿剂，可泻心火与小肠火。方用生地黄凉血滋阴降火；木通苦寒，入心与小肠经，上清心经之火，下导小肠之热；竹叶甘淡，清心除烦，淡渗利窍，导心火下行；生甘草梢清热解毒，直达茎中而止痛，并能调和诸药。

【原文】四十五、理中丸

人参　甘草炙　术　干姜各三两。捣筛为末，蜜和为丸，如鸡子黄大。以沸汤数合，和一丸，研碎温服之。日三四服，夜二服。腹中未热，益至三四丸。雄按："未热"二字，须着眼，腹中不冷者，其可服乎？然不及汤。汤法：以四味依两数切，用水八升，煮取三升，去渣。温服一升，日三。

徐洄溪曰：此仲景治寒多霍乱之方也，盖亦伤寒之类。后人以暑月之吐利当之，而亦用此方，更造为大顺散者，皆无稽之论也。

【提要】本条论述理中丸方用。

【精解】理中丸具有温中散寒、补气健脾的功效，是仲景治疗伤寒霍乱的方剂，现代临床常用于治疗中焦阳虚诸证。

【原文】四十六、四君子汤

人参　白术炒　茯苓各二钱　甘草炙，一钱　生姜三片　大枣二枚。水煎。温服。

徐洄溪曰：此补脾之主方。

【提要】本条论述四君子汤方用。

【精解】本方功效为补益脾气，临床常用于脾气虚诸证。

【原文】四十七、玉女煎

生石膏三五钱　熟地三五钱，或一两　麦冬二钱　知母　牛膝各一钱五分。水一盏半，煎七分服。

雄按：陈修园力辟此方之谬。然用治阴虚胃火炽盛之齿痛，颇有捷效。若治温热病，地黄宜生，牛膝宜删。叶氏引用，决不泥守成方。近读《景岳发挥》，果与陈氏之论印合。

【提要】本条论述玉女煎的配伍、用法及适应证。

【精解】玉女煎具有清肺胃之火，滋阴清火之功效。临床常用于治疗阴虚胃火炽盛之齿痛。温热病使用去牛膝、熟地黄，加生地黄较宜。

【原文】四十八、四物汤

生地　当归各三两　芎劳一两五钱　芍药二两。㕮咀。每服四钱，水二盏，煎八分，去滓。温服。

张路玉曰：四物为阴血受病之专剂，非调补真阴之方也。

汪按：调补真阴宜集灵膏，不宜四物，而人多误会。

【提要】本条论述四物汤的方用及适应证。

【精解】四物汤具有养血、活血之功效，治疗阴血受病。本方重在调理阴血，既可补血，又可活血，非调补真阴之剂。

【原文】四十九、小柴胡汤

柴胡半斤　黄芩　人参　甘草炙　生姜各三两　半夏半升　大枣十二枚。水一斗二升，煮取六升，去滓，再煎取三升。温服一升，日三。

尤拙吾曰：热入血室三条，其旨不同。第一条是血舍[1]空而热乃入者，空则热不得聚而游其部，故胁满痛；第二条是热邪与血俱结于血室者，血结亦能作寒热，柴胡亦能去血结，不独和解之谓矣；第三条是热邪入而结经尚行者，经行则热亦行而不得留，故必自愈。无犯胃气及上中二焦，病在血而不在气，在下而不在上也。若诛伐无过[2]，变证随出，乌[3]能自愈耶？

沈再平曰：今人治疟，必用此汤。若非此汤，即不足以为治者。故致辗转淹滞[4]，变生不测，竟能殒命。则知疟本非死证，惟概以柴胡治疟者，杀之也。夫柴胡为少阳表药，若其疟果发于少阳，而以柴胡治之，无不立愈。若系他经用之，则必使他经之邪辗转而入少阳，迁延以毙。乃既死犹曰：柴胡为治疟主药，吾开手即用之，不知其何以死？病家亦以柴胡治疟而竟不效，真其命之当死也。彼此昏迷，不得一悟，良可浩叹！雄按：《内经》论疟，既分六经，又分脏腑，并不泥定少阳一经，医家绎[5]之。

雄按：本方柴、半各八两，准今得六钱零八厘；参、草、芩、姜各三两，准今得二钱二分八厘；枣十二枚，以水一斗二升，准今得八合零四抄。煮至减半，去滓，再煎至减半，夫煎而又煎，只取四分之一，其汤之厚郁甘柔可知。喻氏谓和药取其各药气味之相和。余谓和者，取其气缓味厚，斯为补正托邪之剂。故惟风寒正疟，邪在少阳者，可以按法而投。则参、甘、姜、枣，补胃充营，半夏利其枢，柴、芩解其热，病无不愈矣。

犹之今人于疟发之先，饱啖羊肉酒饭，亦能取效。汪按：疟疾寒来之时，强食过饱，往往一寒不能复热而死，吾见甚多，不可不戒。盖风寒自表而受，胃腑空虚，自能安谷，治必先助中气，托邪外出，即御外邪，杜其内入，诚一举两全之策也。若温热、暑湿诸疟，邪从口鼻而受，肺胃之气先已窒滞，病发即不饥恶谷，脘闷，苔黄。苟不分别，但执此汤，奉为圣法，则参、甘、姜、枣，温补助邪，骤则液涸神昏，缓则邪留结痞，且有耗伤阴血而成疟劳者。即不用全方，而专以柴胡为治疟主药，亦惟营阴充裕，或温热、暑湿之邪，本不甚重，及兼感风寒之表邪者，始可见功。汪按：治正疟，必宜此汤。温暑亦有正疟，不独风寒方用。黄芩是清热非祛寒也，且柴胡主少阳半表半里，黄芩里药，亦非以治表邪，但当辨其是否正疟耳。若似疟非疟，妄用柴胡，必提成长热不退，或两耳大痛，甚至神昏，更或引动肝风，痉厥立至。生平见之屡矣。故倪涵初所定三方，亦愈病者稀而加病者多也。汪按：疟疾强止变成臌胀者多不救。而人但知其臌胀而死，未尝归咎于治疟之不善。故医者终身误人而不自知，虽告之不信也。世人凡患疟，不究病因，辄以姜、枣汤灌之，其弊类此，羊肉亦然。凡属时疟，虽愈后亦忌食，食则必复。此时疟之所以异于正疟也，可不察哉？

【注释】

［1］血舍：即血室，一种说法是指子宫，一种说法是指肝脏，还有一种说法是指冲脉。

［2］诛伐无过：指用药太过，与病不相当。

［3］乌：文言疑问词，怎么，何。

［4］淹滞：拖延，久留。

［5］绎：引出头绪，寻求事理。

【提要】 本条论述小柴胡汤的配伍、用法及适应证。

【精解】 小柴胡汤方用人参、甘草、生姜、大枣补胃充营，半夏利其枢，柴胡、黄芩解其热。论中指出小柴胡汤是少阳表药，如果疟发于少阳，而用柴胡治疗，可应手取效。如果病发于他经而用柴胡，则会使病情迁延而不愈。王氏指出，《内经》中论述疟既分六经又分脏腑，并不拘泥于少阳一经，医者应当仔细研究。

【原文】 五十、桂枝红花汤

《伤寒》桂枝汤加红花。原方：桂枝　芍药　生姜各三两　甘草炙，二两　大枣十二枚。

【提要】 本条论述桂枝红花汤方。

【精解】 本方为《伤寒论》桂枝汤加红花组成。前文王海藏以桂枝红花汤加海蛤、桃仁治疗热入血室证，有使表里上下一起尽解之效。

【原文】五十一、葱豉汤

葱白一握　香豉三合。水煎，入童子小便一合。日三服。雄按：芦根、桑叶、滑石、蔗浆之类，皆可随证佐用。

张路玉曰：本方药味虽轻，功效最著。凡虚人风热、伏气发温及产后感冒，靡不随手获效。

尤拙吾曰：温邪之发，阴必先伤，设有当行解散者，必兼滋阴之品于其中。昔人于葱豉汤内加童便，于栀豉汤中加地黄、麦冬，亦此意也。雄按：二方加减，古法最详。

华岫云曰：在内之温邪欲发，在外之新邪又加，葱豉汤最为捷径，表分可以肃清。

邹润安曰：栀子与葱白，一系泄热，一系通阳。泄热者纵，通阳者横。纵则能通上下之道，此所以宜于汗、吐、下后，表邪已解之时；横则能达外内之情，此所以宜于病初起，卒难识别之际。而豆豉擅开发上焦郁抑，宣导阴浊逗留。故在先在后，咸借以奏功也。

雄按：叶氏"春温篇"，于新邪引动伏邪，亦主是方。盖此汤为温热初病，开手必用之剂。鞠通不察，舍近而图远，遂为喻氏臆说所惑，以桂枝汤为初感之治，仍不能跳出伤寒圈子矣。意欲绍述[1]仲圣乎？则祖上之门楣，不可夸为自己之阀阅[2]也。拘守其迹，岂是心传？尤氏云：桂枝汤为伤寒表病而里和者设。温病伏寒变热，少阴之精已被劫夺，虽有新旧合邪，不可更用辛温助热而绝其本也，吴氏殆未之闻耶？

【注释】

[1] 绍述：继承。

[2] 阀阅：功绩和经历。

【提要】本条论述葱豉汤的组成、用法及适应证。

【精解】栀子与葱白，一个可以泄热，一个可以通阳。药味虽轻，但功效明显。凡热病初起，风热伏气发温及产后感冒者，皆可使用。

【原文】五十二、清心凉膈散一名桔梗汤

即凉膈散去硝、黄，加桔梗。余氏又加生石膏，为治疫疹初起之良剂。

【提要】本条讨论清心凉膈散的组成。

【精解】本方由凉膈散去芒硝、大黄，加桔梗组成。余氏又加生石膏，治疗疫疹初起。

【原文】五十三、苇茎汤

苇茎二斤　薏苡仁　瓜瓣各半斤　桃仁五十枚。水一斗，先煮苇茎，得五升，去滓，纳诸药，煮取二升。服一升，再服。

雄按：邹氏《续疏》云：苇茎形如肺管，甘凉清肺，且有节之物，生于水中，能不为津液阂隔[1]者，于津液之阂隔而生患害者，尤能使之通行。薏苡色白味淡，气凉性降，秉秋金之全体，养肺气以整肃，凡湿热之邪客于肺者，非此不为功也。瓜瓣即冬瓜子，冬瓜子依于瓤内，瓤易溃烂，子不能浥，则其能于腐败之中，自全[2]生气，即善于气血凝败之中，全人生气，故善治腹内结聚诸痈，而涤脓血浊痰也。桃仁入血分而通气，合而成剂，不仅为肺痈之妙药，竟可瘳肺痿之危疴。

【注释】

［1］阂隔：隔绝，不相通。

［2］自全：保全自身。

【提要】本条论述苇茎汤的组成、用法及适应证。

【精解】苇茎汤中苇茎甘凉清肺，善清肺热；薏苡仁甘淡微寒，气凉性降，上清肺热而排脓，下利肠胃而渗湿；冬瓜子清热化痰，利湿排脓，能清上彻下，肃降肺气，善治腹内结聚诸痈，而能荡涤脓血浊痰；桃仁入血分而通气，活血逐瘀，为肺痈之妙药。全方共奏清热化痰、逐瘀排脓之效。本方不仅可以治疗肺痈，也可用于治疗肺痿。

【原文】五十四、泻白散

桑白皮　地骨皮各一两　甘草五钱。为粗末。每服一二钱，入粳米百粒，水煎。

徐洄溪曰：此方能治肺中之饮。

雄按：此泻去肺热而保定肺气之方也。若肺不伤于热而伤于风寒者，诚有如鞠通所谓必将邪气恋定，而渐成劳怯矣。故用药必先议病也。

【提要】本条论述泻白散的组成、用法及适应证。

【精解】本方泻肺热、保肺气。邪热久羁，肺气受伤，故治宜清泻肺中伏热。方用桑白皮甘寒性降，清泻肺热；地骨皮甘寒，清降肺中伏火；粳米、炙甘草养胃和中。

【原文】五十五、葶苈大枣泻肺汤

葶苈_{熬，令黄色，捣丸，如鸡子大}　大枣十二枚。水三升，煮枣，取二升，去枣，内葶苈，煮取一升。顿服。

雄按：《外台》用葶苈、杏仁各一升，大枣六十枚，合杵如膏，加蜜作丸桐子大，桑白皮汤下六七十丸，以大便通利为度。《本事方》无杏仁，有陈皮、桔梗，枣肉丸梧子大。每服五七丸，饮下，名枣膏丸。《元戎》于本方加麻黄、五味子，_{汪按：此二味并用，似嫌夹杂。}并治痰实饮闭而为喘胀者。余治虚弱人患实痰哮喘者，用葶苈炒黄，煎汤去渣，以汤煮大枣食之。亦变峻剂为缓剂之一法也。

【提要】本条论述葶苈大枣泻肺汤的组成及用法。

【精解】方用葶苈泻肺，大枣甘缓。治疗胸中胀满、痰涎壅盛、喘咳不得卧甚则伴全身水肿者。王氏经验，治疗实痰发为哮喘者，用葶苈炒黄，煎汤去渣，以汤煮大枣来食用，这也是变峻剂为缓剂的一种方法，临床可以借鉴。

【原文】五十六、竹叶石膏汤

竹叶二握　生石膏_{一斤}　半夏_{半斤，洗}　人参_{三两}　甘草_{二两，炙}　麦门冬_{一斤}　粳米半斤。雄按：_{陈修园曰：《伤寒论》用人参者有数方。皆因汗、吐、下之后，亡其津液，故取甘凉以救其阴也。}水一斗，先煮六味，取六升，去滓，内粳米，煮米熟汤成，去米。温服一升，日三。《集验》_{此方加生姜，治呕最良。雄按：余用此方治暑疟，极妙。}

徐洄溪曰：此治伤寒解后，虚羸少气之善后方也。盖大病之后，必有留热，治宜清养。后人俱概用峻补以留其邪，则元气不能骤复，愈补愈虚矣。_{雄按：此理惟喻氏知之，叶氏精之。}

【提要】本条论述竹叶石膏汤的组成、用法及适应证。

【精解】伤寒解后，虚羸少气，善后用竹叶石膏汤。大病之后，必有留热，治宜清养。而后人一概使用峻补反而使得邪气留恋，导致元气不能尽快复原，越补越虚。故治疗应以清养为主。

【原文】五十七、清燥救肺汤

经霜桑叶_{三钱，去筋}　杏仁_{七分，去皮尖，炒黄}　麦门冬_{一钱二分}　生石膏_{二钱五分}　人参_{七分}　阿胶_{八分}　胡麻仁_{一钱}　枇杷叶_{去毛、筋，一片}　甘草_{一钱}。水一碗，煎六分，食远服。痰多加贝母、瓜蒌；血枯加生地；热甚加犀角、羚羊角，或加牛黄。

柯韵伯曰：古方用香燥之品以治气郁，不获奏效者，以火就燥[1]也。惟缪仲淳知之，故用甘凉滋润之品，以清金保肺立法。喻氏宗其旨，集诸润剂而制此汤，用意深矣。汪按：此治秋燥证之神方，胜于东垣清燥汤多矣。

【注释】

［1］火就燥：火往干处烧，指物之气质类似必相感应。《易·乾》："水流湿，火就燥，云从龙，风从虎……各从其类也。"

【提要】本条论述清燥救肺汤的配伍、适应证及临床用法。

【精解】本方用于治疗燥热伤肺经气分。主用甘凉滋润之品，清肺金，润肺燥。本方治疗秋燥热伤肺证，疗效优于东垣清燥汤。

【原文】五十八、妙香丸一名大圣丸

巴豆三百一十五粒，去皮、心、膜，炒熟、研如面　牛黄研　腻粉研　龙脑研　麝香研，各三两　辰砂飞，九两　金箔九十片，研。研匀，炼黄蜡六两，入白蜜三分，同炼令匀为丸，每两作三十丸。白汤下二丸，日二。《宣明》有水银、硼砂。此丸治惊痫百病，亦治伤寒潮热，积热，结胸，发黄，狂走，躁热，大小便不通。徐氏云：三分一丸，难于下咽，宜作一分一丸，每服三丸为妥。

【提要】本条论述妙香丸的组成、用法及适应证。

【精解】妙香丸治惊痫所致诸病，亦治伤寒潮热积热，结胸发黄，狂走躁热，大小便不通。

【原文】五十九、六一散一名天水散

腻白滑石六两，水飞　甘草一两，炙。为细末。每服三钱，温水或新汲水调下，日三。暑湿内侵，风寒外袭者，豆豉五十粒，葱白五寸，水一盏，煮汁调下即解。甚者，三服必愈。催生下乳，温水擂胡麻浆调下，并可下死胎，解斑蝥毒。加辰砂少许，名益元散；加黄丹少许，名红玉散；加青黛少许，名碧玉散；加薄荷叶末少许，名鸡苏散。

李濒湖曰：热散则三焦宁，而表里和；湿去则阑门[1]通，而阴阳利。完素以之治七十余证，赞为凡间仙药，不可缺之。雄按：小溲清长者，勿服。

【注释】

［1］阑门：七冲门之一，出自《难经·四十四难》，指大、小肠交接处，其犹如门户间之门阑，故称。

【提要】本条论述六一散组成、用法、适应证以及加减方。

【精解】六一散具有清热利尿之功效，用于治疗湿热内蕴之候。暑湿内侵，

卷五

331

风寒外袭者，可加豆豉、葱白；调服胡麻浆，可催生下乳，下死胎，解斑蝥毒。加辰砂少许，名益元散；加黄丹少许，名红玉散；加青黛少许，名碧玉散；加薄荷叶末少许，名鸡苏散。王氏指出若小便清长，则病机非湿热，不可服本方。

【原文】六十、大顺散

甘草三十斤，剉寸长　干姜　杏仁去皮尖　肉桂去粗皮，各四斤。先将甘草同白砂炒及八分黄熟，王晋三曰：白砂即河砂，或云是白砂糖，非。次入干姜同炒，令姜裂，次入杏仁，又同炒，候不作声为度，筛去砂后，入肉桂一处捣为散。每服二钱，水煎，温服。如烦躁，井华水[1]调下，不拘时，沸汤调亦可。

王安道曰：此方甘草最多，干姜、杏仁、肉桂次之。除肉桂外，三物皆炒者，原其初意，本为冒暑伏热，引饮过多，脾胃受湿，呕吐，水谷不分，脏腑不调所立。盖温中药也，内有杏仁，不过取其能下气耳。若以之治静而得之之证，吾恐不能解，而反增内烦也。世俗不明，类曰夏月阴气在内，此等方为必用之药。吁！误矣。夫阴气，非寒气也。盖夏月阳气发散于外，而阴气则在内耳！岂可视阴气为寒气，而用温热之药乎？阴果为寒，何以夏则饮水耶？汪按：若夏月必宜温药，则冬月必宜凉药乎？且大热烦躁，而更以姜、桂之燥热助之，不得已而用井华水，欲使相济，不知井华水之力不能制也，尤为进退无据[2]矣。

徐洄溪曰：此治暑月内伤饮冷证，非治暑也。又甘草多于诸药八倍，亦非法。此等病百不得一，偶用之耳！而制药四十二斤，又止服二钱，其意何居？其方本不足取，而世之庸医竟以此治燥火之暑病，杀人无算，可胜悼哉！

【注释】

[1]井华水：井泉水平旦中最先汲的。

[2]进退无据：前进和后退都失去了依据，处境窘迫，形容无处容身，也指进退两难。

【提要】本条论述大顺散的组成、制法及适应证，以及临床使用要点。

【精解】大顺散主治暑月内伤饮冷证，证属脾胃感受湿邪，水谷不分，清浊相干，霍乱吐泻等。徐氏等指出，此方不可用于治疗暑热内盛之暑病，临床当慎之。

【原文】六十一、紫雪丹

黄金一百两，徐云：以飞金[1]一万页代之尤妙。　寒水石　磁石　石膏　滑石各三斤。以上并捣碎，用水一斛，煮至四斗，去滓，入下药：羚羊角屑犀角屑青木香沉香各五斤丁香一两，徐云：宜用二两。元参升麻各一斤甘草八两，炙。以上入前药汁中，再煮取一斗五升，去滓，入下药：朴硝十斤硝石四斤。徐云：二硝太多，宜用十分之一。二味入前药汁中，微火上煎，柳木篦搅不住，候有七升，投在木盆中半日，欲凝，入下药：朱砂三两麝香（当门子）一两二钱五分。二味入前药中，搅调令匀，瓷器收藏，药成霜雪而色紫，新汲水调下。雄按：《鸡峰方》无磁石、滑石、硝石，其二角只用各十两，丁、沉、木香各五两，升麻六两，朴硝二斤，麝香却用三两，余六味同。又薛公望云：方中黄金不用亦可。汪按：宜用飞金箔，不可去。

徐洄溪曰：邪火毒火，穿经入脏，无药可治。此能消解，其效如神。

【注释】

[1] 飞金：用作装饰的金箔。

【提要】本条论述紫雪丹的组成、用法及适应证。

【精解】紫雪丹为凉开剂，用于治疗热闭心包证，尤宜于窍闭兼痉厥者。

【原文】六十二、禹余粮丸即针砂丸，又名蛇含石丸

蛇含石即蛇黄，大者，三两，以新铁铫盛，入炭火中烧，石与铫子一般红，用钳取蛇黄倾入醋中，候冷，研极细末，听用　禹余粮三两　真针砂五两，以水淘净，炒干，入余粮一处，用米醋二升，就铫内煮，醋干为度，后用铫并药入炭火中，烧红钳出，倾药净瓶上，候冷研细。以三物为主，其次量人虚实入下项药：羌活　川芎　木香　茯苓　牛膝　桂心　白豆蔻　大茴　蓬术　附子　干姜　青皮　三棱　白蒺藜　当归酒浸一宿，各五钱。为末，入前药拌匀，以汤浸蒸饼，捩去水，和药再杵为丸，梧子大。食前温酒、白汤任下三十九至五十九。最忌盐，一毫不可入口，否则发疾愈甚。但试服药，即于小便内旋去，不动脏腑，而能去病，日三服。兼以温和调补气血药助之，真神方也。雄按：此乃治水肿寒积之方，今人辄用以治胀。然胀有寒、热二证，设热胀误服，贻害非轻。丹溪云：温热之药太多，宜有加减，不可徒执其方。魏玉横云：阴虚内热而为膜胀，误服燥热石药，必死。

徐洄溪曰：此方兼治有形之积块。

【提要】本条论述禹余粮丸组成、用法及适应证。

【精解】禹余粮丸可治水肿寒积，兼治有形之积块，但热胀者不可误服。

【原文】六十三、牡蛎泽泻散

牡蛎　泽泻　蜀漆洗去腥　栝楼根　葶苈子　商陆根熬　海藻洗去咸, 各等份。异捣, 下筛为散, 更入白中杵之。白饮和服方寸匕。小便利, 止后服。

雄按: 古云商陆水煎, 能杀人。

华岫云曰: 叶氏虽善用古方, 然但取其法而并不胶柱[1], 观其加减之妙, 如复脉、建中、泻心等类可知。至用牡蛎泽泻散, 只取此二味。故案中有但书用某方而不开明药味者, 决非尽用原方, 必有加减之处, 观者以意会之可也。雄按: 此论通极, 诸方皆当作如是观。

邹润安曰: 牡蛎泽泻散证, 水蓄于下, 上焦之气不能为之化。故《类萃》商陆、葶苈以从上下降; 泽泻、海藻以启水中清气上行; 栝楼、牡蛎则一以上济其清, 一以下召[2]其浊, 而使之化耳。

又曰: 牡蛎泽泻散, 治腰以下水气不行, 必先使商陆、葶苈从肺及肾, 开其来源之壅; 而后牡蛎、海藻之软坚, 蜀漆、泽泻之开泄, 方能得力; 用栝楼根者, 恐行水之气过驶, 有伤上焦之阴, 仍使之从脾吸阴, 还归于上。与"常山之蛇, 击其首则尾应, 击其尾则首应"者不殊也。

【注释】

[1]胶柱: 胶住瑟上的弦柱, 以致不能调节音的高低。比喻固执拘泥, 不知变通。

[2]召: 感化和召唤。

【提要】本条论述牡蛎泽泻散的组成、用法及适应证。

【精解】牡蛎泽泻散用于治疗水蓄于下, 上焦气化不利之蓄水证。药用商陆、葶苈通利肺肾; 牡蛎、海藻软坚行水; 蜀漆、泽泻开泄利水; 用栝楼根防行水太过而伤上焦之阴。商陆有毒, 须慎用, 中病即止。

【原文】六十四、越脾汤

麻黄六两　石膏八两　生姜三两　甘草二两　大枣十二枚。水六升, 煮麻黄, 去沫; 内诸药, 煮取三升, 分三服。恶风, 加附子一枚。

喻嘉言曰: 越脾汤者, 示微发表于不发之方也。大率取其通调营卫。麻黄、石膏二物, 一甘热, 一甘寒, 合而用之, 脾偏于阴, 则和以甘热; 胃偏于阳, 则和以甘寒。乃至风热之阳、水寒之阴, 凡不和于中土者, 悉得用之, 何者? 中土不和, 则水谷不化其精悍之气, 以实营卫。营卫虚, 则或寒或热之气皆得壅塞其隧道, 而不通于表里, 所以在表之风水用之, 而在里之水兼渴而小便自利者咸必用之, 无非欲其不害中土耳。不害中土，自足消患于方萌矣。

【提要】本条论述越脾汤的组成、配伍及适应证。

【精解】越脾汤可用于治疗风水而肺胃有郁热者。方中麻黄发汗解表，宣肺行水；石膏清肺胃之热；佐以生姜、大枣增强发越水气之功；甘草调和药性，与大枣相伍，和脾胃而运化水湿。

【原文】六十五、甘遂半夏汤

甘遂大者，三枚　半夏十二枚　芍药五枚　甘草如指大，一枚。一本无甘草。汪按：王氏虽强为之释，究当从一本去甘草为是。水二升，煮取半升，去滓，以蜜半升，和药汁，煎取八分。顿服之。

王晋三曰：甘遂反甘草。反者，此欲下而彼欲上也，乃以芍药约之，白蜜润之，则虽反而甘遂仍得下渗。《灵枢》有言：约方如约囊。甘遂、半夏逐留饮弥漫于肠胃之间，虽利而续坚满。苟非以甘草、白蜜与甘遂大相反者，激而行之，焉能去其留著之根？相反为方，全赖芍药之酸可胜甘，约以监[1]反，庶[2]不溷乱[3]中焦而为害。然学识未优者，不可轻试于人也。

【注释】

［1］监：监督。

［2］庶：几乎，将近，差不多。

［3］溷（hùn混）乱：混乱。

【提要】本条论述甘遂半夏汤的方用及甘遂配伍甘草禁忌。

【精解】甘遂半夏汤治疗饮邪弥漫肠胃之间，虽下利但是腹部仍然坚满者。王晋三指出甘遂反甘草，以芍药约之、白蜜润之，则可制约相反之性；汪氏提出当无甘草。

【原文】六十六、控涎丹—名妙应丸

甘遂去心　大戟去皮　白芥子各等份。为末，蒸饼糊丸。每服五、七丸至十丸，临卧姜汤服。雄按：余治虚人饮证，每以六君子汤去甘草送服，甚妥。达可谓之子龙丸，云治流注窜毒甚效。

王晋三曰：控，引也。涎，读作羡，涎涎[1]也，水流貌。引三焦之水，涎涎流出于水道也。芥子色白，入肺而达上焦；甘遂色黄，入脾而行中焦；大戟色黑，入肾而走下焦。故曰芥子走皮里膜外之水饮，甘遂决经隧之水饮，大戟逐脏腑之水饮。三者引经各异，涎涎于水道则同，故复之为方，而名控涎也。汪按：涎，即"次"之俗字[2]，亦作"漾"，本指口唾，引伸为痰涎。王说未当。

【注释】

［1］涸洄：水流的样子。

［2］俗字：俗体字，异体字的一种。过去文字学家称流行于民间的文字为俗字，别于正字而言。

【提要】本条论述控涎丹的组成、用法及配伍意义。

【精解】控涎丹以白芥子走皮里膜外之水饮，甘遂决经隧之水饮，大戟逐脏腑之水饮。王孟英指出，体虚者可用六君子汤去甘草送服之，临床可以借鉴运用。

【原文】六十七、又控涎丹治诸痫。

生川乌、半夏洗、僵蚕炒，各半两，生姜汁浸一宿，铁粉三钱，研、全蝎、甘遂面裹，煨，各二钱半。为细末，生姜自然汁为丸，如绿豆大，朱砂为衣。每服十五丸，生姜汤下。二方俱忌食甘草。

【提要】本条论述又方"控涎丹"的组成、用法。

【精解】本方亦名控涎丹，与上方名同而组成异，用于治疗诸痫。

【原文】六十八、五子五皮汤

即五皮饮五加皮、地骨皮、茯苓皮、大腹皮、生姜皮。一方五加易陈皮；一方五加易桑白皮。加杏仁、苏子、葶苈子、白芥子、莱菔子。一方无杏仁、芥子，有香附、车前子。

【提要】本条论述五子五皮汤（即五皮饮）的组成、用法。

【精解】五子五皮汤即五皮饮（五加皮、地骨皮、茯苓皮、大腹皮、生姜皮一方五加易陈皮。另一方以五加易桑白皮）加杏仁、苏子、葶苈子、白芥子、莱菔子。本方可平喘利水，主治喘胀兼水肿者。

【原文】六十九、桂苓丸

桂一两　茯苓二两。为末，蜜丸。沸汤下二钱。作汤名桂苓饮。

【提要】本条论述桂苓丸（饮）的组成、用法。

【精解】桂苓丸主治水气上逆为痰，停留胸腹；冒暑烦渴，饮水过多，腹胀，小便不利，大便滑泻主治等。

【原文】七十、禹功丸即禹功散

黑牵牛头入磨一次，不复再磨，四两　大茴香炒，一两。为细末。以生姜自然汁调服一二钱。或加木香一两。

【提要】本条论述禹功丸的组成、用法。

【精解】禹功丸具有行气消肿、逐水通便之功效。主治阳水，症见遍身水肿、腹胀喘满、大便秘结、小便不利、脉沉有力。

【原文】七十一、防己茯苓汤

防己　黄芪　桂枝各三两　茯苓六两　甘草二两。水六升，煮取二升。分温三服。

王晋三曰：余治太阳腰髀痛，审证借用此方，如鼓之应桴。

【提要】本条论述防己茯苓汤的组成、用法。

【精解】防己茯苓汤方用茯苓健脾利水；防己利水消肿，祛风止痛；黄芪补气利水；桂枝发汗解肌，温经通脉，助阳化气，散寒止痛；甘草清热解毒，调和诸药。全方具有益气健脾、温阳利水之功效。主治皮水为病，四肢肿，水气在皮肤中，四肢聂聂动者。王氏以本方辨治太阳腰髀痛，具有较好的效果。

【原文】七十二、中满分消汤

半夏一钱　厚朴　黄连　黄柏俱姜制　川乌　干姜俱炮　开口吴萸炒　草豆蔻炒，研　木香　人参各五分　茯苓　泽泻各一钱半　生姜五片。水煎。稍热服。大忌房劳、生冷、炙煿、酒、面、糟、醋、盐、酱等物。身热，脉浮，喘满，有表证，加麻黄五分；血虚至夜烦热，加归身、黄芪各五分；阳气下陷，便溺赤涩，加升麻、柴胡各三分；脾气虚弱，饮食不磨，去黄柏，加益智仁、荜澄茄、青皮各二分。

【原文】七十三、中满分消丸

厚朴　半夏　黄连俱姜汁炒　黄芩　枳实　白术同枳实拌湿，炒焦　干生姜　茯苓　猪苓　泽泻　人参各五钱　甘草炙，一钱。汤浸蒸饼为丸，梧子大。每服百丸，沸汤下。脾胃气滞，食积胀满，加陈皮、砂仁各五钱；经脉湿滞，腹皮腿臂痛不可拊者，加片子姜黄一钱；肺热气化不行，溺闭，喘，渴者，加知母三钱。

张路玉曰：东垣分消汤、丸，一主温中散滞，一主清热利水，原其立方之旨，总不出《内经》平治权衡，去菀陈莝[1]，开鬼门，洁净府[2]等法。其汤方主中满寒胀，乃下焦阴气逆满，抑遏中焦阳气，有似乎阴之象，故药中虽用乌头之辛热，宣布五阳，为辟除阴邪之向导，即用连、柏之苦寒以降泄之。苟非风水肤胀，脉浮，证起于表者，孰敢轻用开鬼门之法，以鼓动其阴霾四塞乎。丸方主中满热胀，用黄芩之轻扬以降肺热，则用猪苓、泽泻以利导之，故专以洁净府为务，无事开鬼门、宣布五阳等法也。

【注释】

[1] 去菀陈莝：一说为中医活血之法，亦是运用通大便治疗"饮"证的方法。"菀"有郁结、积滞之意；"陈"即日久、陈积；"莝"原意为铡除杂草，故去菀陈莝可引申为去除日久积滞于体内的糟粕物质。

[2] 开鬼门，洁净府：是中医治疗水肿病的方法。"鬼门"即指体表的汗毛孔。在宣肺发汗的过程中，即宣发肺气，通过皮毛使汗从皮肤而出。"净府"是指膀胱，"洁净府"即是利小便的意思。

【提要】 本条讨论中满分消汤、分消丸的组成、用法及适应证。

【精解】 李东垣所创制的分消汤、分消丸，一个功用是温中散滞，一个功用是清热利水。中满分消汤主治下焦阴气逆满，抑遏中焦阳气致中满寒胀者。方用乌头之辛热，宣布五阳；黄连、黄柏之苦寒，降泄上逆阴邪。分消丸方主治中满热胀者。方用黄芩清降肺热，猪苓、泽泻利水导热下行。

【原文】七十四、小青龙汤

麻黄去节　芍药　细辛　干姜　甘草炙　桂枝各三两　五味子　半夏各半升。水一斗，先煮麻黄汤，减二升，去上沫，纳诸药，煮取三升，去滓。温服一升。

徐洄溪曰：此方专治水气。盖汗为水类，肺为水源，邪汗未尽，必停于肺胃之间，病属有形，非一味发散所能除，此方无微不到，真神剂也。

【提要】 本条讨论小青龙汤的组成、用法及适应证。

【精解】 徐氏指出，本方专治水气，具有外散表寒、内消水饮之效。临床用于治疗表寒里饮证。

【原文】七十五、木防己汤

木防己三两　桂枝二两　人参四两　石膏如鸡子大，二枚。水六升，煮取二升。分温再服。虚者即愈，实者复发，去石膏，加茯苓、芒硝。

尤拙吾曰：防己，桂枝，一苦一辛，并能行水气而散结气。而痞坚之处，必有伏阳[1]，吐下之余，定无完气，书不尽言，而意可会也。故又以石膏治热，人参益虚，于法可谓密矣。其虚者，外虽痞坚，而中无结聚，即水去气行而愈；其实者，中实有物，气暂行而复聚，故三日复发也。去石膏加芒硝者，魏伯乡云：以其既散复聚，则有坚定之物，留作包囊，故以坚投坚而不破者，即以软投坚而即破也。加茯苓者，亦引饮下行之用耳。

邹润安曰：防己之茎如木，故名木防己，后世以其出汉中，因又名汉防己，非二物也。如仲圣但以防己名汤，则曰木防己汤。连他物以名汤，则除去木字，以便称谓耳。后人以茎为木，以根为汉，及治风、治水之分，均属臆断。

【注释】

[1] 伏阳：阳热之邪潜伏在体内。

【提要】本条讨论木防己汤的组成、配伍及用法。

【精解】木防己汤主治膈间支饮，喘满，心下痞坚者。方用防己、桂枝，一苦一辛，并行水气而散结气；石膏清热；人参补虚。全方共奏清热补虚、利水消痞之效。

【原文】七十六、藿香正气散

厚朴　陈皮　桔梗　白术　半夏各二两　大腹皮换槟榔亦可，或用苍术。　白芷　茯苓　苏叶　藿香各三两　甘草炙，一两。为粗末。每服三钱，姜三片，枣一枚，煎热服。汪按：《兰台轨范》无白术。

【原文】七十七、不换金正气散

苍术泔浸，去皮，麻油拌，炒黄，四两　厚朴去皮，姜汁炒　陈皮去白　甘草炙，各三两　藿香　半夏各二两。为粗末。每服三钱，水煎温服。或加香豉。

雄按：二方皆治风寒外感，食滞内停，或兼湿邪，或吸秽气，或伤生冷，或不服水土等证，的是良方。若温暑热证不兼寒湿者，在所切禁。今人谓其统治四时感证，不审病情，一概乱用，殊可笑也。

【提要】以上二条论述藿香正气散、不换金正气散的组成、用法及适应证。

【精解】藿香正气散、不换金正气散皆可治疗风寒外感、食滞内停，或兼湿邪，或吸秽气，或伤生冷，或水土不服。前方功效强于后方。临床不可作为通治四时外感之方。温暑热证不兼寒湿，不可使用。

【原文】七十八、六和汤

香薷二两　人参　茯苓　甘草炙　扁豆　厚朴姜制　木瓜　杏仁去皮、尖　半夏各一钱　藿香砂仁炒，研，各六分　生姜三片　大枣一枚。水煎，热服。

一方无香薷，有白术。汪按：宜用香薷，为暑月受凉闭汗，故表之也。

雄按：此亦治暑月外感风寒，内伤生冷之剂。香薷饮之方不一，主治略同。皆非治暑之药也，用者辨之。

【提要】本条论述六和汤的组成、用法及适应证。

【精解】本方也可主治夏季外感风寒、内伤生冷之证。同属香薷饮类方剂，主治相似，使用时注意不可用于暑热证候。

【原文】七十九、五积散

苍术　厚朴　陈皮　甘草　麻黄　桂枝　炮姜　半夏　茯苓　枳壳　桔梗　芍药　当归　川芎　白芷　生姜　葱白。为粗末。每服三钱，水煎服。汪按：麻黄亦为闭汗而设。

雄按：此治外受寒湿，内挟冷食之剂。

【提要】本条论述五积散的组成、用法及适应证。

【精解】五积散具有解表温中、通行气血、理气活血、化痰消积之功效。用于外感寒湿、内挟冷食；或脾胃宿冷，胸膈停痰，腹胁胀痛，呕逆恶心者。汪氏提出麻黄为闭汗而设，故有汗者宜去麻黄。

【原文】八十、益黄散

陈皮　青皮下食，入太阴之仓。丁香去脾胃中寒，各二钱　诃子肉五钱，能开胃消食止痢。　甘草炙，三钱。为末。每服一二钱，水煎。钱仲阳用治脾土虚寒，呕吐泄泻。汪按：徐洄溪谓诃子肉水煎涩难入口，此方似宜末服，不必水煎。

【提要】本条论述益黄散组成、用法及适应证。

【精解】益黄散用于治疗脾胃虚寒致呕吐泄泻者。徐氏提出，诃子肉煎水苦涩，难以入口，宜研末服用。

【原文】八十一、又益黄散

人参　陈皮去白，各一钱　黄芪二钱　生甘草　炙甘草各五分　芍药七分　黄连少许。为末。每服二钱，水一杯，煎五分服。李东垣用治慢脾风[1]。

【注释】

[1] 慢脾风：即慢惊风的脾肾阳衰证，为虚极之候，阳虚极而生内风。

【提要】本条论述又方"益黄散"的组成、用法及适应证。

【精解】本方亦名益黄散，李东垣用于治疗脾肾阳衰，阳虚极而生风之慢脾风。

【原文】八十二、星附六君汤

即六君子汤四君子加陈皮半夏是也。加制南星、白附子。

附：连香饮缺，俟考[1]。

雄按：本论主治热气深伏，烦渴呕逆，必以黄连之苦降泄热为君，或谓即香连丸，则木香与火升作呕者，非所宜也。若寒呕，则石莲丁香饮甚妙。

【注释】

[1]俟考：有待考证。

【提要】本条论述星附六君汤的组成、用法及适应证。

【精解】星附六君汤具有益气健脾、化痰祛风之功效。主治癫痫气虚有痰者。若热气深伏，烦渴呕逆，治以连香饮，以黄连苦寒泄降清热泻火。

【原文】八十三　黄连竹茹橘皮半夏汤药即汤见。

雄按：此方于橘皮竹茹汤，去生姜之温、甘草之甘，加黄连之苦寒，以降诸逆冲上之火；半夏之辛开，以通格拒抟结之气，用治呕哕，其效如神。

【提要】本条论述黄连竹茹橘皮半夏汤的组成及适应证。

【精解】黄连竹茹橘皮半夏汤用于治疗呕哕。该方是在橘皮竹茹汤中，去生姜之温、甘草之甘，加黄连之苦寒，以降诸逆冲上之火；半夏之辛开，以通格拒搏结之气。

【原文】八十四、来复丹

太阴元精石　舶上硫黄　硝石各一两，用硫黄为末，微火炒，结成砂子大。　橘红　青皮去白　五灵脂澄去砂，炒，令烟尽，各二钱。为末，醋糊丸，豌豆大。每服三十丸，白汤下。

【提要】本条论述来复丹的组成、用法及适应证。

【精解】来复丹具有祛痰开闭、理气止痛、和济阴阳之功效。主治痰厥气闭、心腹冷痛、大便泄泻者。

【原文】八十五、七香饼

香附　丁香皮各一两二钱　甘松八钱　益智仁六钱　砂仁　蓬术　广皮各二钱。为末，神曲糊调匀，捏成饼子，每重一二钱，干之。用时杵碎，水煎服。

【提要】本条论述七香饼的组成、制法及用法。

【精解】七香饼用于治疗夏季嗜食生冷瓜果，寒湿内侵脾胃致寒湿泄泻者。

【原文】八十六、平胃散

茅山　苍术去粗皮，米泔浸，五两　紫厚朴去皮，姜汁炒　陈皮去白，各三两二钱　甘草炙，二两。为末。每服二钱，水一盏，姜一片，同煎七分。温服。

柯韵伯曰：《内经》以土运太过曰敦阜[1]，其病腹满；不及曰卑监[2]，其病留满痞塞。三承气汤，调胃土之敦阜；此方平胃土之卑监也。培其卑者而使之平，非削平之谓，犹温胆汤用凉剂而使之温，非用温之谓也。

雄按：柯氏此论，虽已超越前贤，而义犹未畅也。三承气汤，调胃土之敦阜，趁矣。若卑监者，乃是脾德有惭，土不胜湿，健运失职，阳气不升，非胃病也。夫脾字从卑，原为阴土，其性恶湿，燥补相宜。既知脾湿去而不滞，脾得补而健运，则是方也，乃调脾土之卑监，而名曰平胃者，以脾气健而升，则胃自平而降耳，本非削平之谓也。

【注释】

[1]敦阜：指土运太过。敦，厚也；阜，高也。

[2]卑监：五运主岁中，土运不及的名称。

【提要】本条论述平胃散的组成、用法。

【精解】平胃散具有燥湿运脾、行气和胃之功效，用于湿蕴脾胃者，症见脘腹胀满、不思饮食、口淡无味、肢体困重、苔白厚腻、脉缓等。

【原文】八十七、胃苓汤即平胃合五苓也。

【精解】本方即平胃散加五苓散，具有健脾和中、利水渗湿之功效。

【原文】八十八、桃核承气汤

桃仁五十个，去皮、尖，大黄四两　甘草　桂枝　芒硝各二两。水七升，煮取二升半，去滓，内芒硝，更上火，微沸，下火。先令温服五合，日三服。当微利。徐云：微利则仅通大便，不必定下血也。

徐洄溪曰：热甚则血凝而上干心包，故神昏而如狂。血得热而行，苟能自下，则邪从血出，亦能自愈。但小腹急结，是蓄血见证，宜此主之。

邹润安曰：瘀血一证，《伤寒论》《金匮要略》论之最详。大凡已见热标[1]，而无热证，脉无热象者，瘀也；有所阻则应有所不通，有所阻而气化仍通者，瘀也；并无所阻，而自谓若有所阻者，瘀也；有燥象而不渴，不应渴而反渴者，瘀也。盖气以化而行，血以行而化，气已行而结者，犹结，则非气病。况血应濡而不濡[2]，实非枯而似枯，是非有瘀，何由得此哉？雄按：余治李氏妇崩后溺涩，暨[3]顾氏妇产后小便不通，皆以瘀行而愈。可见病机多幻，虽圣人亦有所不能尽也。故许知可治毗陵贵妇，用桃仁煎而愈，古之人有行之者矣。王清任论病专究瘀血，即叶氏所云"病久入络"，义皆本于仲景也。

【注释】

［1］标：标志，迹象。

［2］濡：润泽。

［3］暨：和，及。

【提要】论述桃核承气汤的组成、用法以及蓄血证的病机。

【精解】桃核承气汤用于治疗瘀热互结于下焦之蓄血证。症见小腹急结、小便自利、大便色黑。徐氏指出，下焦蓄血故见小腹急结，瘀热上干心包则神昏、如狂，此为辨证下焦蓄血要点。

【原文】八十九、白虎加桂枝汤

石膏一斤　知母六两　甘草炙，二两　粳米二合　桂枝三两。剉。每服五钱，水一盏半，煎至八分，去滓。温服，汗出愈。

邹润安曰：或问：桂枝与白虎，寒热天渊，安可兼用？且论中谆谆[1]以表不解，禁用白虎，既可兼用，则何不加此，而必待表解乎？曰：表不解不可与白虎条，上文言脉浮、发热、无汗，乃麻黄证，非特不得用白虎，且不得用桂枝矣。白虎证者，脉大也，汗出也，烦渴欲饮水也，三者不兼即非是。今云其脉如平，身无寒，但热，时呕，皆非白虎证，亦未必可用桂枝。特既与白虎，则三者必具，再加骨节烦疼之表，则无寒不得用柴胡，有汗不得用麻黄，热多又不得用附子，不用桂枝和营通络而谁用者？且古人于病有分部，非如后世多以阴阳五行生克为言。雄按：因此遂成议药不议病之世界，积重难返，奈何？伤寒有伤寒用药之例，温疟有温疟用药之例。盖伤寒自表入里，故有一毫未化之寒，即不可与全入者并论。温疟自内出外，里既全热，但有骨节烦疼一种表证，即不得全认为热而单用白虎，故必兼桂枝使之尽化，而顷刻致和矣。

【注释】

［1］谆谆：反复告诫、再三叮咛貌。

【提要】论述白虎加桂枝汤的组成、用法及适应证。

【精解】白虎加桂枝汤主治热郁于里兼有表证见骨节烦疼者。热郁于里，有汗，故不可用麻黄；无寒不能用柴胡；热郁于里不能用附子，故用桂枝以和营通络。

【原文】九十、四兽饮

即六君子汤加草果为散。每服四五钱，生姜三片，盐少许，乌梅一个，水煎服。

【提要】本条论述四兽饮的组成、用法。

【精解】四兽饮即六君子汤加草果为散，具有行气温中、和胃消痰之功效。

【原文】九十一、露姜饮

人参　生姜等份。阴阳水[1]煎，去滓，露一宿，再煎数沸。温服。

叶香岩曰：疟疾之发，由于受暑者多，若骤用温补截之，为害不浅。松江赵嘉柱疟发数次，用此法变血痢而死。雄按：此方必邪衰正馁而缠绵不已者，始可用以截之。白露降而炎暑消，故取秋露以涤余邪。若秋前露自地升，不能取也。

【注释】

[1] 阴阳水：指凉水和开水，或井水和河水合在一起的水。明代李时珍《本草纲目·水·生熟汤》："以新汲水百沸汤合一盏和匀，故曰生熟。今人谓之阴阳水。"

【提要】本条论述露姜饮的组成、用法及使用注意事项。

【精解】本方用于治疗久疟气血俱虚者。叶氏提出，疟疾初起不可骤用温补，否则会助热而煎灼营血，致病情加重甚至不治。

【原文】九十二、鳖甲煎丸

鳖甲十一分，炙　乌扇即射干，烧　鼠妇熬　干姜　黄芩　大黄　桂枝　石苇去毛　厚朴　紫葳　阿胶各三分　柴胡　蜣螂熬，各六分　芍药　牡丹皮　䗪虫熬，各五分　葶苈熬　半夏　人参各一分　瞿麦　桃仁各二分　蜂窠四分，炙　赤硝十二分。为末，取锻灶下灰一斗，清酒一斛五斗，浸灰。俟酒尽一半，著鳖甲于中，煮令泛烂如胶漆，绞取汁。内诸药煎，为丸如梧子大。空心服七丸，日三服。雄按：凡用介类之药入丸剂，皆当仿此圣法，庶无流弊。

王晋三曰：鳖甲煎丸，都用异类灵动之物，若水陆飞潜，升者、降者、走者、伏者咸备焉。但恐诸虫扰乱神明，取鳖甲为君守之，其泄厥阴、破癥瘕之功，有非草木所能比者。阿胶达表息风，鳖甲入里守神，蜣螂动而性升，蜂房毒可引下，䗪虫破血，鼠妇走气；葶苈泄气闭，大黄泄血闭；赤硝软坚，桃仁破结；乌扇降厥阴相火，紫葳破厥阴血结；干姜和阳退寒，黄芩和阴退热。和表里则有柴胡、桂枝，调营卫则有人参、白芍；厚朴达原，劫去其邪；丹皮入阴，提出其热；石苇开上焦之水，瞿麦涤下焦之水；半夏和胃而通阴阳；灶灰性温走气，清酒性暖走血。统而论之，不越厥阴、阳明二经之药，故久疟邪去营卫而着脏腑者，即非疟母，亦可借以截之。《金匮》惟此方与薯蓣丸药品最多。皆治正虚邪著，久而不去之病。非汇集气血之药，攻补兼施，未易奏功也。雄按：有形癥瘕，按之不移者，即非疟母，亦可借以缓消。

【提要】本条论述鳖甲煎丸的组成、方解及用法。

【精解】鳖甲煎丸方用异类灵动之物，比如水生、陆生、飞行、潜伏类的动物，药性升、降、沉、浮皆具备。又恐虫类药扰乱神明，故以鳖甲为君来镇守，全方具有较强的泄厥阴破癥瘕功效。久疟、疟母可用本方来截断。

【原文】九十三、六神汤

即四君子汤加山药、扁豆。雄按：二陈汤去甘草，加旋覆花、石菖蒲、胆南星，亦名六神汤，治癫狂、昏厥诸痰证，极效。

【提要】本条论述六神汤的组成。

【精解】本方为四君子汤加山药、扁豆组成，用于治疗小儿气虚发热、不欲乳食、腹痛泄泻等，现也可用于治疗成人慢性胃炎、白细胞减少等病症。王氏另出一方为二陈汤中去甘草，加旋覆花、石菖蒲、胆南星，也称为六神汤，用于治疗癫狂昏厥等各种痰证。

【原文】九十四、三黄汤

黄连酒煮　黄芩酒炒　大黄酒浸，各等份。《金匮》倍大黄，名泻心汤。麻沸汤二升渍之，须臾绞去滓。分温再服。为末，炼白蜜丸，梧子大，名三黄丸；去大黄，加黄柏等分煎，名金花汤；更加栀子，名栀子金花汤；即黄连解毒汤。为末，蜜丸，名金花丸。金花汤为末，蜜丸，名三补丸。三黄丸加黄柏等分，滴水丸，名大金花丸。

张石顽曰：金花汤止芩、连、柏三味。作丸名三补金花丸，较汤多栀子，作汤名解毒，更加大黄，则名大金花汤。汤丸虽异，功用不殊，但取急攻则用汤，缓祛则用丸，微有区别耳。

【提要】本条论述三黄汤的组成、加减用法。

【精解】三黄汤可泄热消痞，倍用大黄，即为泻心汤。去大黄加黄柏等份，为金花汤，为末也可为蜜丸，张氏指出急攻用汤，缓祛用丸，临床可参考。

【原文】九十五、甘露消毒丹一名普济解毒丹

飞滑石十五两　绵茵陈十一两　淡黄芩十两　石菖蒲六两　川贝母　木通各五两，藿香　射干　连翘　薄荷　白豆蔻各四两。各药晒燥，生研细末。见火则药性变热。每服三钱，开水调服，日二次。或以神曲糊丸，如弹子大，开水化服亦可。

雄按：此治湿温时疫之主方也。《六元正纪》：五运分步，每年春分后十三日交二运，徵，火旺，天乃渐温。芒种后十日交三运，宫，土旺，地乃渐湿。温湿蒸腾，更加烈日之暑，烁石流金[1]，人在气交之中，口鼻吸受其气，留而不去，乃成湿温疫疬之病，而为发热倦怠，胸闷，腹胀，肢酸，咽肿，斑疹，身黄，颐肿，口渴，溺赤，便闭，吐泻，疟痢，淋浊，疮疡等证。但看病人舌苔淡白或厚腻，或干黄者，是暑湿、热疫之邪尚在气分，悉以此丹治之立效。并主水土不服诸病。汪按：普济消毒饮以芩、连、陈皮、元参、连翘、甘、桔、升、柴、马勃、鼠粘、薄荷、板蓝根、僵蚕，或加人参、大黄，今附载。

【注释】

[1]烁石流金：指温度极高，能将金石熔化，形容酷热。烁，通"铄"。

【提要】本条论述甘露消毒丹的组成、用法及适应证。

【精解】甘露消毒丹是治疗湿温时疫的主方。暑湿热疫之邪在气分，症见发热倦怠、胸闷腹胀、肢酸咽肿、斑疹身黄、颐肿口渴、溺赤便闭、吐泻疟痢、淋浊疮疡等，皆可用之。

【原文】九十六、神犀丹

乌犀角尖磨汁　石菖蒲　黄芩各六两　真怀生地冷水洗净，浸透，捣，绞汁、银花各一斤，如有鲜者，捣汁用尤良。粪清　连翘各十两　板蓝根九两，无则以飞净青黛代之，香豉八两　元参七两　花粉　紫草各四两。各生晒研细，忌用火炒。以犀角，地黄汁、粪清和捣为丸，切勿加蜜，如难丸可将香豉煮烂。每重三钱。凉开水化服，日二次，小儿减半。如无粪清，可加人中黄四两，研入。

雄按：温热暑疫诸病，邪不即解，耗液伤营，逆传内陷，痉厥昏狂，谵语发斑等证。但看病人舌色干光，或紫绛，或圆硬，或黑苔，皆以此丹救之。若初病即觉神情昏躁而舌赤口干者，是温暑直入营分。酷暑之时，阴虚之体，及新产妇人，患此最多。急须用此，多可挽回。切勿拘泥日数，误投别剂，以偾[1]事也。兼治痘瘄[2]毒重，夹带紫斑危证，暨痘疹后，余毒内炽，口糜咽腐，目赤神烦诸证。方中犀角为君，锉[3]而煎之，味极难出，磨则需时，缓不及待，抑且[4]价昂，非贫人所能猝办。有力者，预为合就施送，则患者易得，救活必多，

贫者重生，阴功亦大。或存心之药铺，照本制售，亦方便之一端也。

【注释】

[1] 偾：跌倒，败坏。

[2] 瘄（cù 促）：指疹子。

[3] 镑：削，磨。

[4] 抑且：况且，而且。

【提要】本条论述神犀丹的组成、用法及适应证。

【精解】神犀丹治疗温热暑疫，邪热炽盛，耗伤营血，逆传内陷，痉厥昏狂，谵语发斑等证。

【原文】九十七、温胆汤

竹茹　枳实　半夏各一两　橘红一两五钱　茯苓七钱　甘草炙，四钱。每服四五钱，生姜一片，红枣一枚，水一盏五分，煎七分服。

罗东逸曰：胆为中正之官，清静之府，喜宁谧，恶烦扰，喜柔和，不喜壅郁。盖东方木德，少阳温和之气也。是以虚烦惊悸者，中正之官，以熇[1]热而不宁也。热呕、吐苦者，清静之府，以郁久而不谧也。痰气上逆者，土家湿热反乘[2]，而木不得遂其条达也。如是者，首当清热及解利三焦。方中以竹茹清胃脘之阳；而臣以甘草、橘、半，通胃以调其气；佐以枳实，除三焦之痰壅；使以茯苓平渗，致中焦之清气。且以驱邪，且以养正，三焦平而少阳平，三焦[3]正而少阳正，胆家有不清宁而和者乎？和，即温也。温之者，实凉之也。晋三亦云：胆气退热为温，非谓胆寒而温之也。雄按：此方去姜、枣，加黄连，治湿热挟痰而化疟者，甚妙。古人所未知也。

【注释】

[1] 熇：火势旺盛的样子。

[2] 乘：是以强凌弱的意思。五行中的相乘，是指五行中某"一行"对被克的"一行"克制太过，从而引起一系列的过度克制反应。

[3] 焦：原本作"阳"，今据上下文义改之。

【提要】温胆汤的组成、配伍、用法、适应证。

【精解】温胆汤治疗胆郁痰扰，热呕吐苦者。方用竹茹清胃脘之阳；甘草、橘红、半夏通胃以调其气；枳实除三焦之痰壅；茯苓健脾渗湿，使中焦清升浊降。王氏指出，该方去生姜、大枣，加黄连（黄连温胆汤不去姜枣），治疗湿热挟痰而化疟者，疗效较好。

【原文】九十八、麻黄杏仁甘草石膏汤药即汤见。

张石顽曰：此大青龙汤去桂枝、越脾汤加杏仁也。雄按：彼二方有姜、枣。专祛上焦湿热痰气，与苓桂术甘汤互发。彼藉苓、术，专祛心下之支饮；此藉石膏，专祛膈上之湿热也。汪按：此语可商。石膏除热，非祛湿之品也。

尤在泾曰：汗出而喘，无大热者，其邪不在经腠而在肺中，故非桂枝所能发。麻、杏辛甘，入肺散邪气；肺被邪郁而生热，石膏辛寒入肺，除热气；甘草甘温，安中气，且以助其散邪清热之用，乃肺脏邪气发喘之的剂也。

又曰：大青龙主散表寒而兼清里热，故麻黄多于石膏；此清肺热而兼散肺邪，故石膏多于麻黄。

【提要】麻黄杏仁甘草石膏汤的组成、配伍、用法、适应证。

【精解】麻黄杏仁甘草石膏汤治疗邪热壅肺证，见身灼热、咳喘气促者。方用麻黄、杏仁辛甘入肺，散邪气；石膏辛寒入肺，除肺中热气；甘草甘温，安中气，而且有散邪清热的功用。大青龙汤主散表寒而兼清里热，所以麻黄的用量多于石膏；而本方主清肺热而兼散肺邪，所以石膏的用量多于麻黄。

【原文】九十九、白头翁汤

白头翁二两　秦皮　黄连　黄柏各三两。水七升，煮取二升，去滓。温服一升。

柯韵伯曰：三阴俱有下利证，自利不渴者，属太阴，是脏有寒也；自利渴者，属少阴，以下焦虚寒，津液不升，故引水自救也；惟厥阴下利属于热，以厥阴主肝而司相火，肝旺则气上撞心，火郁则热利下重。湿热秽气，奔迫[1]广肠[2]，魄门[3]重滞而难出，《内经》云"暴注下迫"者是矣。脉沉为在里，弦为肝脉，是木郁之征也。渴欲饮水，厥阴病则消渴也。白头翁，临风偏静，长于驱风，用为君者，以厥阴风木，风动则木摇而火旺，欲平走窍之火，必宁摇动之风。秦皮，木小而高，得清阳上升之象为臣，是木郁达之，所以遂其发陈[4]之性也。黄连泻君火，可除上焦之渴，是苦以发之。黄柏泻相火，可止下焦之利，是苦以坚之也。治厥阴热利有二：初利，用此方以升阳散火，是谓"下者举之"，寒因热用法；久利，则用乌梅丸之酸以收火，佐以苦寒，杂以温补，是谓"逆之从之"，随所利而行之，调其气使之平也。雄按：徐氏亦云，乌梅丸治久痢之圣方也。

【注释】

[1] 奔迫：急促，匆忙。

[2] 广肠：人体部位名。指包括乙状结肠和直肠的肠段。

[3] 魄门：指肛门。

[4] 发陈：为藏久外达之势。发，放散，散开；陈，指陈久，与新生相对。发陈，

【提要】本条论述白头翁汤的组成、配伍、用法。

【精解】白头翁汤苦寒坚阴，泻湿热止痢，可治疗湿热痢。厥阴热利初起，用白头翁汤，久痢者用乌梅丸，临床可供参考。

【原文】一百、缩脾饮

缩砂仁　乌梅肉　草果仁煨　甘草炙，各四两　干葛　白扁豆各二两。每服四钱，水一碗，煎八分。水放冷服以解烦，或欲温、欲热，任意服。

雄按：脾为阴土，喜燥而恶湿，贪凉饮冷，则脾阳为湿所滞，而缓纵解佚[1]，不能宣运如常矣。故以砂仁、草果，快脾而去其所恶之湿；臣以甘草、扁豆，甘淡以培其正气；即[2]佐葛根、乌梅，一以振其敷布之权，一以缩其缓纵之势。况梅能生液，湿去津生，最为可法。

【注释】

[1] 缓纵解佚：这里指脾阳虚弱，失于健运。缓纵，松弛乏力；解，松懈；佚，散失。

[2] 即：就在某时某处。

【提要】本条论述缩脾饮的配伍及用法。

【精解】缩脾饮方用砂仁、草果，温运中阳，化湿浊；扁豆、甘草和中；葛根、乌梅生津。用于治疗夏月贪凉饮冷，湿滞脾阳致霍乱、吐泻者。

【原文】一百一、三甲散

鳖甲　龟甲并用酥炙黄，为末，各一钱。如无酥，各以醋炙代之　穿山甲土炒黄，为末　蝉蜕洗净，炙干　白僵蚕切，生用　牡蛎煅，为末　当归各五分　白芍酒炒，七分　甘草三分　䗪虫三个，干者劈碎，鲜者杵烂，和酒少许，取汁入汤药同服，其滓入诸药同煎。水二盅，煎八分，滤去滓。温服。

雄按：此方从《金匮》鳖甲煎丸脱胎。

【提要】本条论述三甲散的组成、用法。

【精解】三甲散出自吴又可《温疫论》，用于正虚邪结，客邪胶结于血脉，

主客浑受者。方用鳖甲、龟甲入阴络搜邪；僵蚕、蝉蜕、牡蛎入厥阴，透邪通络息风；芍药、当归养阴和营血；䗪虫、土鳖虫、穿山甲通络搜邪；甘草补气和中。

【原文】一百二、白虎加苍术汤

即白虎汤加苍术一味。

叶香岩曰：知母，气味苦寒，入足阳明；甘草，气味甘平，入足太阴；石膏，气味辛寒，入手太阴、足阳明。苍术，气味苦辛温，入足太阴；粳米，气味甘平，入手、足太阴。此治暑湿相搏而为湿温病者，以苦寒、辛寒之药清其暑；以辛温雄烈之药燥其湿；而以甘平之药缓其中，则贼邪、正邪[1]皆却，正自安矣。

【注释】

[1] 贼邪、正邪：五种病邪指"虚邪""实邪""贼邪""微邪""正邪"。这是从五行生克关系来说明五脏受病的情况。凡病邪从生我母的方面传来，称为"虚邪"；病从我生子的方面传来，称为"实邪"；病邪从克我的方面传来，称为"贼邪"；病邪从我克的方面传来，称为"微邪"；本脏受到同一属性的病邪侵犯而致病的，称为"正邪"。见《难经·五十难》。

【提要】本条论述白虎加苍术汤的配伍、用法。

【精解】白虎加苍术汤用于湿热证之热重于湿，乃阳明热炽兼太阴脾湿之候。方用白虎清泻阳明，加一味苍术燥太阴脾湿。

【原文】一百三、清暑益气汤

人参　黄芪　白术　广皮　神曲　泽泻各五分　苍术　升麻各一钱　麦冬　炙草　葛根　当归　黄柏各二分　青皮二分半　五味子九粒。水二盏，煎一盏，去滓。温服。雄按：《治法汇》止用参、芪、术、草、归身、橘皮、五味、麦冬、黄柏九味，加姜、枣。汪按：东垣此方，泂溪已讥[1]其用药杂乱，此去苍术、升麻、葛根是矣，然犹不免近杂。用此方者，加减尚宜斟酌。

王晋三曰：此治膏粱之体[2]，因避暑而袭凉饮冷，内伤脾胃，抑遏真阳之剂，故方中以清解与补益兼施。

尤拙吾曰：元气本虚，而又伤于暑湿，以致四肢倦怠，精神短少，懒于动作，胸气短促，不思饮食，脉浮缓而迟者，雄按：其脉如是，乃气虚湿盛，兼吸微暑也。可用此方。若体实脉盛，或虽虚而不甚，及津涸烦渴多火者，则不可混投也。雄按：《湿热病篇》第三十八条后，余有清暑益气法可用也。汪按：梦隐所定清暑益气方，用西洋参、石斛、麦冬、黄连、竹叶、荷秆、知母、甘草、粳米、西瓜翠衣十味，较东垣之方为妥。然临证尚宜加减斟酌。又按：伤暑倦怠，投参、麦、五味立效，然必审其无外感者，若有暑邪投之，其危立至。不可不慎也。

雄按：东垣专事升阳，徐洄溪、章杏云皆深非之。此方亦从补中益气加味。魏柳洲云：补中益气汤，为东垣治内伤外感第一方。后人读其书者，鲜不奉为全科玉律。然不知近代病人类多真阴不足，上盛下虚者十居八九。即遇内伤外感之证，投之辄增剧，非此方之谬，要知时代禀赋各殊耳。陆丽京尝言：阴虚人误服补中益气，往往暴脱，司命者[3]审诸。今人吸烟者多，阴液既已耗伤，痰气极易升逆。按：丹溪云：素无痰者，服升、柴不致满闷。孙文垣云：经谓：升降浮沉必顺之。又曰：天时[4]不可伐。虽宜升提之病，而冬之闭藏，实为春令发生之本，天人一理。若不顾天时，而强用升提之法，是伐天和，而泄元气，根本既亏，来春何以发生？此等至理，皆不可不知也。余谓东垣立方，命名本错，设当时立此培中举陷之法，名曰补中升气汤，则后人顾名思义，咸知其为升剂矣。原以升药举陷，乃既曰补中，复云益气。后人遂以为参、术得升、柴，如黄芪得防风，而功愈大，既能补脾胃之不足，又可益元气之健行，凡属虚人，皆堪服饵。而忘其为治中虚兼外感之方，再经立斋之表章，每与肾气丸相辅而行。幸张会卿一灵未泯，虽好温补，独谓此方未可浪用。奈何以卢不远之贤，亦祖新甫[5]，甚矣！积重之难返也。惟叶天士谓立斋用药，每执死法，未免有不中肯綮[6]者。汪按：洄溪亦以立斋为庸医之首。

【注释】

[1] 讥：指责，批评。

[2] 膏粱之体：是指平时养尊处优、荣养充沛、身无真病的人。

[3] 司命者：司命，星名，三台中的上台二星。《晋书·天文志》中载"三台……上台为司命，主寿。"传说中掌管生死的神，这里指掌管病患生命的医者。

[4] 天时：自然运行的时序。

[5] 立斋……新甫：薛己（1487—1559），中国明代医学家，号立斋，字新甫。

[6] 肯綮：筋骨结合的地方，比喻要害或关键之处。

【提要】本条论述东垣清暑益气汤的组成、用法及与王氏清暑益气汤的区别。

【精解】此处清暑益气汤的出自李东垣《脾胃论》，功效重在益气、健脾、燥湿，用于治疗元气本虚，感受暑湿者。王氏清暑益气汤重在益气生津，清泻暑热，用于暑热耗伤津气之候，两者不可混淆。

【原文】一百四、生脉散

方见《湿热病篇》第三十九条。

【提要】本条论述生脉散方。

【精解】生脉散方用人参、麦冬益气生津，五味子敛津止汗，全方共奏甘酸敛津、益气养阴之效。

【原文】一百五、香薷饮

四味香薷饮、黄连香薷饮、五物香薷饮、十味香薷饮，并见《湿热病篇》第四十条。

【提要】本条论述香薷饮系列方。

【精解】香薷饮用于风寒在表，寒湿内蕴之证。方用香薷发汗解表、化湿和中；扁豆甘淡渗湿和中；厚朴苦温燥湿行气。加黄连名四味香薷饮，用于热、渴甚者；去扁豆，加黄连名黄连香薷饮；香薷饮加茯苓、甘草，名五物香薷饮，用于湿盛腹胀泄泻者；加人参、黄芪、白术、橘皮、木瓜等，名十味香薷饮，用于中气虚汗多者。临床使用应注意，香薷用于寒湿外袭，不可用于暑热证。

【原文】一百六、真人养脏汤

人参 白术炒焦，各钱半 肉桂 诃子肉 木香 肉豆蔻 罂粟壳各五分。水煎，温服。一方有白芍、甘草。甚者，加附子五分。

雄按：此治久泻而脾肾虚寒，脏气不摄之方也。汪按：此方诃子肉、罂粟壳并用，较益黄散更涩，亦宜末服，不宜煎服。又按：此方必纯属虚寒者方可用。若用以治暑热之痢，则必噤口告危，杀人如草矣。

【提要】本条论述真人养脏汤的组成及用法。

【精解】本方治疗久泻致脾肾虚寒，下元滑脱失于固摄之证。方中罂粟壳收涩敛邪，故此方仅可用于纯虚无邪者，否则易致敛邪而迁延难愈。

【原文】一百七、冷香饮子

附子炮 陈皮 草果各一钱 炙甘草一钱五分 生姜五片。水一盏，煎滚即滤，井水顿冷服。

雄按：此方与大顺散，皆治阴寒冷湿之气，客于太、少二阴而为霍乱吐下之方也。多由畏热而浴冷卧风，过啖冰瓜所致。乃暑月之中寒证，非病暑也。若痢疾门中，可用此方之证，甚属罕见。苟谛审未确，切须慎之。万一误投，噬脐奚及[1]。洄溪云：如有暑邪者，姜断不可用，虽佐芩、连，不可救也。况姜、附同用，而无监制之品可乎？俞东扶云：昔罗谦甫治商参政与完颜小将军二案，俱用热药，俱不名曰暑病。又吴球治远行人一案，虽在暑月，直曰中寒。盖恐后世误以热药治暑，特举病因以称之，可谓名正言顺矣。盖寒暑者，天地一定之阴阳，不容混淆。隆冬既有热病，盛夏岂无寒病？故辨证为医家第一要务。辨证既明，自然不惑于悠悠[2]之谬论，而无倒行逆施[3]，遗人夭殇[4]之虑矣。

【注释】

［1］噬脐奚及：亦作"噬脐莫及"，指自咬腹脐够不着，比喻后悔不及。

［2］悠悠：荒谬。

［3］倒行逆施：违背常理。

［4］夭殇：指夭折死亡。

【提要】本条论述冷香饮子的组成及用法。

【精解】本方主治贪凉饮冷，过食生冷，寒湿客于太阴、少阴所致霍乱吐下者。故方用辛温之品，温散寒湿之邪。王氏强调本方不可误用于治疗热病，临床使用时应明辨。

【原文】一百八、败毒散

羌活　独活　柴胡　前胡　川芎　枳壳　桔梗　茯苓　甘草　薄荷。为细末。每服二钱。水一盏，煎七分。温服，或沸汤点服，亦得。雄按：此即《活人》本方去人参、姜，加薄荷。

余师愚曰：此足三阳药也。羌活入太阳而理游风；独活入太阴而理伏邪，兼能除痛；柴胡散热升清，协川芎和血平肝，以治头痛、目昏；前胡、枳壳，降气行痰，协桔梗、茯苓以泄肺热，而除湿消肿；甘草和里；更以薄荷为君，取其清凉，气味皆薄，疏导经络，表散能除高巅邪热。方名败毒，良有以也[1]。疫证初起，服此先去其爪牙，雄按：爪牙者，表邪之谓也。无表邪者，不可用。使邪不盘踞经络，有斑即透，较升、葛、荆、防，发表多多矣。如口干舌燥加黄芩；喉痛加山豆根、倍甘、桔。雄按：虽加苦寒之品，终嫌升散，必恶寒无汗者，始可用也。古方引用生姜，生姜性太热，与疫证不宜，以葱白易之可也。

雄按：喻氏论疫，推服此方为第一，极言其功效之神，后人从而和之。然羌、独、柴、芎，类属温升，考《活人书》治伤寒，瘟疫，风湿，风眩，拘蜷，风痰，头痛，目眩，四肢痛，憎寒壮热，项强，睛疼。则所治者，原是风寒湿障杂感之伤寒瘟疫，并非兼治暑燥之病者。余氏因熊氏先剪爪牙之说，遂谓温热之疫，初起亦当先服此方。虽每服二钱，尚是小剂，但必外挟风寒湿之表邪者，始为合拍。否则热得风而愈炽，能无亢逆之忧乎？惟桔梗汤最为中窾[2]，用者审之。

【注释】

[1] 良有以也：指某种事情的产生的确有些原因。良：很，甚；以：所以，原因。

[2] 中窾（kuǎn 款）：后因以"中窾"谓切中要害，引申为恰当、合适。

【提要】本条论述败毒散的组成、配伍及适应证。

【精解】余师愚谓本方为足三阳药，王氏指出本方羌活、独活、柴胡、川芎偏温，当适用于风寒湿障杂感之寒疫，并非治疗暑燥疫病者。故临床挟风寒湿邪者，方可使用。若温热者，则有助热之弊。

【原文】一百九、清瘟败毒饮

生石膏大剂六两至八两，中剂二两至四两，小剂八钱至一两二钱　小生地大剂六钱至一两，中剂三钱至五钱，小剂二钱至四钱　乌犀角大剂六钱至八两，中剂三钱至五钱，小剂二钱至四钱　真川连大剂四钱至六钱，中剂二钱至四钱，小剂一钱至一钱半　栀子　桔梗　黄芩　知母　赤芍　元参　连翘　甘草　丹皮　鲜竹叶。先煮石膏数十沸，后下诸药，犀角磨汁和服。

此十二经泄火之药也。凡一切火热，表里俱盛，狂躁烦心，口干咽痛，大热干呕，错语不眠，吐血衄血，热甚发斑，不论始终，以此为主方。盖斑疹虽出于胃，亦诸经之火有以助之。重用石膏，直入胃经，使其敷布于十二经，退其淫热；佐以黄连、犀角、黄芩，泄心肺火于上焦；丹皮、栀子、赤芍，泄肝经之火；连翘、元参，解散浮游之火；生地、知母，抑阳扶阴，泄其亢甚之火，而救欲绝之水；桔梗、竹叶，载药上行；使以甘草和胃，此大寒解毒之剂。重用石膏，则甚者先平，而诸经之火，自无不安矣。若疫证初起，恶寒发热，头痛如劈，烦躁谵妄，身热肢冷，舌刺唇焦，上呕下泄，六脉沉细而数，即用大剂；沉而数者，即用中剂；浮大而数者，用小剂。如斑一出，即加大青叶，并少佐升麻四五分，引毒外透。此内化外解，浊降清升之法，治一得一，治十得十。以视升提发表而加剧者，何不俯取[1]刍荛[2]之一得乎？雄按：观此说，则初起不必用剪爪牙之法

354

也。又秦皇士治斑，用升麻、黄连、生地、丹皮、甘草、木通，名升麻清胃汤，轻清凉血，亦是透化斑疹之妙法。误食荤腥者，加山楂、砂仁。乾隆甲申，余客中州[3]，先君[4]偶染时疫，为群医所误，抱恨终天，曷其有极[5]！思于此证，必有以活人者，公之于世，亦以稍释余怀。因读《本草》，言石膏性寒，大清胃热；味淡气薄，能解肌热；体沉性降，能泄实热。恍然大悟，非石膏不足以治热疫，遇有其证辄投之，无不得心应手。三十年来，颇堪自信，活人所不治者，笔难罄述[6]。然一人之治人有限，因人以及人无穷，因著为《疫疹一得》，公之于世，使天下有病斯疫者，起死回生，咸登寿域[7]，余心庶[8]稍安焉！桐城余霖漫识[9]。

吴种芝曰：甲寅夏，久无雨，暑气盛行，人多疾病，病则必死，医家齐束手不治。师愚辄予以石膏、黄连等剂，无不立效。其得之则生，不得则死者，不可更仆数。而余门下奎氏兄弟，一存一夭，尤属明征。然存活日多而谤者日益众，谓师愚非石膏不立剂，是诬人。甚至以谤师愚之故，并谓石膏为断不可用，岂不更诬药哉！诬人既已不可，诬药而愚者信焉，妄者传焉，虽遇热证凶危，仍以柴、葛当之，不效，则投以丹、芩，又不效，则投以人参、桂、附。雄按：粗工伎俩，大率如此。至于一误再误，死而后已，医者犹诩诩得意曰：非我也。命也！是以谤师愚之故，而累及无辜，置人之生死于弗顾也，岂不大可叹哉！

庄制亭曰：此方分两太重，临证时不妨量裁一二味，或减轻分两，如石膏由三五钱以至二三两皆可取效。汪按：石膏体重，若止用三五钱，似嫌太少。

雄按：余君治祁某案后云：此方医家不敢用，病家不敢服，甚至药肆不敢卖。有此三不敢，疫证之死于误者，不知凡几[10]。纪文达公于癸丑年曾目击师愚之法，活人无算，而谓其石膏有一剂用至八两，一人服至四斤，因而疑为司天运气所值，未可执为通例。余氏书中，亦罗列运气之说，然则甲子、甲申、戊子、丙午、癸丑、甲寅等年，岁运并不同，何以案中治法皆同乎？此司天在泉[11]之不可泥，但察其时之旱潦[12]，见证之宜否为可凭也。道光中，归安江笔花[13]治一时疫发斑，用石膏至十四斤而斑始透，盖深得师愚之法者。而王予中太史《白田集》有"石膏辨"云：目击受石膏之害者甚多，深以缪仲淳、袁体庵为不可法。贤者尚尔，无怪乎庸耳俗目之谤师愚也。夫停食不消，因而致死者多矣，岂可归罪于五谷？以为神农、后稷作俑，而令天下人辟谷耶？况物性之中和，莫如谷矣。而霍乱痧胀，一口米汤下咽，即难救治。盖一病有一病之宜忌，用得其宜，硝、黄可称补剂；苟犯其忌，参、术不异砒、硇。故不可舍病之虚实、寒热而不论，徒执药性之纯驳，以分良毒也。补偏救弊，随时而中，贵于医者之识病耳！先议病，后议药，中病即是良药。汪按：凡药能治病者，误用即能杀人，参、术与硝、黄无异也，贵于中病而已。乃世人无病者偏好服药，及有病又不议病而议药。医者欲其道之行，藉以谋生，相率阿世取容[14]。偶有特立之士，力排众论，别出心裁，如师愚者，且群目为怪物矣。欲求医学之昌明，何可得乎？此数语乃医者之良箴[15]，处方之轨范。吾愿世之医人，取而三复之。然读书以明理，明理以致用。苟食而不化，则粗庸偏谬，贻害无穷，非独石膏为然矣。搢绅[16]先生，博览之余，往往涉猎岐黄家言，或笔之于书，或参赞[17]亲友之病，世人因信其知儒，遂并信其知医。孰知纸上谈兵，误人不浅，吕晚村[18]是其尤者也。安得如徐洄溪者，一一而砭之哉！汪按：洄溪有"涉猎医书误人论"，言皆切中，可以垂戒[19]。而《医贯砭》一书，尤极有功于医学，无如[20]世之庸耳俗目，推尊晚村者，终不肯信也，可叹！

【注释】

［1］俯取：采取，这是谦虚恭敬的说法。

［2］刍荛：割草打柴的人。认为自己的意见很浅陋的谦虚说法。

［3］中州：中原。

［4］先君：已故的父亲。

［5］曷其有极：指痛苦什么时候才能结束啊。

［6］罄述：尽述，全部说出。

［7］寿域：谓人人得尽天年的太平盛世。

［8］庶：或许，也许。

［9］漫识：随手记载。

［10］凡几：共计多少。

［11］司天在泉：司天在泉，运气术语。司天与在泉的合称。司天象征在上，主上半年的气运情况；在泉象征在下，主下半年的气运情况。如子午年是少阴君火司天，则阳明燥金在泉；卯酉年为阳明燥金司天，则少阴君火在泉。司天与在泉，可推算一年中岁气的大体情况，及由于气运影响与发生疾病的关系。

［12］旱潦：指旱涝。

［13］江笔花：江氏名秋，字涵暾，号笔花，浙江归安人，素精医术，著《笔花医镜》。

［14］阿世取容：迎合世俗，取悦于人。

［15］良箴：疗效好的针砭。比喻有益的劝诫。

［16］搢绅：绅，古代仕宦者和儒者围于腰际的大带。搢绅，有官职的或

做过官的人。

［17］参赞：参与协助。

［18］吕晚村：本名吕留良，字庄生，又字用晦，号晚村，别号耻斋老人、吕医山人、东海夫子、南阳布衣。晚年削发为僧，更名耐可，字不昧，号何求老人，浙江崇德（今浙江桐乡县）人。是明末清初的思想家和著名学者，又是诗人和出版家。

［19］垂戒：垂示警戒。

［20］无如：无可奈何。

【提要】本条论述清瘟败毒饮的组成、方义及适应证。

【精解】余师愚用清瘟败毒饮加减治疗疫疹者。此方由白虎汤、凉膈散、黄连解毒汤及犀角地黄汤组成。该方清气营血，可泄十二经之火。凡一切火热，表里俱盛，狂躁烦心，口干咽痛，大热干呕，错语不眠，吐血衄血，热甚发斑，不论始终，以此为主方。方中重用石膏，辛寒清气，清泻阳明；佐以黄连、犀角、黄芩，泻心肺火于上焦；丹皮、栀子、赤芍，泻肝经之火；连翘、元参，解散浮游之火；生地黄、知母，清热养阴生津；桔梗、竹叶，载药上行；甘草，和胃。本方分大、中、小剂，根据病情轻重不同而加减应用。

【原文】一百十、锡类散

象牙屑焙　珍珠各三分　飞青黛六分　梅花冰片三厘　壁钱俗名喜儿窠，二十个。用泥壁上者，木板上者勿用　西牛黄　人指甲男病用女，女病用男，分别合配，各五厘。研极细粉，密装瓷瓶内，勿使泄气。专治烂喉时证，及乳蛾、牙疳、口舌腐烂。凡属外淫为患，诸药不效者，吹入患处，濒死可活。

雄按：此方尤鹤年附载于《金匮翼》，云张瑞符传此救人而得子，故余名之曰"锡类散"。功效甚著，不能殚述[1]。

【注释】

［1］殚述：详尽叙述。

【提要】本条论述锡类散的组成及用法。

【精解】本方外用可治疗烂喉痧时疫、乳蛾、牙疳、口舌生疮等，为临床常用方剂。

【原文】一百十一、朱砂安神丸

透明朱砂另研　黄连各五分　生地三钱　当归　甘草各二钱。为细末，酒泡蒸饼丸，如麻子大，即以朱砂为衣。每服三十丸，卧时津液咽下。

叶仲坚曰：经云：神气舍心，精神毕具。又云：心者，生之本，神之舍也。且心为君主之官，主不明则精气乱，神太劳则魂魄散。所以窹寐[1]不安，淫邪发梦。轻则惊悸怔忡，重则痴妄癫狂。朱砂具光明之体，赤色通心，重能镇怯，寒能胜热，甘以生津，抑阴火之浮游，以养上焦之元气，为安神之第一品。心苦热，配黄连之苦寒泻心热也。更佐甘草之甘以泻之。心主血，用当归之甘温归心血也，更佐地黄之寒以补之。心血足则肝得所藏，而魂自安；心热解、则肺得其职，而形自正也。

【注释】

[1] 窹寐：睡梦。

【提要】朱砂安神丸组成及用法。

【精解】朱砂安神丸为清心安神之剂。用于惊悸怔忡、痴妄癫狂者。方用朱砂清心重镇；黄连苦寒清心火，佐甘草泻心火；当归养血活血，合地黄补心血。朱砂易蓄积中毒，临床不可久用。

【原文】一百十二、集灵膏

人参　枸杞子各一斤　天冬　麦冬　生地　熟地各二十八两　怀牛膝酒蒸，四两。甜水，砂锅熬膏，将成，加炼白蜜六两，滚数沸收之，白汤或酒调服。

雄按：先大父云：此方始见于《广笔记》，云出内府[1]。又载于《治法汇》，而无牛膝，方后注：血虚，加当归四两；脾弱，加白术四两或半斤。且云治一切气血两虚，身弱咳嗽者，罔不获效。凡少年但觉气弱倦怠，津液少，虚火上炎，急宜服之。后惟魏玉璜善用此方，《续名医类案》内极著其功效，实即人参固本加味也，或又加仙灵脾。余谓峻滋肝肾之阴，无出此方之右者。若兼带下、遗精者，宜去牛膝，加黄柏；大便易滑者，亦去牛膝，重加生薏仁。《理虚元鉴》治劳嗽，用本方去人参、牛膝，加元参、甘、桔。

【注释】

[1] 内府：就是皇宫内负责监管制造器具的部门，就是内务府。

【提要】集灵膏组成用法。

【精解】本方用于气血两虚，身弱咳嗽者。证属气虚津少，虚火上炎者，皆可用之。方用人参补元气，生地黄、天冬、麦冬生津清虚火，熟地黄补阴血，牛膝补肝肾。临床可加仙灵脾补肾。若兼带下、遗精者，去牛膝，加黄柏；大便易滑者，去牛膝，重用生薏苡仁；《理虚元鉴》治劳嗽，去人参、牛膝，加元参、甘草、桔梗。

【原文】一百十三、麦冬汤

麦冬一两　炙甘草二两　鲜竹叶十五瓣　北枣肉两枚。为细末。每服五钱，粳米汤盏半，煎至一盏，温服。不能服者，绵渍点口中，如加人参更妙。

雄按：此海藏方也。即《金匮》麦门冬汤去半夏，加竹叶。治房劳复之气欲绝者，服之大效。然《外台》于此证，主一味竹皮汤。以竹皮坚韧，能固气液之脱，而清虚火，方中似不可缺。又枸杞子纯甘多液，能补精神气血之耗伤。凡气喘吸促，根蒂欲漓者，可加入两许，殊胜人参、熟地也。即不因房劳而气液两亏，不能受重剂峻补者，余亦用此法，接续其一线之生机，每多获效。推而广之，可以养心营，可以润肺燥，汪按：嗽证，肺虽虚而尚有邪者，麦冬究宜慎用。可以缓肝急，可以补脾阴，其用多矣，宜易其名曰"小复脉汤"。

【提要】麦冬汤组成及用法。

【精解】麦冬汤为《金匮要略》麦门冬汤去半夏加竹叶，治疗房劳复气欲绝者，疗效较好。王氏经验加枸杞，能补精神气血之耗，较人参、熟地为优。杂病见气液两亏，不耐峻补者，也可用本法治疗以养心营、润肺燥、缓肝急、补脾阴。

方名索引

（按笔画排序）

方名索引